新概念老年医学
New Concept of Geriatrics

主　编　董碧蓉

副主编　唐　平　岳冀蓉

北京大学医学出版社

XINGAINIAN LAONIAN YIXUE

图书在版编目（CIP）数据

新概念老年医学/董碧蓉主编. —北京：北京大学
医学出版社，2015.2（2025.1重印）
ISBN 978-7-5659-0990-0

Ⅰ．①新…　Ⅱ．①董…　Ⅲ．①老年病学－教
材　Ⅳ．①R592

中国版本图书馆CIP数据核字（2014）第275938号

新概念老年医学

主　　编：董碧蓉
出版发行：北京大学医学出版社
地　　址：（100191）北京市海淀区学院路38号　北京大学医学部院内
电　　话：发行部 010-82802230　图书邮购 010-82802495
网　　址：http://www.pumpress.com.cn
E-mail：booksale@bjmu.edu.cn
印　　刷：北京信彩瑞禾印刷厂
经　　销：新华书店
责任编辑：马联华　张立峰　　责任校对：金彤文　　责任印制：李　啸
开　　本：787 mm×1092 mm　1/16　印张：22.75　字数：565千字
版　　次：2015年2月第1版　2025年1月第6次印刷
书　　号：ISBN 978-7-5659-0990-0
定　　价：56.00元

编者名单

主 编 董碧蓉（四川大学华西医院）

副主编 唐 平（成都医学院）
　　　　 岳冀蓉（四川大学华西医院）

编 者（以姓名汉语拼音排序）

曹 立（四川大学华西医院）　　　　陈 茜（四川大学华西医院）

陈慧平（四川大学华西第四医院）　　邓珏琳（四川大学华西医院）

董碧蓉（四川大学华西医院）　　　　葛 宁（四川大学华西医院）

管丽娟（成都市第五人民医院）　　　郝秋奎（四川大学华西医院）

何金汗（四川大学华西医院）　　　　胡迎春（四川大学华西医院）

黄昶荃（四川省绵阳市第三人民医院）黄晓丽（四川大学华西医院）

雷建国（成都市第五人民医院）　　　李 颖（四川大学华西医院）

李金祥（四川大学华西第四医院）　　李茂全（成都医学院）

林秀芳（四川大学华西医院）　　　　刘 伟（四川省社会科学院）

刘晓红（北京协和医院）　　　　　　刘怡欣（四川大学华西医院）

罗 理（四川大学华西医院）　　　　罗加国（成都市第一精神病院）

吕 娟（四川大学华西医院）　　　　马春华（四川绵阳市中心医院）

马福军（成都市第五人民医院）　　　莫 莉（四川大学华西医院）

潘慧云（浙江大学医学院第一医院）　蒲虹杉（四川大学华西医院）

戚 龙（成都医学院第一附属医院）　舒德芬（四川大学华西医院）

唐 磊（成都市第一精神病院）　　　王 双（四川大学华西医院）

吴红梅（四川大学华西医院）　　　　吴正蓉（成都医学院第一附属医院）

肖洪松（成都市老年康疗院）　　　　杨 昆（四川大学华西医院）

杨 茗（四川大学华西医院）　　　　杨永学（成都市第五人民医院）

岳冀蓉（四川大学华西医院）　　　　张雪梅（四川大学华西医院）

张艳玲（四川大学华西医院）　　　　钟 华（成都医学院第一附属医院）

周 钢（成都市老年康疗院）　　　　周 焱（四川大学华西医院）

朱鸣雷（北京协和医院）　　　　　　邹 川（四川大学华西医院）

学术秘书 刘怡欣

出版 四川养老与老年健康协同创新中心资助

主编简介

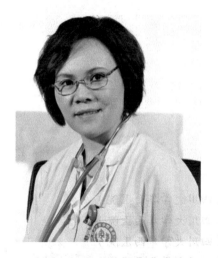

董碧蓉，四川大学华西医院，教授，主任医师，博士生导师，老年医学中心主任。中国医师协会老年医学医师分会副会长，中华医学会老年医学分会常委，中国老年医学中心联盟副主席兼秘书长，四川省医学会老年医学专家委员会主任委员，四川省医师协会老年医学专家委员会主任委员。在国家核心期刊发表文章 300 余篇，其中被 SCI 收录 70 篇。主编及参编教材及专著 25 本。承担国家自然科学基金、教育部博士点基金、国家卫生和计划生育委员会行业基金、国家卫生和计划生育委员会中央保健局、国家食品药品监督管理总局和四川省级课题 20 余项并已经完成。担任国外 10 家杂志的同行评议专家，国内 8 家杂志的编委，米尔斯坦医学亚美基金会中方评审专家。

先后参与了国内外老年医学相关指南、共识与标准制定（《IDF Global Guideline for Managing Type 2 Diabetes in Older People》《中国老年人良性前列腺增生 / 下尿路症状药物治疗共识》《中国老年患者肠外肠内营养支持专家共识》，国家卫生和计划生育委员会《老年病专科医院基本要求》《老年病科建设与管理基本要求》）。

研究方向：衰老与老年疾病，老年失能与健康促进，老年感染与免疫。主持的老年领域研究项目包括："四川省都江堰地区长寿与衰老研究""肺炎链球菌荚膜多糖疫苗对社区老年居民下呼吸道感染预防效果的队列研究""四川省空巢老人心理健康现状调查及影响因素分析""成都市养老机构老人认知功能障碍及照护现状调查研究""中国老年人综合评估和医疗服务体系建立及推广""老年人功能健康评估体系和数据库的构建及临床应用研究""老年健康评估及循证干预的智能化养老医疗服务体系建立及关键技术研究"等。

中国第一批老年医学硕士生导师（1999 年）和博士生导师（2002 年），四川大学《循证医学》精品课程主讲教师，四川大学临床医学院住院医师《循证临床实践教学》课程负责人。从医执教 34 年，创建了华西医院老年病本科教学、研究生教学和外籍学生教学的教学体系以及老年病研究室；主编了有关老年医学的中文和外文教材；承担了有关本科生、留学生及研究生的教学课程，包括：《循证医学》《老年医学》《临床流行病学》《临床医学导论》《Geriatrics》《临床科研模块》《老年医学远程教学》《成都市社区医师培训》等，每年学时数超过80学时。多次被评为四川大学优秀教师。

四川省卫生厅老年医学学术和技术带头人，四川省干部保健专家组成员兼秘书，中国循证医学中心临床实践基地负责人。在老年医学领域不断创新，大胆尝试，提出了许多新思想和新模式，建立了医护一体的各种老年医疗特色小组和品管圈，对国内老年医学的发展具有一定的影响力。创建了老年综合评估的电子病历系统，使老年综合评估在临床做到常态化；建立了中国老人失能评估量表，组建了老年医学特色学科促进小组。在将循证医学推广到中国临床实践中进行了大量工作，在提高医疗技能、持续质量改进、防范医疗风险、老年合理用药、减少院内感染、关注老年药物交互作用、精简老年用药数量、优化服务流程、促进患者功能等方面起到了很好的作用。

前　言

　　全球老龄化问题日益突出，各国都受到老年人医疗压力的困扰，尤其中国老龄化速度和老年人口总数已居世界前列，老年人日益增长的医疗需求与资源有限的矛盾日益凸显。实现健康老龄化不仅是延长人们的寿命，更重要的是延迟老年人残疾的发生。而中国的医疗保健体系是围绕疾病模式建立的，这种模式引导了以医院急性照护及以疾病为基础、专家为核心的卫生系统的建立，面对越来越多的共病、功能缺损、认知障碍、营养不良及一系列老年综合征（谵妄、跌倒、大小便失禁、抑郁、压疮、误吸）的老年"新型"患者，临床医护人员老年医学知识不足，观念落后，而社会和财政资源又对老年人医疗照护的支持力度不足，改变这种现状迫在眉睫。

　　随着老年医学的快速发展和研究深入，许多新知识和新概念逐步引入老年医学，而国内老年医学界无论是在观念上、还是在知识更新上都还没有做好充分准备，令人倍感焦急。

　　为了撰写本书，我们检索了近年来的大量老年医学研究信息，力求将老年医学最新进展（诸如衰弱综合征、谵妄等新概念，以及老年医学模式、老年急诊、老年受虐与忽视等）与循证医学的理念体现在书中。华西医院老年医学中心的同仁们为本书付出了大量心血，这些年轻的老年病科医生们花费了大量时间检索文献，阅读和翻译各种资料，以使本书的内容新颖、准确和适用。

　　本书适用于任何希望了解老年医学和老年人群特征的医生、护士、管理人员、照护人员以及老年相关服务人员，为他们提供开拓思维、开阔眼界、易于实践的老年医学基本内容。

　　为此，我要感谢为撰写本书付出辛劳的编者们，感谢华西医院老年医学中心的同仁们，感谢四川养老与老年健康协同创新中心为此书出版提供的大力支持。

　　希望大家改变观念，整装待发，去迎接老龄化带来的挑战。更期待读者的批评和建议，我们将持续改进，止于至善。

董碧蓉

2014 年 7 月于成都

目　录

中英对照词汇与缩写　　345

第一篇　老年医学概论

第一篇　考古年代学概论

第一章　老龄化进程与老年医学特点

【学习目的】
- 掌握中国老龄化特点、老年疾病的特点。
- 熟悉人口老龄化现状、健康老人的标准、老年疾病负担。
- 了解老年医学的相关名词、发展历程。

20世纪以来，人类期望寿命有了显著增长，由于人口生育的下降和平均期望寿命的延长，人口年龄结构开始发生前所未有的历史性变化。

第一节　人口老龄化现状与进程

【世界人口老龄化现状】

世界人口不仅在快速增长，而且正在快速老龄化。2011年10月31日0点，成为象征性的全球第70亿个人在菲律宾出生。根据联合国人口基金发表的"世界人口状况报告"预测，到2027年，世界人口将达到80亿，2046年会突破90亿，到2085年，全球人口将超过100亿。目前全球老龄人口总数已达6.29亿，平均每10个人中就有一位60岁或60岁以上的老人。到2050年，60岁以上的老龄人口总数将近20亿，占总人口的21%；百岁老人将从2002年的约21万增加到320万。

在发达国家，老龄人口每年平均以1.9%的速度递增，预计到2050年，将从目前的2.64亿增长到4.16亿。发展中国家的老龄人口年增长速度则超过3%，预计到2050年，将从目前的4.75亿增长到16亿。到2050年，亚洲从3.38亿增加到12.27亿；欧洲从1.48亿增加到2.21亿；美洲从9 600万增加到3亿。目前世界老龄化程度最严重的国家是日本，达到了27%；其次是意大利和德国，分别为26%及25%。目前，世界上一半多的老年人生活在亚洲（占54%），其次是欧洲（22%）。根据联合国专题项目的研究估算，到2050年，每5个人中将会有一名老年人。

【中国人口老龄化进程】

2000年，我国60岁以上老年人口比例已超过10%，与全球同步宣告进入老龄化社会。第六次全国人口普查数据中，60岁以上人口已占总人口的13.26%，65岁以上人口占8.87%；同2000年第五次全国人口普查相比，60岁以上人口的比例上升2.93个百分点，65岁以上人口的比例上升1.91个百分点。2010年我国60岁以上老年人已经达到1.78亿，占全球老年人口的23.6%。

【中国老龄化特点】

中国是世界上唯一老年人过亿的国家，也呈现出老年人口规模大、老龄化速度快、峰值高、老龄化程度不均衡的特点。《中国人口老龄化发展趋势预测研究报告》指出，与其他国家相比，中国人口老龄化具有以下特征：

1. 老年人口规模巨大　全国老龄委办公室公布数据显示，截至 2011 年底，中国 60 岁及以上老年人口已达 1.85 亿，占总人口的 13.7%；到 2013 年底，中国老年人口总数已超过 2 亿；预计到 2025 年，老年人口总数将超过 3 亿；2033 年超过 4 亿；平均每年增加 1 000 万老年人口。仅就 2 亿老年人口数就相当于印度尼西亚的总人口数，已超过了巴西、俄罗斯、日本 3 个国家的总人口数之和。如果将中国的老年人口数作为一个国家的总人口数，也能排世界第四位。

2. 老龄化速度最快　65 岁以上老年人占总人口的比例，从 7% 提升到 14%，发达国家大多用了 45 年以上的时间。其中，法国 130 年，瑞典 85 年，澳大利亚和美国 79 年左右，中国只用 27 年就可以完成这个历程，并且在今后一个很长的时期内都保持着很高的递增速度，属于老龄化速度最快国家之列。

3. 地区发展不平衡　中国人口老龄化发展，具有明显的由东向西的区域梯次特征，东部沿海经济发达地区明显快于西部经济欠发达地区，以最早进入人口老年型行列的上海（1979 年）和最迟进入人口老年型行列的宁夏（2012 年）比较，时间跨度长达 33 年。

4. 城乡倒置显著　发达国家人口老龄化的历程表明，城市人口老龄化水平一般高于农村，中国的情况则不同。目前，农村的老龄化水平高于城镇 1.24 个百分点，这种城乡倒置的状况将一直持续到 2040 年，农村老年人口规模是城市的 1.69 倍，当城市老年人口比例为 7.97% 时，农村老年人口比例已超过 18.3%；到 21 世纪后半叶，城镇的老龄化水平才将超过农村，并逐渐拉开差距。这是中国人口老龄化不同于发达国家的重要特征之一。

5. 女性老年人口数量多于男性　目前，老年人口中女性比男性多出 464 万人，2049 年将达到峰值，多出 2 645 万人。21 世纪下半叶，多出的女性老年人口基本稳定在 1 700 万 ~ 1 900 万人。需要指出的是，多出的女性老年人口中 50% ~ 70% 都是 80 岁及以上年龄段的高龄女性人口。

6. 老龄化超前于现代化　欧美发达国家人口老龄化，是在国民经济相当发达的情况下，缓慢发展起来的。世界上进入老龄化的国家已达 66 个，发达国家是先富后老，人均国内生产总值（GDP）为 5 000 美元以上，有相当的经济实力来满足老龄化所带来的医疗卫生需求。我国是先老后富，人均 GDP 仅 1 000 美元。老龄化趋势与我国经济发展水平并不同步，在综合国力尚不强大的情况下，老龄化的匆匆到来，给我国的社会、经济、公共卫生带来了非常严峻的挑战。我们必须根据国情，用有中国特色的办法来解决中国的老龄化问题。

【要点】

● 目前全球老龄人口总数已达 6.29 亿，平均每 10 个人中就有一位 60 岁或 60 岁以上的老人。

● 2000 年我国与全球同步宣告进入老龄化社会。第六次全国人口普查，我国 60 岁以上人口已占总人口的 13.26%。
● 中国是世界上唯一老年人过亿的国家，也呈现出老年人口规模大、老龄化速度快、峰值高、老龄化程度不均衡的特点。

第二节　老年医学的定义、发源史和现代史

【老年医学定义】

老年医学是把老年患者作为一个整体进行综合的评估，并给予连续性、全面干预和管理，最大限度地维护和改善老年患者的健康与功能状态，促进老年患者的生活质量。老年医学依赖多学科团队实现了从慢性疾病治愈，转向对老年人功能的重视，从以疾病为中心的治疗，转变为对老年人全面的照护的过程。

欧盟老年医学协会对老年医学的定义是："老年医学是研究和处理与老年人相关的健康问题的专业，包括社区，长期照料和医院中的急性、慢性和康复等健康问题"。要求"老年医学医生需要具备获取完整的病人病史和社会环境状况，同时能够全面评估和检查老年患者健康状况的能力，尤其是在发现不典型的临床表现、多病共存、躯体功能评价和处理多药应用等方面的能力。"

【老年医学发源史】

对人类老龄化最早的研究，出现于医学领域，其目的是治病延年、如何防止衰老。古代东方与西方炼丹术的发展，在一定意义上可视为古代的老年医学。2000 多年前，中国最早的医学专著《黄帝内经》中已有不少关于老年医学的记载，特别是其中的《素问》前三篇，专门讲述了养生理论。东晋葛洪所著《抱朴子·内篇》、南北朝陶弘景编撰的《养性延命录》、隋代巢元方的《诸病源候论》、唐代孙思邈的《备急千金要方》，均有涉及老年医学的重要论述。宋代陈直撰《养老寿亲书》，是中国传统医学第一部老年学专著。

距今 5000 多年前，古埃及出现了象形文字，古埃及的象形文字"老"是一位手持拐杖的弯腰老人，非常类似骨质疏松脊柱弯曲患者。西方古代许多医学家，如被称为西方医学之父的古希腊医生希波克拉底（Hippocrates，约公元前 460 年－约公元前 370 年）认为老年是湿冷的，是因为心脏病原因造成了老人的心力衰竭。而盖仑（Galen，公元 129－199 年，古罗马名医）的理论则认为老年是干冷的。罗马的西塞罗的著作中也有涉及老年病的记述。9 世纪，波斯医生阿维森纳最早编著了被誉为老年病学经典的《医典》。13 世纪，培根（R. Bocon）科学地研究了老年人的疾病，发表了《延年益寿与保持青春》一书，建议控制饮食、适当运动与休息、适宜的生活方式、良好的卫生习惯和接触少女的气息可以防止衰老。19 世纪，德国医生 C.F.坎斯塔特撰写了《老年人的疾病及其治疗》一书，初步奠定了老年医学的基础。此后老年病的研究进展缓慢，直至 1909 年，纳歇尔（Nascher）才对生命晚期疾病的医疗原则进行了专门的论述，强调了社会因素对老年病的影响，并首先提倡用拉丁文 geras(老年)与 iatrikos(治疗)组合成老年医学（geriatrics）这一名词，同时编写出版了《老年医学》（1916）一书。自此，"老年医学"逐渐成为一门学科，随后作为老年学的一个重要

分支，为学术界所承认。

【近代老年医学发展史】

1. 美国 1942 年，成立全美老年医学会；1945 年，成立全美老年学会；1965 年，设立老年人医疗保险；1966 年，开始老年医学专科培训；1974 年，在美国国立健康研究院创建老年研究所。20 世纪 70 年代，设立老年医学研究基金，开始资助本科医学院校的临床和科研人员，探索改进医学生课程中的老年医学内容；职业卫生局资助建立老年医学教育中心；退伍军人医疗系统成立老年医学科研、教育、临床中心（Geriatric Research、Education and Clinical Center，GRECC）。1977 年，设立老年病教授职位；1982 年，创立老年病学系；1988 年，第一次进行老年病学认证考试。

20 世纪 80 年代，美国出现了两个独特的老年病学院，并开展老年病研究项目。每年度的加利福尼亚大学的老年病会议，为老年医学在全美的发展起到了推广作用。1972 年，开始出现大学内的多学科老年病项目，并在中西部老年病教育上起到了重要作用。一些基金会也设立了老年病培训研究项目，暑期医学生的研究项目使许多医学生接触到老年病并使其终生受益。

美国于 1988 年在全美内科资格认证中加入老年医学专科资格认证考核，1995 年，设立老年医学教育和培训国家论坛，发表老年医学和健康保护白皮书，包括老年医学训练、分布、应用的建议和获政府健康体系资格认证人员所必须具备的条件，详细列举了医学生、住院医师、研究生、老年病专科医生的训练、继续医学教育和资格认证的内容等。1998 年，美国老年病协会发表老年病专科研究生训练指南，明确了老年医学基本教育目标、核心教育内容及专业目标。目前全美 125 所医学院校都设置了老年医学必修课程，旨在医学生中普及老年医学基础知识，不少医学院校还建立了老年医学临床和研究中心，以及 122 个老年医学专科培训基地。老年科医生需要经过系统性专业培训和资格认证考核，包括取得医学博士学位，3 年住院医生培训后取得行医执照，以及 1 ~ 3 年老年医学专科培训并通过资格认证考核。

老年医学是美国医学专业委员会（American Board of Medical Specialties，ABMS）认证的 2 级专业组织。ABMS 是美国医师资格监督的初级实体。主修 ABMS 认证的老年病训练课程的医学生必须完成内科学、家庭医学、心理或神经病学住院医师的课程。经过 1 ~ 2 年的培训后，通过参加美国内科学和家庭医学或心理学和神经病学委员会组织的考试，可以获得老年医学资质证书。

2. 英国 Marjoy Warren（1897 - 1960 年）极大地发展了老年病学。1935 年，她接管了西·米德尔塞克斯医院的老年病床，在改善环境、积极康复和增加运动上做出了极大的创新，写出了 27 篇有关老年病的文章。Lionel Cosin 是整形外科医生，他的格言是"床是祸首"（bed is bad），他在髋关节骨折患者的康复方面取得了成功。1950 年，牛津大学推广了第一所日间护理院（day care hospital）。Eric Brooke 推广了老人居家康复概念。工作在切尔西皇家医院的 Trevor Howell 在 1944 年出版了《老年生理学》。Joseph Sheldon 出版了《老年社会医学》。1946 年老人照护成为国家卫生系统的一部分，这在英国老年病学上是一重大事件。英国老年病学会于 1959 年在"老年人照护医学会"的基础上正式成立。

Brocklehurst 和 Pathy 在教科书中编写了老年病学的基本原则。Bernard Isaacs 率先提出了卒中单元，并创立了老年病学中的重要术语"老年综合征"：包括不稳定、活动受限、智能障碍和失禁等。

3. 加拿大　加拿大的老年医学隶属于内科学范畴，经加拿大皇家医师学会认证，有全国通用的老年医学专业资格证书，要成为老年科医生，在经过了大学本科和医学院培训并从事临床工作的基础上，还需参加 2 年的老年医学科培训。学习内容主要是有关衰老以及老年人特有的健康问题：包括衰弱、联合用药、认知损害、痴呆和功能损害等。在老年医学专业培训的过程中，医生要学习如何对老年人进行综合性评估，并学习如何在住院部、门诊部、疗养所和老年人家中等多种医疗环境中及多学科组成的医疗团队中从事诊治工作。

【中国老年医学发展史】

我国自 20 世纪 60 年代始有少数学者研究，经过近 20 年的迅速发展，中华医学会于 1981 年建立了中华老年医学学会，各省（自治区、直辖市）有地方老年医学专业分会。1982 年，《中华老年医学杂志》创刊。1995 年，国家老年卫生工作领导小组成立。

【中国老年医学发展的困境】

中国的老年医学基本还是以各内科学下的专科发展为主，按照专科专病进行诊治，只关注老年疾病的急性期照护，忽略亚急性期、中期和长期照护，造成巨大医疗浪费，容易给患者带来医疗伤害，缺乏连续性医疗。中国老年医学发展落后于中国老年学。

国家学科设置中尚无独立的"老年医学学科"，医学院校至今没有独立的"老年病专业"，全国所设住院医师培训基地无"老年医学"，医学院校的学生不到"老年病科"实习，缺乏国家层面的老年医学教育机构和研究机构，老年科工作的医师与护士缺乏老年专科系统培训经历，仍然缺乏老年医学的准入制度等。但随着中国老年人群的迅猛增多，国家已经意识到老年医学专业人才培养的重要性和必要性，情况正在发生改变，上述问题的解决值得期待。

【要点】

- 老年医学是将老年患者作为整个人来进行管理，核心是进行综合评估、依赖多学科团队、关注共病、避免过度检查和过度用药、最大限度地促进和维护老人的功能和生存质量的学科。
- 我国老年医学近 20 年才有所发展，观念落后，速度缓慢，只关注老年疾病的急性期照护，忽略亚急性期、中期和长期照护。这种现状正在发生改变。

第三节　老年医学相关名词

1. 衰老（senescence）　是指生物体（包括植物、动物和人类）在其生命过程中，生长发育达到成熟期以后，随年龄增长在形态结构和生理功能方面出现的一系列慢性、进行性、退化性的变化，导致机体适应能力、储备能力日趋下降的过程。衰老是生物性成熟之后，机体在发育生长过程中发生的机遇性衰退。衰老过程呈时间依赖性，进程持续而缓慢，目前尚无可量化的科学指标参数。

2. 老化（aging）　老化是指人体随着年龄增长，逐步对内外环境的适应能力下降的表现。也可以说衰老是老化不断进展的结果。如一名 30 岁以上的竞技运动员，由于神经反射速度减慢，肌肉力量减弱，不得不退役，说明他已经有了老化的现象，但不能说他衰老了。

3. 实足年龄（chronological age）　即实际年龄，取决于出生后时间的长短，是按出生的年、月、日计算出的某一个体的年龄。

4. 生物年龄（biologic age）　又称"生理年龄"（physiological age），反映器官功能状况的一个指标，取决于组织器官的结构与功能老化的程度。

5. 心理年龄（mental age）　是心理学"智力测验"中的术语，指根据标准化智力测验量表的常模来衡量人的智力水平，用来表示人心理发展的绝对水平，是年龄量表上用于度量的智力单位。把心理年龄与实足年龄相对照，就能看出智力绝对水平的高低，反映了一个人的心理健康状态，与实足年龄和生物学年龄不一定一致。

6. 老年人（aged）　一般发达国家指 65 岁及以上的人群，发展中国家指 60 岁及以上的人群，我国目前通用标准为 60 岁及以上的人群。

7. 高龄老人（oldest old）　国内外目前均将 80 岁及以上的老年人称为高龄老人。

8. 长寿老人（the longevous elderly）　目前国内外均以 90 岁及以上的老年人为长寿老人。

9. 百岁老人（centenarian）　指 100 岁及以上的长寿老人。

10. 人口老龄化（population aging）　老年人口占总人口的比例随着时间推移而不断上升的一种动态过程。

11. 老龄化社会（aging society）　60 岁及以上的人口占总人口的 10% 以上，或 65 岁及以上的人口占总人口的 7% 以上时的社会。

12. 健康期望寿命（active life expectancy）　在健康条件下的期望寿命，即个人在良好状态下的平均生存年数。健康期望寿命比期望寿命更重要。期望寿命是以死亡作为终点来计算，健康寿命则是以日常生活能力的丧失为终点来计算。

13. 健康老龄化（healthy aging，successful aging）　指每个老年个体应追求的是健康和有活力的生活，健康老龄化意味着：①不仅是延长人类的生物学年龄，更要延长人类的心理与社会年龄；②并非指老年人不生病，而是指老年人保持和独立生活的时间更长；③使老年群体健康、人际关系和谐、社会传统良好，从而保持老年人的社会整体性、社会竞争力，以延长其参与社会活动的年限，缩短与社会隔绝及受歧视的年限。

14. 老征（old sign）　全称"衰老征象"（aging sign），用于判断衰老程度的外部形态表现，如脊柱弯曲、身高下降及视力老化等。

第四节　中国健康老年人标准

2013 年，中华医学会老年医学专业分会颁布了适用于 ≥60 岁人群的健康老人标准。

1. 重要脏器的增龄性改变未导致功能异常；无重大疾病；相关高危因素控制在与其年龄相适应的达标范围内；具有一定的抗病能力。

2. 认知功能基本正常；能适应环境；处事乐观积极；自我满意或自我评价好。

3. 能恰当处理家庭和社会人际关系；积极参与家庭和社会活动。

4．日常生活活动正常，生活自理或基本自理。

5．营养状况良好，体重适中，保持良好生活方式。

相关高危因素指心脑血管疾病的相关危险因素，主要有高血压、糖尿病、血脂紊乱。

（1）老年人血压范围：血压正常为＜140/90 mmHg，其中高龄老年人应不低于120/60 mmHg；高血压（除年龄外无其他危险因素和病史）患者降压目标值＜150/90 mmHg，其中高龄老年人应不低于130/60 mmHg。

（2）老年人糖化血红蛋白（HbA1c）范围：血糖正常者5.0%～6.5%；糖尿病（无糖尿病慢性并发症）患者6.0%～7.0%。

（3）老年人血脂范围：胆固醇（TC）3.1～6.2 mmol/L，低密度脂蛋白胆固醇（LDL-C）1.8～3.9 mmol/L，高密度脂蛋白胆固醇（HDL-C）＞1.0 mmol/L，三酰甘油（TG）0.8～2.3 mmol/L。

认知功能采用简易智能量表（MMSE）测量，总分30分，初中以上文化水平的老年人≥27分为正常，高龄老年人≥25分为正常。情绪障碍采用简易老年抑郁量表（GDS-15）测量，总分15分，＜5分为正常。日常生活活动采用巴氏日常生活功能量表（ADL Barthel Index）测量，总分100分，达到100分为正常，高龄老年人达到95分为正常。体重适中是指体质指数（BMI）在20～25 kg/m^2。良好生活方式是指不吸烟、慎饮酒、合理膳食搭配、坚持科学锻炼。

【要点】

- 2013年中华医学会老年医学专业分会颁布了适用于≥60岁人群的健康老人标准，强调健康老人不仅是没有疾病，而认知功能、情绪和社会参与性非常重要。

【参考文献】

1. Achenbaum WA. Crossing frontiers: Gerontology emerges as a science. Cambridge: Cambridge University Press, 1995.
2. Stahelin HB, Beregi E, Duursma SA, et al. Teaching medical gerontology in Europe. Group of European Professors in Medical Gerontology (GEPMG). Age Ageing, 1994, 23(3):179-181.
3. 中华医学会老年医学分会.中国健康老年人标准(2013).中华老年医学杂志, 2013, 32(8):801.
4. 李小鹰, 王建业, 于普林.中国老年医学面临的严峻挑战与应对策略.中华老年医学杂志, 2013, 32(1):1-2.

【纵深阅读】

1. Stahelin HB, Beregi E, Duursma SA, et al. Teaching medical gerontology in Europe. Group of European Professors in Medical Gerontology(GEPMG). Age Ageing, 1994, 23(3):179-181.
2. Geriatrics at your fingertips. [2014-05-10]. http://www.geriatricsatyourfingertips.org.
3. Gosney M, Harper A and Conroy S. Geriatric Medicine. UK: Oxford University Press, 2012.

（董碧蓉　肖洪松　周　钢）

第二章 老年人群的疾病负担和疾病特点

【学习目的】

- 掌握老年疾病特点、老年病五联征及其对策。
- 了解老年疾病负担概况。

实现健康老龄化不仅是延长人们的寿命，更重要的是延迟老年人残疾的发生。而中国的医疗保健体系是围绕疾病模式建立的，这种模式引导了以急性护理医院以及以疾病为基础、专家为核心的卫生系统的创建。面对越来越多的多病共存、功能缺损、认知障碍、营养不良及一系列老年综合征（谵妄、跌倒、大小便失禁、抑郁、压疮、误吸）老年"新型"患者，临床医护人员老年医学知识不足、观念落后，模式缺乏，而社会和财政资源又对老年人医疗护理的支持力度不足，改变这种现状迫在眉睫。

第一节 老年疾病负担

【全球老年疾病负担】

1. 社会负担 2010 年，全球疾病负担（Global Burden of Disease，GBD）研究结果显示，从 1970 年到 2010 年，全球男性预期寿命从 56.4 岁增长到 67.5 岁，全球女性预期寿命从 61.2 岁增长到 73.3 岁。在 70 岁以上死亡的人数比例大幅上升，从 1990 年的 33.1% 增加到 2010 年的 42.8%，其中有 22.9% 的人在 80 岁以上死亡。65 ~ 79 岁老年女性和男性的死亡率比 1970 年分别下降了 43% 和 40%，而 80 岁以上老年人的死亡率比 1970 年下降了 25%。与 1990 年类似，2010 年主要致死原因为缺血性心脏病、脑卒中（中风）、癌症、慢性阻塞性肺疾病（chronic obstructive pulmonary disease，COPD）、下呼吸道感染和结核病。过去 20 年中，大部分疾病的死亡率在下降，如心血管疾病、COPD、一部分癌症和肝硬化等疾病。但艾滋病、糖尿病、阿尔茨海默病及慢性肾病等致死率却在增加，另外疟疾、前列腺癌、伤害等的致死率变化不大。2010 年，65 岁以上老人疾病风险因素前 8 位分别为：①心血管和循环系统疾病；②癌症；③慢性呼吸疾病；④糖尿病、泌尿系统疾病、血液病和内分泌疾病；⑤腹泻、下呼吸道感染和其他常见传染病；⑥伤害；⑦结核病和艾滋病；⑧消化系统疾病；在 65 岁以上老年人中前 8 位疾病导致了 95% 以上的死亡。

2. 经济负担 由于世界各国经济发展的不平衡，疾病以及伤害造成的经济负担（包括直接费用和间接费用）的统计和计算难度很大，因此全球经济负担的研究没有涵盖所有疾病造成的经济负担，这里引用哈佛大学公共卫生学院和世界经济论坛联合发布的报告对全球疾病经济负担进行描述。这份报告于 2011 年 9 月在世界经济论坛年会发布，主要研究全球非传染性疾病（主要包括：糖尿病、心血管疾病、COPD、癌症、精神疾病）的经济负担，最终得出四个结论：①全球非传染性疾病负担沉重，预计 2011－2030 年总额将达到 47 万亿美元，平均每年 2.35 万亿美元，这相当于 2010 年全球 GDP 总额的 5%；②精神疾病和心血管疾病经济负担合计占总开支的近 70%，其余依次为癌症、COPD、糖尿病；③收入越高的国家非传染性疾病经济负担越重；④ 2011－2030 年非传染性疾病经济负担处于稳定增长期，预计到 2030 年将达到顶峰。而非传染性疾病在老年人口的伤残调整寿命年（disability adjusted of life years，DALY）和致死原因中排名都靠前，因此我们可以推测全球老年人口的疾病经济负担沉重。

【中国老年疾病负担】

我国老年疾病负担沉重，目前正面临着人口快速老龄化与高龄化、失能化、空巢化相交织的严峻形势。截至 2011 年底，我国 60 岁以上老年人口数量达到 1.85 亿，占全国人口总数的 13.7%，其中高血压患者约 8 700 万，血脂紊乱约 8 000 万，糖尿病约 5 000 万，骨质疏松约 5 000 万，阿尔茨海默病（老年性痴呆）约 800 万，脑卒中约 700 万。

中国医学科学院 / 北京协和医学院基础医学研究所杨功焕教授等对 2010 年全球疾病负担、伤害及危险因素研究（GBD 2010）中我国数据进行分析后发现，城市化、收入增加和老龄化导致了中国非传染性疾病的快速增加；脑卒中、缺血性心脏病和 COPD 是 2010 年国人死亡的主要原因，其中卒中（170 万人死亡）居首位，其次是缺血性心脏病（94.87 万人死亡）和 COPD（93.4 万人死亡）。该研究采用了 GBD 2010 研究中包括中国在内的 20 国 1990－2010 年的疾病负担数据，评估了这些国家人群的死亡率、死因、因早死所致的寿命损失年（years of life lost，YLL）、伤残所致的寿命损失年（years lived with disability，YLD）、伤残调整寿命年（DALY）和健康期望寿命（healthy life expectancy，HLE）等指标的水平及其变化趋势；描述了与中国相关的 231 种疾病以及 67 个危险因素或危险因素群的结果。

另外，据国家癌症中心、卫生部疾病预防控制局《2012 中国肿瘤登记年报》公布的数据，2009 年，我国肿瘤登记地区（覆盖全国 31 个省份的 72 个地区，覆盖人口 8 547 万）的恶性肿瘤死亡率为 180.54/10 万，如按全国人口 13.5 亿推算，2009 年，我国因恶性肿瘤死亡的人数约 243.7 万。

1. 社会负担

（1）我国老年人的预期寿命：研究发现，1990－2010 年，中国人口出生时的平均期望寿命提高了 6.4 岁（从 69.3 岁到 75.7 岁），在 20 国排名表中上升了一位到第 12 位。就标化死亡率（age-standardized death rate，ASDR）而言，2010 年中国居于第 13 位，排在土耳其、巴西、印度尼西亚、俄罗斯、印度和南非之前，但位列韩国、美国、沙特阿拉伯、阿根廷和墨西哥之后。

（2）我国 65 岁以上老人死亡率情况：根据研究结果，与 1990 年相比，2010 年我国 65 岁以上老年人的死亡率下降速率低于其他年龄组，65～69 岁男性死亡率下降约 24%，女性死亡率下降约 43%；70～74 岁男性死亡率下降约 22%，女性死亡率下降约 42%；75～79 岁男性死亡率下降约 20%，女性死亡率下降约 37%；80 岁以上男性死亡率下降约 15%，女性死亡率下降约 25%。1990－2010 年我国 65 岁以上老年人死亡率在 20 国集团中的排位见表 1-1。从表中可以看到，除 80 岁以上男性死亡率排位有所下降外，其他组别的 65 岁以上老年人的死亡率在 20 国中的排名都比 1990 年有了提升或者保持不变。

表 1-1   我国 65 岁以上老年人死亡率在 20 国集团排名（1990 ~ 2010 年）

组别	1990 年排位		2010 年排位	
	男性	女性	男性	女性
65 ~ 69 岁	14 位	16 位	13 位	12 位
70 ~ 74 岁	14 位	16 位	14 位	12 位
75 ~ 79 岁	14 位	16 位	14 位	14 位
80 岁以上	13 位	14 位	16 位	11 位

数据来源：Gonghuan Yang, Yu Wang, Yixin Zeng, et al. Rapid health transition in China, 1990-2010: findings from the Global Burden of Disease Study 2010. Lancet, 2013, 381(9882):1987-2015.

（3）我国 65 岁以上老年人的 YLL：2010 年，对我国 65 岁以上老年人的 YLL 贡献最大的前三位疾病分别是：循环系统疾病、癌症和慢性呼吸疾病。这三种疾病所致的寿命损失年总和占所有疾病致寿命损失年的 80% 以上，且在不同年龄组别的老年人中占总寿命损失年的比例略有不同，见表 1-2。

表 1-2   疾病对寿命损失的贡献率（前三位疾病）

组别	心血管和循环系统疾病	癌症	慢性呼吸疾病	合计
65 ~ 69 岁	38.71%	32.04%	10.75%	81.51%
70 ~ 74 岁	42.55%	26.60%	12.77%	81.91%
75 ~ 79 岁	45.68%	19.75%	16.54%	81.98%
80 岁以上	50.00%	12.50%	21.25%	83.75%

数据来源：Gonghuan Yang, Yu Wang, Yixin Zeng, et al. Rapid health transition in China, 1990-2010: findings from the Global Burden of Disease Study 2010. Lancet, 2013, 381(9882):1987-2015.

（4）我国 65 岁以上老年人的 YLD：我国 65 岁以上老年人 YLD 的主要原因是骨骼和肌肉疾病、其他非传染性疾病（主要包括视觉和听觉功能丧失、皮肤病）、糖尿病、精神和行为障碍、心血管和循环系统疾病以及意外伤害，这几种原因所致的 YLD 占总 YLD 的比重在 80% 左右。而 65 岁以下成年人群导致 YLD 的主因则是骨骼和肌肉疾病（约占 25.8%）、精神和行为障碍（约占 23.6%）。65 岁以上老年人群不同组别的占比也有所不同，见表 1-3。

表 1-3   疾病和伤害对 YLD 的贡献率

组别	骨骼和肌肉疾病	其他非传染性疾病	糖尿病	精神和行为障碍	心血管和循环系统疾病	意外伤害	合计
65 ~ 69 岁	29.27%	17.07%	10.98%	10.98%	7.32%	7.07%	82.68%
70 ~ 74 岁	27.78%	22.22%	11.11%	8.33%	8.06%	5.83%	83.33%
75 ~ 79 岁	24.91%	21.35%	10.68%	7.12%	8.90%	7.12%	80.07%
80 岁以上	21.77%	22.14%	11.07%	5.54%	10.70%	7.75%	78.97%

数据来源：Gonghuan Yang, Yu Wang, Yixin Zeng, et al. Rapid health transition in China, 1990-2010: findings from the Global Burden of Disease Study 2010. Lancet, 2013, 381(9882):1987-2015.

2. 经济负担

我国老年人疾病经济负担在 2006 年达到 1 960 元 / 人，是 2000 年的 2 倍多，这表明老年疾病经济负担在不断增加。研究还指出，老年人的疾病经济负担和其看病次数呈反比。同时老年人看病的花费占整个家庭看病花费的比例达到 75%。与 2000 年相比，看病花费支出超过其收入的老年人大幅度上升，达到 22.1%。2006 年，老年人群 70～74 岁组和 80 岁以上组的花费最高，这表明老年人的疾病经济负担随着年龄的增加而增加。

按病种分析，我国老年人的疾病经济负担主要是慢性非传染性疾病（主要包括呼吸系统疾病、脑血管疾病、恶性肿瘤、心脏病、高血压、糖尿病）、跌倒以及阿尔茨海默病（老年性痴呆）。2003 年，我国 6 种主要慢性病在 65 岁以上老年人群中造成的直接经济负担约为 340 亿元，约占 2002 年我国卫生总费用的 6%。由于缺乏全国性的数据，这里引用局部数据来说明跌倒伤害和阿尔茨海默病（老年性痴呆）的经济负担：据报道，武汉市城区 60 岁以上老年人群跌倒致经济负担为人均 2 169.68 元。

一项对上海闵行区敬老院阿尔茨海默病患者经济负担的调查研究显示，其每月缴费均数为 1 091 元；另一项关于太原市阿尔茨海默病患者的经济负担为 15 749 元 / 年，其中直接医疗费用均值为 7 708 元 / 年，直接非医疗费用为 1 525 元 / 年，间接费用为 6 516 元 / 年。据 WHO 预测，到 2030 年，低收入国家的主要死因包括缺血性心脏病（13.4%）、HIV/AIDS（13.2%），以及脑血管疾病（8.2%）；而中等收入国家的前三位死因疾病为脑血管疾病（14.4%）、缺血性心脏病（12.7%），以及慢性阻塞性肺疾病（12.0%）。到 2030 年，我国老年人所带来的疾病负担将占总的疾病负担的 65.6%。

【要点】

- 慢病是全球老年人患病的主要特征，2010 年全球老年疾病风险前 8 位为心血管和循环系统疾病、癌症、慢性呼吸疾病、糖尿病、泌尿系统疾病、血液病和内分泌疾病等，前 8 位疾病导致了 95% 以上死亡，是经济负担逐步增长的主要原因。
- 2010 年对我国 65 岁以上老年人的寿命损失年贡献最大的前三位分别是：循环系统疾病、癌症和慢性呼吸疾病。这三种疾病所致的寿命损失年总和占所有疾病致寿命损失年的 80% 以上。

第二节　老年疾病的特点

老年疾病与其他年龄组所患疾病的特点有着本质的区别。老年人患病，具有起病隐匿，临床表现犹如冰山之一角（the iceberg phenomenon）、症状不典型或仅表现功能减退等特点，常易误认为自然老化，不被其本人、家属或医生所重视。例如，良性前列腺增生症（benign prostatic hyperplasia，BPH），是老年男性常见的一种疾病，中国人的发病率在 50～59 岁为 17.8%，60～69 岁为 30.5%，70～79 岁高达 50%；早期出现的尿频、尿急和排尿不尽等症状，老年人常自认为年龄大了，因为气虚造成，属于一种自然现象，而不被重视，最终可以发生急性尿潴留、反复泌尿系统感染、疝气、膀胱结石、肾积水及肾衰竭等并发症。因此，只有充分认识到老年疾病的特点，才能对患病老年人进行恰当的干预。

【老年疾病的特点主要表现为以下方面】

1. 多数老年人患有慢性疾病　这是老年病的一个较典型的流行病学特点。我国老年人常见的慢性疾病有高血压、冠心病、脑血管疾病、糖尿病、恶性肿瘤、COPD、白内障和前列腺增生等，在不同地区和不同的人群中，每一种疾病的患病率和排列顺序都有所不同。

2. 多种因素致病　进入老年期后，老年人的机体逐渐老化、免疫功能下降、各器官和组织功能衰退等，导致老年人处于疾病前期，任何一种因素作用于老年人都可能引起老年病的发生，使老年人向疾病期过渡。考虑疾病的影响因素时，除了考虑不良的生物医学因素外，还要考虑到不好的精神心理素质、不利的社会行为、不适的社会和环境等方面的因素。自身体质下降、精神心理调节不良、社会适应能力低下，以及适应较剧烈环境变动的能力差等，其中任何一条或多条发生均可导致老年人发生疾病。

3. 老年病的病因及发病机制不明　老年病尤其是老年人特发的疾病，由于各器官功能均发生衰退，往往病因不十分清楚，机制不明。如阿尔茨海默病，其病因及发病机制目前尚未完全阐明，有关其发病机制就有 β- 淀粉样蛋白级联假说、Tau 蛋白假说、神经血管学说和氧化应激学说等多种；又如老年性耳聋，发病机制亦不明确，似与自由基损伤、线粒体 DNA 突变、微循环障碍、糖原蓄积以及细胞凋亡等有关；再如老年男性易患前列腺增生，病因至今亦未能阐明，目前仅已知前列腺增生必须具备睾丸存在及年龄增长两个条件。

4. 多数老年病症状和体征不典型　与中青年人比较，老年人对诸多疾病易感、易于患病，但老年人的反应性和敏感性降低，临床表现不典型、隐匿或缺如，临床表现不能如实反映病情进展。如由于老年人神经系统的退化，体温调节中枢调节能力降低，因此导致对温度觉反应性降低，故常可出现严重感染时高热不明显，仅有乏力、酸痛、食欲缺乏等全身症状。如老年肺炎患者多体温正常，血象不高，仅有轻度咳嗽、咳痰表现，但病死率较高。若对老年患者的特征认识不足，则容易造成漏诊和误诊，临床医生在诊治老年患者时应耐心和细致，注意病史的采集及阴性症状与体征的鉴别，切勿轻率做出阴性诊断。

（1）中枢神经系统的退化可致老年人对痛觉的反应减退，因此发生急性心肌梗死的老年患者疼痛感可不明显，或仅表现为剑突下不适感，因此需结合临床观察、心肌酶学及心电图检查进行诊断与鉴别；再如发生泌尿系感染的老年患者，其尿频、尿急、尿痛等膀胱刺激症状多不明显，或仅表现为排尿不适感，而尿培养可检出病原体。

（2）老年人的渴觉中枢敏感性减退，可致老年糖尿病患者无多饮、多尿表现，多由于糖尿病的相关并发症的出现才得以确诊。如因外周神经、自主神经病变或大血管、微血管及皮肤等并发症而就诊，或仅在体检中被发现。

（3）由于交感神经对甲状腺素不敏感，因此老年甲状腺功能亢进患者多起病隐匿，表现淡漠，高代谢症候群不典型。

（4）老年肿瘤患者症状及体征亦不十分典型，但病情重，常延误诊断，到晚期才能确诊、施治。

（5）老年急性胆囊炎患者早期症状不典型，且由于反应迟钝，腹壁松弛，腹膜炎体征不明显，因此较难从查体中断定病情的轻重。

5. 多种疾病共存　老年人由于年龄的增长，各器官功能逐渐发生障碍，因此使身体所患疾病增多。一般包括两种情况：一种是多个系统均发生病变，如有的老年人同时患有冠心病、慢性阻塞性肺疾病、重度骨质疏松症、白内障等多种疾病，累及多个系统；而另一种则是同一系统或同一脏器同时发生多种疾病，如循环系统同时患冠心病及高血压，消化系统可有消化性溃疡及慢性浅表性胃炎，或慢性胆囊炎与胆囊结石等同时存在。由于多种疾病集于一身，患者的临床表现因此复杂化，可表现为一种疾病的症状被另一种疾病的症状所掩盖，如老年急性心肌梗死患者疼痛可位于剑突下且不典型，若同时发生消化性溃疡，导致上腹部疼痛，则心肌梗死患者其心源性疼痛可被腹痛所掩盖，导致诊治的延误；或表现为一种疾病加重另一种疾病的病情。如慢性心功能不全的患者，若同时处于慢性阻塞性肺疾病的急性加重期或同时发生其他系统的感染，则可导致心力衰竭加重或直接导致急性心力衰竭的发生，威胁生命。因此，老年患者复杂的临床表现，大大增加了疾病诊断及治疗的难度。据统计，老年人平均同时患有6种疾病或更多，如一位老年人可同时患有高血压、冠心病、高脂血症、颈椎病、白内障、良性前列腺增生症等，由于多种疾病并存，使得老年患者的临床表现呈现多样性和复杂性。虽然几种疾病在老年人身上同时存在，但总有轻重缓急，其中必有1~2种为主要的疾病，危害性大，甚至有致命性的危险。

6. 并发症发生率高　老年人罹患某种疾病时，易在该病的基础上并发其他疾病，这与老年人多种疾病并存、免疫功能降低、抵抗力差、对应激的抵御能力减弱有关。常见的并发症有：

（1）肺部感染、呼吸衰竭：老年人常有COPD基础，患病后（如脑卒中、外伤、手术等）卧床，特别是长期卧床，肺部痰液引流不畅，易继发肺部感染；感染如不能及时控制则继发呼吸衰竭而危及生命。不少脑卒中、创伤、糖尿病、围术期患者，不是死于原发病、手术或创伤，而是死于肺部感染、呼吸衰竭。

（2）水、电解质和酸碱平衡失调：老年人的细胞外液比例降低，内环境稳定能力差，对水的耐受能力差，且老年人患病容易发生低血压、低氧血症，导致组织（特别是肾）灌注不足，易发生代谢性酸中毒，因此，老年人患病容易并发水、电解质和酸碱平衡失调。

（3）心功能不全：老年人心功能随增龄减低，50%以上的老年人患有冠心病，老年人患病后、特别是合并肺部感染之后，继发的低氧血症、酸中毒、冠脉供血供氧不足等，均会诱发或加重心功能不全。

（4）肾功能不全：肾是老年人随增龄变化最显著的器官之一，高龄老人的肾小球滤过率（glomerular filtration rate，GFR）只有中青年人的30%~50%，研究发现31%~49%的健康老年人的GFR<60ml/min，因此大多数老年人的肾功能处于代偿的边缘状态。老年人患病所致的肾灌注不足以及应用药物引起的肾损害，均可导致老年人肾功能不全乃至肾衰竭。

（5）血栓和栓塞：老年人血液流变学异常，血液黏稠度和凝固性增高，加之老年人血管壁异常，在此基础之上，当其患病卧床以后，容易形成血栓，常见下肢静脉血栓、脑血栓、肺栓塞等。

（6）应激性溃疡：老年人胃、十二指肠黏膜屏障功能退化，防御能力减弱，黏膜下血管硬化，老年人患病后、特别是在应激状态下，胃酸分泌增加、儿茶酚胺分泌增加，导致黏膜下血管收缩、黏膜下血流减少以及原发病本身可能导致低氧血症等，均会导致老年人胃、十二指肠黏膜应激性溃疡的发生，因此，应激性溃疡合并上消化道出血是老年危重患者常见并发症。

7. 易发生老年人多脏器功能障碍综合征   老年人多脏器功能障碍综合征（multiple organ dysfunction syndrome in the elderly，MODSE）是指老年人在器官老化或患有多种慢性疾病的基础上，由某种诱因激发，在短时间内同时或序贯发生 2 个或 2 个以上器官或系统功能不全或衰竭的临床综合征。老年人脏器功能随增龄减退，代偿能力降低，适应能力减弱，机体自稳性差，在不患病或无意外打击的情况下尚可保持平衡和正常，但是在疾病和应激状态下则很容易发生脏器功能不全或衰竭。研究者通过对 1 605 例老年多器官功能衰竭患者的临床分析，发现 MODSE 的发病诱因以感染多见，其中肺部感染最多，占 73.1%；MODSE 的特点是：诱因多为较轻微的病因，如普通感冒等；基础病变复杂多样，可隐匿起病，可反复多次发生，很难完全恢复健康状态；2/3 病例起因于呼吸系统疾病。目前对多脏器或多系统功能障碍患者的治疗效果往往不理想，且治疗费用及病死率较高，因此，对老年多脏器衰竭和多系统功能障碍的研究，已经成为当前危重医学中最引人瞩目的研究课题。

8. 老年综合征的表现   老年综合征一般指老年人由多种疾病或多种原因造成的同一临床表现或问题。常见的综合征有跌倒、痴呆、尿失禁、谵妄、晕厥、抑郁症、疼痛、失眠、药物滥用、老年帕金森综合征和衰弱综合征等。其中衰弱综合征常表现为机体生理功能低下、易疲劳、情绪躁动、性欲降低、骨质疏松加剧、肌力轻度下降和疾病易感性增高等。对于老年患者，一种疾病可能会有几种老年综合征的表现，或不同的疾病会出现同一种老年综合征的表现。正因如此，老年病的诊断有一定的困难，治疗的难度也相应加大。

9. 多种老年问题的出现   压疮、便秘、深静脉血栓、肺栓塞、吸入性肺炎、营养不良、肢体残疾、舒缓治疗与长期照料等是老年病常见的问题。大部分压疮发生在 70 岁及以上的老年人群中，主要由于长期卧床或端坐引起血液循环障碍所致；在私人疗养院中，发病率可高达 20%。老年人群中便秘的发病率高达 50% 以上。深静脉血栓和肺栓塞的发病率随着年龄的增长而增加，老年人群中的发病率为 1‰，而 85 岁以上的老年人发病率可达 1%。目前估计 15% 的社区老年人、35%～65% 的住院老年人，以及 21%～60% 的需长期照料的老年人存在营养失调或营养不良。吸入性肺炎在老年人中也是很常见的，老年患者可能会同时出现几种老年问题，因此，解决这些老年问题并不是件容易的事情。

10. 多药共用和药物的不良反应   老年人一方面由于多种疾病并存，需要服用多种药物，但另一方面因其肝、肾功能随增龄减退而对药物的代谢和清除障碍，造成药物在体内蓄积，因此，老年人不良反应发生率高，易患药源性疾病。早在 1996 年就有报道，在美国，药物不良反应占老年患者住院原因的 5%～23%、门诊就诊原因的 1.75% 以及死亡原因的 0.1%。对于老年人，用药需要更加谨慎，尽量减少用药。一般坚持 5 种药物原则，然而，在实际医疗工作中很难做到这一点。

11. 易发生医源性损伤   老年人由于各器官功能下降，组织器官脆性增加，且身体防御能力差，使医源性损伤的概率大大增加。如进行内镜（如胃肠镜、膀胱镜等）检查时易发生出血和穿孔。且老年人患病概率高，病情多较重，需各种有创操作辅助诊治，如有创呼吸机的使用增加气道损伤，深静脉置管可导致血管的破裂等，均使机体发生损伤的概率增加。

12. 病情迁延，病程长   老年人由于免疫功能下降，机体防御能力差，创伤修复功能弱，因此疾病恢复慢，治愈时间相对延长。如老年人发生骨折后，因其本身骨量减少，且修复能力较差，故愈合时间多比青壮年长；再如老年人手术后，因血供等缺乏、皮肤皱缩，伤口愈合时间较青壮年延长，整体机体恢复较青壮年慢，因此，高龄患者外科疾病大多主张保守治疗。

13. 疾病通常难以治愈　由于老年疾病绝大多数为慢性病，如老年人的恶性肿瘤、慢性阻塞性肺疾病、冠心病、脑卒中等，均难以治愈，病情易反复。尤其是脑卒中后遗症患者，由于肢体活动障碍而长期卧床，容易引起肌肉萎缩，或由于咽反射减弱容易引起饮水呛咳致卒中相关性肺炎等并发症，不仅难以康复，而且易于复发，导致病程长。高血压病、糖尿病及骨质疏松等老年人常见疾病，目前尚无治愈措施，需长期服药，终生治疗。

14. 恶化迅速，致残率及病死率高　老年人因各器官功能减退，免疫力下降，因此对原发性疾病缺乏有效防卫反应，且全身也较难快速做出调节，易迅速出现各种并发症，使病情很快恶化。如发生心肌梗死的老年患者，发病症状可不典型，但可很快出现心律失常、心力衰竭、休克，甚至死亡；而慢性阻塞性肺疾病及慢性肺源性心脏病患者，发病后则可很快出现电解质紊乱、酸碱失衡、呼吸窘迫及呼吸衰竭，亦可迅速出现心力衰竭致心搏骤停。再者，老年人视力减退，运动功能下降，且多患骨质疏松症，易跌倒致骨折，且由于手术限制及不易愈合，易致残。

【警惕老年人患病"五联症"】

针对老年疾病的特点，进行多专业、多学科团队管理。

1. 老年人患病"五联症"　老年人尤其是高龄老年人不论新患何种疾病或者慢性疾病急性发作，常首先出现下列"五联症"：①意识障碍和（或）精神症状；②大、小便失禁；③走路不稳，易跌倒；④活动能力下降，活动减少；⑤原有生活能力丧失。

2. 多专业医师参与诊治　老年病常是多病共存，通常情况下症状和体征不典型，具有多种老年综合征的表现，同时还伴有多种老年问题的出现，这就给老年病的诊断和合理治疗增加了很大的难度。目前，由于缺乏专业的老年病医师，遇到较复杂的老年病时需要邀请多科室、多专业的医师共同诊断，提出合理的治疗方案。

3. 多学科团队参与康复与护理　由于老年病的复杂性与特殊性，导致了老年病的诊疗、康复与护理需要由多学科成员组成的团队共同参与，需要对老年患者进行综合评估。老年综合评估是设计多方面和多学科的诊断过程，以此来确定老年人在躯体、精神、心理、社会行为、生活环境及其功能状态等方面存在的问题。目的是为老年患者制订一个协调的、综合的、短期或长期的照料计划，促使老年人尽可能康复。多学科团队，具体包括老年病医师或全科医师、老年病护士、老年康复治疗师［包括物理治疗师（physical therapist，PT）、职业治疗师（occupation therapist，OT）、语言治疗师（speech therapist，ST）和工娱治疗师］、社会工作者、营养师、临床药师、心理师和咨询工作者等。在团队的共同努力下，使老年病患者在合理的护理照料中逐渐康复。

【要点】

- 老年疾病与其他年龄组所患疾病的特点有着本质的区别。老年人患病后，具有起病隐匿，临床表现不典型，常易误认为自然老化，不被其本人、家属或医生所重视。
- 老年人疾病具有多病共存（即共病）、易发生多器官功能不全、并发症高、易出现多个老年综合征和多种老年问题、多药共用、常见药物不良反应等特点。

【参考文献】

1. Murray CJ, Vos T, Lozano R, et al. Disability-adjusted life years (DALYs) for 291 diseases and injuries in 21 regions, 1990-2010：a systematic analysis for the Global Burden of Disease Study 2010. Lancet, 2012, 380(9859)：2197-2223.

2. Rafael Lozano, Mohsen Naghavi, Kyle Foreman, et al. Global and regional mortality from 235 causes of death for 20 age groups in 1990 and 2010：a systematic analysis for the Global Burden of Disease Study 2010. Lancet, 2012, 380(9859):2095-2128.

3. Gonghuan Yang, Yu Wang, Yixin Zeng, et al. Rapid health transition in China, 1990-2010: findings from the Global Burden of Disease Study 2010. Lancet, 2013, 381(9882):1987-2015.

4. 朱朝阳，龚洁，代娟等.武汉市城区 60 岁以上社区居民伤害流行特征及疾病负担研究.中国老年保健医学，2011,9(5):46-47.

5. 陈林利，赵根明，汤军克等.老年期痴呆患者经济负担研究.中国卫生经济，2009,28(11):19-21.

6. Niu B. Tobacco-related disease burden and preventive initiatives in China. Global health and the chronic diseases：perspective, policy and practice. Yale J Biol Med, 2011, 84(2):155-159.

7. Samaras N, Chevalley T, Samaras D, et al. Older patients in the emergency department: A review. Ann Emerg Med, 2010, 56(3):261-269.

8. Morack J, Ram N, Fauth EB, et al. Multidomain trajectories of psychological functioning in old age：A longitudinal perspective on(uneven)successful aging. Dev Psychol, 2013, 49(12):2309-2324.

9. Hinojosa R, Nelson EG. Cochlear nucleus neuron analysis in individuals with presbycusis. Laryngoscope, 2011, 121(12):2641-2648.

10. Leite-Cavalcanti C, Rodrigues-Gonçalves Mda C, Rios-Asciutti LS, et al. The prevalence of chronic disease in a group of elderly Brazilian people and their nutritional status. Rev Salud Publica(Bogota), 2009, 11(6):865-877.

11. 郑松柏，陈敏敏.老年人患病的特点及诊治中应注意的问题.中华老年医学杂志，2012,31(5):353-355.

【纵深阅读】

1. Cho J, Martin P, Margrett J, et al. The Relationship between Physical Health and Psychological Well-Being among Oldest-Old Adults. J Aging Res, 2011, 2011:605041.

2. Haidong Wang, Laura Dwyer-Lindgren, Katherine T Lofgren, et al. Age-specific and sex-specific mortality in 187 countries, 1970-2010：a systematic analysis for the Global Burden of Disease Study 2010. Lancet, 2012, 380(9859):2071-2094.

（杨永学　马福军　管丽娟）

第三章　老年期各系统的变化特点

> 【学习目的】
> ● 掌握生理性衰老的主要表现。
> ● 熟悉各系统年龄相关的生理性老化的特点。
> ● 了解老年期各系统的变化对疾病过程可能产生的潜在影响。

随着年龄增长，机体出现老化现象，老年人由于整个机体老化，各器官和组织细胞发生形态、功能和代谢等一系列变化，出现退行性改变或功能衰退，容易罹患多种疾病，且各系统疾病发生时，出现不同于普通内科疾病的表现。由于受遗传因素、生活方式和环境因素等影响，老化过程不仅有显著的个体差异，而且就同一个体而言，各器官的老化也并不同步。

第一节　生理性老化的主要表现

【人体结构成分的变化】

1. 水分减少　60岁以上老年人，全身含水量男性为51.5%（正常为60%），（细胞内含水量由42%降至35%），女性为42%~45.5%（正常为50%），所以，对老年人用发汗退热药时，要注意防止发生脱水。

2. 脂肪增多　随着年龄增长，新陈代谢逐渐减慢，消耗热量逐渐降低，而且摄入热量常高于消耗量，所余热量即转化为脂肪而储积，使脂肪组织的比例逐渐增加，身体逐渐肥胖。人体脂肪含量与水含量呈反比，脂肪含量与血总胆固醇含量呈平行关系，因此，血脂随增龄而上升。

3. 细胞数减少，器官及体重减轻　老年人组织细胞减少随增龄而逐渐加剧，75岁老人组织细胞减少约30%。由于老年人细胞萎缩、凋亡及水分减少等，致使人体各器官重量和体重减轻，其中以肌肉、性腺、脾、肾等减轻更为明显。细胞萎缩最明显的是肌肉，导致肌肉弹性降低、力量减弱、易疲劳；肌腱、韧带萎缩僵硬，致使动作缓慢，反应迟钝。

4. 器官功能下降　主要表现在各器官的储备能力减少、适应能力降低和抵抗能力减退等。

【代谢变化】

青年期的代谢特点是进行性、同化性和合成性，而老年期的特点则是退行性、异化性和分解性，这种倾向通常在衰老症状出现前就已开始了。主要表现在三大物质代谢平衡失调。

1. 糖代谢的变化　老年人糖代谢功能下降，有患糖尿病的倾向。研究证明，50 岁以上糖代谢异常者占 16%，70 岁以上异常者占 25%。

2. 脂代谢的变化　随机体老化，不饱和脂肪酸形成的脂质过氧化物易积聚，后者极易产生自由基，血清脂蛋白也是自由基的来源。随年龄的增长，血中脂质明显增加，易患高脂血症、动脉粥样硬化、高血压及脑血管疾病。

3. 蛋白质代谢变化　蛋白质代谢的衰老变化是人体生理功能衰退的重要物质基础。老年人随年龄增加，血清白蛋白含量逐渐降低，总球蛋白增高，而且蛋白质分子可随增龄而形成大而不活跃的分子，蓄积于细胞中，致使细胞活力降低，功能下降。老年人蛋白质分解代谢大于合成，且由于消化、吸收功能减退，随年龄的增长，各种蛋白质的量和质趋于降低。当蛋白质轻度缺乏时，可出现易疲劳、体重减轻、抵抗力降低等症状；严重缺乏时，则可引起营养不良性水肿、低蛋白血症及肝、肾功能减退等。但老年人长期过量的高蛋白饮食，又可增加功能已减退的肝、肾等器官的负担。老年人由于增龄，在蛋白质合成过程中易发生翻译差错，导致细胞的衰老与凋亡。

4. 无机物代谢的变化　老年人细胞膜通透功能减退，离子交换能力低下，最显著的无机物异常代谢表现在骨关节，尤以骨质疏松为甚。

【适应能力改变】

1. 老年人对内外环境改变的适应能力下降　体力活动时易心慌、气短，活动后恢复时间延长；对冷、热适应能力减弱，夏季易中暑，冬季易感冒；一些年轻人很易应付的体、脑力劳动，老年人常难以负担；由于对体位改变的适应能力减退，老年人血压波动大；老年人代谢能力低下，如经口或静脉注射葡萄糖负荷或静脉注射钙负荷，其高血糖或高血钙均持续时间较长。可见，老年人的内环境稳定性较年轻人差。

2. 生理节律改变　年龄增长可对体温、血浆皮质醇和睡眠等生理节律造成影响。表现为节律提前 1~2 h，如促性腺激素、生长激素、甲状腺素、褪黑激素和肾上腺皮质激素的分泌峰值提前。原因之一是位于下丘脑的视交叉上核神经元丢失。

3. 综合反应能力下降　如心率、血压变异性降低、脑电图频率减慢、听觉反应和对紧张的反应能力减退。

4. 自我平衡能力减弱　随着年龄增加，内环境失衡，生理储备机能减退，面对疾病挑战的自我平衡能力明显减弱。

【要点】

● 随增龄人体结构成分改变，水分减少、脂肪增多、器官萎缩、功能下降；糖、脂肪、蛋白质、无机物代谢平衡失调；对内外环境的适应能力下降、综合反应和自我平衡能力减退。

第二节　各系统的生理性老化

【皮肤系统】

皮肤的正常老化包括皮肤萎缩、弹性降低、代谢受损，可见修复反应。

1.表皮变薄　真皮表皮交界处变平，导致皮肤面对剪切应力时脆性增加；由于角质形成，细胞从基底层迁移到皮肤表面减少，致表皮周转减慢；表皮细胞成分变化，黑色素细胞减少，朗格汉斯细胞的免疫活性降低；指甲生长和汗腺、皮脂腺活动下降50%；在表皮，紫外线转换7-脱氢胆固醇为维生素D_3前体，随年龄增长，7-脱氢胆固醇水平下降，从而降低了老年人合成维生素D的能力。

2.真皮表皮交界处膜层钉突的减少和真皮毛细血管的减少　导致热转移到表皮面积减少，即热排泄能力降低。

3.真皮变薄、血管分布减少、成纤维细胞的生物合成能力下降　可导致伤口延迟愈合；40岁以后，真皮弹性蛋白的生物合成明显下降致弹性纤维网退化，真皮中黏多糖大分子的变化，导致水合作用减弱，皮肤干燥和弹性降低；光老化导致真皮弹性组织变性、形成弹性纤维的无定形聚集体，胶原蛋白含量降低，黏多糖增加，血管周围中度炎性浸润；光老化皮肤看上去皱巴巴的、松弛、发黄、粗糙，有时像皮革似的；光老化皮肤有较高的毛细血管扩张倾向，这是斑点状色素沉着和色素减退所致。

4.皮下脂肪的减少降低隔热能力　使老年人保持热量的能力下降。同时，皮下脂肪减少，使皮肤起皱和下垂，并增加创伤的易感性。

5.皮肤的感觉减退　尤其是在下肢。感觉减退包括触觉（麦斯纳小体减少），和低频振动觉（帕西尼小体介导）。

【感觉系统】

1.视觉　随年龄增长，眼睛结构发生变化，眼眶周组织萎缩，眼睑松弛；泪腺功能、杯状细胞功能下降，尽管泪液产生减少，但泪眼更常见，因为组织萎缩导致的泪点位移致不能有效排水；结膜萎缩、变黄；角膜触觉敏感性下降50%；胆固醇酯、胆固醇和中性脂肪在角膜组织中沉积，引起角膜老年环（呈环状黄色、白色沉积在角膜周边部），在哥本哈根市心脏研究中发现，老年环的存在与女性寿命较短相关；虹膜坚硬，产生更小的、反应更缓慢的瞳孔；晶体呈黄色，部分原因是由于晶状体蛋白光氧化和不溶性蛋白质的聚集，泛黄的晶体使蓝光传输降低；房水产生减少和玻璃体萎缩，玻璃体的液体和固体成分之间的分离，可能是由于胶原的变化，表现为光闪烁；因为神经元的损失致视网膜变薄，晶状体和虹膜的变化导致了"老花眼"，由于晶体的弹性减少和延伸程度减小，睫状肌变弱和有效角度丧失，对近的物体所需的调焦距离增加。40岁以后逐渐形成的"老花眼"，静态视力（静止的物体）持续退化和动态视力（运动的物体）更明显的退化；随年龄增加，合成色素能力下降，对低光照的适应能力变慢；晶体的改变增加了散光，使老年人眩光敏感，晶体摘除后，眩光的阈值变得正常，对比敏感度下降，因此，老年人需要增加颜色区分目标和背景，在生活环境设计时应该考虑。

2. 听觉　随年龄增加，外耳道壁变薄，耵聍变得干燥和坚硬，增加老年人耳垢栓塞的风险。虽然随年龄增加听小骨关节退化，但小骨的声音传输是完好的。Corti 器毛细胞丢失，会影响耳蜗底端高频响应能力；神经元支配的耳蜗和大脑的听觉中枢丢失；基底膜相关的感觉器官变硬，可发生钙化；血管纹毛细血管变厚；螺旋韧带退化，这五种变化中占主导地位的是年龄相关的听觉变化，结果是听力丧失，特别是高频听力（老年性耳聋），且言语识别和声音源定位困难。一些老年人说他们不能听到，事实上是不能理解。许多辅音（T、K、Ch）属于高频音，患者如果不能听到这些声音，就可能不理解别人所讲的话。因此，对老年人与其重复响亮的声音，不如换个说法重新解释问题。另外，老年人可能很难从背景噪声中识别声音目标，对其进入社交场合或嘈杂的环境中进行交流带来影响，因此，对于这些患者，仅凭声音放大是没有效的。

3. 味觉和嗅觉　随年龄增加舌乳头数减少，但单个乳头神经生理反应仅发生最低限度的改变，故味觉灵敏度和味蕾数之间没有关系，因此，老年人味觉损失在很大程度上不是味觉本身所致。然而，随着年龄的进一步增长，味觉的灵敏度也降低，需要更多的盐（2～3倍）加到番茄汤里，才能得到一个老年人赞赏。

随年龄增加，嗅觉敏感度显著下降，在80岁健康人中检测到嗅觉阈值增加超过50%，从而导致他们对熟悉气味识别能力降低，包括识别变质的食物和煤气气味的能力。嗅觉对维持食欲至关重要，味觉和嗅觉敏感性降低导致老年人对食物享受降低和分辨混合或组合食物的能力降低。

【心血管系统】

1. 结构改变　心脏和血管出现明显改变。血管僵硬、左室壁厚度增加和纤维化，引起舒张功能障碍、后负荷增加；左房容积，经身体体积校正，从30岁到89岁，大约增加50%；左室也随年龄增加而肥厚，左室壁厚度平均增加10%；主动脉瓣和二尖瓣环均增厚，并有钙盐沉积；二尖瓣环钙化可使老人易发生心脏传导问题；对大动脉僵硬产生的后负荷增加的反应导致心室肌细胞肥厚；随增龄心肌细胞损失，包括细胞凋亡和坏死，因此，健康衰老的心肌细胞总数明显减少；同样，窦房结和房室结细胞减少，使老年人窦房结对钙通道阻滞剂敏感性增加。

2. 功能改变　老化心脏出现一系列功能改变和代偿反应。对负荷增加的承受能力减低和心脏储备功能减退；最大心率、收缩末期容积（ESV）、舒张末期容积（EDV）、收缩力均发生改变；收缩期、舒张期延长并伴随交感兴奋等；虽然年龄相关的静息心率降低微不足道，但老年人对运动或应急时作出的最大心率反应则明显降低；固有心率（无交感和副交感对心脏影响的心率）每10年减少5～6次/分；健康老年人对副交感神经拮抗剂，阿托品、β肾上腺素能激动剂及异丙肾上腺素的反应均降低。

3. 心脏自我保护和修复过程　心脏自身会随增龄出现心肌损伤修复，然而这种修复会加速心肌重构，进而加重功能障碍。

心血管疾病发生率增加　随增龄，高血压和冠状动脉疾病危险度增加。尸检发现，冠状动脉疾病的发病率在60岁以上男性和80岁以上女性高达75%。Baltimore纵向研究发现，年龄对静息心功能，如左室射血分数（LVEF）的影响很小，这反映衰老的心脏（或血管系统）在面临微小的、逐渐发生的年龄相关的生理、分子和生化改变时，启用了适当的代偿措施，以保持静息状态的心功能，但这将使老年人很难应对此后的一系列挑战。

【呼吸系统】

老化本身不会引起缺氧和肺炎，但年龄相关的结构和功能改变，会增加老年人肺炎发生率、增加缺氧的可能性、降低最大氧摄取。

1. 由于肺弹性组织减少，导致肺泡管扩大，引起气体交换面积减少 肺弹性组织减少，降低弹性回缩力，致呼气末最大流量中度降低。最大运动时可能限制呼气气流，产生动态肺过度通气。随年龄增加，肺泡表面活性物质也发生改变。一氧化碳弥散研究发现，弥散功能每 10 年降低近 5%。

2. 随增龄通气 - 灌注不匹配 动脉氧分压（PaO_2）随年龄增加降低，肺泡 PO_2 不随年龄改变，但随年龄增加，肺泡 - 动脉氧梯度增加。二氧化碳排出不随年龄增加改变，二氧化碳分压（$PaCO_2$）的改变是由于疾病所致而并非老化所致。

3. 随增龄胸壁顺应性下降 从 30 ~ 75 岁，胸壁顺应性降低 1/3。老年人肋间肌收缩减弱，呼吸时胸壁扩张减小，相对来说腹肌贡献更大。坐位或仰卧位时，腹肌仅部分参与通气，因此，老年人仅在直立位才实现全气道扩张。随年龄增加，胸部结构改变，膈面变平，膈肌收缩减弱，膈的变化使运动时呼吸做功增加 30%。

4. 传统肺功能测试显示，呼吸功能储备随增龄降低 在不吸烟男性，功能肺活量（FVC）以每 10 年 0.15 ~ 0.3 L 降低，第一秒用力呼气量（FEV_1）以每 10 年 0.2 ~ 0.3 L 降低，70 ~ 80 岁时急剧下降。年龄相关的变化在女性下降较弱。随年龄增加总肺活量（经身高校正）变化不明显，但用力呼气末容积以每 10 年 10% 的数值增加，这与闭合容积增加有关。

5. 老年人对低氧血症、高碳酸血症和机械负荷的反应减弱，中枢对呼吸肌的驱动减弱 运动锻炼能够代偿年龄相关的这些变化。

6. 由于年龄影响，呼吸肌的力量和肺闭合容积增大，导致老年人常咳嗽无力 随增龄，黏液纤毛清扫能力减慢，并减弱，在受到感染源侵害（尤其病毒）后，黏液清扫功能恢复减慢。随增龄，除大气道清除功能受损外，小气道清除吸入的微小颗粒功能也受损。

7. 随增龄，健康老年人有氧代谢率峰值降低 尤其男性，但较为恒定。Baltimore 纵向老化研究发现，30 岁后有氧代谢峰率每 10 年下降 3% ~ 6%，而 70 岁以后，有氧代谢峰率每 10 年下降 >20%。随增龄，FEV_1 的降低与有氧代谢峰值下降明显相关。

【消化系统】

1. 口咽部 随增龄，黏膜变薄，牙龈消退，牙骨质暴露，易致龋齿和咀嚼不完全，加上部分患者无牙，均易致营养摄入不足。由于唾液腺腺泡细胞减少和功能轻微下降，多达 50% 的患者有口干的主诉，可影响咀嚼和吞咽功能。

2. 食管 由于食管肌肉顺应性下降，食管括约肌以上的食物流动阻力增加，老年人会出现食团逆向咽部的现象。同时，因缺乏有效的咀嚼和从咽部清除食物的能力下降，导致老年人误吸风险增加。

3. 胃 随增龄胃壁细胞减少和间质细胞增加，胃酸分泌显著降低，幽门螺杆菌感染率和胃黏膜受损的敏感性增加。药物，如非甾体抗炎药物或双膦酸盐类对胃的刺激，易致胃炎发生率增加，胃溃疡较多见。

4. 小肠 老年期小肠绒毛中度萎缩和黏膜变粗，一些微量营养素的吸收（如木糖、叶酸、维生素 B_{12}、铜、钙及铁）可能会减少。老年人糖类（碳水化合物）摄入较多会导致氢排泄较多，易致细菌在肠道繁殖。

5. 大肠 随增龄大肠黏膜萎缩、黏膜腺细胞和黏膜结构异常、肌层黏膜增生肥大和外肌层萎缩。功能变化包括收缩协调性改变和对阿片类药物的敏感性增加，由于结肠的推进运动随增龄而减弱，导致 65 岁以上老人约 1/4 患慢性便秘；阿片类药物的应用可使老年人容易发生药物性便秘。内脏感觉神经元减少也可致内脏反应减弱，如肠穿孔或缺血在老年患者可能被忽略。憩室在年龄超过 65 岁的人群中常见，其形成是由于肠壁肌肉力减弱，顺应性下降，推进排泄的腹内压增加等所致，再加上较慢的大肠转运和节段收缩（而非推进收缩）增强，致水重吸收增加，使粪便坚硬并使肠壁功能进行性衰退所致。结肠癌风险随增龄而增加。

6. 肝 随增龄，肝体积缩小，灌注减少。尽管肝功能是有下降的，如红霉素去甲基化减少，半乳糖消除及咖啡因清除减少，但标准的"肝功能试验"（转氨酶及碱性磷酸酶）受年龄影响很小。正常老化仅表现血清白蛋白轻微下降。细胞色素 P450 含量随增龄而降低，这使许多药物的代谢清除率在老年人减慢 20%～40%。随增龄，肝再生能力下降。

7. 胆囊 尽管老年人胆囊的解剖与功能完好，但其胆汁成分具有较高的成石指数，因而，老年人易发生胆囊胆固醇结石形成。

8. 胰腺 随增龄胰腺外分泌也有适度改变，在摄入高脂肪或糖类时，表现出脂肪酶和淀粉酶输出减少。

【泌尿系统】

1. 肾体积 从 40 岁～80 岁，肾体积逐渐减少 25%～30%，50 岁后急速下降。许多研究证实，肾组织丧失主要发生在肾皮质，首先影响肾单位，使肾单位数目减少；受影响最大的是肾小管的尿浓缩功能，表现为明显减退。

2. 肾小球 老年人呈现弥漫性肾小球硬化，到 75 岁时已有 30% 的肾小球遭到破坏。剩余的肾小球滤过功能受损。

3. 肌酐清除率 随增龄，肌酐清除率降低，每 10 年下降 7.5～10 ml/min，健康老人的纵向性研究显示，虽然有下降趋势，仍存在广泛变异。1/3 的人肾小球滤过率（GFR）完全无改变，1/3 轻微下降，1/3 明显下降。随增龄，肌酐产生减少、肾小管分泌量亦减少，因此，尽管老年人 GFR 下降，但血清肌酐仍可保持稳定。

4. 血清胱抑素 C 是评价老年人肾功能的一个理想指标。健康老年人的血清胱抑素 C 水平，从 40 岁到 80 岁增加 50%。

5. 储备能力 老年人在无应急情况下，液体和电解质平衡可以保持良好恒定。然而，尿最大稀释能力和排泄水负荷的能力受损，会影响应急情况下容量调节能力。脱水情况下，>70 岁的老人最小尿流率是 40 岁以下人的 2 倍，最大尿渗透压也随增龄下降。除了保留水和溶质能力受损，老年人的肾也在其保留氨基酸和葡萄糖的能力方面受损。

6. 肾其他功能变化 表现在尿酸化障碍和分泌酸负荷减少，使老年人更容易发生药物或造影剂相关的肾毒性。

7. 肾血浆流量 比年轻人降低 40%，老年人的肾较之年轻人的肾也更容易受到缺血性损害，并伴随较多的缺血性肾细胞凋亡。肾小管细胞减少致小管急性缺血性损伤后完全填充的能力减弱。正常老年人致血管扩张的前列腺素基线水平增加，肾血管收缩，肾血流量减少，使老年人用非甾体类抗炎药致肾损伤的风险增加约 1 倍。

8.促红细胞生成素 因血红蛋白减少所致促红细胞生成素增加的能力几乎不受年龄影响。

【神经系统】

1.年龄相关的变化 包括整体大脑的体积和重量减少,大脑皮质脑回萎缩和脑沟扩大、脑室扩大。这些变化部分是神经细胞损失所致,但神经元损失的准确估计异常困难。显微镜下可以看到,神经细胞中年龄相关的色素、脂褐素增加,颗粒空泡变性,脑实质中 Hirano 体、数量不等的 β- 淀粉样物质沉积,神经原纤维缠结主要集中在海马和杏仁核,稀疏的老年斑也存在于这些脑区和其他皮质区。神经原纤维缠结和老年斑是阿尔茨海默病的神经病理学标志。

2.变化的不均匀性 老化过程中,脑结构和功能变化是通过个体与环境的相互作用所调节。大脑的可塑性变化不均匀,但每个区域的神经元 - 突触 - 分子底物是相关联的。在脑的特定区域,不同的神经递质间,树突、棘密度、动力学和功能的相互作用会有不同的改变。与理解能力相关的脑老化可塑性数据显示,除了来自中脑和前脑基底节的单胺组细胞神经元和背外侧前额叶区域的皮质外,在正常老化过程中无显著神经元丢失。这主要是与学习、记忆和其他认知功能相关的区域,即集中在海马和大脑皮质区域。同样,大脑皮质和海马的树突分支似乎也不改变。然而,其他脑的区域,前额叶皮质和海马的一些特殊区域,随增龄容积下降,这可能是由突触密度下降所致。

3.功能改变 老化过程中,大脑皮质和海马形态变化不明显,但功能改变已经有所报道。如老年大鼠在长时程增强诱导或反转中,以及长时程的抑郁诱导中,均存在不足。这些不足,已被认为是在老年动物中观察到的认知和运动功能障碍的神经基础。同样,正常老化伴随着神经元的钙稳态改变,这可能与参与细胞离子稳态的蛋白质氧化相关,这很重要,因为持续的细胞内钙升高可引起神经元变性和细胞死亡,并通过这样的形式,形成年龄相关的学习和记忆障碍的基础。

4.神经营养因子 与大脑老化非常相关。据报道,海马的脑源性神经营养因子(BDNF)随增龄而降低,大鼠中已观察到该因子减少与年龄相关的认知功能障碍有关。同样,编码神经营养因子(促进神经元的存活)的基因表达不足、树突分支不足、突触延伸物的可塑性不足,均已被证明与衰老和神经退行性疾病时的细胞脆弱性增加有关。

【代谢系统】

1.糖代谢 胰岛功能随增龄而减退,故血糖水平也随之升高。从 30 岁起,空腹血糖每 10 岁上升 0.055 ~ 0.111 mmol/L,餐后 2 小时血糖每 10 岁上升 0.555 mmol/L。老年 2 型糖尿病发病机制有两个主要特点:外周胰岛素抵抗和 β 细胞分泌胰岛素功能受损。胰腺 β 细胞释放胰岛素,主要靠葡萄糖和氨基酸刺激;随增龄,这种功能减退。

2.脂代谢 老年人脂肪重新分配,从皮下到腹腔内及其他异位点,包括骨髓、肌肉和肝,这些变化与代谢综合征的风险增加相关。血清总胆固醇随增龄而升高,20 ~ 29 岁时为 3.2 g/L,70 岁时可升至 4.7 g/L,此后逐步回落,可降至低于中年人的水平。血清三酰甘油及低密度脂蛋白胆固醇也有不同程度升高,高密度脂蛋白胆固醇却随增龄而降低,可导致动脉粥样硬化发生。

3.蛋白质代谢 随增龄,组织器官和血液中的蛋白质比例失调,血清球蛋白随增龄而上升，结果导致白／球比例倒置。老年人蛋白质代谢分解大于合成。

【骨骼和肌肉系统】

1. 肌肉　虽然有很大变异性，但无论男女，均有 30%～50% 与体重相关的肌肉体积缩小。损失虽非线性，但随着增龄速度加快。少肌症，是指与年龄相关的肌肉体积和力量的损失，被定义为四肢肌肉体积低于年轻健康成年人平均两个标准差。在许多部位，因脂肪和结缔组织侵入肌肉，导致肌肉量减少，肌肉组织减少就全身而言是不均匀的，腿部肌肉比上肢肌肉损失更多。老年损伤后肌肉恢复减慢，常恢复不全。老年人骨骼肌能量发生改变，糖分解酶的活性下降大于氧化酶活性下降。年龄相关的激素，如生长激素、雄激素和其他激素的变化，与年龄相关的肌肉质量和功能的变化相关。此外，炎性细胞因子随年龄增加而增加，刺激骨骼肌蛋白降解率增高。

2. 骨骼　老年人骨折风险增加，发生骨折后修复速率减缓。一旦骨折，健康老年人致炎症环境的增加促进骨丢失。解剖学上，负重骨皮质骨内膜表面失去底物，CT 或 MRI 图像显示，股骨骨髓腔增大、皮质变薄、骨髓腔被脂肪组织填充。老化引起的矿物质丢失，主要发生在骨皮质和骨小梁。成骨细胞数量和活性逐渐下降，健康老人骨量每年下降约 0.5%。女性围绝经期（更年期）骨体积和功能的变化，以及维生素 D 缺乏，会进一步加速骨质流失。老年人往往负重运动减少，导致负钙平衡和骨矿物丢失明显，一旦骨折，老化个体修复机制受损。在老年动物中观察到，与年轻成年动物相比，骨折部位局部血管形成减少，原始细胞分化为骨细胞减少，需要至少 2 倍时间恢复到骨折前生物机械性质，包括力量。老的骨细胞与年轻骨细胞相比，对维生素 D 的反应减小。老年人与年轻人相比，基质刺激骨形成减少，这提示可能老基质中生长因子（如 IGF-1）缺乏，或存在抑制因子。多种实验发现，补充血管内皮生长因子（vascular endothelial growth factor，VEGF）、甲状旁腺素、维生素 D、钙、他汀类和一些骨成形蛋白均可以促进骨折康复。

【免疫系统】

在所有随增龄的改变中，免疫功能降低是最重要的，导致老年人易于感染、恶性肿瘤发生频率增加，并可出现自身免疫功能紊乱。随增龄，人体免疫功能与机体老化呈平行下降。免疫系统的老化，不是同等地影响整个免疫过程。免疫方面受年龄影响最大的是淋巴细胞的反应能力（B 和 T 细胞），当以感染或疫苗接种形式暴露于新的抗原，二者协同工作以产生有效的免疫应答反应。免疫衰老的重要概念是炎症过程的精确调节丧失。衰老所展示的细胞因子状态与慢性低度炎症状态一致，这有时也被称为"发炎"。此外，免疫细胞的识别能力随增龄而减弱。除攻击外来病原体外，还攻击自身组织，引起机体衰老、死亡。

【要点】

● 各系统变化的特点都是随着年龄增加，从器官到细胞发生退行性结构改变，继而发生功能改变。从生理性老化的角度，更加理解为什么老年人容易罹患各种疾病，且表现出不同于普通患者的特点。

【参考文献】

1. Strait JB, Lakatta EG. Aging-associated cardiovascular changes and their relationship to heart failure. Heart Fail Clin, 2012, 8(1):143-164.

2. Lowery EM, Brubaker AL, Kuhlmann E, et al. The aging lung. Clin Interv Aging, 2013, 8:1489-1496.

3. Gong Z, Muzumdar RH. Pancreatic function, type 2 diabetes, and metabolism in aging. Int J Endocrinol, 2012, 2012:320482.

4. Taffet GE, Schmader KE, Sokol HN. Normal aging. [2013-12-20]. www.uptodate.com.

5. Mora F. Successful brain aging: plasticity, environmental enrichment, and lifestyle. Dialogues Clin Neurosci, 2013, 15(1):45-52.

6. Hindle JV. Ageing, neurodegeneration and Parkinson's disease. Age and Ageing, 2010, 39(2):156-161.

（邓珏琳　胡迎春）

第四章　老年综合评估

【学习目的】

● 掌握老年综合评估（CGA）的定义、可能获益人群，CGA 的主要内容和方法。
● 熟悉老年综合评估团队的构成和工作路径。
● 了解各种综合评估项目在不同地点实施的效果。

随着人口老龄化的进程，临床医师需要接诊越来越多的老年人。他们遇到的健康问题远比中青年人多而复杂，不仅患有多种慢性疾病和老年综合征，还有复杂的心理和社会问题。生理、心理和社会因素三者息息相关，共同影响了老年人的健康状态。即使在无疾病情况下，随着年龄增加身体功能也逐步退化。尽管目前认为自然老化本身并不至于影响个人独立执行日常生活活动的能力。但是，有许多我们认为可能是"老化"的症状实际上是疾病的表现，甚至可能是疾病早期的唯一表现，老年评估有助于医师明确这些问题，并采取措施阻止或延缓这些疾病及并发症的出现。老年评估与传统的医学评估相比，必须更加全面。

【典型病例】

患者，男性，80 岁，退休工程师，因"咳嗽、咳痰伴发热 5 天"入院。家庭状况：老伴 78 岁，退休大学教授。住单位小区 6 楼。孩子 3 人，2 人在国外。

入院诊断：①肺部感染；感染中毒性休克；②原发性高血压 2 级高危组；③冠心病，心房颤动，心功能 3 级；④良性前列腺增生。入院后给予抗生素、祛痰、补液等治疗。2 周后患者感染控制，但仍然虚弱，进食少，起床后头昏，行走不稳。生化检查提示：血清白蛋白：27 g/L，余正常。

【临床问题】

1. 患者是否能从 CGA 中获益？
2. 该患者应该评估的内容包括哪些？请列出评估清单及可能的结果。
3. 如何评估预期寿命和治疗意愿？
4. 此患者应该多久进行 CGA 比较恰当？
5. 患者进一步的治疗在何处进行？理由？
6. 应该针对哪些评估结果、哪些问题与家属讨论？

第一节　老年综合评估的定义及获益人群

【定义】

1. 老年评估（geriatric assessment，GA）　作为医学术语，广义是一种用来描述老年患者区别于普通医学评估所反映的健康状况和疾病结局的诊疗手段。在老年人群中，有些问题非常普遍，比如日常生活功能受损、认知功能障碍、情绪障碍、跌倒、误吸及尿失禁等，但是经常不能被及时识别或得到足够的重视，而老年评估有助于医师明确这些问题，并采取措施阻止或延缓这些疾病及并发症的出现。虽然老年评估是一个诊断的过程，但同时也包括了评价和干预。

2. 老年综合评估（comprehensive geriatric assessment，CGA）　老年评估可以由单个医师（包括初级医疗机构的医师和老年科医师）完成，也可以由复杂的多学科团队共同完成，当老年评估由多学科团队来完成时，即称为老年综合评估（CGA）。CGA 是由多个学科共同进行的诊断和治疗过程，通过明确衰弱老人的疾病、心理和功能受限程度，制订针对性强的多学科协作治疗方案，目的在于促使并维系衰老进程中老人的健康。

CGA 与传统疾病的诊疗管理模式有显著区别，即需要评估影响健康的多种临床问题（生理状况、认知功能、情感、社会、经济、环境、精神等）（见图 1-1）。对衰弱老人而言，由多个专业人员组成的健康管理团队通过全面评估，可以明确多种可治疗的健康问题，这种方式对老人的健康管理效果最佳，这是 CGA 产生的基本前提。

CGA 可以由各种医疗机构完成，比如家庭访视、门诊、病房、养老机构等，也可以由医师个人来实施。但是由于评估耗时长，需要组建多专业学科协作团队，并非所有的医疗机构或个人均能进行 CGA。由于在不同场所开展的 CGA 内容有所不同，本章将基于诊室的老年评估内容进行详细阐述。

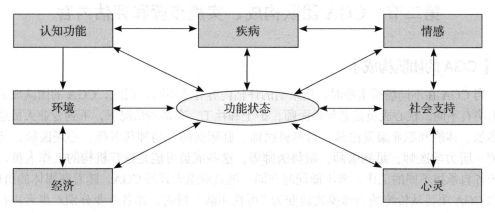

图 1-1　老年评估内容及相互间关系

【确定 CGA 获益人群】

选择 CGA 获益的老年人群非常重要，如何将能从 CGA 获益的人群从普通老年人群（如功能健全，且无合并疾病）中区别出来，是进行 CGA 重要的第一步。随机对照试验（randomized control trial，RCT）证明，可以从 CGA 中获益的情况包括：

（1）高龄，如年龄在 85 岁以上时。

（2）经老年评估发现有多个临床问题共存、合并老年综合征。

（3）需要住院治疗或有反复住院历史、门诊病人居家生活时需要更多照料。

（4）新发跌倒、认知功能或精神障碍时。

（5）住院期间出现骨折、恶病质、肺炎反复发作或新发压疮。

但是不同研究之间在纳入标准和干预措施方面差异很大，因此在这方面并没有统一标准。

由于多数在门诊进行的研究排除了疾病终末期、重度痴呆、生活功能完全丧失、必须住院或者完全健康老人，因此关于这类人群的证据尚不充分。

【要点】

● CGA 显著有别于其他医学评估，在于有利于鉴别多种老年问题（生理状况、认知功能、情感、社会、经济、环境、精神等）。

● CGA 是由多个学科组成的诊断和治疗的过程，与传统的医学评估相比，老年医学评估必须更加全面，目的在于促进老人健康。

● 目前尚没有统一的标准确定谁最能从 CGA 中获益，但高龄、合并严重疾病（心力衰竭或肿瘤）、合并精神疾病（抑郁症或社交孤立）、合并老年综合征（如痴呆、跌倒或失能）、经常住院或有高住院风险的老人是可能获益的人群。

第二节　CGA 团队构成、实施步骤和评估内容

【CGA 的团队构成】

当 CGA 在不同场所实施时，所采纳的评估内容有所不同，因此，CGA 的团队成员构成也略有不同。核心成员是老年科医师、护士和社工。在某些情况下，下列专业人员也可以参加：体能和职业康复医师、营养科医师、临床药师、精神科医师、心理医师、牙科医师、听力学医师、足病医师、眼科医师等。这些成员可能是医疗机构的工作人员，但由于各自承担不同的工作，常不能同时在同一地点对患者开展 CGA。随着新媒体的出现，很多 CGA 项目从传统的会诊模式转变为"可视团队"模式，即各专业分别对患者进行评估，通过电话或电子媒体完成。

【CGA 实施步骤】

CGA 的过程就是各个专业分享评估结果，并共同制订治疗方案的过程。简单地讲可

以分为以下六个步骤：

    （1）数据采集；

    （2）团队成员间就各自评估结果进行讨论；

    （3）共同制订防治计划；

    （4）实施防治方案；

    （5）监测患者对防治方案的反应；

    （6）修正防治方案。

为了得到最佳疗效和老人功能维护，上述六个步骤缺一不可。由于平均住院日逐渐缩短，很多 CGA 项目在出院病人中持续进行，以保证住院期间的疗效能尽量延续；也有些项目，团队以康复治疗或疾病的二级预防为目标。

【CGA 的基本评估内容】

有很多量表可以用来进行 CGA。这些问卷式的量表不仅可以用于采集病史（过去史、用药史、系统回顾），也服务于 CGA。例如：各项日常生活执行能力和对生活支持的需求、跌倒、社会支持资源（特别是来自家庭和朋友的）、抑郁症状、视力或听力障碍等。

主要的评估内容包括：

- 功能状况
- 跌倒风险
- 认知功能
- 情绪
- 多药共用
- 社会支持
- 经济状况
- 确立治疗目标
- 生命末期治疗意愿讨论

下列内容可为附加评估内容：

- 营养 / 体重变化
- 尿失禁
- 视力 / 听力
- 口腔
- 居住状况
- 宗教信仰

【要点】

- CGA 是多学科团队工作模式，老年科医师、护士和社工是团队核心。
- 基本评估内容包括功能状况、跌倒风险、认知功能、情绪、多药共用、社会支持、经济状况等
- CGA 的实施包括评估、小组讨论、制订方案、实施方案、监测和修订方案。

第三节　基于诊室的老年综合评估

基于诊室的 CGA 内容最为全面，收集信息最完善，但耗时也最长。在不同地点进行的 CGA 可以在诊室 CGA 的基础上进行增减。目前这方面没有统一的标准。

【功能评估】

老年人的功能状态评估是整个 CGA 的核心，反映了老人的总体健康、社会生活及拥有社会医疗资源的状况，也是衡量老人疾病治疗效果的主要指标。因此医师的治疗方案也必须将功能状态包含在内。

1.功能评估的重要性

（1）功能受损常是疾病起病、身体整体状况下降或社会支持不足的首要征象。比如：老年人群中甲状腺功能减低或心衰加重的首要表现，往往是生活能力下降而非一个临床指标异常。

（2）了解基础的功能状况，有助于医师准确定位治疗目标。

（3）了解住院前的功能状况，有助于医师比较住院期间的功能变化，并制订出有针对性的出院治疗方案。

（4）功能评估是对患有慢性失能或急性疾病患者随访的最好方法。

2.功能评估内容

（1）日常生活活动能力（activity of daily living，ADL）：代表个人为维持基本生活所需的自我照顾能力，包括洗澡（bathing）、穿衣（dressing）、上厕所（toileting）、移动（transferring）、控制大小便（maintaining continence）、吃饭（feeding）、自我修饰（grooming）。虽然大约仅有 20% 的社区老人 ADL 功能部分受损，但是这部分人出现功能进一步退化和住院比例较高。一旦住院，很多老人会出现失能，ADL 会完全丧失功能。

（2）工具性日常生活活动能力（instrumental activity of daily living，IADL）：代表较高水平的生活能力，即个人在家中执行生活需要的能力，如购物（shopping for groceries）、准备食物（preparing meals）、使用交通工具（driving or using public transportation）、打电话（using the telephone）、服药（taking medications）、处理财务（handling finances）、洗衣（doing laundry）、做家务（performing housework）等。在社区老人中，IADL 功能受损的比例较高（至少一项功能受损的人群比例大约为 17%）。

（3）高级生活活动能力（advanced activity of daily living，AADL）：AADL 需要老人有更高的理解和介入社会生活的能力，代表了个人完成社会、社区和家庭角色及参与娱乐、运动、休闲或职业事务的能力。

3.评估方法

评估时应注意询问方法，如打电话，我们应询问："您今天来这里有自己打电话吗？"或"您最后一次自己打电话是什么时候？"而不是问"你打电话吗？"观察病人进入诊断室、坐下、站立、穿脱衣服、移动等动作也能得到更多的信息。当老人的 ADL 及 IADL 出现问题时，我们应当询问其可能发生的时间、进展的速度，并进一步询问其居家环境及其社交状况，以了解活动功能降低的影响因素，找出可能的方面加以处理。

4. 情况说明

ADL 和 IADL 的评估工具有许多种。Katz 日常生活功能指数评价（Katz Index）及巴氏日常生活功能量表（Barthel Index）均是常被使用的 ADL 评估工具。Katz Index 将前述的六项 ADL 项目制订了三等级的评分：独立、半独立（需部分协助）以及完全依赖，不需要特制表格以供填写，较为简便。就 ADL 而言，一般最早丧失的功能为沐浴，而自行进食的能力往往是最后才丧失。IADL 评估工具彼此也是大同小异，较常用的为 Lawton 功能性日常生活能力量表（Lawton IADL 量表）及 Fillenbaum 的五题问卷，就老人执行 IADL 项目而言，其难易度依次为整理家务、旅行、购物、处理财务以及准备事务。

临床医师使用这些工具以评估老年人日常生活可能发生的问题时，可同时决定其需要何种程度的协助，如护理照顾、个人生活照顾、持续的监护、餐饮的准备或是家务的协助。例如，当老人在 ADL 的沐浴项目为部分依赖时，其家庭往往能提供帮助。若多方面均无法独立执行时，将不能独居，可能需要雇请护工或送至护理之家照顾。

【平衡、步行障碍和跌倒评估】

平衡、步态及步行速度共同构成活动能力，是 CGA 的重要内容。活动能力的含义宽泛，包括在房间内活动或沿直线行走能力。有跌倒史或步态/平衡功能障碍的患者，发生再次跌倒的风险显著增高。对既往有阳性病史的患者，进行危险因素干预可以使跌倒风险降低 30%~40%。评估应该在患者初次就诊时和随后每年进行。对于反复跌倒的患者，应该进行下列五个方面的评估：步态、平衡、直立性低血压、视力和多药共用分析等。

通常从简单的病史回顾开始，推荐采用两个问题搜集病史：

- 您上 10 级台阶或步行 400 m 有困难吗？
- 由于健康或疾病原因，您不得不改变您上 10 级台阶或步行 400 m 的姿势吗？

1. 步态定性评估　采用快速步态评定。

（1）步距（一侧脚尖不能触及另一侧脚跟）

（2）步高（脚跟能否离地）

（3）行走犹豫不决

（4）摇摆

（5）步态对称

（6）步态连续性

（7）行走路径偏差

2. 步行速度

除了 ADL，步行速度是一个用来衡量老人反复跌倒、衰弱和死亡风险的指标。通常步态和步行速度有障碍的老人，发生跌倒的风险也显著增高，步行速度还可以用来评估患有慢性全身性疾病（如高血压）的衰弱老人能否从治疗中获益。比如，只有步行速度 ≥0.8 m/s（6 m 以上测量时）的 65 岁以上高血压患者，增高的血压和病死率增高相关。步行速度慢提示医师应该调整治疗方案，因为有研究显示，即使仅使步行速度提高 0.1 米/秒，也可以降低死亡率。

3. 步态与平衡功能检查方法

（1）改良式 Romberg 方法用来检测平衡功能：此方法为先将两脚打开站立与肩同宽，若受检者可保持平衡，可将两脚并拢，甚至将一脚往后移动一半的距离（semitandemstand），最后将一脚脚跟与另一脚脚尖接拢（tandemstand），每一步骤分别评估睁眼与闭眼的平衡性。随着脚步的移动，受检者保持平衡的难度愈加提高（见图1-2）。

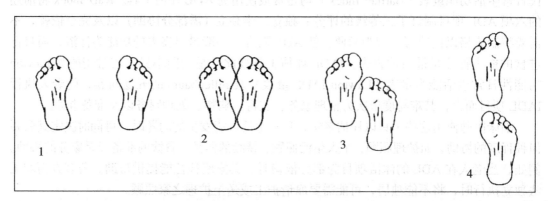

图 1-2　Romberg 平衡功能检查

（2）"起立 - 行走"测试法（Get-up and Go test）：是最常用于评估步态和平衡功能的方法。具体方法为：让受检者坐于直背的椅子上，要求受检者尽量不借用扶手而站立，希望受检者在站立后能迅速保持静止，然后往前行走 5 m，转身走向椅子，再转身坐回原先的椅子上。观察的重点在于坐姿的平衡度、由椅子上站起来的移动状况、走路时的步伐和稳定度及是否能稳定的转圈 360° 的。这个评估方法简便易行，训练有素的老年科医师从患者进入诊所，就可以观察出是否存在步态和平衡功能障碍。步态的稳定与否，是预测受检者是否会发生再次跌倒的良好指标。完成上述过程的时间也可用于评估，称为"起立 - 行走"试验，测试方法同前，请受检者坐稳后开始，尽快走完 3 m 后再坐下，若花费的时间大于 20 s，需进一步评估；若以 15 s 内为正常，其敏感度为 88%，特异性 94%；若受检者能在 10 s 内完成此测试，即可预知其一年内的 ADL 将维持稳定。

（3）另一项测试平衡的方法为前伸功能试验（functional reach test）：将一侧肩膀靠墙壁站直，保持稳定状况，尽量将拳头往前伸，若往前超过 15 cm 仍能保持平衡，则显示平衡性颇佳，其发生跌倒的危险性也较低（见图 1-3）。

除了上述评估步态与平衡的方法外，还有其他量表可用。表 1-4 将常用评估方法进行了小结（见表 1-4）。

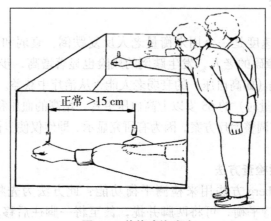

正常 >15 cm

图 1-3　前伸功能试验

表 1-4　简单四肢试验（力量、平衡、步态与跌倒风险）评估一览表

问卷 / 测试	界定时间	评价
起立 - 行走试验	<1 min	若以 15 s 内为正常，其敏感性为 88%，特异性为 94%
10 m 步行速度	<30 s	>13 s 提示反复跌倒风险（LR：2.0，95% CI 1.5 ~ 2.7）
基于诊室步态观察 / 抗冲击 / 站立稳定 / 从椅子上站立 /360°转身	2 ~ 3 min	为行为相关活动能力测试
前伸功能试验	2 min	6 个月内发生 2 次以上跌倒的矫正后 OR： 不能前伸者：OR = 8.1 前伸≤15.2 cm：OR = 4.0 前伸≥15.2 cm 但 <25.4 cm：OR = 2.0

【感官功能评估】

感官功能评估主要包括视力与听力。在视力评估方面，一般视力检测可用 Snellen 视力量表；更简便的方法，可要求受检者阅读报纸标题与内容。另外，若受检者有抱怨任何眼部不适时，应该请眼科医师会诊做进一步检查。

老年人听力常以高频损害为主，而且老年人能感受的音量阈值上升。当检查老人听力之前，应排除是否有耳垢阻塞或有中耳炎等情况。简易测验方式是在受检者后方约 15 cm 处，轻声说出几个字，若受检者不能说出一半以上的字时，则表示受检者可能有听力方面问题。当老年人听力筛检出现问题时，可转诊给耳鼻喉科医师做进一步听力检查，并评估是否需要使用助听器。

【多药共用】

由于患有多种疾病，老年患者常从不同医师处得到处方药，导致患者药物 - 药物间及药物不良反应事件发生率显著增高。医师应该在患者每次门诊时回顾患者使用的药物。最好的方法是请患者每次门诊时将所有药物包装带来，并为患者罗列用药清单。询问的方法是："您正在使用哪些处方药、保健品、维生素、中药？"

【认知功能评估】

认知功能障碍随着年龄增加而升高，特别是在 85 岁以上人群中。由于阿尔茨海默病（老年痴呆症）进展缓慢，因此早期或轻微的认知障碍常被忽略而错失治疗良机。研究发现，所有从内科、外科病房出院的患者，只有 27% 的认知障碍在出院前被诊断出来。37% ~ 80% 未被医师诊断出的痴呆老人，用简易智力筛查试验即能被检查出来。

对认知功能的评估应包括以下内容：病史、基本的认知筛查、详细的认知功能测定、神经精神测试、其他与认知功能有关的疾病，如维生素 B_{12} 和 TSH 测定、抑郁症筛查、头部影像学检查（CT 或 MRI）等。

认知功能评估项目包括对人物、时间、地点的定向能力，注意力、记忆能力、计算及书写能力、语言能力（流畅度、理解力、背诵力），以及组织能力等。检测工具是 Folstein 的简易智能状况评估量表（Mini-Mental Status Examination，MMSE），总分 30 分。测试分数的正常值受教育程度的影响；若受检者的教育程度为初中以上，其分数低于 24

分时，则可能表示受检者有认知功能异常；小学程度为 21 分，未受教育者为 16 分（见附录表 2）。

另一种较简便的评估方法是由 Pfeiffer 所发展出的简易操作智力状态问卷（Short Portable Mental Status Questionnaire，SPMSQ）。此问卷由 10 个问题组成，包括定向力、个人史、最近记忆及计算力，若答错两题以上即可视为异常。SPMSQ 较 MMSE 简短、易记、易使用，且不需任何辅助器具。其敏感度在 50% ~ 82%，特异性约 90%。

"画钟试验"也是一个有效评估认知功能的方法，不受教育程度和文化背景的影响，评估视觉空间及组织能力等认知域方面较好。可要求受检者在纸上画一圆形时钟并填上阿拉伯数字 1 ~ 12，并指定一个时间点（如 11 点 10 分）请受检者画上时针与分针。该试验常与 3 个名词复述及记忆测试同时使用，即首先让患者复述 3 个名词，然后做画钟试验，最后回忆刚才的 3 个名词，该 3 项测验被合称为"迷你认知评估"（Mini-Cognitive assessment）。表 1-5 显示了几个主要评估对认知损害的预测价值。

表 1-5   不同评估内容对认知损害的预测价值

测试内容	测试结果	机会比（OR，odds Ratio）
定向力		
天	异常	6.3
	正常	0.5
月	异常	16
	正常	0.4
年	异常	37
	正常	0.5
前向性数字跨度	≤4 个数字	7.1
	5 个数字	2.0
	6 个数字	0.8
	7 个数字	0.1
回忆 3 个条目	<2 个	3.1
	2 个	0.5
	全部 3 个	0.06
画钟试验	错误	24
	大多正确	0.8
	正确	0.2
迷你认知试验	错误	14.1
	正确	0.01
时间变化试验	错误	3.0
	正确	0.2

Adopted from: Siu AL. Screening for dementia and investigating its causes. Ann Intern Med, 1991, 115(2):122-132.

上述量表各有优劣，但均用于筛查而非诊断，阳性结果只提示有需要进一步检查的必要。最适宜筛查阿尔茨海默病（老年性痴呆症）及判断病患认知状况的人应该是其主要负责照护的医师，而非被请会诊的精神科或神经科医师，因为后者与病患间并无持续的医疗关系，因此了解病情变化的程度较差。对住院患者而言，由于发生谵妄的风险较高，认知功能需要定期检查。

【抑郁症评估】

抑郁症是老年人最常见的精神疾病之一。在社区居住的老年人患病率为 10%～20%，而住院或住在养老机构的老年人，重度抑郁症的比例可高达 12%。因为老年人的情感障碍容易被躯体疾病（如帕金森病）或认知功能障碍所掩盖，所以医生应更加警惕潜藏抑郁症的可能。

在筛查抑郁症方面，可以询问"您觉得难过或沮丧吗？"作为开端，如果受检者的回答是肯定的，则需要做进一步的检查。目前常以 Yesavage 的老年人精神抑郁量表（Geriatric Depression Scale，GDS）作为评估工具。GDS-30 中，若以≥11 分定为可能罹患抑郁症的标准时，GDS-30 在诊断抑郁症的敏感度为 84%，特异性为 95%。由于原版 30 题的 GDS 过于冗长，后来便有 15 题的简化 GDS-15 出现，若分数≥7 分，即认为可能有抑郁症（见附录 表 5）。以 DSM-Ⅲ为诊断标准时，GDS-15 评估抑郁症的敏感度为 72%，特异性为 57%。由于 15 题仍觉太多，因此又有 5 题 GDS-5 出现，其信度与效度与 GDS-15 相当。

近年来，患者健康问卷 -9（Patient Health Questionnaire-9，PHQ-9）被迅速用于筛查和监测抑郁症状。评分在 10 分以上时诊断抑郁症的敏感性为 88%，特异性为 88%（见附录 表 6）。

【评估营养和体重减轻】

营养不良（protein-energymalnutrition）是老年人常见的问题。在美国，15% 的老年人有营养不良，住院或养老机构的老年人，营养不良者甚至高达 50%。营养不良增加死亡率、延长住院时间、增加再次入院率、容易引起压疮等。导致营养不良的原因包括疾病、贫穷、社交孤立、抑郁症、痴呆、疼痛、牙齿问题、味觉改变及多重药物等。

对老年人来说，体重减轻、食欲缺乏是最敏感的两个指标。当体重在 1 个月内减轻5% 或 6 个月内减轻 10%，则为有意义的体重减轻。另外，体质指数（body mass index，BMI）即体重（kg）/ 身高 ^{2}（m），也是营养不良的指标。国外是以 BMI<22 时，即认定为营养不良，至于国内老年人 BMI 的标准仍未确定。

微型营养评估（Mini Nutrition Assessment，MNA），是一种以量表形式筛查评估有营养不良风险或已经患有营养不良的人群的方法。MNA 可以简便迅速地在社区或医院中常规进行，它省去了很多侵袭性实验比如采血检查的麻烦。MNA 包括 18 个问题，覆盖患者的总体情况（生活方式、使用药物、活动情况等）、身体状况（身高、体重及体重变化）、饮食（进餐情况、食物和水的补充等）。分值 24 以上为良好；17～23.5 为有营养不良风险，<17 为营养不良。该量表的敏感性 96%，特异性 98%，缺点为相对较复杂。在 MNA 基础上出现的 MNA-SF 避免了这个缺点，而敏感性和特异性和 MNA 相当，现已被美国及英国采纳为老年个体营养状况筛查的内容。

在实验室检查方面，虽然血清白蛋白的半衰期较长（18 d），但在急性炎症状态、生理性应激、急性创伤和外科手术应激中会显著降低，因此入院时检查可以了解患者的基本营养状态。血清前白蛋白的半衰期较短（2 d），更适合用来评估营养治疗的效果。其他指标，如低胆固醇、贫血及淋巴细胞数目降低也可用于判断患者的营养状况。

【尿失禁的评估】

在社区生活的老年人，有 15% ~ 30% 存在尿失禁，在疗养机构则高达约 50%。在有尿失禁问题的老年人中，25% ~ 35% 是每天或每周发生。女性尿失禁的比例约为男性的 2 倍。老年人常不会、也羞于自己陈述尿失禁的问题。询问"在过去一年中，您是否曾经尿液漏出而浸湿裤子？"若答"是"，则继续问"不自主漏尿的总天数是否多达六天以上？"若两题均答"是"，则是真性尿失禁。真性尿失禁的比例女性为 79%，男性为 76%。若真有尿失禁的问题，我们可藉由骨盆肌肉训练、定时排尿、控制液体入量、生理反射及药物治疗等加以处理。

【社交 / 环境评估】

老人的幸福感在很大程度上受社会交往和所处环境的影响，特别是合并严重疾病或功能减退时。评估包括老人赖以生存的生理环境以及支撑生理和情感需求的社会支持系统。支持系统包含非正式的（如亲属、朋友及邻居）、正式的（如居家服务及养老津贴）以及半正式的（如邻里守望相助组织、老人大学及庙会活动）资源。异常脆弱的老人从家人和朋友处得到的支撑，往往决定了他们是否能够居住在家中或必须住在医院 / 养老机构中。

环境评估主要由两个部分组成，第一为影响老人功能障碍的因素以及居家环境的安全性；第二为获得所需医疗资源或人力资源的可能性。在居家安全方面，应询问是否有舒适而不闪烁的照明光源、浴室是否设置了扶手和防滑垫、有无可能造成老年人跌倒的物件等。

在做评估时，医师应该询问谁能为老人提供缺失的 ADL 和 IADL 服务，这些支持是付费的还是自愿的等。即使是相对健康的老人，医师也应该问及当老人生病时能得到哪些帮助和支持。老人是否功能健全或是否能得到足够社会支持，决定了因急性疾病住院者，能否出院转往其他养老机构或回家。对于 ADL 健全而 IADL 部分依赖者，老人的家庭成员或朋友就需要短暂或必要时提供诸如煮饭、购物、提供交通工具等支持。

1. 获取社交史

（1）居住环境

（2）进餐准备及内容（谁来备餐，是否有足够的食物等）

（3）家庭成员的关系

（4）受教育程度

（5）生活习惯（是否酗酒、吸烟、赌博）

（6）照料需求（谁购物、谁做清洁、谁提供交通工具、谁剪指甲等）

（7）参与锻炼及社会活动（频率、每天看电视或听收音机的时间）

（8）参与社区 / 小区活动

（9）生命末期医疗计划

2. 获取照料服务信息

大多数老人愿意选择在家中生活。但当老人存在不同程度的功能依赖时，是否能等到下列为老人提供的服务项目。

（1）照料者（家庭成员或保姆）

（2）社区老人服务（为老人提供送餐、临时交通工具、居家卫生）

（3）日间照料中心（托老所）

（4）专门的老人中心（提供缺失的生活功能照料）

3. 对生活/居住机构的意愿

询问老人对适合自己功能状态的居住地的选择愿望。

（1）居家

（2）生活自理的养老中心

（3）提供部分功能支持的养老院

（4）提供急性疾病康复期、中长期照料的医疗机构

【宗教信仰、生命末期治疗意愿评估】

虽然并非每个老人均有宗教信仰，但越来越多的证据显示，宗教信仰对健康有重大影响。特别当老人住院、遭遇重大事件或疾病时更是如此。可直接询问病人是否有宗教信仰或其他心灵层面的寄托。若有需要，可藉由宗教团体或其他社会团体提供这方面的协助。

所有的老人都应当在其认知功能、表达能力良好时，评估其对生命末期治疗的意愿。医师应当关注总体的治疗目标而非具体的治疗措施，并将这些意愿贯彻在治疗过程中。比如在手术前与患者讨论：手术的效果（近期和远期）、手术可能出现的并发症、手术后可能出现谵妄等。应当和患者讨论在生命垂危时，是否使用高级生命支持，如呼吸机辅助呼吸、安置导管，以及可能产生的经济负担等。在这个过程中，要充分尊重患者的文化背景及个人临终照护意愿。

【预后评估与患者治疗目标】

与年轻人不同，老年人寿命有限，医师必须对其有所了解。预后评估有助于医师进行治疗决策，包括是否向患者提供预防性治疗，或者对影响疾病远期预后的因素进行干预。预后评估包括两个方面，一是根据患者的个体特点（包括临床情况），评估某个特定时间（如5年）的生存可能性，涵盖了从评估开始到另一个特定时间（如100岁）的全过程。有些评估工具可以用来评估社区居住、住院或养老机构人群的预期寿命，eprognosis.org就是其中一个可以在线查阅的网站。二是估计预期寿命。表1-6列举了根据年龄、性别和种族评估的预期寿命。但是在高龄老人中，特别是85岁以上的老人中，预期寿命受功能程度的影响差别很大。表1-7则提供了根据年龄、性别和初始功能状态调整的预期寿命（年数）。

尽管实际情况经常偏离评估的预期寿命，但仍然能指导制订治疗方案、疾病预防及长期方案的实施。

较健康、慢性疾病少的老人适合于传统的疾病导向治疗目标模式而言，对于预期寿命短，合并多种疾病的衰弱老人，目标导向治疗模式更适合他们。医师和患者都需要参考多方面健康情况（如疾病症状、生理功能、活动能力及社会功能），来确立个体化治疗目标。比如，髋部骨折发生后，有的患者希望能自如行走，那就需要制订长期的康复训练；而有的患者在无法实现生活完全自理的情况下，对有助步器协助的生活也会满意，因此治疗方案也相应调整。通过了解患者的治疗目标，医师可以和患者一起讨论和调整适合于这些目标的防治方案。

表 1-6　经年龄、性别、种族和西班牙裔调整后的预期寿命：美国 2008 年

年龄（岁）	所有种族			白色人种			黑色人种			西班牙裔			非西班牙裔白色人种			非西班牙裔黑色人种		
	总数	男性	女性	总数	男性	女性	总数	男性	女性	总数	男性	女性	总数	男性	女性	总数	男性	女性
65	18.8	17.3	20.0	18.8	17.4	20.0	17.4	15.4	18.9	20.7	19.1	21.8	18.8	17.3	20.0	17.3	15.3	18.8
70	15.2	13.9	16.2	15.2	13.9	16.2	14.3	12.6	15.4	16.9	15.5	17.8	15.1	13.9	16.1	14.2	12.5	15.4
75	11.8	10.7	12.6	11.8	10.7	12.6	11.3	9.9	12.3	13.4	12.2	14.0	11.8	10.7	12.6	11.3	9.8	12.2
80	8.9	8.0	9.5	8.9	8.0	9.4	8.8	7.6	9.4	10.2	9.2	10.6	8.8	8.0	9.4	8.8	7.6	9.4
85	6.4	5.7	6.8	6.4	5.7	6.7	6.6	5.8	7.0	7.4	6.6	7.7	6.4	5.7	6.7	6.6	5.8	7.0
90	4.5	4.0	4.7	4.4	3.9	4.6	5.0	4.4	5.2	5.2	4.7	5.3	4.4	3.9	4.6	4.9	4.3	5.2
95	3.1	2.8	3.2	3.0	2.8	3.1	3.7	3.3	3.8	3.7	3.3	3.7	3.0	2.8	3.1	3.7	3.3	3.8
100	2.2	2.0	2.2	2.2	2.0	2.2	2.8	2.5	2.8	2.6	2.4	2.6	2.2	2.0	2.2	2.8	2.5	2.8

转载：美国人类卫生服务部门，国家生命统计系统 2012，Arias E. 美国生命表 2008。[2013-04-17] http://www.cdc.gov/nchs/data/nvsr/nvsr61/nvsr61

表 1-7 各种功能状态的预期寿命（年数）：根据年龄、性别和初始功能状态

年龄	初始功能类别	每一种功能状态下的预期寿命							
		女性				男性			
		独立生活年数	移动能力障碍年数	ADL 依赖年数	全部年数	独立生活年数	移动能力障碍年数	ADL 依赖年数	全部年数
70	独立生活	10.0	4.0	2.7	16.7	8.5	2.6	1.0	12.1
	移动能力障碍	7.3	5.6	2.8	15.7	5.6	4.1	1.1	10.7
	ADL 依赖	3.0	2.9	5.6	11.5	1.6	1.5	3.4	6.5
75	独立生活	7.0	3.6	2.6	13.2	6.0	2.4	1.0	9.4
	移动能力障碍	4.0	5.2	2.8	12.0	2.9	3.8	1.1	7.9
	ADL 依赖	1.1	1.8	5.3	8.2	0.5	0.8	3.1	4.4
80	独立生活	4.7	3.2	2.4	10.3	4.1	2.2	0.9	7.2
	移动能力障碍	2.0	4.4	2.7	9.0	1.4	3.3	1.0	5.7
	ADL 依赖	0.4	1.0	4.7	6.0	0.2	0.4	2.6	3.1
85	独立生活	3.3	2.9	1.8	8.0	2.9	2.1	0.7	5.8
	移动能力障碍	1.0	3.6	2.3	6.9	0.7	2.8	0.9	4.4
	ADL 依赖	0.1	0.5	4.0	4.6	0.0	0.2	2.1	2.3

上述数据颁自 1988 至 1990 年建立的美国老年人流行病学数据
Keeler E, Guralnik JM, Tian H, et al. The impact of functional status on life expectancy in older persons. J Gerontol A Biol Sci Med Sci, 2010, 65(7):727-733.

【要点】

- 基于诊室的 CGA 项目最为全面，包括了社会、功能、认知、情绪、环境、精神等。
- 功能评估是 CGA 最重要和最基本的评估内容。
- 包括步态、平衡功能在内的活动能力评估，对跌倒风险估计和患者是否能在户外活动非常重要。
- 对虚弱和高龄老人，预期寿命和治疗意愿评估，是治疗方案制订的重要参考依据。
- 目前无证据显示间隔多长时间进行 CGA 比较恰当。75 岁以上或 75 岁以下，合并多种疾病的人群可以每年进行一次 CGA。在发生重大疾病或因病需要住院治疗时，ADL、IADL、步态、平衡功能、跌倒、情绪 / 情感和认知功能需要再次评估。

第四节   不同机构实施 CGA 获益的临床证据

虽然大多数系统评价认为，CGA 可以改善多个老年问题，但是，在降低住院率、死亡率方面，不同的 CGA 项目之间有差异。CGA 通常存在于下列几种情形中：

（1）居家老年评估；

（2）急性老年医院照护；

（3）出院后评估；

（4）门诊病人评估。

【居家老年评估】

居家老年评估关注疾病的一级和二级预防，康复治疗并不包括在内。多个 Meta 分析显示，居家老年评估能够有效降低老人功能减退和总体死亡率。其中一个包括了 21 个 RCT 的结果显示，临床评估能显著延缓功能减退（OR 0.64，95% CI 0.48 ~ 0.87）。但由于研究异质性太大，在减少住院率方面没有明显效果。

【急性老年医院照护】

一个包括了 17 个 RCT 的 Meta 分析，对在美国开展老年评估和管理单元（geriatric evaluation and management unit，GEMU）项目的效果进行分析，显示能维系较好的功能状态（OR 1.75，95% CI 1.31 ~ 2.35），降低住院率（RR 0.64，0.51 ~ 0.81）和死亡率（RR 0.72，0.55 ~ 0.95）。

以患者为中心、以护理为起点的老年急性照护单元 [Acute Care of the Elderly（ACE）units] 项目，包括了更为紧凑的出院计划和更细致的防治并发症的教育计划。在临床试验中，ACE 与出院时 ADL 改进、再入院率减少、住院日缩短和平均费用减少、患者 / 家庭成员 / 医师 / 护士满意度提高相关。然而，缺少固定的经过良好培训的护士，降低了该项目的净效益。

【出院后评估】

对出院后 CGA 的研究没有得到一致性的结果。一个 RCT 研究显示，与一般出院后访视相比，60 天后进行 CGA，对功能降低、再入院、死亡率降低方面没有差异。但另一项研究显示，将部分 CGA 内容作为出院后干预内容，可以有效降低再入院率和急诊就诊率。

【门诊病人评估】

总体来说，门诊患者的老年评估未显示出更多益处。在一个涉及 3750 名患者、一致性较好的 Meta 分析中，没有看到门诊患者进行 CGA 对死亡率的获益（RR 0.95，95% CI 0.82 ~ 1.12）。但也有个别研究发现，经过 15 个月的门诊 CGA，能改善患者功能状态和社会交往能力；6 个月的干预，能降低功能下降速度、改善抑郁情绪。

【要点】

- 居家和急性照料单元的 CGA 获益比较一致，能延缓功能下降，降低再入院率和死亡率。
- 出院后、门诊和急性照护患者中的获益不一致，多数研究为阴性结果。
- 新的 CGA 模式及其效果还在探索中。

【参考文献】

1. Halter JB, Ouslander JG, Tinrtti ME, et al. Hazzard's Principles of Geriatric Medicine and Gerontology, 6th Ed. New York: McGraw-Hill, 1999.
2. Ward K, Rwnben DB. Comprehensive geriatric assessment. [2013-12-30]. http://www.uptodate.com.
3. Reuben DB, Leonard SD. Office-based assessment of the older adult. [2013-12-30]. http://www.uptodate.com.
4. Stuck AE, Siu AL, Wieland GD, et al. Comprehensive geriatric assessment: a meta-analysis of controlled trials. Lancet, 1993, 342(8878):1032-1036.
5. Devons CA. Comprehensive geriatric assessment: making the most of the aging years. Curr Opin Clin Nutr Metab Care, 2002, 5(1):19-24.
6. Kuo HK, Scandrett KG, Dave J, et al. The influence of outpatient comprehensive geriatric assessment on survival: a meta-analysis. Arch Gerontol Geriatr, 2004, 39(3):245-254.
7. Stuck AE, Egger M, Hammer A, et al. Home visits to prevent nursing home admission and functional decline in elderly people: systematic review and meta-regression analysis. JAMA, 2002, 287(8):1022-1028.
8. Elkan R, Kendrick D, Dewey M, et al. Effectiveness of home based support for older people: systematic review and meta-analysis. BMJ, 2001, 323(7315):719-725.
9. Huss A, Stuck AE, Rubenstein LZ, et al. Multidimensional preventive home visit programs for community-dwelling older adults: a systematic review and meta-analysis of randomized controlled trials. J Gerontol A Biol Sci Med Sci, 2008, 63(3):298-307.
10. Bachmann S, Finger C, Huss A, et al. Inpatient rehabilitation specifically designed for geriatric patients: systematic review and meta-analysis of randomised controlled trials. BMJ, 2010, 340:c1718.

【纵深阅读】

1. Kane RL, Kane RA. Assessing Older Persons: Measures, Meaning, and Practical Applications. 2004 Edition. New York: Oxford University Press, 2000: 200-236.

（王 双 杨 茗）

第五章 老年期的照护模式

【学习目的】

- 了解老年人照护模式的变迁。
- 熟悉各种常见的照护模式。
- 了解各种照护模式的优缺点。

人口老龄化是一个世界性的问题，人口老龄化的加重将会给社会及医疗保障体系带来严重的影响。19 世纪 50 年代，老年人口占总人口的 8%，预计到 2050 年这个比例将达到 22%。2008 年约有 3.13 亿老年人生活在发展中国家，占全世界的 62%，其中 50% 以上生活在中国和印度；预计到 2040 年，仅中国和印度的老年人就将超过 5 亿；到 2060 年，欧洲老年人口将从 2010 年的 4% 增加到 12%。由于年龄增高而引起的退行性疾病，容易导致活动受限甚至残疾，生活不能自理，需要较多的照顾。杜祥林所做的老年人的日常生活活动（activities of daily living，ADL）评定调查结果表明，自身活动受限、生活不能自理的高龄老年人或需人帮助的老年人占 3.9% ~ 8.4%。调查显示，德国 65 ~ 79 岁的老年人有 8% 生活不能自理，80 岁以上上升到 30%；日本 65 ~ 75 岁的老年人有 10% 生活不能自理，80 岁以上老年人半数以上需要护理照顾。高龄引起退行性疾患及精神疾患增加，使阿尔茨海默病（老年性痴呆）、早老性痴呆发病率高，对老年人健康危害较大，老年照护的难度增加，已引起人们的广泛重视，并将老年人精神症状及其原因的研究纳入精神病的领域。欧美等国家由于进入老龄化社会比较早，已经建立了规范、完善的老年照护制度和方法，而我国由于经济发展与人口老龄化进程的不平衡，以及老年人口众多、老年保健工作起步晚，发展缓慢，还需要逐步建立正规、全面、系统的老年照护模式，我国老年照护及服务体系将面临严峻的挑战。

第一节 老年照护系统的变迁

世界各国老年护理发展状况不尽相同并各有特点，这与人口老龄化程度、国家经济水平、社会制度和护理教育发展等有关。比如，1870 年，荷兰成立了第一个家居护理组织，老年人家居护理在荷兰各地相继建立起来；德国的老年护理始于 18 世纪，1900 年老年护理成为一种正式职业；英国 1859 年开始地域访视护理，19 世纪末创建教区护理和家庭护理，1967 年创办世界第一所临终关怀医院；日本于 1963 年成立了老人养护院。

在我国，到 20 世纪 80 年代，政府开始关注老龄事业，在加强领导、政策指引、机构发展、国内外交流、人才培养和科研等方面加大了力度。国家卫生与计划生育委员会（原卫生部）、民政部、国家科委等政府部门，先后发布了《关于加强老龄工作的决定》《中国老龄事业发展"十五"计划纲要（2001－2005 年）》等，有力地促进了老龄事业的发展。

成立中华老年医学会，建立了老年学和老年医学研究机构，与之相适应的老年护理学也作为一门新兴学科受到重视和发展。我国老年护理体系的雏形是医院的老年病人的护理，如综合医院开设老年门诊、老年病科，按专科收治和管理病人；很多大城市均建立了老年病专科医院，按病情不同阶段，提供不同的医疗护理；老年护理医院和临终关怀医院等老年护理中间机构的雏形逐渐形成。如 1985 年在天津成立了第一所临终关怀医院；1988 年在上海建立了第一所老年护理医院；随后深圳、天津等地成立了老年社区护理服务机构，为社区内的高龄、病残、孤寡老人提供上门医疗服务和家庭护理，对老年重病患者建立档案，定期巡回医疗咨询，老人可优先得到入院治疗、护理服务和临终关怀服务。这些逐渐发展起来的老年医疗保健福利体系，如老年病医院、老年护理院、养老院、家庭病床和居家养老等，对促进老年护理临床实践、适应我国人口老龄化的需要，发挥了积极的作用。

【要点】

- 世界各国老年护理发展状况不尽相同并各有特点，这与人口老龄化程度、国家经济水平、社会制度和护理教育发展等有关。
- 1870 年荷兰成立了第一个家居护理组织。
- 1985 年我国在天津成立了第一所临终关怀医院。

第二节　急性医院照护

　　急性医院照护是一种常见的老年照护模式，老年患者进入急性照护机构多是因为发生急性疾病或是慢性病急性发作。急性医院照护，可以有效地缓解患者的症状、治疗疾病。

　　在过去的 20 年，老年患者入住急性照护机构的发生率已经有所减少，这主要是因为医疗体制的改变以及一些医疗照护项目的实施。在美国的一项住院情况调查中发现，老年患者急诊入院、医院内死亡的比例等远远高于其他年龄患者，老年住院患者在住院患者中所占的各种比例，如表 1-8 所示，对于老年人而言，慢性疾病急性发作或急性意外，是导致其入住医院的主要原因。其中常见的疾病如表 1-9 中所示。

　　而在实际的临床工作中，因为两种以上疾病入院的老年患者占 60%，四种或以上疾病的占 24%，因此合并多种疾病是老年患者的一个患病特点。除了疾病的原因导致老年患者

表 1-8　住院患者中老年患者与非老年患者比较

	≤ 65 岁患者	≥ 65 岁患者
占美国总人口比例	88%	12%
占医院总住院日的比例	65.3%	34.7%
平均住院日（天）	4.0	5.7
通过急诊入院的比例	36.2%	57.4%
院内死亡的发生率	0.9%	4.7%

来自：Healthcare Cost and Utilization Project Facts and Figures 2008. Statistics on Hospital-Based Care in the United States. Agency for Healthcare Research and Quality (AHRQ)[2012-10-11]. http://www.hcup-us.ahrq.gov/reports/factsandfigures/2008/section1_TOC.jsp.

表 1-9   老年患者入院的常见病因

	首要诊断	老年人口中所占比例（%）
1	心力衰竭	6.3
2	肺部感染	5.8
3	冠状动脉粥样硬化	5.1
4	心律失常	3.7
5	急性心肌梗死	3.4
6	慢性阻塞性肺疾病	3.1
7	脑卒中	3.0
8	骨关节炎	2.8
9	康复治疗、义肢装戴、仪器调试	2.5
10	电解质紊乱	2.3
11	胸痛	2.2
12	尿路感染	2.1
13	髋关节骨折	2.1
14	移植等并发症	2.0
15	败血症	1.9

来自：Healthcare Cost and Utilization Project Facts and Figures 2008. Statistics on Hospital-Based Care in the United States. Agency for Healthcare Research and Quality (AHRQ[2012-10-11]). http://www.hcup-us.ahrq.gov/reports/factsandfigures/2008/section1_TOC.jsp.

需要急性医院照护的比例较大外，因为衰老而导致的认知功能下降也是老年人需要急性照护的一个重要原因。

在急性医院照护模式中，医生通过系统、全面的评估和检查，制订治疗方案，使得患者的临床症状得到改善和缓解。

由此不难看出，急性医院照护是老年患者照护模式中不可缺少的部分，在老年患者疾病的诊断和治疗过程中发挥着重要的作用。例如髋关节骨折的老年患者、脑卒中的老年患者等，这类急性患者首先应该进入的是急性照护医院；与此同时，多学科的协作也促使老年患者的营养状态得到科学的管理；此外，对于常见并发症的预防和治疗也是急性医院照护的重要工作内容，如院内获得性感染的预防、院内获得性尿路感染的预防、院内获得性肺部感染的预防、静脉血栓的预防等。

【急性医院照护的优点】

1. 能够为患者提供尽可能满意的、高质量的医疗服务。

2. 也能为患者及其家属提供专业的治疗方案、药物及诊断信息等。

3. 结合急性医院多科并存的优势，多个学科医疗团队、患者及其家属共同商定一个全面的治疗计划。

4. 可以及时识别患者病情变化，给予及时有效的处理措施，当发生心肺危机等严重威胁患者生命情况时，可以提供有效的抢救措施、药物及仪器（如重症监护病房）。

【急性医院照护的缺点】

1. 长期的急性医院照护容易导致医疗资源的浪费。

2. 急性医院照护比较少能关注到老年患者的功能问题，因此容易导致功能随着住院时间的延长而逐渐减弱，同时也容易出现一些医源性的问题，如医源性感染等。

3. 急性医院照护提供的更多的是针对当前疾病的诊断和治疗活动，因此容易忽略老年患者的综合评估。

【要点】

● 老年患者急诊入院、医院内死亡的比例等远远高于其他年龄患者。

● 具有多个学科医疗干预，能够为患者提供尽可能满意的、高质量的医疗服务等优点。

● 长期的急性医院照护容易导致医疗资源的浪费，患者功能下降。

第三节　急诊室照护

急诊室在老年患者的照护中扮演着一个独特且不可缺少的角色。每天 24 小时开放，每周 7 天均是工作日，一年 365 天均如此，这样的特征，使急诊为很多突发疾病和意外状况的患者，提供了另外一种接受诊断和治疗的重要途径。急诊照护（emergency department care）的传统模式已经存在了 40 余年，开设急诊的主要目的，就是为了满足急性发病的患者或创伤患者的急性需求，提供快速的评估、诊断和治疗。因此，急诊提供的医疗照护与其他机构有着显著的差别。较为典型的差别就是，急诊的治疗在于争分夺秒和高效，医护人员关注的重点都放在了患者的主诉上，然而，大多数老年患者希望医生的问诊和治疗都是细致的、慢节奏的，这也导致急诊的照护有的时候不能满足老年患者的需求。20 世纪 90 年代，急救医学协会（Society for Academic Emergency Medicine，SAEM）专门成立了老年任务组，专门研究和制订针对老年患者的急诊照护模式，该模式强调了老年患者疾病和诊断与其他人群的不同，在于老年患者疾病的非典型表现、衰老导致的生理改变、诊断的复杂性等。

尽管，有针对性的老年急性照护尚需要不断地完善，但在实际中，在老年患者的医疗照护中，急诊的重要性是不容忽视的，较之于其他人群，老年患者接受急诊照护的比例更高，这些老年患者的共同特点都是病情危急，且很多时候都是通过救护车转运至急诊。2004 年，美国 110 万例急诊患者中，老年患者占 14%。考虑到人口老龄化的不断加重，估计到 2030 年，仅美国的急诊患者中就有 25% 是老年患者。

【急诊室照护的优点】

1. 提供高效服务，处理急性疾病。

2. 持续不间断服务，在多数地区随时可及。

3. 为突发和意外状况的老年患者提供快速的评估、诊断和治疗。

【急诊室照护的缺点】

1. 老年患者的多病共存，急诊常常不能进行全面评估。

2. 急诊快节奏的问诊处理常常引起老年人的不适应。

【要点】

- 老年患者接受急诊照护的比例高。
- 急诊室照护提供高效、不间断服务。
- 急诊室照护评估及处理不全面。

第四节   亚急性照护

老年患者由于各组织器官功能的逐渐衰退，患病后，其临床表现、疾病的进展、康复速度及预后等方面具有其特殊性，较之于成年患者，老年患者在疾病的急性期后需要更长的时间恢复。在过去，医学的主要目的放在疾病的诊断和治疗上，然而随着医学技术的提高以及社会经济的发展，老年人口的比例不断增加，如何提高老年患者的生存质量，避免残疾或失能的发生，成为了现代医疗的重要目标。亚急性照护（subacute care）正是在这样大环境下应运而生。例如一名脑卒中的老年患者，在医院接受急性处理的时间一般在 10 ~ 12 天，但是接下来的恢复和康复时间却可能长达 100 天左右，如果患者一直占据急性照护的医疗资源，不仅导致医疗资源的浪费，同时患者的康复质量也有可能受到影响。亚急性照护，正是为了给那些接受完急性处理，但却未能康复的患者一个专业的照护。

在国外，亚急性照护的形式多种多样，包括：康复医疗机构（inpatient rehabilitation facility，IRF）、长期急性照护医院（long-term acute care hospital，LTACH）、专业护理机构（skilled nursing facility，SNF）、康复中心等。而在我国亚急性照护的形式，以医院的康复病房或康复医院为主，相对于国外而言，照护的形式比较单一，因此并不能很好地满足老年患者的需要。

亚急性照护是老年患者连续性照护中一个不可缺少的环节，它能够为老年患者提供专业的后期康复治疗等。在亚急性照护模式中，主要由老年医学专家及老年专科的护士提供照护，因此它也是老年医学临床实践的一个重要临床单元。相对于急性医院照护模式，亚急性照护的治疗和管理力度降低，但是较之于传统的家庭康复模式，它又更加专业和细致。通常情况下，亚急性照护是急性医院照护的一个延续，老年患者在这类照护机构中所承担的花费，介于医院和长期照护模式之间。

亚急性照护与急性医院照护之间最大的不同点是：亚急性照护更关注患者的功能，这也是亚急性照护是老年患者理想治疗机构的一个重要原因。急性医院照护将诊断和急性治疗作为了主要的医疗目标，不幸的是，对于老年患者而言，住院治疗使得急性问题得到解决的同时，常常引发其他复杂的并发症或功能的衰退；同时，随着对医院控制住院日要求的不断提高，导致很多老年患者在出院时尚有待继续治疗，亚急性照护正是填补了这段空缺，继续提供给老年患者相应的治疗和护理。相比于急性医院照护，亚急性照护中患者的住院日长度跨度也非常大，短则 1 周，长可达 100 余天。但是，一般情况下，亚急性照护的平均住院日为 1 ~ 3 周。

由于亚急性照护的产生本来就是一个急性照护和居家照护的过渡阶段，因此亚急性照护的质量受到多方面因素的影响。为了不断提高亚急性照护的质量，2011 年，Amy 等相关学者建议，对于即将出院转入亚急性照护机构的老年患者，其急性照护的主治医生应该注意完善出院小结，出院小结的内容包括患者住院治疗的情况及出院治疗规划两个方面。住院治疗情况包括：住院时间、诊断、主诉、既往史、入院检查结果、药物过敏史、入住科室、实验室检查结果、并发症情况、出院时功能及认知情况、日常生活自理能力、发生跌倒的危险度评分等。出院治疗规划包括：患者出院带药的清单、饮食要求、活动情况说明、治疗计划、未解决的问题、随访的时间安排等。科学合理的出院小结，有助于亚急性照护机构的医护人员能够客观、清楚地了解老年患者的病情，采取适时的治疗及康复措施，从而促进老年患者的康复，提高生存质量。

【亚急性照护的优点】

1. 填补老年患者在出院时尚有待继续的治疗和专科护理的空缺。
2. 较之从急性医院直接回家或社区机构，亚急性照护更加专业和细致。
3. 延缓老年患者功能下降。

【亚急性照护的缺点】

相对于急性医院照护，亚急性照护的治疗和管理力度较低。

【要点】

- 亚急性照护是急性医院照护的延续，是急性照护和居家照护的过渡阶段。
- 亚急性照护延缓老年患者功能下降。
- 亚急性照护较家庭或社区机构更加专业和细致。
- 亚急性照护较急性医院照护的治疗和管理力度低。

第五节　护理机构照护模式

高龄老年人的逐渐增多也提示：需要给予长期照护（long-term care）的人群越来越庞大。在过去，尤其是发展中国家，家庭成员尤其是女性家庭成员是为老年人提供长期照护的主要人员。然而，这种传统的照护方式在社会经济的快速发展中逐渐被撼动，因为年轻的家庭成员，无论是男性还是女性都忙于自己的工作，老年人独居的现象越来越普遍，与此同时，老年人需要的一些专业化、复杂的照护，使得没有经过专业培训的家庭成员无法再胜任照顾者的角色。而护理机构照护模式成为了解决困境的有效途径。

护理机构照护，是指老年人居住在专业的养老机构中，由该机构中的服务人员提供全方位、专业化服务的照护模式，这种照护模式适用于年老多病或无人照料的老人。

提供护理机构照护的机构主要有福利院、老年公寓、老年护理院、敬老院、临终关怀医院等。护理机构具有专业化、社会化、市场化的特征，能够为老年人提供较理想的生活照顾服务及健康护理。

这些护理机构除了医疗设施外，还具备其他的一些活动场所，以便丰富老年人的娱乐和精神生活，提高其生活质量。美国的"太阳城中心"是世界著名的老年人专业照护机构。"太阳城中心"有独立的服务设施，如医疗机构、银行、超市、邮局、教堂等，还有各种室内健身娱乐中心。

在我国，目前拥有此类功能的护理机构近 4 万家，床位 120 多万张，但是这还不到老年人口总数的 1%，而且，目前我国的护理机构模式还存在资金不足，医疗、护理和生活照顾人员缺乏，管理不完善等诸多问题。而在西方，虽然护理机构照护模式已经有了较长的发展时间，但是在发达国家，仅有 5%～15% 的老年人采用护理机构照护模式。

【护理机构照护的优点】

1. 集中管理，能够使老年人得到全面的、专业化的照顾和医疗护理服务；安全的生活居住环境和配套设施，能使老年人的生活更安全、便利。

2. 机构中组织的各种文化生活，有助于解除老年人的孤独感，从而提高生活质量。

3. 可以减轻家庭的照顾压力。

4. 可以充分发挥专业分工的优势，创造就业机会。

【护理机构照护的缺点】

1. 家庭和社会经济负担加重，一些条件比较好的护理机构收费较高。

2. 护理机构照护模式容易忽略老年人在亲情和友情上的需求，将老人送到护理机构后，子女们认为有护理机构的专业照顾相对会比较放心，会因为工作忙等原因而减少探望的频率，容易造成亲情、友情的淡化和缺失。

【要点】

- 需要护理机构照护的老年人逐年增加。
- 护理机构照护具有为老年人提供全面的、专业化的照顾，解除老年人的孤独感，减轻家庭的照顾压力等优点。
- 护理机构照护加重家庭和社会经济负担，容易造成亲情、友情的淡化和缺失。

第六节　社区照护模式

社区照护模式是老年人照护的重要工作模式之一，是方便老年人的医疗服务主要形式。可以减低社会的医疗负担，有利于满足老年人不脱离社区、家庭环境的心理需求，并能解决老年人基本的医疗、护理、健康保健、康复服务等需求。

【社区照护模式的重点】

1. 通过在家庭、邻居、社区提供一级保健和社会服务，帮助老年人及其照顾者。

2. 已建立的长期护理机构通过专业或辅助性的服务，深入社区为老年人服务。社区保健的工作重点是针对老年人独特的需要，确保能在要求的时间和地点，向真正需要服务的老年人提供社会援助。

【社区照护模式应该为老年人提供的援助】

1. 具有照顾精神损害老年人的日间医院。
2. 为那些家中无人照顾者的老年人提供日间护理。
3. 由受过老年学训练者提供家庭保健和家庭帮助。
4. 为家中照顾人员提供计时服务。
5. 提供交通和护送服务。
6. 社区为老年人制订饮食和营养方案。
7. 与以上社会援助配套的社会、文娱、咨询、治疗和健康教育活动等。

【社区照护模式在老年保健管理方面的职责】

1. 定期为老年人进行健康体检 定期健康体检可使许多老年疾病在无症状期内被发现，促使老年人了解、关心自身健康；增强遵医行为，提高治疗效果，改善疾病的预后。

2. 建立老年人健康档案 通过建立老年人健康档案，了解老年人社会、家庭及疾病的背景，便于评估老年人健康状况，为长期观察、连续追踪所患疾病的发生、发展过程，实施有针对性、系统性的保健计划和措施提供可靠依据。

3. 开设老年人健康教育 通过开展健康教育，使老年人获得相关的健康知识和技能，建立良好的生活方式，增强自我保健和自我照顾能力，提高生活和生命质量。

4. 进行老年人家庭的访视 通过家庭访视，向老年人提供完整、迅速、便捷的医疗保健服务。

【社区照护的优点】

1. 充分利用社区资源，为老年人提供方便、可及的照护，服务人群和范围广泛。
2. 老年人居住在自己熟悉的社区、家庭，没有环境陌生感；老年人之间相互交流，减轻老年人的孤独感。
3. 有利于减轻老年人家庭主要照顾者的身心负担。

【社区照护的缺点】

1. 较医院和机构照护的专业性和细致性差。
2. 老年人的综合评估专业性、全面性较医院差。

【要点】

- 社区照护为老年人提供方便可及的照护，服务人群和范围广泛；减轻老年人孤独感的产生；减轻老年人家庭主要照顾者的身心负担。
- 社区照护专业性和细致性较医院和机构照护差。

第七节 居家照护模式

居家照护（home care），是指老年人居住在家中，有专业人员或家人及社区志愿者对老年人提供服务和照顾的一种照护模式。

一直到20世纪40年代，大部分的初级护理和治疗都是在家庭中完成的，然而随着医疗技术的进步，许多治疗方式及仪器越来越复杂，病人居住的流动性也大大增加，所以，许多初级照护才逐渐转向诊所、护理机构或是医院。在实际的医疗活动中，医务人员出诊进入老年患者家中的发生率不到1%。就在医生不再重视出诊的同时，居家照护在美国却逐渐成为一种快速发展的服务产业。主要的原因是：①老年人口的剧增；②功能减弱或丧失的老年患者增多；③护理机构床位的减少；④老年患者更喜欢在自己熟悉的家中接受照护。当然，医疗费用预付制（prospective payment system）的诞生及一些健康管理项目的实施，促使了许多老年患者住院时间的缩短。除此之外，医疗保险允许的支付范围不包括之前的住院花费，也促使更多的患者选择更早的出院。

众所周知，随着年龄的增长，老年人所患疾病也会增加。老年人大多与两种或多种的慢性病共存，需要得到长期的、持续的康复与护理，因此，居家照护已被认定是使老年患者获得较人性化的护理和减少不必要的医疗资源浪费的较佳护理方式。居家照护是老年人持续性综合健康护理的一部分，其目的在于维护、恢复与促进健康，或者将残障和疾病的影响减至最低，并使老年人发挥最高的独立功能。因此，居家老年人的保健护理显得尤为重要。居家照护主要依托社区，以社区服务为保障，照护延伸到家庭。据调查，在美国85%的老年人都希望能在家中接受照护，而不愿被送到护理机构等。我国北京、上海的抽样调查也显示：90%的老年人愿意选择居家照护的模式。在1990年，美国医学协会（American Medical Association）就阐述了居家照护的主要内容，包括：①预防：包括家庭环境中安全危险因素的评估、老年患者的健康宣教、提供一些辅助的器械等；②诊断：包括一些家庭社会支持情况的评估、老年综合评估、功能能力的评估及环境的评估；③治疗：包括一些技术性的治疗如康复治疗等，同时也包括心理支持与护理；④对慢性疾病老年患者或失能患者的长期、动态的监管，同时为陪护照料人员提供帮助和指导。

1.居家保健护理对象与服务职责

（1）居家保健护理对象：主要是在家中长期卧床的老年人，新近出院后仍需要照护的、处于恢复阶段的老年人。

（2）居家服务职责：有学者提出居家服务职责是家庭护理的提供者、资源协调者、健康教育者、个案发现者、流行病学者、环境改变者等。还有学者通过调查认为护士承担着多重角色，如专家助理、预防保健、病案管理、长短期治疗服务等。

2.居家保健服务内容和服务形式

（1）居家保健服务形式：我国老年居家照护服务提供者大致可以分为正式和非正式照护者两大类，正式照护者大部分是医院的临床护士、社区护士、已退休的临床护士志愿组成，主要为老年人提供与疾病有关的相关操作、服药、各种仪器的使用等方面的照护。非正式照护者可由家人、亲戚、朋友、雇用的保姆等提供，他们在正式照护人员或医师的指导下对患者进行照顾，主要侧重生活方面的照顾。这种以团队服务的形式，体现了对老人健康的关注，受到老年人的欢迎。

（2）居家保健服务内容：各地区根据老人的需求，开展了病情观察、家庭输液、肌肉注射、伤口换药、留置胃管、服药管理、雾化吸入、灌肠，以及采集血、尿、便、痰标本等基础照护；高血压、冠心病、糖尿病、传染病、精神疾病等老年常见病的照护指导；疾病预防知识的宣传教育；心理疏导；康复指导；社区紧急救护；临终关怀；家庭照顾者的照护咨询等。

【居家照护的优点】

1. 符合老年人的意愿，老年患者能居住在熟悉的环境，享受家庭的温暖，有利于身心健康。

2. 相对于其他的照护模式，居家照护所需费用较低。

3. 可以减轻其他医疗机构的压力，有效合理地利用医疗资源。

【居家照护的缺点】

1. 加重家庭照顾者的身心负担。

2. 由于部分照顾者知识缺乏，老年人不适症状和表现不能及时发现。

【要点】

● 居家照护有利于身心健康，所需费用低，可以减轻其他医疗机构的压力。

● 居家照护加重家庭照顾者的身心负担。

【参考文献】

1. Manton KG, Gu X, Lowrimore GR. Cohort changes in active life expectancy in the U.S. elderly population: experience from the 1982—2004 National Long-Term Care Survey. J Gerontol B Psychol Sci Soc Sci, 2008, 63(5): 269-283.

2. Schoeni RF, Freedman VA, Martin LG. Why is late-life disability declining? Milbank Q, 2008,86(1):47-89.

3. Freedman VA, Martin LG, Schoeni RF. Recent trends in disability and functioning among older adults in the United States: a systematic review. JAMA, 2002, 288(24):3137-3146.

4. Martin LG, Freedman VA, Schoeni RF, et al. Trends in disability and related chronic conditions among people ages fifty to sixty-four. Health Aff (Millwood), 2010, 29(4):725-731.

5. World Health Organization. International Classification of Function, Disability, and Health. [2011-11-30]. http://www3.who.int/icf/icftemplate.cfm.

6. Centers for Medicare and Medicaid Services. Nursing Home Data Compendium 2009 Edition. [2011-10-18]. https://www.cms.gov/CertificationandComplianc/Downloads/nursinghomedatacompendium_508.pdf.

7. Zweig SC, Popejoy LL, Parker-Oliver D, et al. The physician's role in patients'nursing home care: "She's a very courageous and lovely woman. I enjoy caring for her". JAMA, 2011, 306(13):1468-1478.

8. Zisberg A, Shadmi E, Sinoff G, et al. Low mobility during hospitalization and functional decline in older adults. J Am Geriatr Soc, 2011, 59(2):266-273.

9. Fisher SR, Kuo YF, Graham JE, et al. Early ambulation and length of stay in older adults hospitalized for acute illness. Arch Intern Med, 2010, 170(21):1942-1943.

10. Needham DM. Mobilizing patients in the intensive care unit: improving neuromuscular weakness and physical function. JAMA, 2008, 300(14):1685-1690.

11. Cumming TB, Thrift AG, Collier JM, et al. Very early mobilization after stroke fast-tracks return to walking: further results from the phase II AVERT randomized controlled trial. Stroke, 2011, 42(1):153-158.

12. Kannus P, Sievänen H, Palvanen M, et al. Prevention of falls and consequent injuries in elderly people. Lancet, 2005, 366(9500):1885-1893.

13. Haines TP, Bell RA, Varghese PN. Pragmatic, cluster randomized trial of a policy to introduce low-low beds to hospital wards for the prevention of falls and fall injuries. J Am Geriatr Soc, 2010, 58(3):435-441.

【纵深阅读】

1. Manton KG, Gu X, Lowrimore GR. Cohort changes in active life expectancy in the U.S. elderly population: experience from the 1982-2004 National Long-Term Care Survey. J Gerontol B Psychol Sci Soc Sci, 2008, 63(5):269-283.

2. Freedman VA, Martin LG, Schoeni RF. Recent trends in disability and functioning among older adults in the United States: a systematic review. JAMA, 2002, 88(24):3137-3146.

（张雪梅 邹 川 吕 娟）

第六章　老年姑息医学与临终关怀

【学习目的】

● 掌握姑息关怀的基本原则，晚期癌症患者和生命末期患者的处理原则。
● 熟悉姑息医学的定义和任务，姑息医学的基本药物。
● 了解生前预嘱。

【典型病例】

　　患者，男，76岁，入院2个月前出现右上腹胀痛，伴进行性消瘦，经检查确诊为"肝胆管细胞癌伴腹腔积液"，已无手术指征，服用"氨酚羟考酮"镇痛。随着疼痛进行性加重，改用"羟考酮缓释片10mg口服，每12小时一次"，疼痛评分控制在2/10分。3天前疼痛再次加重，伴纳差，乏力，睡眠差，便秘。

　　入院诊断：①肝胆管细胞癌晚期；②恶病质；③胃肠功能紊乱；④腹部重度癌痛综合征；⑤腹腔积液。

【临床问题】

1. 该患者目前存在哪些症状？
2. 针对上述症状，应该如何处理？
3. 在治疗过程中，可能用到哪些姑息医学的基本药物？
4. 对于该患者，你认为需要签署生前预嘱吗？说说你的理由。

　　西方医学伦理学的理念认为，治疗如果不能够给患者提供"净的受益"，在伦理学和法律上应该考虑不用或者撤除治疗，进一步的目标应该转变为对症状的控制和姑息关怀，使患者无痛苦、舒服和有尊严的"离开"，尽可能地满足病人的期待和心愿，这一理念无疑是理性的和正确的。

　　对生存时间有限患者的姑息关怀始于20世纪40年代的英国伦敦；1987年英国国民卫生服务部将姑息关怀的医学部分确认和批准作为一门医学分支学科，并定名为："姑息医学"（Palliative Medicine），在香港被称为"纾缓医学"，在台湾则称为"安宁疗护"；姑息医学的临床服务对象包括恶性及非恶性的生存时间不长的患者，具体而言，指的是晚期癌症患者、心肺肾等重要器官功能衰竭的终末期患者和晚期艾滋病患者。姑息医疗是贯穿疾病治疗始终的一种医疗模式，重在对患者自身体验的尊重、维持功能状态而非单一的疾病治愈本身；而临终关怀（hospice care）则是指患者预期寿命<6个月时的一项特殊医疗过程，重在缓解症状、减少痛苦。

　　全球已经有156个国家和地区建立了姑息医学的项目；例如，到20世纪末全球从事姑息医学的服务、教学和研究机构得到快速发展，英国有 252 所，澳大利亚 250 多所，日本 80 所，韩国 60 所，美国 3000 多所，加拿大 600 多所，印度 135 所，全世界已建立的机构有 10,000 多所。在欧美（如像英国、德国、法国和美国）和亚太地区（中国香港、菲律宾、新西兰、马来西亚和澳大利亚）等 17 个国家和地区已经将姑息医学作为临床医学分支学科，作为对医科学生和健康执业者的培训教育课程。

第一节　姑息医学的定义和任务

【姑息医学的定义】

姑息关怀为生物、社会、心理与人文的整体关怀，它包括医学和非医学两部分。姑息关怀的医学化——姑息医学，将传统的怜悯关怀与现代医学的成果相结合，是在治愈希望与接受死亡之间提供空间而开设的专业化学科。姑息医学是姑息关怀在医学领域的体现和要素，是姑息关怀的一系列医学临床的原则和方法的实践。1987 年，英国首次撰写并采纳了姑息医学的定义：姑息医学是对患有活动性、进展性的晚期疾病和生存期有限的患者的研究和管理；其核心是生命质量（the quality of life）的关怀。内科学关注的重点是根治疾病，或拯救危重患者的生命，或是不惜一切代价地延长病人的生存期。姑息医学不是根治性治疗，而是把重点放在生命质量的改善上，是关注那些濒临死亡人群的生存质量。当疾病变得不可逆转时，缓解痛苦、维护尊严便成为姑息医学的核心目标。

2002 年，世界卫生组织（WHO）对姑息医学的定义作了进一步的认证，即：姑息医学是一门临床学科，通过早期识别、积极评估、控制疼痛和治疗其他痛苦症状，包括躯体、社会心理和心灵的困扰，以期达到预防和缓解身心痛苦的目标，从而改善面临威胁生命疾病的患者和其亲属的生存质量。

姑息关怀的场所没有特别要求，无论他们是在居家或住院，其关怀照护的原则和方法都是一样的。不应该使用濒死患者和临终关怀的术语，以及相关的负面提法来定义姑息医学学科，因为姑息医学所采用的原则和临床实践的方法是用于生命最后几天或几周之前一个很长时间的临床医疗服务；生命末期关怀（临终关怀）和对濒死患者的关怀只是姑息医学长时间临床服务中的一个部分。

从理论模式的层面上看，姑息医学包括多维医学要素的整合和与姑息关怀相关的多学科交叉的医学范畴。姑息医学最重要的医学体系包括了众多医学和非医学的知识范围（见

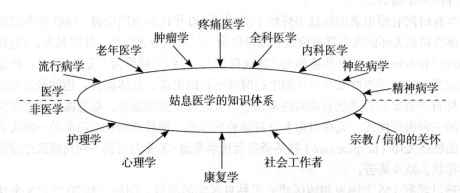

图 1-4　姑息医学知识体系的主要医学和非医学学科

图 1-4）。图中列出了部分对姑息医学知识体系最重要的相关要素，这些要素不仅包括了医学亚专业，而且包括非医学领域，如护理学、康复学、心理学、社会工作，宗教 / 神学的关怀和营养学。它们以多学科专业的合作方式对姑息医学的知识作出了巨大贡献。

【姑息医学的任务】

WHO 明确规定了姑息医学的任务：

（1）提供缓解疼痛及控制其他痛苦症状的临床医疗服务。

（2）维护和尊重生命，把濒死认作一个正常的过程。

（3）既不刻意加速死亡，又不拖延死亡。

（4）整合患者的精神心理和心灵关怀为一体。

（5）提供支持系统以帮助患者尽可能以积极的态度活着，直到死亡。

（6）提供支持体系帮助家属正确对待患者的疾病过程和他们的居丧。

（7）应用团队的工作方法以满足患者和他们亲人的整体需求，包括必要时居丧服务咨询。

（8）改善生命质量，同时也有效地干预疾病的过程。

（9）联合应用其他有效延长生命的治疗，如像姑息性放疗和化疗，包括所需要的进一步检查来评估和治疗引起痛苦的各种临床症状，这同样适用于癌症的早期。

显然，姑息医学的目标是：为患者及其亲属尽可能提供最佳的生活质量，其许多方法可以在癌症早期治疗阶段积极介入，即在癌症诊断明确、开始有症状时便可提供相关临床医学方面的关怀服务内容。

【要点】

- 姑息医学是一门临床学科。通过早期识别、积极评估、控制疼痛和治疗其他痛苦症状，包括躯体的、社会心理的和心灵的困扰，来预防和缓解身心的痛苦，从而改善面临威胁生命疾病的患者和他们的亲人的生活质量。
- 姑息医学的任务包括：提供缓解疼痛及控制其他痛苦症状的临床医疗服务；维护和尊重生命，把濒死认作一个正常的过程；整合患者的精神心理和心灵的关怀为一体；提供支持系统以帮助患者尽可能以积极的态度活着，直到死亡；帮助家属正确对待患者的疾病过程和他们的居丧；应用团队的工作方法以满足患者和他们的亲人的整体需求。

第二节　姑息关怀的基本原则

【姑息关怀的概念】

姑息关怀（Palliative Care）是当患者对根治性或延长生命的治疗方法失效，以及患了预期寿命不长的疾病时，通过多学科跨职业团队对患者和他们的亲属提供积极、全面的医疗关怀服务。生命末期关怀常被用作姑息关怀的同义词，然而在有些国家，生命末期关怀是指社区居家的姑息关怀服务；我国的"宁养院——宁养疗护"就属于这种类型的服务。

姑息（palliative）一词来源于拉丁语"大披肩（pallium）"，意味着一个斗篷或一种掩饰物。在姑息关怀的过程中，症状被所采用的关怀方法所"掩护"起来，它根本的或主要的目的是帮助患者舒服和无痛苦，并维持生命尊严地到达终点。然而，姑息关怀的发展远远超出了缓解躯体症状服务的范围；它追求整个躯体的、精神心理的、社会和心灵方面的关怀为一体，使患者能够充分、积极和从容地去面对死亡（见图 1-5）。

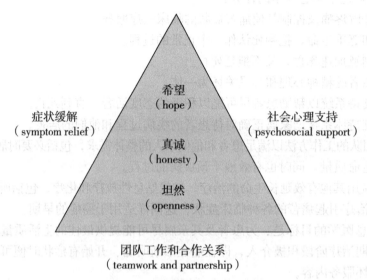

图 1-5　姑息关怀的三个基本要素

支持关怀（Supportive Care）有时也被用作姑息关怀的替代词（在美国常应用 Supportive Care）。这一术语最初用于描述缓解抗癌治疗的不良反应，如针对贫血、血小板减少和中性粒细胞减少性败血症等所采取的措施。现在，支持关怀更为广泛地包括了康复和社会心理支持。因此，支持关怀现在涵盖了与姑息关怀同等重要的医疗服务范围。对于健康执业者、政策制定者和社会公众而言，姑息关怀与生命结束前大约半年时间的临床医疗服务是同义的；然而，生命末期关怀（我国称之为临终关怀）在西欧和北美是特指生命结束前几个小时的临床医疗服务，它属于姑息关怀的一部分。在必要时，姑息关怀同时扩大到对居丧的支持服务；事实上，姑息关怀服务是指从患者被诊断为癌症伴出现以疼痛为主的多种痛苦症状开始，便对其提供缓解疼痛和控制痛苦症状的医疗保健服务；所提供服务的时间远比半年长久得多（见图 1-6）。

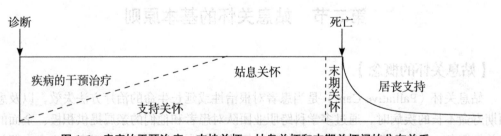

图 1-6　疾病的干预治疗、支持关怀、姑息关怀和末期关怀间的分布关系

【姑息关怀的特征】

姑息关怀有三个显著特征：

1.多维评估和处理　包括对躯体症状、社会心理、心灵、经济，以及亲属所关心的种种困扰等多维因素的一系列评估和处理。

2.多学科的关怀　包括一个具有重要关怀功能的团队进行联合工作。团队成员有内科医生、护士、社会工作者、精神心理医生、作业治疗师和物理治疗师、药剂师、劝导师、营养师和志愿者等，整合上述所有团队成员为一体，以便联合提供姑息关怀服务。

3.强调关怀患者和他们的亲属　要认识到在姑息关怀的项目中，患者在接近生命末期时的大多数躯体和情感的关怀是由他们的亲属所提供的。鉴于此，强调同时开展关怀患者亲属的服务项目，包括为患者的亲属提供咨询、培训教育、短期的休息和居丧关怀。

在英美国家和世界其他地区，姑息医学专业化的内科医生对姑息关怀学科的发展起着主导作用，而内科医生来自多学科的专家，包括全科医生和肿瘤学、疼痛医学、外科学、神经病学、精神病学、老年医学的医生。整合上述内科医生与其他相关医学专业为一体，构建最基本的姑息关怀团队服务构架。

【姑息关怀的四项基本原则】

姑息医学的伦理学基本原则就是总的医学伦理学的内容。医生具有双重责任，即维护生命和缓解痛苦。在患者生命即将结束时，由于维持生命的可能性越来越小，缓解痛苦则显然更为重要。因此，在姑息医学领域，治疗的目的总是提供舒服、维护尊严，而不是加速死亡和（或）拖延死亡。姑息关怀的四项基本原则为：

1.尊重　即尊重患者的自主权（患者的选择权），包括选择不再继续治疗的决定。医生时常为患者提供治疗措施，好像患者有义务必须接受其所推荐的治疗一样。然而，根据法律不能强迫一个人接受临床治疗，即使如果拒绝治疗可能会引起过早的死亡也是如此。但是，如果患者患有抑郁症，神志不清，精神错乱，或对他人具有威胁，医生可酌情安排必要的治疗。如果医生把治疗强加给患者，他将使自己陷入法律的诉讼。因此，医生有义务与患者和家属一道讨论治疗选择和征询他们的意见。

如果没有知情同意，医生将冒着被要求索赔和殴打的风险。在英国，如果患者没有能力签署知情同意书或协议，而医疗决策可能使患者受益最大化时，医生有法律义务来帮助患者完成知情同意书和协议。严重的抑郁症、谵妄（急性精神错乱状态）或痴呆都是缺乏能力完成知情同意书或协议常见的原因。医生，就像任何一个普通公民一样，在紧急情况下可以约束一个有攻击性行为的人，以防止意外事件发生。

2.不伤害　即对病人和家属最小的伤害。

3.有利　即多行善，尽可能的做好事。

两者体现为姑息医学的双重作用原则。双重作用原则申明："如果为缓解躯体或精神心理的痛苦所采取的措施引起患者的死亡，而医生的意图是缓解痛苦，而不是有意害死病人，那么，它是道德的和法律所能接受的。"不应用药物的临床实践是不可能的，这是一个普遍的原则。所有的治疗（内科和外科）都有着固有的危险性，根据这一事实，临床实践的意外事故将是不可避免的。然而，双重作用原则的大多数讨论都集中在终末期疾病患者的姑息关怀方面，以及怎样应用吗啡和其他药物缓解疼痛，这就造成了错误的印象，以为在这种情况下使用吗啡是一种高危的对策。但是，当其正确使用的时候，阿片类（吗啡和其他强阿片类）是很安全的药物，比非甾体类抗炎药物还安全，而后者却不受限制地被广泛处方使用。这两类镇痛剂的使用使疼痛缓解的疗效与受益远远地超过严重不良反应的危险性。临床经验提示，疼痛缓解的患者比饱受疼痛折磨的人活得更久。

在英国一项经典的法律判决中，法官陈述："救治患者和关怀濒死患者的医生，不必去计算他所使用的药物对患者生命的影响是几分钟或几个小时，甚至是数天或数周；也不必担忧会遭受被指控谋杀的风险。如果药物对恢复健康的第一目的不能够再获得，医生仍有较多的工作需要做。并且，即使他所采用的措施可能会意外地引起缩短生命，而法律仍然授权他去做一切恰当的、必要的缓解疼痛和痛苦的工作。"在其他国家也都表达了类似的理念，反映了一种广泛的国际性共识。然而，治疗的意图必须是缓解痛苦，而不是促使患者死亡。虽然在极为特殊的情况下承受较大的危险性，正常情况下应该采用危险性最小、方案合理、疗效可靠的措施。在极端情形下，偶尔可能有必要（可接受的）促使患者失去知觉，但是故意促使患者死亡（安乐死）仍然是不能接受的和没必要的。可见，姑息关怀和安乐死在本质上是存在一定差异的：一个是顺其自然、缓解症状；一个是加速死亡。而姑息关怀强调医生所肩负的双重责任是维护生命和缓解痛苦，与此同时，让死亡自然发生。

4. 公正　即公平使用有效的资源。

姑息关怀的四项基本原则要求应用以下背景基础作为对照：

（1）尊重生命；

（2）接受最终不可避免的死亡。

【要点】

- 姑息关怀的四项基本原则为：
- 尊重患者的自主权（患者的选择权），包括选择不再继续治疗的决定。
- 多行善（尽可能的做好事）。
- 忌作恶（对患者和家属最小的伤害）。
- 公正（公平使用有效的资源）。

第三节　晚期癌症患者和生命末期患者的处理原则

晚期癌症患者和生命末期患者的处理原则包括在"EEMMA"5个字母所代表的含意中。

- **评估**（evaluation，E）：治疗之前对每一种症状都应该进行诊断和评估。
- **解释**（explanation，E）：治疗之前对患者进行解释，并与患者和家属进行交流。
- **处理**（management，M）：个体化治疗，包括对症状的躯体和精神心理痛苦的治疗处理。
- **动态监护**（monitoring，M）：对治疗的效果进行动态连续的评估和监测。
- **注意细节**（attention to detail，A）：不作无保证的假设，密切观察病情的变化，实时调整治疗处理方案。

在姑息关怀服务的实践中，治疗开始之前对症状首先应明确诊断。例如，有疼痛的患者可能在同一时间出现一种类型的疼痛或多种疼痛。疼痛可能是躯体的、内脏的，或二者兼有。除此之外，许多晚期癌症的患者伴有神经病理性疼痛；或许可能是骨痛，伴有心理的障碍而加重疼痛；疼痛可能有许多病因，用以解释不同类型的疼痛。因此，姑息关怀团队应用许多有效的评价工具进行综合的分析和完整的疼痛评估变得十分重要。由于疼痛的不断出现，评估是需要连续进行的；所有的症状都要求对其理解和进行完整的评估。

【评估】

评估是症状处理的前提；评估总是必须在治疗之前就开始进行；找出引起症状的原因是选择治疗的关键。但是，重要的是应记住癌症不总是引起症状的原因。引起症状的原因包括癌症本身、抗癌治疗和与癌症相关的衰弱和（或）并发的疾病。除此之外，重要的是要排除"症状"是由"过量"使用药物所导致的药物相互作用促发的"不良反应"这一可能性。

评估必须在治疗之前。晚期癌症患者经受许多症状折磨的痛苦，但癌症本身并不总是某个症状的原因。而且，某个症状可以由多种原因引起。评估是根据可能性和病理变化的模式进行识别的。例如，晚期癌症患者的呃逆大多可能与胃停滞或胃膨胀有关；瘙痒最常见的原因是皮肤干燥。患者可能不愿意打扰医生去诉说有关口干、味觉改变、厌食、皮肤瘙痒、失眠和无力等症状。医生应该反复询问上述症状，而不是完全依赖患者的主动报告。

1. 什么是引起症状的原因？　　癌症本身不总是某种症状的原因。引起症状的原因也可能包括：抗癌治疗或其他治疗、癌性衰竭和并发的疾病。有些症状是由几个原因引起。所有症状都可由失眠、衰竭、焦虑、恐惧、无助、无望和抑郁所加重。

2. 什么是症状潜在的病理学机制？　　当癌症是病因时，一个症状也可以由不同的病理学机制引起。例如，呕吐可由高钙血症引起，也可由颅内压增高引起，肠梗阻也是引起呕吐的一个常见原因，治疗将根据病理学机制的不同而相应不同。

3. 什么治疗应该采用和不用？　　即使某些治疗已被积极地应用，在通过排除某些治疗的选择来计划最恰当的治疗方案还是有帮助的。如果治疗效果不佳，应该进一步的追加已用药物的剂量。

4. 什么是影响患者生活质量的症状？　　如下问题将能帮助确定某个症状对患者的生活有多大的影响：

"症状对你的生活质量影响有多大？"

"是什么使症状加重和使其好转？"

"症状在白天或夜间的某一时间会加重吗？"

"症状是否严重影响你的睡眠？"

【解释】

在分析、评估和症状诊断明确的基础上，在个体化治疗方案制订之前，告之患者所有的检查发现，应该根据病因来确定治疗某一特定症状的方法。

1. 用简单的术语解释可能的病理学机制　　治疗随医生对症状的解释而开始，例如，"气促可能部分由于癌症本身引起，而部分可能是由于右肺底部的积液引起。"此外，"您还伴有贫血，贫血也可引起呼吸短促。"这些解释能够较大地减轻症状对患者精神心理因素的影响，因此减轻症状本身的严重性。

如果解释被忽略，病人可能会继续认为他的病情被隐瞒。令人担忧的是因为"甚至医生也不知道会发生什么事情"。恰当的解释通常能够使患者认识到，医生所提出的治疗有着较明确的合理性，因此，也能够改善患者的依从性。

2. 与患者一道讨论治疗选择   无论何时只要有可能，医生和患者就应该一道讨论并决定治疗的具体方案。没有比排斥患者参与讨论有关自己的治疗更为伤害其自尊心的事。

3. 向家属解释治疗   与患者亲属一道讨论通常能得到他们的合作与帮助，以加强对治疗措施的执行。当患者住在家中时，解释相关的治疗就更加重要。如果家属希望参与患者治疗方案的制订，他们应该征得患者同意后才有权参与（这种模式在英国被应用）。因此，重要的是不能完全由家属决定。无论何时只要有可能，患者的愿望应该受到优先考虑。

【处理】

症状处理的措施分为三种类型：纠正可逆转因素；非药物处理；药物治疗。

尽管所患的疾病无法再根治，借助恰当的多种处理方法，症状一般能够获得明显、甚至完全的缓解。应该建立可行性目标，并与患者一起达成共识。例如，无手术指征的肠梗阻，因为几乎不可能完全缓解呕吐，最初目标最好是将呕吐减少到 1~2 次／天。同时有必要对药物的不良反应进行监控和权衡，以避免不能接受的不良反应给患者增加痛苦。例如，药物引起的口干或视物模糊可能会限制抗毒蕈碱类药物（阿米替林、莨菪碱）的剂量增加。

尽管许多症状对非药物和药物的联合治疗措施有反应，但对厌食、无力和疲乏的治疗是主要部分，这些症状的改善将帮助患者（和家属）接受不可逆转的末期疾病所致的躯体受限。

1. 纠正可逆转的因素（correct the correctable）   在治疗有效和不增加负担的前提下，姑息关怀常常包括对疾病专业化的治疗。例如，对呼吸困难和支气管痉挛的患者采用支气管扩张剂是有效的。通过姑息性放射治疗以缩小包块对脊髓的压迫，从而改善疼痛和下肢的瘫痪症状。同理，局部使用水、乳液湿润干燥的皮肤，从而使瘙痒得以缓解。

2. 应用非药物治疗和药物治疗（use non-drug as well as drug treatment）   非药物疗法的范例包括在各种症状治疗章节中。放松疗法是被广泛应用的非药物疗法的一个例子。

（1）对持续存在的症状预防性地处方药物：当使用药物治疗仍持续存在症状时，应该在预防原则基础上"按时／按钟点"给予药物。必要时用临时（p.r.n）给予药物法代替按钟点给予药物法是很大程度上不能缓解疼痛的原因。

（2）坚持尽可能简单明了的治疗原则：当医生考虑增加一种药物时，应该问自己以下问题：

"治疗目的是什么？"

"怎样对患者进行监测？"

"不良反应的危险性是什么？"

"药物相互作用的危险性是什么？"

"是否有可能停止正在使用的某种药物？"

（3）写好服药医嘱和劝告是关键：恰当的指导原则是必须最大限度地获得患者的合作。"按您喜欢的药物剂量服药；按您喜欢的次数服药的原则"是针对具有焦虑、难治性痛苦症状和发生了最严重的不良反应的医嘱处理方法。事实证明，不少患者"久病成良医"，他（她）们更能够体验自己痛苦所需要服用药物的剂量和次数。应该为患者和家属写出完整的药物疗程计划，服药时间、药物名称、使用理由（为疼痛、为大便等）和服用剂量（X毫升、Y片）都应该全部写清楚；同时应该告诉患者怎样去进一步获得药物（通常是到医院门诊再次就诊，宁养院患者由专业化医护人员上门送上所需的镇痛药物）。

（4）对难治性痛苦症状寻求同事的帮助：没有任何一个医护人员对病人的照护是全能的专家。例如，对疑难的泌尿生殖问题的处理只有通过从泌尿科专家或妇科专家那里获得劝告，从而控制好患者的疼痛。

（5）决不能够说"我已经试过了所有办法"，或说"我再也无计可施"：一般都能够制订出一套完整的干预措施。虽然不应该给予过多的承诺，但重要的是你应该努力确保患者得到必要的支持，竭尽全力去帮助病人，例如，"我们不能保证，但我们将尽最大的努力来做好。"不是期待着立即完全缓解，而是代之以逐渐地每次减轻一个症状。

【动态监护】

患者间存在个体差异，因而常常难于预测一种症状的缓解所需要的药物最佳剂量，特别是阿片类、轻泻剂和精神性药物的剂量选择；而且，不良反应使得应用药物的依从性降低。因此，对药物的连续监护和调整必须作出安排，特别是用药初期。更何况，癌症是一种进展性的慢性疾病，新症状不断产生，必须对症状酌情作出快速的处理。

有时为了避免不可接受的不良反应，部分缓解症状的目标是必要的折中选择。例如，抗毒蕈碱类药物的不良反应，如口干、视物障碍等限制了剂量的增加；对无手术指征的肠梗阻患者，可能最好的疗效是减少呕吐的频率为一日一次或一日二次，而不是寻求完全的症状缓解。

在癌症患者的群体中，姑息关怀服务的提供者将是实施治疗方案的主体。由于癌症患者大多是65岁以上的老年人，且姑息关怀服务的对象也可能是65岁以上的群体，制订一套完整的监测计划必须引起高度的重视。例如，除药品名称外，告知药丸的颜色、大小和形状等将使使者和陪护者获益。姑息医学的33种基本药物中（见表1-10），许多都是标记了颜色的。由形状、大小和颜色不同的几种药物所组成的治疗方案，对患者和陪护者可能会引起混乱。因此，详细的资料是必需的（如胶囊、片剂、形状及颜色标记等）。

【注意细节】

注意细节是姑息关怀与其他学科的重要差异；细节决定姑息关怀的成败，细小的疏失就可能导致病人遭受不必要的痛苦。注意细节需要一个好问的思维，一个反复问"为什么"的执业医护人员。

"这位患乳腺癌的患者为什么会呕吐？她未服用吗啡；她没有高钙血症；她为什么会呕吐呢？"

"这位患胰腺癌的患者颈部疼痛，这不符合一般的转移扩散规律。为什么他那个部位会疼痛呢？"

重要的是不要作无根据的假设，牢牢记住，假设意味着使得您和我被愚弄。

注意细节在每一个阶段都很重要。在评估、解释（避免行话，使用简单语言）、在制订治疗措施（例如简单可行的药物治疗方案，并提供书面的服药方法告知）和对治疗方案实施动态监护时，都是十分重要的。注意细节与非躯体的关怀照护有着同等重要的临床意义，所有的症状都会被负面情绪波动所加重。例如，焦虑和恐惧可使疼痛加剧。

注意细节也包括准确的处方内容。当某一处方是每天 4 次（或每 6 小时）时，一个病人有时却会每 4 小时服一次药。所以，应该为患者和家属详细写出药物治疗方案，以便参考。处方内容需要包括处方药物的目的，且在药瓶上（或药袋上）应有明确的标记。例如，在医嘱中的描述应该井然有序，有逻辑（如镇痛剂、止呕剂、轻泻剂等），并描述服药的次数和时间（如 10：00 pm 和 10：00 am），药物的名称（如吗啡等），使用的理由（如镇痛）和明确的剂量（如 30 mg，圆形的红色片剂）。

开出好的处方是一种技艺，使得不佳和优良的症状控制之间产生差异。除考虑到药丸大小、形状和颜色（溶液的味道），如果一种较为方便的药丸就能满足"昼夜"的用药剂量，就应该避免强迫患者去服用不必要的较多药丸。例如，最好是处方吗啡 30 mg（30 mg/ 片），而决不处方 10 mg/ 片 ×3 片。

【要点】

晚期癌症患者和生命末期患者的处理原则：

- 评估（evaluation，E）：治疗之前对每一种症状都应该进行诊断和评估。
- 解释（explanation，E）：治疗之前对患者进行解释，并与患者和家属进行交流。
- 处理（management，M）：个体化治疗，包括对症状的躯体和精神心理痛苦的治疗处理。
- 动态监护（monitoring，M）：对治疗的效果进行动态连续的评估和监测。
- 注意细节（attention to detail，A）：不作无保证的假设，密切观察病情的变化，实时调整治疗处理方案。

第四节 姑息医学的基本药物

【WHO/IAHPC 癌症姑息关怀的基本药物】

为了合理利用有限的卫生资源，实现"人人享有初级卫生保健"的国家公共卫生政策战略目标。WHO 委托美国国际生命末期与姑息关怀学会（The International Association for Hospice and Palliative Care，IAHPC）制订姑息关怀基本药品目录。

WHO 筛选基本药品的条件：一是常见疾病，二是有证据表明入选药品有效、安全、性价比合理。WHO 已经制定了基本药物的示范目录，并且每两年更新一次。基本药品示范目录适于所有国家临床应用，尤其适用于那些资源较贫乏的地区。WHO 还提出，推行基本药品目录时，国家应保证基本药品的生产和供应，还应高度重视合理用药，即推行基本药物还必须与推行合理用药相结合。推行基本药品是为了保障基本人权，蒙特利尔宣言（2005 年）指出，保障基本药品政策的实施是确保"人人享有初级卫生保健"的基本人权。

针对治疗无反应的晚期癌症患者给予缓解症状、改善生活质量为主要目标的姑息关怀，不仅能有效缓解晚期癌症患者的疼痛和其他痛苦，而且还可避免因过度治疗所致的伤残和痛苦，甚至会缩短生存期，同时还能合理利用有限的医疗资源。因此，对癌症患者的姑息关怀应视为晚期癌症患者享有"初级卫生保健"的基本医疗；并将晚期癌症患者享受姑息关怀和疼痛治疗作为基本人权。

WHO 的基本药品示范目录未包括所有的姑息治疗基本药物。为弥补这一缺陷，WHO 授权 IAHPC 制订姑息关怀基本药品目录。IAHPC 组织全球姑息医学专家，首先制订出基本药品目录的指导原则及伦理学指南：姑息关怀不仅涉及缓解癌症疼痛，还包括从癌症诊断、癌症整个病程的症状控制到生命结束时的临终关怀和帮助家属居丧的全过程。

IAHPC 进行了四个步骤工作，达成专家共识并制订出姑息关怀基本药物目录。

第一步：确定姑息关怀所面临的最常见临床症状，共 21 种常见症状：轻～中度疼痛、中～重度疼痛、骨痛、神经病理性疼痛、内脏痛、呼吸困难、乏力、终末期呼吸道过量分泌（吼鸣/临终悲鸣）、焦虑、口干、抑郁、呃逆、谵妄、厌食-恶病质综合征、失眠、便秘、终末期激越性躁动不安、腹泻、出汗、恶心、呕吐。

第二步：对治疗这些常见症状的药品进行一级筛选，从 147 种常用药品中筛选出 120 种。

第三步：112 名专家参与二级筛选，其中 77 名专家来自发展中国家。从针对 21 种症状的 120 种药品中筛选出治疗 18 种严重症状的 48 种药品，并达成专家共识。

第四步：2006 年 4 月 30 日～5 月 2 日在萨尔斯堡（Salzburg，位于奥地利）召开全球 26 国家或地区的 31 名专家代表工作会议，最终确定 33 种姑息医学的基本药物（见表 1-10）。癌症姑息关怀基本药品主要是用于缓解晚期疾病及生命末期癌症患者的症状，即严重干扰晚期及生命末期癌症患者生活质量及威胁生命的上述 21 种症状。

在 IAHPC 制订的适用于晚期癌症患者缓解常见症状的药物中，尚有 5 种常见症状的处理缺乏可推荐药物及相关支持使用的足够证据，因此建议进一步研究解决该类问题。缺乏基本药物处理的 5 种症状包括：骨痛、口干、无力、呃逆、出汗。笔者认为，骨痛在大多数情况下仍可应用一种强阿片类和一种非甾体类药物的联合治疗得到缓解；必要时可以应用姑息性放疗以缓解骨痛，或在必要时酌情应用降钙素和（或）双膦酸盐类。对于呃逆经过适当的应用解痉剂，如丁溴东莨菪碱和抗精神病性镇静剂，如氟哌啶醇，或必要时米哒唑仑 iv，有时加用利他林的联合治疗，呃逆在大多数情况可以得到控制。

表 1-10　WHO/IAHPC 的姑息关怀的 33 种基本药物表

药物种类	剂型（片/液体/注射）	姑息关怀适应证	基本药物目录（WHO-EML）、子目录和指征
阿米替林（amitriptyline）*	50～150 mg 片剂	抑郁性神经病性疼痛	24.2.1- 抑郁性疾病
比沙可啶（bisacodyl）	10 mg 片剂 10 mg 栓剂	便秘	未列入 EML
卡马西平（carbamazepine）	100～200 mg 片剂	神经病理性疼痛	5- 抗惊厥药，抗癫痫药；24.2.2- 双极情感异常
西酞普兰（citalopram）	20 mg 片剂 10 mg/5 ml 口服溶剂 20～40 mg 注射剂	抑郁	未列入 EML
可待因（codeine）	30 mg 片剂	腹泻 疼痛(轻～中度)	2.2- 阿片类镇痛药；17.5.3 止泻药

（续表）

药物种类	剂型（片/液体/注射）	姑息关怀适应证	基本药物目录（WHO–EML）、子目录和指征
地塞米松 （dexamethasone）	0.5～4 mg 片剂 4 mg/ml 注射剂	厌食，恶心，神经病理性疼痛，呕吐	3- 抗过敏； 8.3- 激素类
地西泮 （diazepam）	2.5～10 mg 片剂 5 mg/ml 注射剂 10 mg 直肠栓剂	焦虑	1.3- 术前短期镇静； 5- 抗惊厥抗癫痫病； 24.3- 全身性焦虑，睡眠障碍
双氯芬酸 （diclofenac）	25～50 mg 片剂 50～75mg/3 ml 注射剂	疼痛（轻～中度）	未列入 EML
苯海拉明 （diphenhydramine）	25 mg 片剂 50 mg/ml 注射剂	恶心 呕吐	未列入 EML
芬太尼透皮剂 （TD fentanyl）	25 µg/h 50 µg/h	疼痛（中～重度）	未列入 EML
加巴喷丁 （gabapentin）	300 mg，或 400 mg 片剂	神经病理性疼痛	未列入 EML
氟哌啶醇 （haloperidol）	0.5～5 mg 片剂 0.5～5 mg 滴剂 0.5～5 mg/ml 注射剂	谵妄，恶心，呕吐，终末期坐立不安	24.1- 精神障碍
丁溴东莨菪碱 （hyoscine butylbromide）	20 mg/1ml 口服溶剂 10 mg 片剂 10 mg/ml 注射剂	恶心，终末期呼吸道分泌过度，内脏痛，呕吐	未列入 EML
布洛芬 （ibuprofen）	200 mg 片剂 400 mg 片剂	疼痛（轻～中度）	2.1- 非甾体类抗炎药（NSAID）
左美丙嗪 （levomepromazine）	5～50 mg 片剂 25 mg/ml 注射剂	谵妄，终末期激越性躁动不安	未列入 EML
洛哌丁胺/氯苯哌酰胺 （loperamide）	2 mg 片剂	腹泻	未列入 EML
劳拉西泮 （lorazepam）	0.5～2 mg 片剂 2 mg/ml 液体滴剂 2～4 mg/ml 注射剂	焦虑，失眠	未列入 EML
醋酸甲地孕酮 （megestrol acetate）	160 mg 片剂 40 mg/ml 溶液	厌食	未列入 EML
美沙酮（即释） （methadone）	5 mg 片剂 1 mg/ml 口服溶液	疼痛（中～重度）	24.5- 药物依赖（戒毒）
甲氧氯普胺 （metoclopramide）	10 mg 片剂 5 mg/ml 注射剂	恶心，呕吐	17.2- 止吐药
米哒唑仑 （midazolam）	1～5 mg/ml 注射剂	焦虑，终末期激越性躁动不安	未列入 EML
液体石蜡灌肠剂 （mineral oil enema）	未定	便秘	未列入 EML
米氮平 （mirtazapine）	15～30 mg 片剂 7.5～15 mg 注射剂	抑郁	未列入 EML
吗啡 （morphine）	即释：10～60 mg 片剂 10 mg/5 ml 口服剂 10 mg/ml 注射剂 控/缓释：10 mg 片剂 30 mg 片剂	呼吸困难，疼痛（中～重度）	2.2- 阿片类止痛药 注意：在 WHO 的基本用药中，仅即释吗啡推荐用于呼吸困难，缓释吗啡不推荐
奥曲肽 （octreotide）	100 µg/ml 注射剂	腹泻，呕吐，肠梗阻	未列入 EML

（续表）

药物种类	剂型（片／液体／注射）	姑息关怀适应证	基本药物目录（WHO–EML）、子目录和指征
口服补液盐 （oral rehydration salts）		腹泻	17.5.1- 口服补液
羟考酮（oxycodone）	5 mg 片剂	疼痛（中～重度）	未列入 EML
对乙酰氨基酚 （paracetamol， acetaminophen）	100～500 mg 片剂 500 mg 直肠栓塞	疼痛（轻～中度）	2.1- 非甾体类抗炎药 （NSAID）
泼尼松龙（prednisolone） （地塞米松替代药物）	5 mg 片剂	厌食	3- 抗变态／抗过敏激素 8.3- 激素／抗组织胺 21.2 抗炎药物
番泻叶 （senna）	8.6 mg 片剂	便秘	17.4- 轻泻剂
曲马多 （tramadol）	50 mg 即释片／胶囊 100 mg/1ml 口服溶液 50 mg/ml 注射剂	疼痛（轻～中度）	未列入 EML
曲唑酮 （trazodone）	25～75 mg 片剂 50 mg 注射剂	失眠	未列入 EML
唑吡坦（zolpidem） 专利药品	5～10 mg 片剂	失眠	未列入 EML

【中国姑息医学 —— 社区居家姑息关怀服务基本药物】

　　根据我国的医药卫生现状和经济基础，社区居家姑息关怀服务的需求，以及作者的实际工作经验，筛选出一批基本药物，可作为"社区居家姑息关怀的常用药品目录"（见表1-11）。该目录按照 WHO 癌痛三级镇痛阶梯疗法的规范用药，将主要的药物分成三类：阿片类药物、非阿片类药物和辅助类药物等类型，每种类型的药物又包括了若干种相关的药物供不同地区和不同的个体化治疗选择用药。除此之外，还有部分药物在社区居家姑息关怀服务的实际工作中被认为是必需的，但不属于三阶梯镇痛规范用药，这类药物全部归纳为其他药物类。

表 1-11　社区居家姑息关怀服务基本药物目录

通用名（英文名）	商品名	剂型／规格	适应证
一、阿片类镇痛药物 – 强阿片类			
即释吗啡 （normal release morphine）	盐酸吗啡片	5 mg/ 片 10 mg/ 片 30 mg/ 片	呼吸困难 癌性疼痛（中～重度） 疼痛（中～重度）
硫酸吗啡缓释片 （morphine sulphate controlled-release）	美施康定	10 mg/ 片 30 mg/ 片	疼痛（中～重度）
盐酸吗啡缓释片 （morphine hydrochloride controlled-release）	美菲康	10 mg/ 片 30 mg/ 片	疼痛（中～重度）
芬太尼透皮贴剂 （fentanyl transdermal patch）	多瑞吉（进口）	4.2 mg/ 帖 4.2 mg/ 帖 8.4 mg/ 帖	疼痛（中～重度）
	芬太克（国产）	2.5 mg/ 帖 5 mg/ 帖	疼痛（中～重度）

（续表）

通用名（英文名）	商品名	剂型／规格	适应证
盐酸羟考酮控释片 （oxycodone hydrochloride controlled-release）	奥施康定	5 mg/ 片 10 mg/ 片 20 mg/ 片	疼痛（中～重度）
美沙酮即释片（methadone）		10 mg/ 片	疼痛（中～重度）
阿片类镇痛药物 — 弱阿片类			
曲马朵即释片（tramadol）	舒敏胶囊	50 mg/ 片	疼痛（轻～中度）
曲马朵缓释片 （tramadol controlled-release）	奇曼丁（进口） 曲同康（国产）	100 mg/ 片 150 mg/ 片	疼痛（轻～中度）
双氢可待因（dihydrocodeine）	路盖克	30 mg/ 片	疼痛，腹泻（轻～中度）
磷酸可待因 （codeine phosphate）		30 mg/ 片	疼痛（轻～中度）
二、非阿片类镇痛药物			
对乙酰氨基酚 （acetaminophen N-acety1-p-aminophenol，paracetamol）	扑热息痛	500 mg/ 片	
双氯芬酸（diclofenac）	扶他林 奥贝 戴芬	75 mg／片 50 mg/ 片 75 mg/ 片	疼痛（轻～中度）
布洛芬（ibuprofen）	芬必得	300 mg/ 片	疼痛（与一种阿片类联合应用）
吲哚美辛（indomethaein）	消炎痛 消炎痛栓	25 mg/片 100 mg/ 个(栓剂)	疼痛（与一种阿片类联合应用）
氯诺昔康（lornoxicam）	可塞风	8 mg/ 片 8 mg/ 支	疼痛
三、辅助类镇痛药物			
抗焦虑药物			
地西泮（diazepam）	安定	2.5 mg/ 片	失眠／焦虑
阿普唑仑（alprazolam）	佳静安定	0.4 mg/ 片	镇静／焦虑，疼痛
艾司唑仑（estazolam）	舒乐安定	1 mg/ 片	辅助药物
三唑仑 (trazodone)		0.25 mg/ 片	焦虑 焦虑，失眠
氯硝安定（clonazepam）		2 mg/ 片	焦虑，疼痛
劳拉西泮（lorazepam）		0.5 mg/ 片 1 mg/ 片 2 mg/ 片	焦虑
抗抑郁药物			
阿米替林（amitriptyline）		25 mg/ 片	抑郁，神经病性疼痛
帕罗西丁（paroxetine）		20 mg/ 片	抑郁
抗惊厥类药物			
卡马西平（carbamazepine）	卡马西平 得利多	100 mg/ 片 200 mg/ 片	神经病性疼痛
加巴喷丁（gabapentin）	迭力	300 mg/ 片	神经病性疼痛
丙戊酸钠（sodium valproate）		200 mg/ 片	疼痛，偶呃逆
抗精神病药物			
氟哌啶醇 (haloperidol)		2 mg/ 片	抗精神病 生命末期躁动不安
奋乃静（perphenazine）		200 mg/ 片	

（续表）

通用名（英文名）	商品名	剂型/规格	适应证
氯丙嗪 (chlorpromazine)	冬眠灵	12.5 mg/片 25 mg/片 50 mg/片	谵妄 终末期激越性躁动
止吐药			
甲氧氯普胺 (metoclopramide)	灭吐灵 胃复安	5 mg/片	恶心，呕吐
多潘立酮片 (domperidone)	吗丁啉	10 mg/片	止吐，胃动力
西沙比利 (prepulsid)	快力	5 mg/片	谵妄，恶心，呕吐 终末期坐立不安
氟哌啶醇 (haloperidol)		2 mg/片	广谱止吐，中枢性止吐
缓泻药物			
番泻叶 (senna)			便秘
比沙可啶 (bisacody1)	便塞停		便秘
乳果糖 (lactulose laxative)	杜秘克	15 ml	便秘
开塞露 (glycerine enema)		20 ml	便秘
酚酞（phenolphthalein）	果导	100 mg/片	便秘
麻仁丸（胶囊）（maren wan）			
止泻药物			
洛哌丁胺（loperamide）	易蒙停	2 mg/片	止泻
地芬诺酯（diphenoxylate）	止泻宁	2.5 mg/片	
解痉药			
阿托品（atropin）		0.5 mg/片	内脏痛
丁溴东莨菪碱 (scopolamine butylbomide)	解痉灵	20 mg/片	恶心，呕吐，内脏痛，喉部分泌
利尿剂			
呋塞米片（furosemide）	速尿	20 mg/片	利尿、水肿
螺内酯（spironolactone）	安体舒通	20 mg/片	水肿
氢氯噻嗪 （hydrochlorothiazide）	双氢克尿塞	25 mg/片	水肿
皮质激素类			
地塞米松（dexamethasone）		0.75 mg/片	厌食，恶心，神经疼痛 呕吐，颅内高压
甲地孕酮 (megestrol)	宜利治	160 mg/片	厌食/开胃药
甲羟孕酮 (medroxyprogesterone)		250 mg/片	开胃药物
四、其他类药物			
保护胃黏膜与抑酸药物			
硫糖铝		0.25 mg/片	保护胃黏膜
雷尼替丁（ranitidine）		150 mg/片	抑酸
奥美拉唑（omeprazole）	奥克	20 mg/片	抑酸
西咪替丁（cimetidine）	泰胃美	800 mg/片	抑酸
抗口腔假丝酵母菌 （念珠菌）药物			
制霉菌素片（nystatin）		50万单位/片	二重感染
脱水剂			
20% 甘露醇（mannitol）		250 ml/瓶	颅内高压，头痛

第五节 生前预嘱与抢救同意书

【生前预嘱】

随着人口老龄化，大多数人死于慢性疾病的终末期，当死亡不可避免时，多数人希望有尊严地离开，而不是浑身插满各种管道，痛苦而没有尊严地耗尽生命。而生前预嘱可以充分尊重病人的自决权，使其能够选择符合自己意愿的医疗措施。

生前预嘱（advanced care planning，ACP，advanced directives，Ad；living wills）是指人们事先，也就是在健康或意识清楚时签署的，说明在不可治愈的疾病末期或临终时要或不要哪种医疗护理的指示文件。签署生前预嘱的委托人一旦身处不可治愈的疾病末期或临终时，可以选择希望得到怎样的医疗照护，不希望得到什么样的医疗措施，比如不使用插管/呼吸机、不做心肺复苏（do not resuscitate/DNR）或管喂营养等。签署生前预嘱的委托人也可事先选定一个或几个代理人，以便在自己不能作出决定时，由其为自己进行决策。

1976年8月，美国加州首先通过了《自然死亡法案》，允许成年病人完成生前预嘱的法律文件，并规定只要根据医生判断，该病人确实已处于不可治愈的疾病末期，生命支持系统的唯一作用只是延缓死亡过程，医生就可以通过授权不使用或者停止使用生命支持系统。此后20年间，"生前预嘱"和"自然死亡法"扩展到几乎全美及加拿大；在美国，一个称为"尊严老"（Aging With Dignity）的非营利组织召集美国律师协会与临终照料专家编写的名为"五个愿望"的文件已帮助数以百万计的人对生命尽头的重要事项预先做出安排，能使他们在最后时刻保持更多尊严；2011年，中国大陆由政府工作人员、医学界和学术界人士组成的志愿者在此基础上推出了中国首个民间"生前预嘱"文本，鼓励人们签署"不过度医疗"生前预嘱，该生前预嘱文本一式三份，一份通过邮局邮递给自己所委托的朋友或律师，另两份文本分别存放在汽车工具箱内和办公室。上面有预嘱人的签名和指印，有其详细的家庭住址和工作单位以及全部的联系方式，民间生前预嘱全称为《我的五个愿望》，分别是我要或者不要相关医疗服务、我希望使用或不使用生命支持治疗、我希望别人怎么对待我、我想让我的家人和朋友知道什么、我希望谁帮助我等。2013年7月，北京设立生前预嘱协会，推广尊严死。

【抢救同意书】

根据患者病情，主管医师向患者本人和（或）其家属进行病情及预后、抢救措施及其风险告知，就患者病情恶化时是否实施抢救得到患方的书面选择，如果患者家庭关系复杂，则需有多个家属的签名。抢救同意书的模板见表1-12。

【要点】

- 生前预嘱是指人们事先，也就是在健康或意识清楚时签署的，说明在不可治愈的疾病末期或临终时要或不要哪种医疗护理的指示文件。
- 抢救同意书是主管医师向患者本人和（或）其家属进行病情及预后、抢救措施及其风险告知，就患者病情恶化时是否实施抢救得到患方的书面选择。

表 1-12　抢救同意书（模板）

患者 ＿＿＿＿＿　性别 ＿＿＿＿＿　年龄 ＿＿＿＿＿　　　目前诊断为 ＿＿＿＿＿＿＿＿＿＿＿＿

　　患者目前病情危重，可能需抢救治疗或密切监护，医务人员将尽职尽责地施行医疗措施。在抢救过程中可能需要进行以下有创伤或有潜在风险的急救措施，现将其告知病人和（或）其家属，并签署知情同意书。

　　1. 气管内插管和机械通气

　　目的：（1）解除气道阻塞；（2）防止误吸；（3）协助机械通气。

　　危险：（1）刺激迷走神经引起呼吸、心搏骤停；（2）口腔局部损伤和牙齿脱落；（3）咽部感染、喉头水肿和声带损伤；（4）气管软骨脱位；（5）误吸、肺部感染和肺不张；（6）黏液栓、痰栓等引起急性气道阻塞；（7）误入食管；（8）插管失败；（9）正压通气引起低血压；（10）皮下气肿、纵隔气肿；（11）气管食管瘘；（12）脱机不能；（13）其他不可预见的意外。

　　□ 同意　　　　　签名　　　　　　与患者关系

　　□ 不同意　　　　签名　　　　　　与患者关系

　　　　　　　　　　　　　　　　　　　　　　　　　日期　　　年　　月　　日

　　2. 紧急气管切开

　　目的：（1）解除急性气道阻塞；（2）防止误吸；（3）协助机械通气。

　　危险：（1）局部组织损伤；（2）出血；（3）感染；（4）伤口感染。

　　□ 同意　　　　　签名　　　　　　与患者关系

　　□ 不同意　　　　签名　　　　　　与患者关系

　　　　　　　　　　　　　　　　　　　　　　　　　日期　　　年　　月　　日

　　3. 心脏按压。风险：

　　　1. 肋骨、胸骨或剑突处骨折；

　　　2. 气胸、血胸、皮下气肿或心包填塞；

　　　3. 邻近器官损伤（心、肺、肝、脾、胃等）；

　　　4. 血管损伤（肋骨下动脉、乳内动脉、下腔静脉等）；

　　　5. 上述问题一旦发生，可能导致心肺复苏失败；

　　　6. 其他意外情况。

　　□ 同意　　　　　签名　　　　　　与患者关系

　　□ 不同意　　　　签名　　　　　　与患者关系

　　　　　　　　　　　　　　　　　　　　　　　　　日期　　　年　　月　　日

　　4. 电除颤。风险：

　　　1. 皮肤烧伤；

　　　2. 心律失常；

　　　3. 心肌细胞损伤；

　　　4. 肌肉疼痛。

　　□ 同意　　　　　签名　　　　　　与患者关系

　　□ 不同意　　　　签名　　　　　　与患者关系

　　　　　　　　　　　　　　　　　　　　　　　　　日期　　　年　　月　　日

　　以上情况严重时可能危及生命。一旦发生，我们都会尽力抢救。请您仔细阅读，慎重考虑。如同意，请签字为证；如不同意，也请签字为证。

　　谢谢您的合作！

　　　　　　　　　　　　　　医生签名：　　　　　　　年　　月　　日

【参考文献】

1. Casciato D, Lowitz B. Manual of Clinical Oncology (4e). Philadelphia: Lippincott, Williams & Wilkins, 2000: 56-58.

2. Murray C, Lopez A. The Global Burden of Disease. Oxford: Oxford University Press, 1996: 126-128.

3. Wood C. Natural history of liver metastases. In: C Van De velde and P Sugarbaker(eds)Liver Metastases. Dordrecht: Martinus Nijhoff, 1984: 47-54.

4. Pettingale KW, Morris T, Greer S, et al. Mental attitudes to cancer: an additional prognostic factor. Lancet, 1985, 1(8431):750.

5. Lewis C, et al. The Psychoimmunology of cancer (2e). Oxford: Oxford University Press, 2002:145-147.

6. WHO. National Cancer Control Programmes. Policies and managerial guidelines (2e). Geneva: World Health Organization, 2002: 84.

7. Senn HJ, Glaus A. Supportive Care in Cancer−15 years thereafter. Support Care Cancer, 2002, 10(1):8-12.

8. WHO. Cancer Pain Relief and Palliative Care. Technical Report Series 804.Geneva: World Health Organization, 1990:56.

9. Bruera, Higginson IJ, Ripamonti C, et al. Textbook of Palliative Medicine. New York: Oxford University Press, 2006: 64-67.

10. 李金祥，Robert G. Twycross 等 . 姑息医学 . 北京：人民卫生出版社，2005: 595-635.

【纵深阅读】

1. Twycross RG. Quality before quantity. A note of caution. Palliative Medicine, 1987, 1(1):65-72.

2. Cohen S, Mount B. Quality of life in terminal illness: defining and measuring subjective well-being in the dying. Journal of Palliative Care, 1992, 8(3):40-45.

3. Calman KC. Quality of life in cancer patients - an hypothesis. Journal of Medical Ethics, 1984, 10(1):124-127.

（陈慧平　李金祥　刘怡欣）

第七章 老年人合理用药

【学习目的】

- 掌握老年人用药的基本原则；老年人不恰当用药的 Beers 标准；临床抗精神病药物的推荐规范。
- 熟悉老年人的药代动力学及药效学特点；老年人常见的抗精神病药物；老年人常见的药物相互作用。
- 了解老年人多药共用的流行病学、危害；了解药物相互作用的原理和分类。

【典型病例】

患者，男性，85 岁，主因"慢性咳嗽、咳痰伴喘息 20 多年，加重伴高热 3 天"入院。患者既往有慢性阻塞性肺病、老年痴呆、高血压、前列腺增生病史。入院后医生开具的处方为：哌拉西林钠 / 他唑巴坦钠、盐酸氨溴索、布地奈德＋异丙托溴铵＋盐酸特布他林雾化吸入、氨茶碱、盐酸多奈哌齐、硝苯地平控释片、厄贝沙坦、坦索罗辛治疗，共 10 种药物。治疗过程中患者出现寒战、高热，医生给予异丙嗪镇静，安痛定治疗后患者体温下降；夜间患者出现排尿困难，胡言乱语、兴奋、躁动，给予导尿后引流出 1000 ml 尿液，同时给予阿普唑仑及奥氮平治疗后，患者夜间可安静休息；随后患者出现嗜睡状态，呼之不应，球结膜水肿，急查血气分析示：pH 7.295，PO_2 60 mmHg，PCO_2 80 mmHg，SaO_2 93%，立即给予 BiPAP 无创通气治疗后，患者神志逐渐恢复。

【临床问题】

1. 请指出该案例中医生处方时存在哪些不恰当用药？
2. 由于这些不恰当用药导致患者出现了哪些并发症？
3. 针对该案例，请给出你认为合理的药物处方。

老年人合理用药是老年医学面临的严峻挑战，老年人共病和合并症多，每一种疾病，每一个问题都需要一种或多种药物治疗。因此，老年人群面临着多药应用的问题。另一方面，老年人又是一个具有与年龄相关的药物代谢动力学（药物吸收、分布、代谢和排泄）和药物效应动力学（药物对机体的作用规律及作用机制）的特殊群体。再有，老年人群及其多病共存患者常被排除在临床试验之外。因此，目前所提供的大量药物治疗证据并不适合于老年患者，许多疾病的循证指南，也尚未考虑共病对老年患者用药的影响。

第一节　老年人合理用药的相关定义及流行病学

【定义及相关术语】

1.药物不良反应（adverse drug reactions，ADR）　指为了预防、诊断及治疗疾病或改变人体的生理功能，在正常用法或（和）用量情况下服用药品所出现的与治疗目的无关的和对机体有害的反应。ADR包括药物的不良反应、毒性作用、后遗反应、过敏反应、特异质反应、抗感染药物引起的二重感染、依赖性以及致癌、致畸、致突变作用等。

2.药物相互作用（drug interaction）　指一种药物对另一种药物的吸收、分布、代谢和排泄的影响。

3.老年人药动学（pharmacokinetics，PK）　指研究老年机体对药物处理的科学，即研究药物在老年人体内吸收（absorption）、分布（distribution）、代谢（metabolism）、排泄（elimination）的过程及药物浓度随时间变化规律的科学。

4.老年人药效动力学（pharmacodynamics，PD）　研究药物对老年机体的作用的科学，即研究药物对机体的作用规律及作用机制的科学。

5.首过效应（first pass effect）　药物经胃肠道黏膜的毛细血管吸收进入血液后，首先经肝微粒体酶灭活后进入外周血循环的过程。

6.多药共用（polypharmacy）　对同一名患者同时使用了多种药物治疗，通常认为同时使用5～10种药物即为多药共用。

7.抗精神病药（antipsychotic drug）　是一组用于治疗精神分裂症及其他精神病性精神障碍的药物。包括典型抗精神病药、非典型抗精神病药、抗躁狂药、抗抑郁药和抗焦虑药。

【老年合理用药的流行病学】

老年人用药量占全社会用药总量1/3左右。WHO资料显示，发展中国家住院病人的ADR为10%～20%。美国调查发现，>65岁人群中，66%使用处方和非处方药，妇女比男性服药更多，尤其是精神活性药物和治疗关节炎的药物。据统计，老年人每年平均服用4.5种处方药和2.1种非处方药，总计有12～17次处方，且60岁以上老人ADR发生率（15.4%）显著高于60岁以下（6.3%）的人。用药种类越多，越容易产生药物间相互作用，导致ADR发生。美国医疗保健系统每年针对老年人ADR所花费用至少为301亿美元。2000－2001年，全美由于不合理用药导致的相关医疗费用高达72亿美元。2007－2009年间，美国每年大约有99 628名>65岁老人因ADR急诊入院，其中2/3是非故意药物过量。老年人住院病因分析发现，ADR占15%～30%，而成人仅3%。

我国ADR发生率同样惊人，据2011年国家食品药品监督管理局不良反应监测中心发布的资料显示，2011年药品不良反应报告数量比2010年增长23.1%，45岁以上中老年人ADR率占总数的45.3%，严重报告中，60岁以上患者ADR发生率为58.0%，因ADR入院者中老年人占15%～30%，死于ADR的老年人占ADR总死亡数的50%。不合理用药不仅导致了药源性疾病大量增加，同时造成老年人生命质量显著下降。

【药物处方瀑布链】

"药物处方瀑布链"系指当老年患者发生由 ADR 而引起不良症状时，医生希望减少这些不良反应而另增加对抗不良症状的药物，其结果可能由于新增药物又出现新的药物不良事件。临床中"处方瀑布链"表现为：患者使用胆碱酯酶抑制剂治疗痴呆，而引起尿失禁，紧接着医生又使用抗胆碱能药物（奥昔布宁）治疗尿失禁（表 1-13），又出现心律失常、头昏或跌倒，医生又会再用其他药物对抗。患有慢性疾病和多药应用的老年患者非常容易出现"药物处方瀑布链"。一项病例对照研究纳入 3 512 名 65～99 岁患者，发现接受抗精神病药物治疗的老年患者，90 天内再接受抗帕金森病药物治疗的概率是那些未接受抗精神病药物治疗患者的 5.4 倍。

表 1-13 "药物处方瀑布链"举例

初始用药	药物不良事件	随后的药物治疗
抗精神病药	锥体外系症状和体征	抗帕金森治疗
胆碱酶抑制剂	尿失禁	治疗尿失禁
噻嗪类利尿剂	高尿酸血症	治疗痛风
NSAID	血压升高	降压治疗

第二节　老年人药动学特点

【老年药物的吸收】

1. 随着年龄增加，老年人胃酸分泌减少，胃排空减慢，内脏血流减少，肠功能减退，从而影响药物的吸收。

2. 尽管目前研究结论并不十分一致，总体来说，增龄可能影响老年患者对药物的吸收速率，导致药物峰浓度较低，达峰时间延长，但对吸收总量影响不大。

3. 老年人肝体积及血流量下降，药物首过效应减弱，生物利用度大幅增加（普萘洛尔及拉贝洛尔）。另一方面，一些 ACEI 类药物（依那普利、培哚普利）由于需要在肝内激活，首过效应则随着增龄而减慢或降低。

4. 对药物吸收显著影响的因素还包括给药途径、共服药物和患者疾病状态。

【老年药物的分布】

1. 老年人机体脂肪所占比例相对增加，导致水溶性药物分布容积减少而血药浓度增加，但吸收容积的减少可通过肾清除率下降而抵消，一般不会影响药物半衰期。

2. 脂溶性药物分布容积相对增加，延长了药物达到稳态血药浓度的时间和半衰期。

【老年药物代谢】

1. 增龄导致老年人肝体积缩小和肝血流量减少，许多药物通过肝 I 相代谢途径明显减少，有些药物甚至高达 30%～50%。

2. 肾功能减退不仅影响药物通过肾排泄，同样也影响药物在肝的代谢。研究表明，肾功能不全时，肝内细胞色素 P450 活性降低，基因表达下降。因此，增龄导致的肾功能减退可能影响药物在肝内的代谢。

【老年药物排泄】

1. 肾功能在 30 岁后即开始下降，平均每 10 年下降 6 ~ 12 ml/(min · 1.73 m^2)。老年人肾功能减退，尤其肾小球滤过率下降，会影响许多药物的代谢。

2. 肾清除率的下降与药物毒性密切相关。治疗窗窄的药物（氨基糖苷类、地高辛、锂剂），如果血中浓度超出了治疗量，可能导致严重 ADR。

3. 目前仍有研究质疑，增龄引起的肾功能减退是否真正影响老年人药动学？研究发现，尽管健康老人肌酐清除率较成人有所下降，但二者对于阿替洛尔、氢氯噻嗪和氨苯蝶啶的清除率相似。

表 1-14 列举了一些常见的受或不受肾功能影响的药物。表 1-15 则是一些在肾功能下降时应该避免应用的药物。

表 1-14　受或不受肾功能影响的药物

药物类别	受肾功能影响的药物	不受肾功能影响的药物
止痛药	吗啡、哌替啶	芬太尼、左美沙酮
抗心律失常药	索他洛尔	胺碘酮
抗菌药物	环丙沙星、左氧氟沙星	莫西沙星
降糖药	格列本脲、格列美脲	格列喹酮、格列齐特
	那格列奈	吡咯列酮
	西他列汀	
抗癫痫药	加巴喷丁、普瑞巴林、拉莫三嗪、左乙拉西坦	卡马西平、丙戊酸钠、苯妥英钠
降压药	阿替洛尔	比索洛尔、卡维地洛、美托洛尔、普萘洛尔
降脂药	苯扎贝特、非诺贝特	辛伐他汀、烟酸
治疗痛风或风湿免疫系统疾病的药物	甲氨蝶呤	秋水仙碱、羟氯喹、来氟米特
心血管系统药物	地高辛	洋地黄毒苷
抗精神病药	锂剂、米氮平	阿米替林、西酞普兰、氟哌啶醇、利培酮
抗病毒药	阿昔洛韦	溴夫定
细胞抑制剂	放线菌素 D、博来霉素、卡培他滨、卡铂、顺铂、环磷酰胺、多柔比星（阿霉素）、表柔比星（表阿霉素）、依托泊苷（足叶乙苷）、吉西他滨、异环磷酰胺、美法仑（马法兰）、伊立替康、甲氨蝶呤、奥沙利铂、拓扑替康	阿那曲唑（瑞宁得）、多西他赛、多柔比星脂质体、厄洛替尼、氟尿嘧啶、吉非替尼、亮丙瑞林、甲地孕酮、紫杉醇、他莫昔芬（三苯氧胺）、长春新碱、曲妥珠单抗

表 1-15 在肾功能损害患者中应该避免应用的药物

药物类别	药物名称	避免用药的情况	避免用药的原因
止痛药	哌替啶	CCR<60 ml/min	引起惊厥、抽搐
抗菌药物	头孢吡肟	CCR<30 ml/min	中枢神经系统毒性
抗精神病药物	锂剂	CCR<60 ml/min	肾毒性及神经毒性
降糖药	格列本脲、格列美脲	CCR<60 ml/min	顽固性低血糖
	二甲双胍	CCR<60 ml/min	乳酸酸中毒
利尿剂	螺内酯、依普利酮	CCR<30 ml/min	高钾血症
免疫抑制剂	甲氨蝶呤	CCR<60 ml/min	骨髓抑制
放射造影剂	含钆造影剂	CCR<30 ml/min	肾纤维化
低分子肝素	依诺肝素	CCR<60 ml/min	出血风险增加

【要点】

- 老年人具有与年龄相关的药动学特点（药物吸收、分布、代谢和排泄），这决定了老年人用药的特殊性。
- 当老年人存在肾功能不全时，应谨慎或避免应用某些经肾排泄的药物。

第三节 老年人药效学特点

老年人的药效学改变十分复杂，与老年人各个器官结构的老化、适应力减退和内环境稳定调节机制能力下降有关。药效动力学改变随之带来了浓度 - 效应关系、受体数目和敏感性的改变。一般来说，老年人对药物的敏感性增加，而耐受性降低，且个体差异较大。因此，老年人用药的有效剂量可相差几倍甚至十几倍，但目前还没有与老年人年龄相关的规律可循。一般认为，老年人药效学的改变归因于两种机制：药物受体数目或亲和力及受体后效应的变化所致的药物敏感性的改变；增龄所致的机体生理和内环境稳态功能受损（见表 1-16）。

【老年神经系统】

1. 老年人脑血流量减少，脑内某些酶的活性减弱，受体数目减少和结合力减弱，会影响药效的发挥。

2. 老年人对某些药物的敏感性有所加强，容易发生血压变化、脑缺血和精神紊乱，如老年人对催眠药和镇静药特别敏感，服用长效苯二氮䓬类药物，可能增加老年人跌倒和骨折的危险性。夜间持续应用长效苯二氮䓬类药物比短效苯二氮䓬类药物发生髋骨骨折的风险增加 50%。

3. 衰老时脂褐质、淀粉样蛋白质及丝状物等沉积在神经元内和神经元周围，使其功能减退，导致近期记忆受损，逐渐发展到痴呆状态。

4. 因为老年人压力感受器功能受损和脑血流量自动调节失败，导致老年人直立性低血压发生率高，且在服用抗交感活性药物（酚噻嗪、三环类抗抑郁药、α肾上腺素能阻滞剂）、容量消耗性药物（利尿剂）和血管扩张剂（硝酸盐类）时，容易加重直立性低血压，而增加跌倒的风险。

表 1-16　与增龄相关的药效学变化

药物名称	药效学作用	增龄相关的变化
腺苷	心率	—
地西泮	镇静，步态不稳	↑
地尔硫䓬	急性和慢性降压作用	↑
	急性 PR 间期延长	↓
苯海拉明	步态不稳	—
依那普利	阻滞 ACE	—
呋塞米	利尿峰值反应	↓
肝素	抗凝作用	—
异丙肾上腺素	心率变异	↓
吗啡	镇痛	↑
	呼吸抑制	—
苯肾上腺素	α_1- 肾上腺素反应	—
普萘洛尔	拮抗异丙肾上腺素的心率增快作用	↓
莨菪碱	认知功能	↓
替马西泮（羟基安定）	步态不稳	↑
维拉帕米	急性降压作用	↑
华法林	抗凝作用	↑

【老年心血管系统】

1. 随着增龄，胶原和淀粉样蛋白质在心脏沉积增多，使心室充盈的顺应性受损，每搏输出量降低，窦房结自律性降低，房性心律失常增多，应激时调节最大心率的能力下降；心肌细胞的收缩力、收缩速度和氧耗均显著下降，外周阻力因血管硬化而升高，心输出量下降及平均收缩压升高等，使老年人更易发生心血管疾病和心功能不全。

2. 压力感受器敏感性降低，又易出现直立性低血压；心功能减低，心输出量减少，使各器官血流灌注减少，导致药物的肝、肾清除率发生变化。如大剂量青霉素钠盐可引起高血钠和低血钾，对于心功能不良老人可引起水、钠潴留和心力衰竭加重。

3. 老年心脏传导减慢或易于阻滞，对 β- 受体阻滞剂等传导抑制药物应减量。

4. 动脉血管硬化、脉压增大、易出现直立性低血压及高血压时易出血。

5. 低钾、低蛋白血症及心肌损害易出现地高辛中毒。

【老年消化系统】

老年人消化系统变化可见胃肠道黏膜变薄，腺体和小肠绒毛萎缩，使胃酸、胃蛋白酶、淀粉酶、胰脂肪酶分泌减少，从而导致消化功能减退。

【老年泌尿系统】

老年人肾动脉内膜增厚，肾血流量减少，肾血管硬化和萎缩，肾小球数目减少约30%，肾小球滤过率降低；肾小球基底膜增厚，肾单位萎缩，肾单位的数目减少，使肾功能全面减退。如地高辛 60% ~ 80% 以原形经肾排除，在肾清除率下降时，半衰期延长，分布容积减少，中毒的潜在危险增加。当血尿素氮（BUN）>9.5 mmol/L（正常值为

3.2～7.1 mmol/L）时，易出现中毒现象。

【老年呼吸系统】

老年人肺泡小管周围的弹性回弹性能降低，顺应性降低而残气量增加，动脉血氧分压降低。

【老年血液系统】

血液系统造血组织的总量有所减少，白蛋白随年龄增加而下降，球蛋白则升高，使红细胞沉降率（血沉）加快。

【老年免疫系统】

老年免疫系统萎缩，胸腺激素分泌减少，受其影响的 T 细胞及功能均下降，机体免疫功能的衰退使老年人抗病能力下降，易患感染性疾病、肿瘤和自身免疫性疾病。

【老年内分泌系统】

1. 正常衰老时，支持生命的内分泌轴仍然完整，少数激素由于内分泌组织衰退而减少。

2. 老年人用糖皮质激素时不良反应增加（出血、骨质疏松、高血压及白内障等），应考虑剂量和疗程，加强监测。

3. 老年用胰岛素，尤其长效胰岛素及口服降糖药物时易致低血糖反应，用药过程中应考虑进食多少、药物剂量，是否按时进餐等诸多因素后，个体化调整。与增龄相关的药效学改变的药物见表 1-16。

【要点】

- 与增龄相关的老年人药效学特点（脏器功能减退及调节能力下降）决定了老年人成为药物不良反应的高危人群。
- 处方时应充分考虑老年患者的药效学特点，适当调整药物剂量、给药间隔时间，避免不恰当处方，并密切监测容易出现中毒反应的药物浓度变化。

第四节 老年人合理用药的原则

【受益原则】

给老年患者处方用药时应权衡利弊，充分考虑和评估用药的风险与受益。例如，尽管华法林作为有效抗凝药物可以减少 62% 的脑卒中发生率，而在老年患者的出血风险也成倍增加。因此，老人用药时应综合评估，保证用药的受益 - 风险比 >1。

【选药原则】

老年人的选药需要谨慎，除考虑疗效以外，还要兼顾不良反应。一般而言，应注意以下几点：①有明确的用药指征；②尽量减少用药种类；③治疗方案尽量简单，防止过多用药和滥用药物；④避免使用老年人禁忌或慎用的药物；⑤防止滥用滋补药及抗衰老药；⑥中成药和西药不能随意合用；⑦注意饮食对药物疗效的影响；⑧使用新药要慎重。

【个体化原则】

1. 根据老年患者衰老程度、患病史和治疗史等具体情况给予适当的药物治疗，制订个体化的给药方案。

2. 掌握最佳用药剂量，按照老年患者的具体情况，病情轻重、体重等因素考虑剂量，一般可用成人剂量的 1/2；用药最好从小剂量开始，逐渐调整剂量。

3. 对某些药物（非甾体抗炎药、抗生素、氨茶碱、抗癫痫药等），在某些特殊老年个体，最好监测血药浓度，适当延长给药间隔时间。

4. 选择合适剂型，以口服为主，对不适宜应用片剂或胶囊的患者，可选用液体剂型，必要时注射给药。老年人因胃肠功能减退，应用缓释剂型应注意监测用药反应。

【优先治疗原则】

老年人常患有多种慢性疾病，为避免同时使用多种药物，当突发急症时，应当确定优先治疗原则，抓住主要矛盾，将危及生命的问题放在首位处理。例如，患有急性上呼吸道感染或急性胃肠炎时，应优先治疗这些急症，暂停使用降脂药或改善脑供血的药物；若突发心脑血管急症，应暂停针对慢性胃炎或前列腺增生的治疗。

【简单原则】

1. 老年人用药要少而精，尽量减少用药种类，一般应控制在 4～5 种以内，减少合并使用类型、作用及不良反应相似的药物。

2. 开始治疗一种疾病时，尽量从一种药物开始，不要同时开始两种药物治疗。

3. 当用药 >5 种时，就应考虑是否都是必要用药，以及依从性和 ADR 等问题。

4. 要具体分析老年人现阶段病情，明确治疗目标，选择主要药物治疗；凡疗效不确切、耐受性差、未按医嘱服用的药物都可考虑停止，以减少药物数目。

5. 如果病情危重需要多药应用时，应在病情稳定后，遵守 5 种药物原则，尽量选择一箭双雕的药物（如用 β- 受体阻滞剂或钙拮抗剂治疗高血压和心绞痛），以减少用药数目。

【小剂量原则】

1. 由于老年人药代动力学及药效学的特殊性，肝肾功能减退、白蛋白降低和脂肪组织增加，对药物的敏感性增加、耐受性降低、安全范围缩小，在剂量方面要个体化考虑。

2. 老年人因衰老、病理损害程度不同、平时用药多少不一，使得个体差异较大，尤其高龄老人。80% 的老年人 ADR 是药动学方面原因所致，具有剂量依赖性，若从小剂量开始，缓慢增量，多数 ADR 可以避免。由于目前尚缺乏相关的规律可循，为稳妥起见，老年人只能采用小剂量原则，这是改善老年人开始和维持治疗的重要策略。对大多数药物来说，小剂量原则主要体现在开始用药阶段，即开始用药就从小剂量（成年人剂量的 1/5～1/4）开始，缓慢增量，以获得更大疗效和较小不良反应为准则，探索每位老年患者的最佳剂量。尤其对肝素、华法林、阿米替林、地高辛及庆大霉素等安全指数小的药物。

老年科医生应根据老年患者的年龄、健康状态、体重、肝肾功能、临床情况、治疗指数、蛋白结合率等情况综合分析后决策。

【择时原则】

1. 择时原则是根据时间生物学和时间药理学原理，选择最合适的用药时间进行治疗。由于许多疾病的发作、加重与缓解具有昼夜节律变化（变异型心绞痛、脑血栓及哮喘常在夜间发作，急性心肌梗死和脑出血发病高峰则在上午），药代动力学也有昼夜节律的变化（白天肠道功能相对亢进，因此，白天用药比夜间吸收快、血液浓度高），而药效学也有昼夜节律变化（胰岛素的降糖作用上午 > 下午）等，因此，老年人临床用药要考虑择时原则。

2. 抗心绞痛药物的有效时间应能覆盖心绞痛发作的高峰时段。变异型心绞痛多在 0 点到 6 点发作，因此，主张睡前用长效钙拮抗剂，也可在睡前或半夜用短效钙拮抗剂，但要注意与次晨用药的间隔时间。而劳力型心绞痛多在上午 6 点到 12 点发作，应在晚上用长效硝酸盐、β- 受体阻滞剂及钙拮抗剂。

3. 糖皮质激素有昼夜分泌节律，每天晨间分泌达高峰，此时给予较大剂量糖皮质激素，下丘脑 - 垂体 - 肾上腺轴对外源性激素的负反馈最不敏感，因而对肾上腺皮质功能的抑制较小、疗效较好、发生 Cushing 综合征的可能性较小。

4. 氢氯噻嗪的肾排 Na^+/K^+ 比值在上午最高，早晨用药不仅增加疗效，还可减少低钾血症的发生。

5. 铁剂最大吸收率位于 19 点，因此在中、晚餐后用药较为合理。

6. 早餐后用阿司匹林的半衰期长、血药浓度高，疗效更好。

【暂停用药原则】

1. 在给老年患者每次处方新药或调整剂量时，应常规回顾患者既往服药史，让患者带着所有药物，包括处方药、OTC、维生素和任何中草药或其他类型的补充剂随访，详细询问和记录每种药物的用途以及怎样和何时开始服用这些药物，为开具新处方提供信息。

2. 当没有继续用药指征时，应果断停药。

3. 检查患者有无潜在感染和代谢改变，以及任何新的主诉或病情变化，包括躯体、认知或情感等方面的症状，都应该考虑是否存在 ADR。对于出现新症状的服药老年人，停药受益明显多于加药受益。

4. 暂停用药原则作为现代老年病学中最简单、最有效的干预措施之一，值得高度重视。老年科医生要学会做减法，有时减药比加药更能够让老人获益。

【饮食调节原则】

非药物治疗仍然是老年患者有效的基础治疗手段，应予以重视。例如，早期糖尿病可采用饮食疗法，轻症高血压可通过限钠、运动、限脂及减肥等治疗，老年人便秘可多吃粗纤维食物、加强腹肌锻炼等，病情可以得到控制而无需用药。多数老年人体内蛋白质比例降低，加之疾病、消瘦、贫血等原因，均影响药物的疗效，因此，对于老年患者应当重视食物的营养选择与搭配。例如，控制饮酒以避免老年人减少 B 族维生素的摄入，老年糖尿病患者应注意调节饮食以保证降糖药物的治疗。

【人文关怀原则】

特别是关爱患有慢性疾病的老人，对于有效发挥药物的疗效至关重要。据估计，老年人对药物治疗的不依从或依从性不足可达50%。导致老年人服药依从性差的原因包括药物种类太多、用药方案太复杂、长期慢性治疗、药费昂贵、过度关注药物不良反应、认知功能下降及躯体功能障碍等。这就需要老年科医护人员对老年患者进行依从性指导，帮助患者认识疾病的严重性和用药的必要性，建立完善的随访机制，针对老年患者容易漏服药情况，帮助建立药物日程表和备忘录，准备多室隔开的药丸盒，标注清楚一周七天早、中、晚时间，将一周的药物预先分放好，便于老年人服用，最大程度提高老年患者的用药依从性。

【要点】

● 老年人用药的十大原则：受益原则、选药原则、个体化原则、优先治疗原则、简单原则、小剂量原则、择时原则、暂停用药原则、饮食调节原则、人文关怀原则。

第五节　老年人多药应用与药物相互作用

【多药共用的危害及不良后果】

多药共用带来的最大问题就是药物不良反应发生率增高，并且已成为医疗事故的重要原因之一。用药种类越多，越容易产生药物间的相互作用，导致ADR发生，从而对老年患者产生不利后果。

为什么老年人容易受多药共用影响，其原因众多，这里简要归纳如下：

1. 由于老年人药动学的改变，对药物清除能力降低，导致老年人更容易出现ADR，并且这种风险随着用药总数增加而增高。

2. 多药共用增加了药物-药物之间的不良反应风险。

3. 研究显示，多药共用是导致老年人股骨颈骨折的独立危险因素，特别是与跌倒相关的药物（中枢神经系统药物、降压和降糖药等），其用药种类是骨折发生的影响因子之一。

4. 多药共用增加了"处方瀑布链"发生的可能性。当发生ADR时常常会被误解为老年患者出现新的疾病情况，大多数临床医生会处方新的药物来治疗新出现的临床问题，这就导致了"处方瀑布链"的发生，并形成恶性循环。

5. 多药共用可导致老年人对药物的依赖性，还可能损害老人的视力或认知功能。

6. 多药共用降低了老年人服药的依从性。

【常见药物的相互作用】

两种或两种以上药物联合应用时，可通过作用于同一部位、同一机制，也可通过作用于不同部位、不同机制产生药理上相似或相反的效应，因此，合并用药可产生相互作用而影响药效（见表1-17，表1-18）。

表 1-17 常见产生协同或拮抗作用的药物

A 药	B 药	相互作用后果
抗胆碱药	吩噻嗪类、抗帕金森药、三环类抗抑郁药	抗胆碱能增强、麻痹性肠梗阻
降血压药	抗心绞痛、血管扩张	降压作用增强
中枢神经抑制药	乙醇、镇吐药、抗组胺药	呼吸抑制、昏迷
甲氨蝶呤	复方磺胺甲噁唑（复方新诺明）	骨髓巨幼红细胞症
肾毒性药	庆大霉素、妥布霉素	增强肾毒性
NM 拮抗药	氨基糖苷类抗生素	增强 NM 阻滞、延长窒息时间
补钾剂	保钾利尿药	高钾血症
肾上腺素	氯丙嗪	肾上腺素的升压作用减弱
吗啡	尼可刹米	吗啡的呼吸抑制作用减弱
苯二氮䓬类药	茶碱	镇静催眠作用减弱
肝素	鱼精蛋白	拮抗其抗凝作用

表 1-18 老年人常见药物的相互作用

主要药物	合用药物	结果
苯巴比妥	氢化可的松、华法林、多西环素、洋地黄毒苷	合用药药效降低
氯丙嗪	安乃近、降压药	体温剧降、严重低血压
阿司匹林	口服降糖药（甲苯磺丁脲等）	低血糖反应
保泰松类	双香豆素抗凝药	出血倾向
地高辛等强心苷	排钾利尿剂、糖皮质激素	低血钾、增加心律失常
	利血平	心动过缓，易诱发异位节律
	氨基糖苷类抗生素	加强神经肌肉阻断，引起肌无力或呼吸暂停
普鲁卡因胺	磺胺类	抗菌作用降低
普萘洛尔	降糖药（胰岛素、甲苯磺丁脲）	加重低血糖反应，普萘洛尔可掩盖急性低血糖症状
利血平	去甲肾上腺素	α- 受体敏感化，升压作用加强
胍乙啶	去甲肾上腺素	同利血平降压作用减弱
	抗抑郁药	降糖药作用减弱
	降糖药	
甲基多巴	普萘洛尔（静脉注射）	血压升高
可乐定	三环类抗抑郁药	降压作用明显减弱
呋塞米（速尿）、利尿酸	氨基糖苷类抗生素、头孢菌素类	易致耳聋，增加肾损害
氢氯噻嗪类利尿药	降糖药	对抗降血糖作用
肝素	右旋糖酐、阿司匹林、双嘧达莫(潘生丁)	加强抗凝作用
口服抗凝药	保泰松、阿司匹林、广谱抗生素	出血倾向
磺脲类降糖药（甲苯磺丁脲等）	氯霉素、阿司匹林、保泰松、双香豆素	降糖作用加强
苯乙双胍	四环素	易致乳酸性酸中毒
氨基糖苷类抗生素	互相合用或顺序连用	增加听神经毒性
头孢菌素类、多黏菌素	庆大霉素	加强肾毒性

资料来源：王革新，许士凯．老年人的药物与药物相互作用．实用老年医学,1995,9(1):10-13.

> **【要点】**
> - 多药共用导致老年患者药物不良反应发生率高，老年人由于衰老带来的药代学、药效学改变更易出现药物相互作用，带来不良反应。
> - 掌握老年人群常见的药物相互作用，可以减少老年人不恰当用药处方。

第六节　筛查老年患者不恰当用药的 Beers 标准

【老年患者恰当处方应考虑的问题】

临床医生在给老年人开具处方时，应在过度用药和用药不足之间掌握平衡。临床上严格管理复杂情况老年患者的多药共用，不能完全遵循针对某种特殊疾病制订的指南，应该根据患者病情，充分考虑药物 - 药物之间相互作用、药物 - 疾病之间相互作用及药物 - 食物之间相互作用，选择最优化的处方和最恰当的药物治疗。例如，抗胆碱能药物与许多老年人发生的 ADR 有密切关系，这些 ADR 包括记忆损害、精神错乱、幻觉、口干、视力模糊、便秘、恶心、尿潴留、排汗功能异常及心动过速等（参见表 1-19）。

表 1-19　具有强烈抗胆碱能作用的药物

A. 抗组胺制剂	C. 解痉剂	E. 抗毒蕈碱药（治疗尿失禁）
溴苯那敏	阿托品制剂	达非那新
卡比沙明	颠茄	弗斯特罗定
马来酸氯苯那敏（扑尔敏）	双环胺	黄酮哌酯
克立马丁	后马托品	索利那新
赛庚啶	莨菪碱制剂	托特罗定
茶苯海明	溴苯胺太林（普鲁本辛）	曲司氯胺
苯海拉明	东莨菪碱	
羟嗪		
氯苯甲嗪		
B. 抗抑郁剂	**D. 抗精神病药**	**F. 骨骼肌松弛剂**
阿米替林	氯丙嗪	卡利普多
阿莫沙平	氯氮平	环苯扎林
氯丙咪嗪	氟奋乃静	邻甲苯海明
去郁敏	洛沙平	替扎尼定
多塞平（多虑平）	奥氮平	
丙米嗪	奋乃静	**G. 抗帕金森药物**
去甲阿米替林	匹莫齐特	苯托品
帕罗西丁	普鲁氯嗪	三己芬迪
普罗替林	异丙嗪	
三甲丙咪嗪	甲硫哒嗪	
	甲哌硫丙硫蒽	
	三氟拉嗪	

一项研究调查了6 912名65岁及以上老人，发现服用抗胆碱能制剂的患者，其认知功能下降和痴呆患病风险明显升高，一旦停药，则相关风险显著下降。多因素分析发现，在调整共病等多因素后，抗胆碱能药物仍然明显升高老年患者的死亡率。尽管如此，2005－2009年间，美国社区仍有23.3%>65岁的阿尔茨海默病（老年性痴呆）患者在服用抗胆碱能制剂。

因此，临床发现、监测并纠正老年患者可能存在的不恰当用药（potentially inappropriate medication，PIM）日趋显得重要，并正在被越来越多的老年科医生所重视。正是在这种背景下，国际上大量特有的关于老年人不恰当用药筛查量表孕育而生，其中包括Beers标准、STOPP量表、IPET、丹尼斯（Denis）补充列表、梅特（Mette）补充列表等。更多的系统评价（systematic review，SR）推荐，应根据老年患者的实际情况制订给药方案，包括适当考虑暂停或替代某些药物（表1-20）。

针对老年患者重新考虑药物的合理性十分重要，本章列举了老年患者合理处方应考虑的十大问题（表1-21）。这个过程应根据老年患者现有疾病情况，充分考虑患者的预期寿命及其治疗目标，最后决策新处方。例如，如果一名老年患者预期寿命已经很短，那治疗目标就应该降低，对于那些需要数年才能看到效果的预防性用药，就不应该再纳入该患者的处方中。这在管理进展性痴呆患者中已得到充分共识。此外，当临终关怀时，一些治疗性药物（如抗生素治疗肺炎）并不能提高老年患者的生存质量，因此，中国老年科医生需要改变传统治疗观念，跟上世界老年医学治疗的步伐。

【老年人潜在不恰当用药Beers标准（2012，AGS）】

老年人潜在不恰当用药Beers标准最初由美国老年病科医生Mark Beers于1991年提出，初衷是针对养老院的老年人，用于识别可能对老年人弊大于利的药物。1997－2003年，Dr. Beers及其团队成员更新并扩大了Beers标准的适用范围，用于筛查所有65岁以上非卧床及需要长期照顾的老人的潜在不恰当用药。2011年，由美国老年病协会（American Geriatrics Society，AGS）倡导，组织了11位老年医学和药理学专家小组，采用改良Delphi方法进行SR并达成专家共识，更新后于2012年发表在《美国老年病学学会杂志》（Journal of American Geriatrics Society）。

2012年，AGS Beers标准共纳入53种在老年人处方中应该避免或警惕使用的药物。按照主要治疗类别和器官系统进行分类,共分为3类（表1-22，表1-23，表1-24）。其中包括34种在老年人中避免的潜在不恰当用药，在某些疾病和综合征中应该避免的老年人潜在不恰当用药以及14种在老年人中应该警惕的不恰当用药。包括最新证据建议的，在75岁及其以上老人中应该警惕的2种刚上市抗血栓药。此外，还总结了一些老年人常用的抗精神病药物和应在老年人中避免使用的，具有强烈抗胆碱能作用的药物。

Beers标准是目前全球应用最广，用于筛查老年人潜在不恰当用药的量表工具之一，并为老年科医生所广泛接受。制定Beers标准的主要目的在于提高临床医生药品处方质量，评估老年人群药物使用情况，教育临床医生和患者合理用药，评估患者健康和不良预后、看护质量及医疗费用等。Beers标准还包含了一些不恰当的非处方用药。此外，1996年美国医疗费用的相关调查发现，通过Beers标准筛查养老院老年患者，发现不恰当用药显著增加患者住院率和死亡率。一项SR发现，社区中65岁以上老人不恰当用药与住院率增加呈正相关。

表 1-20 老年患者中应避免的不恰当用药

高风险

药物名称	潜在危害	注释
胰岛素	低血糖	常规用药是恰当的，但老年人过分严格控制血糖可能弊大于利
磺脲类药物	低血糖	住院老年患者中存在显著低血糖风险，应避免或谨慎用药
华法林	消化道出血、颅内出血	尽管华法林是一种高风险药物，通常治疗利大于弊，但维持适当的 PT/INR 水平与华法林的风险 / 效益比密切相关
地高辛	认知功能受损、心脏传导阻滞	可以作为收缩性心力衰竭的三线药物，但不是控制房颤心率的最佳选择
苯二氮䓬类药物	跌倒	增加 60% 患者出现跌倒风险
苯海拉明及其他类抗组胺药	认知功能受损、男性尿潴留	不应作为依赖抗胆碱能作用来帮助睡眠，会引起次日嗜睡症状，影响患者行为能力，包括驾驶等；但很难避免使用，因患者可从药店购买该类非处方药
阿片类止痛药	便秘、嗜睡、认识功能损害、谵妄、呼吸循环抑制、癫痫	可待因、哌替啶、喷他佐辛（镇痛新）、布托啡诺、纳布啡都不是止痛的最佳选择；使用芬太尼、吗啡、羟考酮应小心调整剂量
抗精神病药	死亡、肺炎	尽管在一些病例中，其疗效与患者的治疗目标一致，但其用于治疗痴呆患者精神行为异常时会增加死亡风险
化疗药物	骨髓移植、肝损害、心脏损害	需要根据患者的治疗目标进行综合评估，特别要考虑患者的共存疾病。一旦确定应用，其化疗剂量和疗程应根据患者的器官功能状态制订个体化方案，对于可能出现的毒副作用进行预处理。总之，要达到预期治疗效果，其治疗相关的毒副作用也会更明显
α- 受体阻滞剂	直立性低血压	易引起直立性低血压，不推荐作为抗高血压药的常规使用；可选择其他低风险药物
胺碘酮	多重毒性副作用，包括甲状腺疾病，肺疾病和 QT 间期延长	数据显示，对于多数老年人，控制心室率的益处大于控制心律失常的益处。因此避免作为一线抗心律失常药治疗房颤
螺内酯（安体舒通）	高钾血症	避免用于心衰或 CrCl<30 ml/min 患者。在老年心衰中，如果用量 >25 mg/d，出现高钾血症的风险增加
甲地孕酮	增加血栓形成和死亡风险	对于增加体重的作用很小；老年患者会增加血栓形成事件和死亡风险
应避免的抗菌药物		
氟喹诺酮类	引起跟腱炎和断裂、低血糖、心律失常、抗生素相关性腹泻、恶化重症肌无力	合并应用糖皮质激素时，增加跟腱断裂风险
呋喃妥因	肺及肝毒性	当患者出现肾功能不全（CrCl<60 ml/min）时，由于尿中药物浓度不足，会致药物作用效力降低
复方磺胺甲噁唑	高钾、低血糖、严重的皮肤过敏反应	与华法林之间存在药物 - 药物相互作用（升高 INR），引起高血钾，其磺脲类成分增加低血糖风险

表 1-21　老年患者的恰当处方应该考虑十大问题

1. 是否有用药指征？
2. 对于这种疾病，该类药物是否有效？
3. 给药剂量是否正确？
4. 治疗方法是否正确？
5. 治疗方法是否具有可操作性？
6. 临床实践中是否有明显的药物 - 药物相互作用？
7. 临床实践中是否有明显的药物 - 疾病相互作用？
8. 是否存在不必要的重复给药？
9. 药物治疗疗程是否合理？
10. 和其他有相同治疗效果的同类药物相比，费用是否最便宜？

表 1-22　老年人中应该避免的潜在不恰当用药

器官系统 / 治疗分类 / 药物	原理
A. 抗胆碱能类药物（除外三环类抗抑郁药）	
1. 一代抗组胺药 溴苯那敏、卡比沙明、马来酸氯苯那敏（扑尔敏）、氯马斯汀、赛庚啶、右溴苯那敏、右旋氯苯吡胺、苯海拉明、多西拉敏、羟嗪、异丙嗪、苯丙烯啶	强抗胆碱能作用，随年龄增加清除率逐渐降低，作为安眠药使用时，耐受性增加；增加谵妄、口干、便秘和其他抗胆碱作用和毒性风险。在治疗急性过敏反应时仍然推荐使用苯海拉明
2. 抗帕金森制剂 口服苯托品、苯海索	不推荐用于预防抗精神病药物引起的锥体外系症状；对于治疗帕金森病还有其他可用的有效药物
3. 解痉剂 颠茄、氯氮䓬（利眠宁）、双环胺、莨菪碱、溴苯胺太林（普鲁本辛）、东莨菪碱	避免在除了短时间减少口腔分泌治疗外的其他疾病中应用。强抗胆碱能作用，有效性不确定
B. 抗血栓形成的药物	
1. 双嘧达莫，口服短效型（不推荐作为缓释剂与阿司匹林联用）	可能引起直立性低血压，有更多其他药物选择；静脉剂型可用于心脏应激试验（双嘧达莫试验）
2. 噻氯匹定	有更安全有效的药物选择
C. 抗感染药物	
呋喃妥因	避免在长期抑郁，且 CrCl<60 ml/min 的患者中应用。可能存在肺毒性，有更安全有效的药物选择，但当患者 CrCl<60 ml/min 时，由于尿中药物浓度不足，会导致药物作用效力降低
D. 心血管系统药物	
1. α- 受体阻滞剂 多沙唑嗪、哌唑嗪、特拉唑嗪	避免作为抗高血压药使用。易引起直立性低血压，不推荐作为抗高血压药的常规使用；可选择其他低风险药物
2. 中枢性 α- 受体激动剂 可乐定、胍那苄、甲基多巴、利血平（>0.1mg/d）	避免使用可乐定作为一线抗高血压药。避免应用其他所列药物。出现中枢神经系统不良反应风险较高；可能引起心动过缓或直立性低血压；不推荐作为常规降压药
3. 抗心律失常药（Ⅰa、Ⅰc、Ⅲ） 胺碘酮、多非利特、决奈达隆、氟卡尼、依布利特、普鲁卡因胺、普罗帕酮、奎尼丁、索他洛尔	避免作为一线抗心律失常药治疗房颤。数据显示，对大多数老年人，控制心室率的益处大于控制心律失常的益处。胺碘酮有多重毒性不良反应，包括甲状腺疾病、肺疾病和 QT 间期延长
4. 丙吡胺	丙吡胺是一种强负性肌力药物，在老年人可能导致心衰；强抗胆碱能作用；可以换用其他抗心律失常药物

（续表）

器官系统 / 治疗分类 / 药物	原理
5. 决奈达隆	避免应用于持续房颤或心衰患者。已有报道，在持续房颤或心衰患者中应用决奈达隆出现不良事件。总之，在房颤中控制心室率优于纠正心律失常
6. 地高辛 >0.125 mg/d	心衰患者中，高剂量地高辛不会得到更多益处，反而增加中毒危险；肾清除率下降可能增加中毒风险
7. 硝苯地平，快速释放型	可能诱发高血压和心肌缺血
8. 螺内酯（安体舒通）>25 mg/d	避免应用于心衰或 CrCl<30 ml/min 患者。在老年心衰患者中，如果用量 >25 mg/d，出现高钾血症的风险增加

E. 中枢神经系统药物

器官系统 / 治疗分类 / 药物	原理
1. 第三代 TCA，单独或联合用药 阿米替林、氯氮䓬（利眠宁）、氯丙咪嗪、多塞平（多虑平）>6 mg/d、丙米嗪、奋乃静 - 阿米替林、三甲丙米嗪	高度抗胆碱能作用、镇静和直立性低血压；低剂量多虑平的安全性与安慰剂相当
2. 抗精神病药	避免用于痴呆患者的行为异常，除非非药物治疗失败以及患者有自杀或伤害他人行为。增加痴呆患者脑血管意外（脑卒中）风险和死亡率
3. 甲硫哒嗪、美索达嗪	强抗胆碱能作用，引起 QT 间期延长的风险增高
4. 巴比妥类 异戊巴比妥、仲丁巴比妥、异丁巴比妥、甲基苯巴比妥、戊巴比妥、苯巴比妥、司可巴比妥	导致高的躯体依赖（tolerance to sleep benefits）；低剂量情况下超量用药风险增加
5. 苯二氮䓬类 （1）短效和中效制剂 　阿普唑仑、艾司唑仑、劳拉西泮、奥沙西泮、替马西泮、三唑仑 （2）长效制剂 　氯氮䓬（利眠宁）、阿米替林、环奎二苯酯 - 甲氨二氮䓬、氯硝西泮（氯硝安定）、地西泮（安定）、氟西泮、夸西泮	避免任何类型的苯二氮䓬类用于失眠、激越或谵妄。老年患者对苯二氮䓬类的敏感性增加，长效制剂的代谢减慢。总之，所有苯二氮䓬类药物都增加老年患者认知功能损害、谵妄、跌倒、骨折和机动车事故风险。但在下列疾病中的应用可能适合：癫痫、快动眼睡眠障碍、苯二氮䓬类药物撤药综合征、酒精戒断综合征、严重的广泛性焦虑、围手术期麻醉及临终治疗
6. 水合氯醛	10 d 内会产生耐药，剂量范围仅为推荐剂量的 3 倍
7. 甲丙氨酯	躯体依赖发生率高，镇静作用强
8. 非苯二氮䓬类安眠药 佐匹克隆、唑吡坦、扎来普隆	避免长期使用（>90 d）。在老年患者中，苯二氮䓬类受体激动剂的不良事件与苯二氮䓬类相似（谵妄、跌倒、骨折）；对于改善睡眠潜伏期及睡眠时间帮助不大
9. 甲磺酸麦角碱 苯氧丙酚胺	缺乏有效性

F. 内分泌药物

器官系统 / 治疗分类 / 药物	原理
1. 雄激素 甲基睾酮、睾酮	除了中重度功能减退症外避免应用。可能引起心脏问题，在前列腺癌患者中禁止使用
2. 甲状腺干粉	应考虑对心脏的作用，尽量选择更安全的药物
3. 雌激素（含或不含孕酮）	避免口服或局部用药。局部阴道用药：可以低剂量阴道内用药治疗性交痛、下尿路感染和其他阴道症状。有证据证实可能诱发乳腺癌和子宫内膜癌；在老年女性缺乏心血管保护和认知功能保护作用。有证据显示，乳腺癌患者中应用阴道内雌激素治疗阴道干燥安全有效，特别是雌激素剂量 <25 mg biw
4. 生长激素	避免使用，除非因垂体摘除术后替代治疗。对于增加机体容积的作用较小，但会引起水肿、关节痛、腕管综合征、男性乳房发育及空腹血糖受损

（续表）

器官系统 / 治疗分类 / 药物	原理
5. 胰岛素（Sliding Scale）	容易引起低血糖，并不能改善高血糖管理，不论有无监护设施
6. 甲地孕酮	对增加体重作用很小；在老年患者中会增加血栓形成事件和死亡风险
7. 长效磺脲类药物	氯磺丙脲在老年人中半衰期延长，可能引起持续性低血糖，引起抗利尿激素分泌异常综合征。格列本脲在老年患者中可能引起严重持续性低血糖
G. 消化系统药物	
1. 甲氧氯普胺	避免使用，除非胃轻瘫。可引起锥体外系反应（迟发型运动障碍），在脆弱老年人更易发生
2. 矿物油，口服	可能会对呼吸产生不良反应，有其他安全药物选择
3. 三甲氧苯酰胺	作用最弱的止吐剂，可能引起椎体外系不良反应
H. 止痛药	
1. 哌替啶	常规剂量不是有效的口服止痛剂，可能引起神经毒性作用，可选择其他更安全的药物
2. 非 COX 选择性 NSAID，口服剂型阿司匹林 >325 mg/d、双氯芬酸、二氟尼柳、依托度酸、非诺洛芬、布洛芬、酪洛芬、甲氯芬酸钠、甲芬那酸、美洛昔康、纳布美通、萘普生、奥沙普嗪、吡罗昔康、舒林酸、甲苯酰吡啶乙酸	避免长期使用，除非无其他有效选择药物，以及患者可以服用胃黏膜保护剂（PPI 或米索前列醇）。在高危患者中，增加消化道出血 / 胰腺炎风险，包括年龄 >75 岁的老人或口服 / 胃肠外应用糖皮质激素、抗凝剂或抗血小板药物者。应用 PPI 或米索前列醇可以减少，但不能完全避免这些风险。上消化道溃疡、总出血或 NSAID 引起的穿孔率在连续治疗 3 ~ 6 个月患者中约为 1%，连续治疗 1 年的患者中发生率为 2% ~ 4%。且发生率随着治疗时间延长而增加
3. 吲哚美辛、酮咯酸，包括胃肠外制剂	在高危患者中，增加消化道出血 / 胰腺炎风险（见非 COX 选择性 NSAID）。在所有 NSAID 中，吲哚美辛不良反应最大
4. 喷他佐辛	阿片类药物可能引起中枢神经系统不良反应（谵妄和幻觉），比其他毒麻药物出现不良反应更常见；是一种兴奋剂和拮抗剂的混合制剂；可以选择其他更安全的制剂
I. 骨骼肌松弛剂	
卡利普多、氯唑沙宗、环苯扎林、美他沙酮、美索巴莫、邻甲苯海明	多数老年患者对肌松剂耐受性差，主要因为抗胆碱能不良反应、镇静，并增加骨折风险；老年人对有效剂量的耐受性是一问题

然而，Beers 标准仅评估了老年患者不恰当用药的一部分，并未针对所有人群在用药风险、药物 - 药物相互作用、根据肾功能调整药物剂量等方面考虑，对于复杂病例，仍然需要临床医生进行分析和判断来决定处方。此外，老年患者的合理处方还应包括：正确的诊断决定正确的药物选择、适当的剂量、避免用药不足、避免用药过度、避免不恰当用药、避免撤药综合征及考虑费用等问题。

【要点】

- 对老年患者处方药物前，应考虑是否有用药指征、该药是否有效、给药剂量及方法是否正确、是否具有可操作性、是否存在药物相互作用、是否存在重复用药、疗程是否合理、药物性价比是否最佳等问题。
- 2012 年 AGS 修订的 Beers 标准是目前全球应用最广泛，用于筛查 >65 岁老年患者不恰当用药的工具之一，用于发现、监测并纠正老年患者可能存在的不恰当用药。

表 1-23 老年人某些疾病或综合征中应避免的不恰当用药

疾病/综合征	药物	原理
A. 心血管系统		
1. 心力衰竭	NSAID 和 COX-2 抑制剂、非二氢吡啶类 CCB（地尔硫草、维拉帕米）、比格列酮、罗格列酮、西洛他唑、决奈达隆	可能引起液体潴留或加重心力衰竭
2. 晕厥	ACEI、外周 α-受体阻滞剂（多沙唑嗪、哌唑嗪、特拉唑嗪）、三代 TCA（氯丙嗪、甲硫哒嗪、奥氮平）	增加直立性低血压或心动过缓风险
B. 中枢神经系统		
1. 慢性癫痫	苯丙胺、氯丙嗪、氯氮平、马普替林、奥氮平、甲硫哒嗪、甲哌硫丙硫蒽、曲马多	降低癫痫发作阈值，若无其他药物选择，控制良好的癫痫患者可以考虑。
2. 谵妄	所有 TCA、具有抗胆碱作用的药物（见表 1-19）、苯二氮草类、氯丙嗪、激素、H_2 受体阻滞剂、哌替啶、镇静催眠药、甲硫哒嗪	避免在合并谵妄或有谵妄高风险的老年患者中应用，因会加重或诱发谵妄；如果长期服药需要停药时，应逐渐减量以避免出现戒断症状
3. 痴呆及认知功能障碍	具有抗胆碱能作用的药物（见表 1-19）、苯二氮草类、H_2 受体阻滞剂、唑吡坦、抗精神病药，长期使用和必须使用	由于 CNS 不良反应，应避免使用。避免使用抗精神病药用于控制痴呆的行为异常，除非非药物治疗失败或患者出现自残或攻击他人情况。抗精神病药会增加阿尔茨海默病（老年痴呆）患者脑血管意外（卒中）和死亡风险
4. 有跌倒或骨折病史	抗癫痫药、抗精神病药、苯二氮草类、非苯二氮草类安眠药（右旋佐匹克隆、扎来普隆、唑吡坦、TCA/SSRI）	避免使用，除非无其他安全药物可选，避免应用抗癫痫药物，除非抽搐发作。可能引起共济失调、精神运动损害、晕厥、再次跌倒；短效苯二氮草类并不比长效制剂安全
5. 失眠	伪麻黄碱、苯肾上腺素、安非他明、利他林、匹莫林、茶碱、咖啡因	中枢神经系统兴奋作用
6. 帕金森病	所有的抗精神病药（除了喹硫平和氯氮平）、止吐剂、甲氧氯普胺（胃复安）、普鲁氯嗪、异丙嗪	多巴胺受体拮抗剂可能加重帕金森症状。喹硫平和氯氮平导致帕金森症状急剧恶化的可能性相对较少
C. 胃肠道系统		
1. 慢性便秘	口服 M-受体阻滞剂治疗尿失禁、非二氢吡啶类 CCB、第一代抗组胺药、具有抗胆碱能作用的药物/解痉剂（见表 1-19）、抗精神病药、第三代 TCA	避免使用，除非无其他药物选择。可能加重便秘，若便秘加重应考虑换药
2. 胃、十二指肠溃疡病史	阿司匹林（>325 mg/d）、非 COX_2 选择性 NSAID	避免使用，除非其他选择均无效，且患者可以服用胃黏膜保护剂（PPI 或米索前列醇），可能加重存在的溃疡或诱发新溃疡
D. 泌尿系统		
1. CKD Ⅳ 期和 Ⅴ 期	NSAID、氨苯蝶啶（单独或联合用药）	可能加重肾损伤，引起急性肾损伤风险增高
2. 所有类型的女性尿失禁	口服和经皮雌激素（除外阴道内雌激素给药）	避免在女性患者中应用，加重尿失禁
3. 下尿路综合征，良性前列腺增生	吸入性抗胆碱能药物、具有强抗胆碱作用的药物，除了用于治疗尿失禁的 M-受体阻滞剂	避免在男性中使用，可能减慢尿流率，引起尿潴留
4. 应激或混合性尿失禁	α-受体阻滞剂（多沙唑嗪、哌唑嗪、特拉唑嗪）	避免在女性中使用，加重尿失禁

表1-24 老年患者中应该谨慎的不恰当用药

药物	原理
A. 阿司匹林作为一线药物预防心脏事件	年龄 >80 岁患者谨慎用药，缺乏年龄 >80 岁患者中应用阿司匹林获益的证据
B. 达比加群酯	年龄 >75 岁或 CrCl<30 ml/min 的患者谨慎用药。与华法林相比，在年龄 >75 岁老年患者中诱发出血的风险增加，在 CrCl<30 ml/min 的患者中应用的有效性和安全性缺乏证据
C. 普拉格雷	在年龄 >75 岁患者中谨慎使用。增加老年人出血风险；在高风险老年患者风险获益比抵消
D. 抗精神病药及化疗药物：卡马西平、卡铂、顺铂、米氮平、SNRI、TCA、长春新碱	谨慎使用。可能加重或引起 SIADH（抗利尿激素分泌异常综合征）或低钠血症；老年患者开始或改变剂量时风险增加，需密切监测血钠水平
E. 血管扩张剂	谨慎使用。可能加重既往晕厥病史

第七节 老年人抗精神失常药物的使用特点和注意事项

【临床抗精神病药物的推荐规范】

老年患者常合并精神障碍，尤其多见谵妄、痴呆、焦虑症、抑郁症及老年精神病，特别是处于躯体疾病急性期的老年患者发生率高。尽管目前尚无足够证据支持抗精神病药物用于控制老年患者精神行为异常的有效性，但抗精神病药物、苯二氮䓬类和抗抑郁类药物已被广泛用于控制老年患者的精神行为异常。随着高龄老人的增多，抗精神病药物和苯二氮䓬类药物被过度用于这个群体。研究发现，长期看护单元中，老年人至少使用一种抗精神病药物。一项研究调查了 19 780 名在长期照顾单元中无明确精神疾患史的老年人，17% 在 100 天内使用过抗精神病药，24% 一年内使用过抗精神病药物。而抗抑郁药并未得到充分使用，因为老年患者的抑郁状态常被作为行为异常而用抗精神病药物。

滥用抗精神病药物增加老年患者药物不良反应发生的概率，可能导致病情恶化或出现认知功能障碍。研究发现，用于治疗痴呆患者精神行为异常的非典型抗精神病药物，与长期照顾单元中药物不良事件密切相关，尤其增加骨折风险。美国 FDA 公共卫生咨询处警告，在合并精神症状的痴呆患者中，使用非典型抗精神病药物可能导致致死性不良事件。

1987 年，美国联邦政府通过了一项关于养老院老人用药的法案（Omnibus Budget Reconciliation Act，OBRA），旨在保护养老院老人免受不必要的物理性或药物性束缚。1990 年，美国保健管理机构（The Health Care Administration，HCFA）进一步补充了 OBRA，并于 1999 年进行了更新。HCFA 详细规定了发现老年行为异常和精神症状后的诊断和处理流程（图 1-7），并列举了老年人常用抗精神病药种类、剂量、不良反应及避免使用抗精神病药物的情况。

所有抗精神失常药物（抗抑郁药、抗焦虑药、镇静安眠药和抗精神病药）都被纳入 OBRA "不必要药物"管理中。根据 HCFA 指南，养老院老人应避免不必要的药物约束，即指那些重复用药、超剂量或超疗程用药、存在明显不良反应、缺乏足够监测和指导用药的情况。

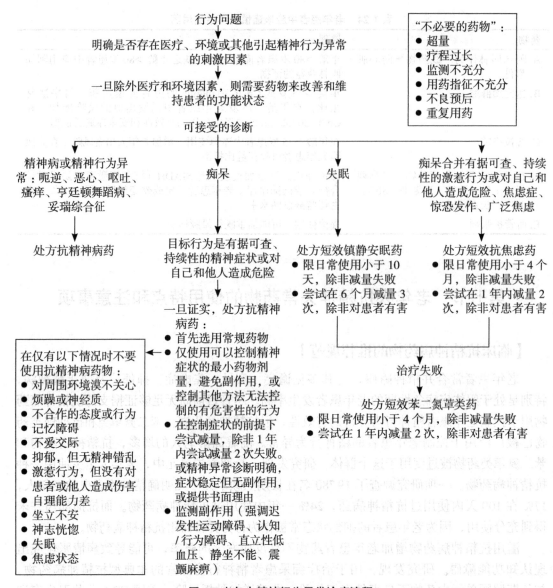

图1-7 老年人精神行为异常诊疗流程

　　当老年患者出现精神行为异常时，首先要排除可能导致精神行为异常的医源性、环境和社会心理因素。在采用抗精神病药物治疗前，首先尝试非药物治疗。因抗精神病药物治疗目的仅在于维持和改善患者的功能状态，治疗过程必须严密监测药物疗效及不良反应，特别是抗精神病药物。除非老年人以前已长期服用巴比妥类药物或其他镇静药，且未发现明显不良反应外，否则最好不要轻易使用（表1-25），其中苯巴比妥钠（鲁米那）仅限于控制癫痫发作。在所有可能引起老年人精神行为异常的疾病中，OBRA 仅对痴呆患者的抗精神病药物进行了限制，而未对老年精神病患者（精神分裂症）的抗精神病药物剂量和监测进行限制。更新的 HCFA 则对抗精神病药物的限制进行了一些调整。

　　如果明智而谨慎处方，抗精神病药是可以改善老年患者的生理和心理状态的。然而，老年人群对药物毒性较其他人群更敏感，可能降低患者的功能状态，或增加药物间相互作用。下面本章将详细介绍老年人中常用的抗精神病药物，包括其不良反应和推荐规范。

表 1-25　老年人应该避免应用的镇静类药物

巴比妥类
异戊巴比妥
异戊巴比妥 - 司可巴比妥
阿司匹林 - 布他比妥 - 咖啡因
仲丁巴比妥
戊巴比妥
司可巴比妥
其他镇静剂
乙氯戊烯炔醇
苯乙哌啶酮
氨甲丙二酯

【抗抑郁药】

OBRA 要求对抗抑郁处方药的使用要受到限制。要求在使用前有恰当的诊断、处方时给予合理的剂量、临床上可以接受的疗程和监测其不良反应（表 1-26）。

表 1-26　老年患者中推荐的抗抑郁药药物及剂量

药物名称	推荐剂量（mg/d）		不良反应			
	初始剂量	维持剂量	镇静作用	激动作用	抗胆碱能作用	直立性低血压
三环类抗抑郁药						
去甲丙咪嗪	25	50～150	低	低	低	低
去甲阿米替林	10～25	40～75	中等	－	低	低
SSRI（选择性 5- 羟色胺再摄取抑制剂）						
西酞普兰	20	20～40	低	低	－	－
三氟戊肟胺	50	50～200	低	低	－	－
帕罗西丁	10	20～30	低	低	－	－
舍曲林	25～50	50～150	低	低	－	－
其他类型						
丁胺苯丙酮	100	100～400	－	中等	－	低
奈法唑酮	100	100～600	中等	－	低	低
曲唑酮	25～50	50～300	高	－	低	中等
万拉法新	75	75～350	低	低	低	低

1. 选择不良反应小的抗抑郁药对老年人而言十分重要。尽管老一代的三环类抗抑郁药（TCA）疗效很好，但老年人对其不良反应相当敏感，特别是过度镇静、抗胆碱能作用（口干、便秘、尿潴留、近物视物模糊、心动过速及意识混乱）、直立性低血压和影响心电传导等。因此，应尽量选用那些较少引起严重抗胆碱能作用和直立性低血压的三环类抗抑郁药 [如去甲阿米替林和去甲丙咪嗪（地昔帕明）]。第三代 TCA 应避免用于有晕厥、慢性便秘的老年患者；而所有 TCA 都应避免用于谵妄、骨折及跌倒高风险的老年患者。

2. 在选用选择性 5- 羟色胺再摄取抑制剂（SSRI）药物时，还应考虑该类药物之间的细微差别。氟西汀的半衰期及活性代谢产物时间很长，分别为 84 h 和 146 h，服用该药物后可能产生持续不良反应，有时可长达数周。因此，不推荐老年患者使用氟西汀。舍曲林的半衰期及其活性代谢时间较短，分别为 25 h 和 66 h；帕罗西丁无活性代谢产物，半衰期相当短，约 24 h，是较氟西汀更好的选择。但所有 SSRI 都会增加老年患者跌倒和骨折的风险，因此，有该类病史或高风险的老年患者应避免使用。

3. 绝大多数 SSRI 存在明显的药物相互作用。氟西汀、帕罗西丁、舍曲林都会抑制华法林、西沙比利、苯二氮䓬类、奎尼丁、三环类抗抑郁药、茶碱和某些他汀类药物的代谢。对于存在这些药物相互作用高危因素的老年患者，可以选择新一代 SSRI（西酞普兰）。研究表明，与其他 SSRI 类药物相比，西酞普兰对于细胞色素 P450 的抑制作用较弱，而抗抑郁的有效性与氟西汀、舍曲林相似。

4. 曲唑酮和奈法唑酮同样被推荐用于老年人群，这两种 SSRI 的镇静作用相当（曲唑酮比奈法唑酮略强），对合并抑郁、焦虑或失眠的老年患者很有效。由于曲唑酮容易引起直立性低血压，因此，建议睡前服药。如果患者服用曲唑酮后出现明显镇静或直立性低血压，可换用奈法唑酮。然而，奈法唑酮可抑制细胞色素 P450 通路，与西沙比利之间有严重药物相互作用，因此，选用时应注意患者是否存在可能的药物相互作用。

5. 万拉法新和丁胺苯丙酮均是有效、耐受性良好的抗抑郁药，且没有明显抗胆碱能的不良反应。由于丁胺苯丙酮在结构上与兴奋剂相似，因此，应避免睡觉前服用。丁胺苯丙酮 >400 mg/d 可诱发癫痫。万拉法新 >200 mg/d，3% ~ 13% 的患者可引起血压升高。因此，使用这些药物时不推荐较高剂量。

6. 四环类抗抑郁药（米氮平）是一种新型抗抑郁药，该药对 α- 肾上腺素能受体和 M 受体有轻微阻滞作用，因此，米氮平可能引起直立性低血压及抗胆碱能不良反应。尽管不良反应较三环类抗抑郁药轻，但发生率 >50%。然而，目前为止，关于老年患者使用米氮平后相关不良反应的研究仍然有限。

绝大多数的抗抑郁药在老年人体内的半衰期足够长，因此，可以根据其药物镇静或兴奋性能的不同选择每日晨起或睡前顿服给药。须小心调整剂量：剂量滴定期越长，其不良反应发生率越低。老年人经典抗抑郁药的剂量通常为成年人的一半，偶尔也需要全量才能达到治疗效果。

【 抗焦虑及镇静催眠药 】

1. 苯二氮䓬类常用于短期焦虑症和失眠症，但在应用这类药物前，应首先尝试非药物治疗。第一步，强调患者养成良好睡眠习惯，减少午后咖啡因摄入、晚饭前规律运动、避免白天小睡、建立规律的睡眠时间，控制夜间疼痛、解决夜尿症和维持舒适的睡眠环境（温度、噪声和光线）。Beers 标准指出，所有苯二氮䓬类及非苯二氮䓬类镇静安眠药都应该避免长期用于失眠、激越或谵妄的老年患者，因为这些药物都会增加老年患者认知功能损害、谵妄、跌倒、骨折和机动车事故的风险，且对于改善老年人睡眠潜伏期及睡眠时间帮助不大。Beers 标准认为，苯二氮䓬类药物仅适用于抽搐发作、快动眼睡眠障碍、苯二氮䓬类药物撤药综合征、酒精戒断综合征、严重广泛性焦虑、围术期麻醉以及临终治疗。

2. 当老年人必须用苯二氮䓬类药物时，最好选用短效制剂。老年人对替马西泮（羟基安定）和劳拉西泮的耐受性较好，其半衰期分别为 18 h 和 10 ~ 16 h，且药效持续时间较短。长效苯二氮䓬类药物的半衰期常超过 100 h，引起药物不良事件的风险较高。长期使用长效苯二氮䓬类药物可能导致严重意识障碍、认知功能障碍和跌倒。鉴于此，OBRA 指南仅允许在使用短效苯二氮䓬类药物失败情况下，才允许选用长效制剂。

3.苯二氮䓬类不良反应包括过度镇静、精神运动迟缓、认知功能障碍、意识障碍、健忘、清晨"宿醉"现象、共济失调和跌倒。当老年人服用苯二氮䓬类药物时，偶尔可能出现烦躁不安、易激惹和躁动进展。

4.唑吡坦是一种新型可用于老年人的短效助眠药。与苯二氮䓬类相比，药物依赖性、撤药综合征和快动眼睡眠反弹较少，其不良反应包括困倦、头晕、头痛和胃肠道不适。

5.OBRA 规范允许服用抗组胺药（苯海拉明和羟嗪）控制老年患者的焦虑症和失眠症。然而，即使低剂量也会损害老年患者的白天功能。而且，这类药物的抗胆碱能作用可能加重老年患者的行为异常（谵妄、意识障碍和定向力障碍）。

低剂量抗抑郁药也常用于治疗失眠症。去甲阿米替林（10～25 mg/d）和曲唑酮（25～150 mg/d）适用于老年患者，且无明显抗胆碱能不良反应。表 1-27 列举了 OBRA 推荐用于老年患者的抗焦虑药及镇静催眠药。

表 1-27 适用于老年患者的抗焦虑药及镇静催眠药

药物名称	老年患者推荐剂量（mg/d）		起效时间
	焦虑症	失眠症	
短效制剂			
苯二氮䓬类			
阿普唑仑	0.75	0.25	中等
艾司唑仑	0.5	0.5	快速
劳拉西泮	2	1	中等
奥沙西泮（去甲羟基安定）	30	15	慢
替马西泮（羟基安定）	–	15	中等
三唑仑	–	0.125	快速
抗组胺药			
苯海拉明	50	25	快速
羟嗪	50	50	快速
其他类型			
唑吡坦	–	5	快速
长效制剂			
苯二氮䓬类			
氯氮䓬	20	20	中等
氯硝西泮	1.5	1.5	中等
氯拉唑酸	15	15	快速
地西泮	5	5	非常快速
氟西泮（氟胺安定）	15	15	非常快速
哈拉西泮	40	20	慢
普拉西泮	15	15	慢
夸西泮	7.5	7.5	中等

【抗精神病药物】

由于存在诸多严重不良反应，抗精神病药仅作为控制老年患者精神行为异常的最后选择（表1-28），且抗精神病药物控制行为异常的疗效仍存在争议。一些研究表明，抗精神病药物并不比安慰剂有效。一些学者认为，抗精神病药应该只用于控制那些引起患者"严重困境"的精神症状。

抗精神病药物常见的不良反应，包括：镇静、抗胆碱能作用、直立性低血压、锥体外系症状和迟发型运动障碍。锥体外系症状包括张力反应障碍、假性麻痹综合征和静坐不能。所有锥体外系症状在停药后都可以消失。

老一代苯二氮䓬类药物分为高、中、低效。高效抗精神病药物与多巴胺受体有着密切关系，可能引起更多锥体外系症状。低效抗精神病药物与组胺、α-肾上腺素及M受体关系更为密切，这些药物会引起更多的镇静、直立性低血压和抗胆碱能作用，老年人对这些不良反应更为敏感。

表 1-28　常用于老年患者的抗精神病药物

药物名称	老年人剂量（mg/d）	不良反应				
		镇静	锥体外系反应	抗胆碱能作用	直立性低血压	迟发性运动障碍
吩噻嗪类						
氯丙嗪	75	高	中	中	高	是
氟非那嗪	4	低	高	低	低	是
美索达嗪	25	高	低	高	中	是
普鲁氯嗪	10	中	高	低	低	是
普马嗪	150	中	中	高	低	是
三氟拉嗪	8	低	高	低	低	是
三氟丙嗪	20	高	中	高	低	是
甲硫哒嗪	75	高	低	高	高	是
硫杂蒽类						
甲哌硫丙硫蒽	7	低	高	低	中	是
丁酰苯类						
氟哌啶醇	4	低	非常高	低	低	是
苯氧氮平类						
洛沙平	10	低	中	低	低	是
二氢吲哚酮衍生物						
吗啉吲酮	10	中	中	低	低	是
典型抗精神病药						
氯氮平	50	高	低	高	中	低
奥氮平	10	中~高	低	中~高	中	低
喹硫平	200	中	低	高	中	低
利培酮	2	低	低	低	低	低

　　越来越多的证据显示，低剂量新型抗精神病药物较少引起锥体外系症状。这类药物包括氯氮平、奥氮平、喹硫平和利培酮，它们与多巴胺 D_2 受体关系紧密，是 5- 羟色胺受体强的阻滞剂。氯氮平、奥氮平及喹硫平均可能引起老年人过度镇静、抗胆碱能及直立性低血压等不良反应，但喹硫平缺乏在老年人中的研究证据。利培酮的耐受性很好，一些研究表明，它可以很好缓解痴呆患者的精神症状和攻击行为。$0.5 \sim 1.0$ mg/d 利培酮可以成功控制阿尔茨海默病患者的行为异常。氯氮平有时难以应用，因可引起粒细胞缺乏，而需要监测血常规。

　　2012 年，美国 AGS 更新的 Beers 量表更为详细地列举了老年人应该避免或警惕使用的典型和非典型抗精神病药物（表 1-29），Beers 量表指出，典型和非典型抗精神病药应该避免用于阿尔茨海默病（老年性痴呆）患者的行为异常，除非非药物治疗失败，以及患者有自杀或伤害他人行为，因为这些药物可能增加痴呆患者脑血管意外（卒中）风险和死亡率。有骨折或跌倒高风险的老年患者、有帕金森病、慢性便秘和良性下尿路综合征的患者也应避免使用抗精神病药物，因为这些抗精神病药物可能加重尿潴留、便秘或帕金森病的症状，而喹硫平和氯氮平引起帕金森病症状加重的可能性相对较少。此外，有晕厥病史的老年患者应避免使用奥氮平、甲硫哒嗪；有慢性癫痫病史的老年患者应避免使用奥氮平、氯氮平、甲硫哒嗪和甲哌硫丙硫蒽；有谵妄病史的老年患者应避免使用高抗胆碱能作用的抗精神病药和甲硫哒嗪。

　　抗精神病药治疗可以最大程度提高老年患者的生活质量和改善功能状态。在给这类老人制订药物方案时，临床医生应充分关注诊断的正确性、恰当的剂量、不良反应、药物相互作用和相关的药代动力学，持续评价患者的治疗效果。

表 1-29　老年人中应警惕的第一代和第二代抗精神病药物

第一代药物（典型药物）	第二代药物（非典型药物）
氯丙嗪	阿立哌唑
氟奋乃静	阿塞那平
氟哌啶醇	氯氮平
洛沙平	伊潘立酮
吗啉酮	鲁拉西酮
奋乃静	奥氮平
匹莫齐特	帕潘立酮
普马嗪	喹硫平
甲硫哒嗪	利培酮
甲哌硫丙硫蒽	齐拉西酮
三氟拉嗪	
三氟丙嗪	

【要点】

- 抗精神失常药物包括典型抗精神病药、非典型抗精神病药、抗躁狂药、抗抑郁药和抗焦虑药。
- 老年患者常合并精神障碍，滥用抗精神病药物可能导致病情恶化或出现认知功能障碍。
- 当老年人出现精神行为异常时，应遵循 HCFA 老年人精神行为异常诊疗流程，首先排除药物、环境、医疗或其他可逆性刺激因素，再按相应流程进行诊断和处理。
- 恰当使用抗精神病药物可以最大程度提高老年患者的生活质量和改善功能状态。

【参考文献】

1. Rochon PA, Schmader KE, Sokol HN. Drug prescribing for older adults [2013-10-02]. http://www.uptodate.com/contents/drug-prescribing-for-older-adults?

2. Cho S, Lau SW, Tandon V, et al. Geriatric drug evaluation: where are we now and where should we be in the future? Archives of internal medicine, 2011, 171(10):937-940.

3. Milton JC, Hill-Smith I, Jackson SH. Prescribing for older people. BMJ, 2008, 336(7644):606-609.

4. Hartmann B, Czock D, Keller F. Drug therapy in patients with chronic renal failure. Deutsches Arzteblatt international, 2010, 107(37):647-655；quiz 55-56.

5. Lai SW, Liao KF, Liao CC, et al. Polypharmacy correlates with increased risk for hip fracture in the elderly:a population-based study. Medicine, 2010, 89(5):295-299.

6. Carriere I, Fourrier-Reglat A, Dartigues JF, et al. Drugs with anticholinergic properties,cognitive decline, and dementia in an elderly general population: the 3-city study. Archives of internal medicine, 2009, 169(14):1317-1324.

7. Fox C, Richardson K, Maidment ID, et al. Anticholinergic medication use and cognitive impairment in the older population: the medical research council cognitive function and ageing study. Journal of the American Geriatrics Society, 2011, 59(8):1477-1483.

8. Sura SD, Carnahan RM, Chen H, et al. Prevalence and determinants of anticholinergic medication use in elderly dementia patients. Drugs & aging, 2013, 30(10):837-844.

9. Steinman MA, Hanlon JT. Managing medications in clinically complex elders: "There's got to be a happy medium". JAMA, 2010, 304(14):1592-1601.

10. Greenfield S, Billimek J, Pellegrini F, et al. Comorbidity affects the relationship between glycemic control and cardiovascular outcomes in diabetes: a cohort study. Annals of internal medicine, 2009, 151(12):854-860.

11. Deusenberry CM, Coley KC, Korytkowski MT, et al. Hypoglycemia in hospitalized patients treated with sulfonylureas. Pharmacotherapy, 2012, 32(7):613-617.

12. Mant J, Hobbs FD, Fletcher K, et al. Warfarin versus aspirin for stroke prevention in an elderly community population with atrial fibrillation. Lancet, 2007, 370(9586):493-503.

13. Woolcott JC, Richardson KJ, Wiens MO, et al. Meta-analysis of the impact of 9 medication classes on falls in elderly persons.Archives of internal medicine, 2009, 169(21):1952-1960.

14. Schneider LS, Dagerman KS, Insel P. Risk of death with atypical antipsychotic drug treatment for dementia: meta-analysis of randomized placebo-controlled trials. JAMA, 2005, 294(15):1934-1943.

15. Holmes HM, Hayley DC, Alexander GC, et al. Reconsidering medication appropriateness for patients late in life. Archives of internal medicine, 2006, 166(6):605-609.

16. Givens JL, Jones RN, Shaffer ML, et al. Survival and comfort after treatment of pneumonia in advanced

dementia. Archives of internal medicine, 2010, 170(13):1102-1107.

17. Fialova D, Topinkova E, Gambassi G, et al. Potentially inappropriate medication use among elderly home care patients in Europe. JAMA, 2005, 293(11):1348-1358.

18. Gurvich T, Cunningham JA. Appropriate use of psychotropic drugs in nursing homes. American family physician, 2000, 61(5):1437-1446.

19. Jibson MD, Marde S, Hermann R. Second-generation antipsychotic medications: Pharmacology, administration, and comparative side effects [2013-10-24]. http://www.uptodate.com/contents/second-generation-antipsychotic-medications-pharmacology-administration-and-comparative-side-effects?

20. Tamblyn R, Abrahamowicz M, du Berger R, et al. A 5-year prospective assessment of the risk associated with individual benzodiazepines and doses in new elderly users. Journal of the American Geriatrics Society, 2005, 53(2):233-241.

21. Wang PS, Schneeweiss S, Avorn J, et al. Risk of death in elderly users of conventional vs. atypical antipsychotic medications. The New England journal of medicine, 2005, 353(22):2335-2341.

22. Pirmohamed M, James S, Meakin S, et al. Adverse drug reactions as cause of admission to hospital: prospective analysis of 18 820 patients. BMJ, 2004, 329(7456):15-19.

23. Juurlink DN, Mamdani M, Kopp A, et al. Drug-drug interactions among elderly patients hospitalized for drug toxicity. JAMA, 2003, 289(13):1652-1658.

24. Rochon PA, Stukel TA, Sykora K, et al. Atypical antipsychotics and parkinsonism. Arch Intern Med, 2005, 165(16):1882-1888.

【纵深阅读】

1. Goulding MR. Inappropriate medication prescribing for elderly ambulatory care patients. Archives of internal medicine，2004，164(3):305-312.

2. 田新平主编 . 现代老年医学概要 . 第 6 版 . 北京 : 中国协和医科大学出版社 . 2012:70-78.

3. American Geriatrics Society 2012 Beers Criteria Update Expert Panel. American Geriatrics Society updated Beers Criteria for potentially inappropriate medication use in older adults. J Am Geriatr Soc, 2012，60(4):616-631.

4. 董碧蓉主编 . 老年病学 . 四川 : 四川大学出版社 . 2009: 170-180.

（莫 莉 何金汗）

第八章 老年人的疾病筛查与预防

【学习目的】

● 了解老年人疾病筛查和预防的特点，能够根据老年人的具体情况，给予个体化的筛查和预防建议。

老年医学的工作内容除了关注老年人的个体临床问题之外，还要关注老年人群的健康，提高老年人的健康预期寿命，同时合理使用医疗资源，促进国家社会的发展。老年人由于对多种慢性疾病易患性强，是临床预防的重点服务对象。因此，老年人的疾病筛查与预防是老年医学专科的重要内容，是人生健康管理不可或缺的一部分。

【典型病例】

病例1：患者，女性，73岁，为了查体来诊。2周前发现血白细胞降低（3.8×10^9/L，中性粒细胞 2.1×10^9/L），近期无发热、感冒等情况；食欲欠佳，担心自己是否患了"肿瘤"。既往体健，偶有血压升高，最高 140/85 mmHg。每年单位组织体检基本正常。不吸烟，初次月经13岁，孕2产2，53岁绝经。

病例2：患者，男性，75岁，为了查体来诊。1周前发现血清癌胚抗原（CEA）5.2 ng/ml（正常参考值 0～5 ng/ml），半年来消瘦、乏力。既往高血压30年，糖尿病20余年。吸烟40余年，戒烟7年。家族史不详。

【临床问题】

1. 上述两病例的查体内容是否应该一样？
2. 目前所进行的体检内容及项目繁多，且多以套餐的形式打包；是不是体检项目越全、价格越贵就越好？
3. 在众多的体检项目中，到底哪些项目是有效的，哪些是多余的，哪些是被忽视了的？
4. 对于体力好的老人和卧床不起的老人，是否需要做一样的检查？
5. 对于老年人而言，除了与成年人一样筛查慢病之外，还应关注哪些内容？

第一节　定义和分级

【定义】

1.疾病的临床预防　又称个体预防，是预防医学的一个分支，是指在临床场所（包括社区卫生服务工作者在家庭和社区场所），由临床医务工作者向健康者和无症状"患者"提供的对健康危险因素进行评价，然后实施个体的预防干预措施来预防疾病和促进健康的综合性卫生服务。

2. 疾病筛查　是通过早期发现疾病，予以早期治疗干预，使老年患者获益。对于脏器功能老化、患有多种慢病的老年人，广泛全面的检查，常常是发现了一堆问题，但真正能有效干预、让老年人能获益的却不多。如果检查以及对检查结果的处理不能使患者获益，即使明确诊断，对患者而言只是承受了检查过程的风险和痛苦，增加了医疗花费。因此，选择什么样的方式来筛查什么样的疾病，就需要依据循证医学的证据，一方面，通过筛查和干预能确实让老年人获益；另一方面，也避免过度医疗和增加医疗花费及患方负担。建议老年人每年做一次筛查，但其筛查重点与成年人不同（见表1-30），应包括肿瘤和非肿瘤老年病、老年综合征（特别是衰弱），调查生活方式，有功能障碍者还需要做功能评估。

表 1-30　不同人群查体与预防的内容

	筛查	预防
老年人	慢病、老年综合征、功能情况、生活方式	调整生活方式，营养，预防跌倒，预防接种，药物预防
成年人	常见慢病，生活方式	调整生活方式，药物预防
儿童	遗传病筛查、营养发育	预防接种，视力，生活方式，营养

3. 健康问题的预防　对于老年人而言，不仅包括健康的生活习惯和疾病的预防，还应包括老年综合征 / 老年问题的筛查和预防以及维持功能状态，因为这些问题会对老年人的生活质量造成较大的影响。

【预防和筛查的分级】

现有的关于预防和筛查的建议主要来自美国预防服务工作组（U.S. Preventive Services Task Force，USPSTF），综合考虑某种疾病的发病率、筛查的费 - 效比，以及干预负担来决定是否建议筛查。筛查建议分级见表1-31。USPSTF 在总结相关循证医学的证据后，就

表 1-31　查体项目的推荐级别（USPSTF）

推荐级别	级别含义
A. 强烈推荐	推荐内容有"好"的证据支持，改善重要的健康结局，利远大于弊
B. 推荐	推荐内容至少有"尚可"的证据支持，可改善重要的健康结局，利大于弊
C. 没有建议	推荐内容至少有"尚可"的证据支持，可改善重要的健康结局，但利弊相近，无法给予普遍性的建议
D. 不建议做	该项内容至少有"尚可"的证据，证明其无效，或者弊大于利
I. 证据不足，不足以给出建议	证明该项内容的证据缺乏，或为"差"的证据，或者结论有矛盾，无法判定利弊
证据质量	
好（Good）	证据包括了连续的结果，其来源是来自于良好设计、充分对照、针对代表性人群、直接评估效果和健康结局的研究
尚可（Fair）	证据足以判定健康方面的结局，但证据的力度有限（指研究的样本量、质量、连续性、所研究内容的普遍性、结果没有直接反映健康结局等）
差（Poor）	由于研究的数量或力度不足，证据不足以评估健康结局（指研究的设计或执行过程中有缺陷，在得出证据的环节中有缺失，或缺乏重要健康结局的信息）

译自：http://www.uspreventiveservicestaskforce.org/uspstf/grades.htm

各种疾病的预防给予指导性的建议（http://www.uspreventiveservicestaskforce.org）。此外，各个专业协会对于相关问题也会提出相应的筛查与预防方面的建议，可供参考。

【预期寿命】

很多医疗决策的制订，均是基于患者的预期寿命决定的。一般对于预期寿命的估计，一方面可以依据本地区人口的平均期望寿命，将老年人的健康状态分为高于平均水平、平均水平、低于平均水平，以此来大致估计预期寿命；另一方面，也可根据患者所患疾病情况来判断一定时间段的生存率，比如一些通过疾病给予评分来评估 1 年或 4 年生存率的工具，或者对一些疾病中位生存期的判断等。

【要点】

- 目前所进行的筛查、干预与预防，往往需要在一段时间后才能看出效果。应考虑老年人的预期寿命、共病以及功能状态，老年人是否有足够的预期寿命获得干预所带来的好处，是否有足够好的功能能够耐受进一步的检查和治疗。
- 采取什么样的预防与筛查措施，应结合老人的具体疾病、功能等情况，结合现有的证据来进行取舍。

第二节　老年人群的肿瘤筛查

肿瘤属于年龄相关性疾病，在老年人群中高发。筛查肿瘤的益处在于通过早期发现肿瘤并进行有效干预，可以降低肿瘤死亡率；但是也存在潜在的风险，假阳性结果导致的医源性并发症，假阴性导致的漏诊，治疗那些不造成临床损害的肿瘤所导致的过度医疗，以及给患者及亲属造成的心理压力等。

目前有研究证实，可以让老年人获益的肿瘤筛查包括乳腺癌筛查、宫颈癌筛查、结直肠癌筛查。

【乳腺癌筛查】

USPSTF 推荐对 50～74 岁女性每 2 年筛查一次乳腺钼靶 X 线摄片（B 级推荐）。由于筛查研究并未包括 75 岁以上的女性，所以这部分人群进行筛查是否获益尚不明确；如果预期寿命在 5 年以上，则可考虑筛查。不建议对 40～49 岁的女性进行筛查。40 岁以下人群是否筛查，证据不足。小样本研究（$n=2011$）表明，对于 80 岁以上的老年女性筛查乳腺癌与不筛查相比，在乳腺癌的发生率、分期、死亡率上无明显差异，筛查人群中假阳性率达 11%。因此，推荐对老年女性进行乳腺癌筛查，但应综合考虑筛查对象的预期寿命、功能状态及个人意愿等。

USPSTF 未提及对男性的筛查。而临床系统改进协会（ISCI）指南特别指出，无论男女，有乳腺癌家族史者，均应根据医生的指导意见检查。

USPSTF、美国癌症协会（American Cancer Society，ACS）及世界卫生组织（WHO）均不推荐乳腺自查。因为乳腺自查并没有降低乳腺癌的病死率，反而增加了活检数量。

其他筛查手段的评价

（1）磁共振（MRI）与钼靶 X 线相比较：敏感性高，但特异性差。ACS 建议对于高风险的女性，可以考虑用 MRI 进行筛查。

（2）B 超研究（BUS）显示：使用 B 超筛查乳腺癌，其敏感性和特异性（75.3%，96.8%）与钼靶 X 线（77.6%，98.8%）相近；而钼靶 X 线对于年轻女性、致密乳房则敏感性下降；我国的乳腺癌发病高峰为 40～49 岁，比西方国家早 10 年左右，且亚洲女性乳腺较致密，因此更强调 B 超筛查的地位。

（3）最新的系统分析表明，通过若干工具筛查出有乳腺癌家族史，且可能与 *BRCA* 基因突变相关的高危者，进行 *BRCA*1、*BRCA*2 基因突变的检测，有基因突变者提前进行乳腺切除，与不做手术相比，发生乳腺癌的风险可以降低 85%～100%，乳腺癌的死亡率可降低 81%～100%。因此，USPSTF 推荐那些可能有与 *BRCA* 基因突变相关的乳腺癌家族史的女性，进行相关基因检测（B 级推荐）。

【宫颈癌筛查】

细胞学检查筛查宫颈癌虽然没有明确的 RCT 研究证实其有效性，但现有观察性研究均证实，宫颈癌筛查可以获益。国际癌症研究机构（International Agency for Research on Cancer，IARC）总结了 8 个国家的数据后指出，筛查可以使宫颈癌的发生率降低 90%。

USPSTF 建议

（1）21 岁以上女性建议每 3 年做 1 次宫颈细胞学检查；细胞学结合人乳头瘤病毒（human papillomavirus，HPV）检测，则可每 5 年筛查 1 次（A 级推荐）。

（2）做过含宫颈的子宫全切术的女性可停止筛查。

（3）65 岁以上老年妇女，如果做过充分的筛查（指近 10 年内做过 3 次细胞学检查，结果为阴性；或做过 2 次结合 HPV 检测的细胞学检查，结果阴性，其中最近 1 次检查是在 5 年之内），其以后筛查结果异常的概率很低，可以考虑终止筛查。

（4）对于以往从未做过筛查或一直未规律筛查的老年妇女，进行宫颈癌筛查仍可获益，可使宫颈癌的 5 年死亡率减少 63%，对于该部分人群仍建议进行筛查。

2012 年美国癌症协会（ACS）宫颈癌筛查指南推荐

（1）年龄 >65 岁的高危女性（HPV 感染、吸烟、HIV 感染、衣原体感染、口服避孕药、使用宫内节育器、宫颈癌家族史、服用己烯雌酚者）优先以子宫颈涂片筛查子宫颈癌，不是高危人群者不推荐。

（2）已经做了子宫全切术的妇女，应查阴道巴氏涂片，除了宫颈癌或高分级（2 或 3 级）宫颈上皮内瘤变（CINⅡ/CINⅢ）手术者外，均应中断例行的细胞学筛查。

（3）不管宫颈细胞学检查频率如何，卫生保健提供者都应该告知患者应一年一次的盆腔妇科检查，即使不是每次随访都进行宫颈细胞学检查。

【结直肠癌筛查】

USPSTF、ACS 及美国多学科任务组（Multi-Society Task Force，MSTF）均建议对普通风险人群从 50 岁开始至 75 岁进行结直肠癌筛查。筛查手段包括：

（1）全结肠镜每 10 年 1 次，或者乙状结肠镜每 5 年 1 次（A 级推荐）。

（2）ACS 建议，每 5 年 1 次 CT 结肠重建作为可选择的筛查方案之一，检出直径

＞10mm 息肉，或 3 个以上直径＞6mm 息肉，应进一步行结肠镜检查。

（3）每 5 年 1 次双对比钡剂灌肠（double-contrast barium enema，DCBE）。

（4）USPFTF 推荐粪便潜血试验（fecal occult blood test，FOBT）每年 1 次；FOBT 的敏感性在 50% 以上，连续 3 次检查与 1 次检查比较，敏感性增加。

（5）粪便 DNA 检测，目前没有充分证据支持。

无论 USPSTF 还是 ISCI，均认为结肠镜或每年免疫组化大便潜血试验（immunohistochemistry fecal occult blood，iFOB）检查是结直肠癌的优先筛选方法。目前公认结肠镜的敏感性和特异性最高，获益最大，可以直接进行息肉切除或病理活检。但并发症风险也最高，如心肺疾病、糖尿病、脑卒中等共病均会增加结肠镜检查的风险。此外，还要考虑到老年人的预期寿命，如果预期寿命预计不足 10 年，则不建议筛查。

中华医学会消化病学分会在 2011 年发布了我国大肠肿瘤的防治意见，将筛查人群最高年龄定位在 74 岁。鉴于我国人口众多，建议采取初筛获得高危人群，对高危人群再进一步行结肠镜检查的方法，具体流程见图 1-8。

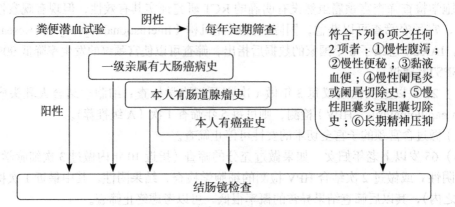

图 1-8　我国大肠癌伺机性筛查流程。根据中华医学会消化病学分会《中国大肠肿瘤筛查、早诊早治和综合预防共识意见》绘制（胃肠病学和肝病学杂志, 2011, 20(11):979.）

【前列腺癌筛查】

前列腺特异性抗原（prostate specific antigen，PSA）是最常用的前列腺癌筛查手段。随着增龄，PSA 的特异性降低，因此，在老年人中 PSA 假阳性所致的穿刺活检以及反复检查的风险性增高。USPSTF 在 2011 年进行了系统评价，总结了 5 个 RCT 研究和 23 个队列研究，结论是 PSA 筛查没有或仅轻度降低了前列腺癌的死亡率，但与随后的检查和治疗所带来的伤害相关，所以不推荐对所有年龄进行基于 PSA 的前列腺癌筛查服务，并中度或高度肯定这一服务完全无益或弊大于利（D 级推荐）。

美国癌症协会（ACS）和美国泌尿协会（American Urological Society，AUS）以及美国内科医师学院（American College of Physicians，ACP）则建议：临床医师对于 50 岁以上的普通人群，应事先与其讨论 PSA 筛查所带来的潜在益处和可能的伤害，再依据个人的意愿决定是否筛查；而对于 50 岁以下的成人、70 岁以上的老人、预期寿命不足 10 年者，均不建议筛查 PSA。

【肺癌筛查】

1. 痰液细胞学筛查的 RCT 并未显示能满足有效筛查的标准，进一步联合其他筛查试验进行评估，也仅能发现少许肺癌患者，不能降低肺癌死亡率。无一项研究证明 X 线胸片筛查能降低肺癌死亡率。低剂量螺旋 CT 扫描（LDCT）所发现的大量肺癌患者都属于 I 期，提示早期手术可能得到根治。然而，不同来源证据所显示的筛查发现，癌的侵袭程度也并非一致，手术能否达到根治也值得怀疑。尽管目前 LDCT 能够检测到大多数无症状肺癌和早期可切除肺癌，但大量良性结节被检出。因此，在推荐该技术被大规模使用和确切的研究证据证实 LDCT 能降低死亡率前，需要详细地权衡被筛查人群的纳入标准（吸烟史、年龄组）和筛查间隔时间、费用等。

2. 2011 年发表的国家肺部筛查试验（the National Lung Screening Trail，NLST）研究证实，在长期吸烟的 55 ~ 74 岁高风险人群中，通过每年 1 次胸部 LDCT 筛查，可使肺癌死亡率降低 20%。美国胸外科协会（American Association for Thoracic Surgery）和 ACS 均建议，对于 55 ~ 74 岁、吸烟超过 30 年的高风险人群，每年做 LDCT 筛查肺癌；USPSTF 则建议，对 55 ~ 80 岁的高风险人群进行筛查（B 级推荐），但如果戒烟超过 15 年，或有其他影响寿命的疾病，则不建议持续筛查；对于普通人群，LDCT 筛查是否获益尚不明确。

【其他肿瘤筛查】

1. 皮肤癌 目前尚无随机研究证实，由临床医生通过全身皮肤检查早期发现皮肤癌，可以得到有益的结果（I 级推荐），但考虑检查的方便性，ACS 建议通过全身皮肤检查筛查皮肤癌。

2. 卵巢癌 由于卵巢癌发病率较低，筛查带来的益处并不明显。尚无证据证实通过经阴道超声和糖类抗原 125（CA125）筛查的有效性，而且大部分阳性的筛查结果多被证实为假阳性。因此，USPSTF 不建议对普通人群做卵巢癌筛查（D 级推荐），但对于与 BRCA 基因突变相关的卵巢癌高风险人群，则建议进行相关的咨询和基因检测，并对阳性人群予以干预（B 级推荐）。

3. 胰腺癌、睾丸癌 USPSTF 不推荐进行常规筛查（D 级推荐）。

4. 甲状腺癌、膀胱癌和口腔癌 因缺乏最新的证据，尚无确切建议（I 级推荐）。

【要点】

● 老年人的肿瘤筛查，不是查得越多、越全就越好，过多的无意义的检查，反而会造成医疗资源的浪费，甚至造成过度医疗、不必要的医疗并发症等；仍应结合现有的循证医学证据，考虑老年人个体的功能、疾病情况，来给予个体化的建议。

第三节　非肿瘤老年病的筛查

老年病是指年龄相关性疾病，除了成年期持续到老年期的慢病如高血压、糖尿病等，还有一些老年阶段易患的疾病，如骨质疏松、黄斑变性等。

【BMI】

1. BMI　是识别肥胖、超重和相关疾病发生率的有效指标。与 BMI 增高有关的主要慢性疾病包括：

（1）心血管疾病（包括心脏病和脑卒中）：目前已经成为全球范围头号致死原因，每年有 1700 万人因上述疾病死亡。

（2）糖尿病：已经成为全球性的流行性疾病。WHO 估计在未来 10 年中，由于糖尿病导致的死亡将增加 50%。

（3）肌肉骨骼疾病：尤其是骨关节炎。

（4）某些癌症：如子宫内膜癌、乳腺癌、结肠癌的发病与肥胖有关。美国定义：BMI ≥30 为肥胖，25～29 为超重。《中国成人超重和肥胖症预防控制指南》定义：中国成人 BMI ≥28 为肥胖，24～27.9 为超重。

2. AMA　2012 年，美国医学会与健康计划（American Association Clinic and Health Plan）制订的《65 岁以上无症状老年患者预防保健指南》，简称 AMA，推荐患者在 74 岁前的医疗记录上每年均要有 BMI 存档，通过回顾上次记录的 BMI，常规筛查肥胖，并为肥胖患者提供高强度咨询服务（对患者进行持续性减肥咨询服务和支持服务）以鼓励其选择健康生活方式。

【血压】

无论收缩压、舒张压升高，均会增加心血管疾病患病危险，而且两者联系十分密切。AMA 指南建议：对 65 岁以上所有年龄的人按季度提供筛查（如果有计划安排随访的话），或者在任何健康维持随访中均要查血压。最近血压 <120/80 mmHg，每 2 年查一次；≥120～139/ ≥80～90 mmHg，每年查一次；患者有过血压 ≥140/>90 mmHg，应 1 个月内再复查。

高血压是一个重要公共卫生问题，是缺血性心脏病、左室肥厚、肾衰竭、脑卒中和痴呆的主要危险因素。控制血压可减少心肌梗死、脑卒中和心力衰竭的发生率。>65 岁老年人患高血压风险更高，筛查应较为积极，同时注意血压的监测，高于 120/80 mmHg 者，需要鼓励患者进行生活方式的干预以控制血压。

【血脂】

胆固醇在脑血管疾病和外周血管疾病的发生中起着重要作用。7 个大型试验发现，患者接受降脂治疗 5～7 年可减少 30% 心脏病的发病风险。筛查血脂异常有助于让患者或临床医师开始实施降脂治疗。2012 年 AACE（American Association of Clinical Endocrinologists，美国临床内分泌医师协会）指南中将成人 TC ≥6.3 mmol/L（240 mg/dl）、LDL-C ≥4.2 mmol/L（160 mg/dl）、HDL-C<1.6 mmol/L（60 mg/dl）、TG ≥2.3 mmol/L（200 mg/dl）均可诊断为血脂异常即冠心病的风险增加；其正常值分别为 5.3 mmol/L（200 mg/dl）、3.4 mmol/L（130 mg/dl）、1.1 mmol/L（40 mg/dl）、1.7 mmol/L（150 mg/dl）。

AMA 指南建议：对血脂正常者每 5 年筛查一次，对血脂接近允许治疗水平的人群进行筛查的间期要更短。目前还未建立停止筛查的年龄值。USPSTF 认为，最佳筛查间期尚不能确定，但每 5 年查一次是合理的，对于血脂接近允许治疗水平的人群进行筛查的间期要更短，对于无增加风险而复查血脂又正常的人筛查间期可更长。

目前普遍认同要对筛查血脂的患者进行风险评估：吸烟、糖尿病、高血压、有心血管病早发家族史（男性亲属 <50 岁，女性亲属 <60 岁）、有冠心病或非冠状动脉粥样硬化（如腹主动脉瘤、外周动脉疾病、颈动脉狭窄）等都是心血管病的危险因素。冠心病（coronary heart disease，CHD）增加的风险指的是有以下危险因素中的任何一个；高危指的是合并多个危险因素。而 USPSTF 采用 10 年心血管事件风险（通常用 Framingham 风险评分表测评）作为推荐意见的框架。

虽然对从来没筛查过，或已有危险因素的老年人进行筛查比较合适，但因 65 岁后血脂水平增高的可能性很小，所以反复对老年人进行筛查并非那么重要。但是，由于老年人冠心病危险的基本因素在老年人中是增加的，与年轻人比降脂治疗一定会获益，所以目前还没有确定停止筛查的年龄值。

【糖尿病筛查】

AMA、USPSTF、ISCI、AAFP（American Academy of Family Physicians，美国家庭医师学会）均不推荐常规筛查 2 型糖尿病（Ⅰ级推荐），因为根据 USPSTF 的证据回顾，目前尚无在无症状者中筛查 2 型糖尿病疗效随机对照或队列研究的证据，也没有关于筛查出的和临床检查出的糖尿病患者之间疗效比较的试验。USPSF2008 推荐在高脂血症和血压持续高于 130/80mmHg 无症状成年人中筛查 2 型糖尿病（B 级推荐）。

【骨质疏松】

USPSTF 建议 65 岁以上老年女性采用骨密度（bone mineral density，BMD）检测骨质疏松（B 级推荐），但对于初次检测正常的老年女性，是否有必要重复检查来预测骨折风险，尚无证据支持，而且 BMD 的变化至少需要 2 年才能反映；对绝经后的健康女性随访 8 年以上，发现重复测量 BMD 与初次测量 BMD 相比，并没有额外增加对骨折的预测价值。

【冠心病】

USPSTF 不建议用心电图（D 级推荐）或运动平板试验（Ⅰ级推荐）来筛查冠心病，因为这些检查的敏感性和特异性均有限。用冠心病的危险因素来计算 10 年内发生冠心病的风险评分，再做相应的干预可能更为有效。

【腹主动脉瘤】

由于腹主动脉瘤（abdominal aortic aneurysm，AAA）破裂预后很差，所以有必要早期发现 AAA。Fleming 等总结了关于筛查 AAA 的 4 个 RCT 研究，发现在 65 岁以上的男性中，AAA 筛查可使 AAA 相关的死亡率显著下降（OR 0.57，95% CI 0.45～0.74），在女性人群中则无此差异。吸烟人群的 AAA 发生率是不吸烟人群的 3～5 倍。因此，USPSTF 建议，在有吸烟史的 65～75 岁男性中用 B 超筛查 1 次腹主动脉瘤，其敏感性为 95%，特异性近 100%（B 级推荐）。而美国血管外科协会（Society for Vascular Surgery）以及血管医学和生物学协会（the Society for Vascular Medicine and Biology）则建议筛查所有 60～85 岁的男性和有心血管风险因素的 60～85 岁女性，对于有 AAA 家族史者从 50 岁开始筛查；B 超

测量腹主动脉直径 <3 cm 为正常；直径 3~4 cm，应每年复查 1 次 B 超；如为 4.0~4.5 cm，则每半年复查 1 次，>4.5 cm 则应去血管外科就诊。

【甲状腺疾病】

USPSTF 认为目前证据尚不充分，没有常规推荐筛查甲状腺疾病（Ⅰ级推荐）。

（1）美国甲状腺协会（the American Thyroid Association）推荐：35 岁以后，每 5 年检查 1 次甲状腺功能。

（2）老年人的甲状腺功能异常的发生率增高，临床表现不典型，容易被忽视，且与不良的临床结局相关，因此，AGS 倾向于对老人每 2~5 年进行一次 TSH 检测；TSH 诊断甲状腺疾病的敏感性为 98%，特异性为 92%；而在普通人群中 TSH 筛查的阳性预测值较低。

【要点】

● 老年人随着年龄的增加，多种慢性疾病的发病率也会随之增加，但应了解不是所有的疾病都需要干预，也不是所有疾病都可以有效干预，因此对于这些疾病的筛查同样要考虑干预获益所需要的时间、老年人的预期寿命、功能状态、比较潜在的获益和风险，并尊重本人的意愿。

第四节   老年综合征的筛查

【视力障碍】

视力障碍可对老年人的生活造成严重影响。引起老年人视力障碍的常见原因为老视、白内障、青光眼、糖尿病眼底病变，以及老年性黄斑变性（老年人主要致盲因素）。尽管美国眼科协会（American Academy of Ophthalmology）建议 65 岁以上老年人每 1~2 年一次全面的眼科检查，但 USPSTF 认为在老年人群中筛查视力障碍证据尚不充分，无法给予建议（Ⅰ级推荐）。

【听力障碍】

老年人听力障碍的发生率很高，80 岁以上可达 80%，美国家庭医生协会推荐通过询问老年人关于听力损伤和适当的关于治疗有效性的建议进行听力障碍筛查，对 65 岁以上听力损害者每年查一次，为专科医生提供参考。但是最新的 RCT 研究显示，进行听力障碍筛查，虽然可使助听器的使用率增加，但却没有明显改善与听力相关的生活质量，因此，USPSTF 认为目前证据尚不充分（Ⅰ级推荐）。

【抑郁】

尽管老年人重症抑郁或恶劣心境的发生率低于成年人，但出现抑郁状态、需要临床干预的并不少见。USPSTF 建议：有条件确诊抑郁，并可以有效治疗和随访的医疗机构均应进行抑郁筛查（B 级推荐），但筛查的频率尚不明确；对于没有诊治抑郁条件的医疗机构则不建议进行筛查（C 级推荐）。AGS 则建议老年人每年进行一次抑郁的筛查。ISCI 参考多个随机试验后，把抑郁症筛查列为 2 级推荐项目，认为筛查的前提是结果应该建立在精确诊断、有效治疗和体贴细心的随访之上，除非有这样一个完善的系统，筛查才能达到有效，而最适宜的筛查间期目前是未知的。同时，ISCI 指南还推荐了其余的几个抑郁测评工具。当然，总的来说，目前并没有任何证据表明对老年患者筛查抑郁症有害。

【痴呆】

USPSTF 认为目前证据不充分，是否应在普通老人中筛查痴呆或认知功能障碍尚无法给出建议（I 级推荐）；但是同时也指出，早期识别认知功能障碍，有助于制订诊疗决策，同时有助于预测患者可能出现的后续问题，也有助于患者家属提早做出准备。AGS 也不推荐常规筛查，但建议对认知功能下降的老年人检查有无痴呆，并予以早期干预。阿尔茨海默病协会（the Alzheimer's Association）也建议以老人每年健康体检为基础，对出现认知功能损害症状的老人有针对性地进行评估。

【衰弱】

是指老年人维持稳态能力的下降，即对抗应激的能力下降，反映了老年人在各种疾病面前的脆弱性增加。衰弱老人更容易发生各种不良事件，如围手术期并发症风险增加、住院日延长、入住护理院风险和死亡风险均增加。虽然没有相应研究证实筛查衰弱是否能获益，但从临床实践角度看，提前识别已有衰弱的人群、识别衰弱高危人群，特殊对待，如选择更恰当的干预手段，采取个案管理，可以提高临床工作质量，降低发生不良结局的风险。

【跌倒】

是造成我国老年人意外伤害死亡的首位因素，8.7% 的城区老人因跌倒致伤。我国卫生部于 2011 年 9 月颁布了《老年人跌倒干预技术指南》，对预防跌倒给予了相应的指导。跌倒是可以预防的，USPSTF 建议通过锻炼、康复治疗和补充维生素 D 来预防跌倒（B 级推荐）。USPSTF 认为，在社区无症状者中筛查跌倒获益小，不建议进行多因素筛查（C 级推荐），认为防跌倒教育和采取防跌倒措施更为重要。

【功能评估】

功能评估应在有功能障碍者中进行。详细内容见老年综合评估章节。

【要点】

● 老年综合征对老年人的生活质量往往有较大影响，却常常为临床工作者所忽视；而针对老年综合征进行干预，常常很快就会看到改善的效果，因此在临床工作中，也应关注老年综合征；通过相应的评估，发现有问题的老年综合征 / 问题并予以干预。

第五节   预防措施

【健康生活方式的宣教】

在诸多影响人类寿命的因素中，生活方式占60%，遗传因素15%，社会因素10%，医疗8%，环境因素7%。人们已经越发认识到健康生活方式对身体健康和寿命的影响。对于老年人而言，改变原来的不良生活习惯，采取健康的生活方式，即便高龄仍可以获益。Yates等进行了前瞻性的队列研究，跟踪了2 357例健康男性，平均年龄72岁，随访20余年，发现吸烟（HR 2.10，95%CI 1.75~2.51）、肥胖（HR 1.44，95%CI 1.10~1.90）均可增加死亡风险；规律锻炼可使死亡风险下降30%；具有健康生活方式的老人，其老年阶段的躯体功能和智力情况，也显著好于有不良生活习惯的老人。USPSTF和美国家庭医生协会（American Academy of Family Physicians）均建议，询问所有成年人是否吸烟，并提供戒烟的干预方案（A级推荐）。应关注老年人的生活方式，并综合考虑老年人的疾病、功能情况，给以合适的建议。

【预防接种】

1. 流感疫苗   老年人是发生流感的高危人群，在老年人群中接种流感疫苗，可使肺炎或流感的住院风险减少27%，死亡风险降低48%。研究同样显示，接种流感疫苗可以减少老年人因心脏病和脑血管病住院的风险，全因死亡风险可降低48%~50%。中国疾病预防控制中心重点推荐60岁以上人群每年应接种流感疫苗。

2. 肺炎链球菌疫苗   美国的统计数据显示，肺炎链球菌感染在老年人群中发病率最高（38.7/10万），死亡率也最高（6.56/10万）。为了预防侵袭性肺炎链球菌疾病（invasive pneumococcal disease，IPD），美国免疫实践顾问委员会（the Advisory Committee on Immunization Practices，ACIP）建议：①65岁以上老年人应至少接种一次23价肺炎链球菌多糖疫苗（PPSV23）；②如果65岁以前曾经接种过，也应重复接种，如距上一次接种时间不足5年，可待5年后再接种。

3. 带状疱疹疫苗   带状疱疹及疱疹后神经痛在老年人群中的发病率远远高于年轻人，超过80%的疱疹后神经痛发生在50岁以上人群中。一项在60岁以上人群中进行的RCT研究（n=38 546）显示，带状疱疹疫苗可以使带状疱疹的发病率减少51.3%，使疱疹后神经痛的发生率减少66.5%。因此，ACIP推荐所有60岁以上人群接种一次带状疱疹疫苗。

4. 破伤风疫苗 ACIP建议成年人每10年接种一次破伤风-白喉疫苗（Td booster）；对于可能与12个月以内的婴儿有密切接触的65岁以上老年人，建议接种百白破疫苗（Tdap，tetanus，diphtheria and acellular pertussis）。

【药物预防】

有许多研究显示，药物作为某些疾病的一级预防或二级预防可以获益，但是对于老年人，尤其是高龄老人，常常没有充分的证据。需要权衡利弊、个体化给予建议。

在老年人群中，心脑血管疾病的发生率均增加。证据显示在老年人中，作为二级预防使用他汀类药物，可以有效降低全因死亡率、冠心病死亡率和脑卒中发生率，但一级预防是否有效，以及 80 岁以上老人应用效果如何，仍需进一步研究。老年人使用他汀类药物，需要综合考虑共病、多药共用，以及病人意愿等情况。

　　USPSTF 建议 45～79 岁男性计算 10 年内患冠心病的风险，55～79 岁女性计算 10 年内患脑卒中的风险，依据具体的评分来决定是否服用阿司匹林；但对于 80 岁以上老人尚无充分证据；虽然高龄老人心脑血管事件的发生率增加，但消化道出血的风险也显著增加，需要慎重评估服用的利弊，在给予建议时，不应单纯考虑年龄，而是应综合考虑消化道出血的风险、血红蛋白水平（能否耐受出血）、肾功能、是否能及时发现消化道出血的症状并随时就诊等。如果使用，建议采用小剂量阿司匹林，仍然有效并可以降低出血风险。

【要点】

● 老年人的预防，与成年人的预防不尽相同，但良好的生活方式，合理的营养、运动仍证实有效。老年人所预防的疾病内容及使用的药物则应充分考虑老年人的特点。所给予的建议，也应个体化考虑。

【参考文献】

1. Lee SJ, Lindquist K, Segal MR, et al. Development and validation of a prognostic index for 4-year mortality in older adults. JAMA, 2006, 295(7):801-808.

2. US Preventive Services Task Force. Screening for breast cancer: U.S. Preventive Services Task Force recommendation statement. Ann Intern Med, 2009, 151(10):716-726.

3. Schonberg MA, Silliman RA, Marcantonio ER. Weighing the benefits and burdens of mammography screening among women age 80 years or older. J Clin Oncol, 2009, 27(11):1774-1780.

4. Nelson HD, Pappas M, Zakher B, et al. Risk Assessment, Genetic Counseling, and Genetic Testing for BRCA-Related Cancer in Women: A Systematic Review to Update the U.S. Preventive Services Task Force Recommendation. Ann Intern Med, 2014, 160(4):255-266.

5. Moyer VA. Risk Assessment, Genetic Counseling, and Genetic Testing for BRCA-Related Cancer in Women: U.S. Preventive Services Task Force Recommendation Statement. Ann Intern Med, 2014, 160(4):271-281.

6. Moyer VA. Screening for Cervical Cancer: U.S. Preventive Services Task Force Recommendation Statement. Ann Intern Med, 2012, 156(12):880-891.

7. Levin B, Lieberman DA, McFarland B, et al. Screening and surveillance for the early detection of colorectal cancer and adenomatous polyps, 2008: a joint guideline from the American Cancer Society, the US Multi-Society Task Force on Colorectal Cancer, and the American College of Radiology. CA Cancer J Clin, 2008, 58(3):130-160.

8. U.S. Preventive Services Task Force. Screening for colorectal cancer: U.S. Preventive Services Task Force recommendation statement. Ann Intern Med, 2008, 149(9):627-637.

9. Warren JL, Klabunde CN, Mariotto AB. Adverse events after outpatient colonoscopy in the Medicare population. Ann Intern Med, 2009, 150(12):849-857.

10. 中华医学会消化病学分会. 中国大肠肿瘤筛查、早诊早治和综合预防共识意见. 胃肠病学和肝病学杂志, 2011, 20(11)：979-995.

11. Chou R, Croswell JM, Dana T, et al. Screening for prostate cancer: a review of the evidence for the U.S. Preventive Services Task Force. Ann Intern Med, 2011, 155(11):762-771.

12. Qaseem A, Barry MJ, Denberg TD. Screening for prostate cancer: a guidance statement from the Clinical Guidelines Committee of the American College of Physicians. Ann Intern Med, 2013, 158(10):761-769.

13. Lakhani NA, Saraiya M, Thompson TD. Total Body Skin Examination for Skin Cancer Screening among U.S. Adults from 2000 to 2010. Prev Med, 2014, 61:75-80.

14. Barton MB, Lin K. Screening for ovarian cancer: U.S. Preventive Services Task Force reaffirmation recommendation statement. Ann Intern Med, 2012, 157(12):900-904.

15. The National Lung Screening Trail Team. Reduced lung cancer mortality with low dose computed tomographic screening. N Engl J Med, 2011, 365(5): 395-409.

16. Moyer VA. Screening for Lung Cancer: U.S. Preventive Services Task Force Recommendation Statement. Ann Intern Med, 2014, 160(5):330-338.

17. Nordin C. Screening for osteoporosis: U.S. Preventive Services Task Force recommendation statement. Ann Intern Med, 2011, 155(4):276.

18. Hillier TA, Stone KL, Bauer DC. Evaluating the value of repeat bone mineral density measurement and prediction of fractures in older women: the study of osteoporotic fractures. Arch Intern Med, 2007, 167(2):155-160.

19. Moyer VA. Screening for coronary heart disease with electrocardiography: U.S. Preventive Services Task Force recommendation statement. Ann Intern Med, 2012, 157(7):512-518.

20. Fleming C,Whitlock EP, Beil TL,et al. Screening for abdominal aortic aneurysm: a best-evidence systematic review for the U.S. Preventive Services Task Force. Ann Intern Med, 2005, 142(3):203-211.

21. U.S. Preventive Services Task Force.Screening for abdominal aortic aneurysm: recommendation statement. Ann Intern Med, 2005, 142(3):198-202.

22. U.S. Preventive Services Task Force.Screening for thyroid disease: recommendation statement. Am Fam Physician, 2004, 69(10):2415-2418.

22. Papaleontiou M, Haymart MR. Approach to and treatment of thyroid disorders in the elderly. Med Clin North Am, 2012, 96(2):297-310.

24. Chou R, Dana T, Bougatsos C. Screening older adults for impaired visual acuity: a review of the evidence for the U.S. Preventive Services Task Force. Ann Intern Med, 2009, 151(1):44-58.

25. Yueh B, Collins MP, Souza PE, et al. Long-term effectiveness of screening for hearing loss: the Screening for Auditory Impairment—Which Hearing Assessment-Test (SAI-WHAT) randomized trial. J Am Geriatr Soc, 2010, 58(3):427-434.

26. Moyer VA. Screening for hearing loss in older adults: U.S. Preventive Services Task Force recommendation statement. Ann Intern Med, 2012, 157(9):655-661.

27. U.S. Preventive Services Task Force. Screening for depression in adults: U.S. preventive services task force recommendation statement. Ann Intern Med, 2009, 151(11):784-792.

28. Lin JS, O'Connor E, Rossom RC, et al. Screening for cognitive impairment in older adults: A systematic review for the U.S. Preventive Services Task Force. Ann Intern Med, 2013, 159(9):601-612 .

29. Cordell CB, Borson S, Boustani M, et al. Alzheimer's Association recommendations for operationalizing the detection of cognitive impairment during the Medicare Annual Wellness Visit in a primary care setting. Alzheimers Dement, 2013, 9(2):141-150.

30. Clegg A, Young J, Iliffe S, et al. Frailty in elderly people. Lancet, 2013, 381(9868):752-762.

31. 中华人民共和国国卫生部 , 疾病预防控制局 . 老年人跌倒干预技术指南 . [2011-09-06]. http://www.moh. gov.cn/publicfiles/business/htmlfiles/mohjbyfkzj/s5888/201109/52857.htm.

32. Moyer VA, U.S. Preventive Services Task Force. Prevention of falls in community-dwelling older adults: U.S. Preventive Services Task Force recommendationstatement. Ann Intern Med, 2012, 157(3):197-204.

33. Yates LB, Djoussé L, Kurth T, et al. Exceptional longevity in men: modifiable factors associated with survival and function to age 90 years. Arch Intern Med, 2008, 168(3):284-290.

34. Nichol KL, Nordin JD, Nelson DB, et al. Effectiveness of influenza vaccine in the community dwelling elderly. N Engl J Med, 2007, 357(14):1373-1381.

35. Nichol KL, Nordin J, Mullooly J, et al. Influenza vaccination and reduction in hospitalizations for cardiac dis ease and stroke among the elderly. N Engl J Med, 2003, 348(14):1322-1332.

36. Centers for Disease Control and Prevention (CDC), Advisory Committee on Immunization Practices.

Updated recommendations for prevention of invasive pneumococcal disease among adults using the 23-valent pneumococcal polysaccharide vaccine (PPSV23). Morb Mortal Wkly Rep, 2010, 59(34):1102-1106.

37. Yawn BP, Saddier P, Wollan PC, et al. A population-based study of the incidence and complication rates of herpes zoster before zoster vaccine introduction. Mayo Clin Proc, 2007, 82(11):1341-1349.

38. Berthold HK, Gouni-Berthold I. Lipid-lowering drug therapy in elderly patients. Curr Pharm Des, 2011,17(9):877-893.

39. Thomas JE, Tershakovec AM, Jones-Burton C, et al. Lipid lowering for secondary prevention of cardiovascular disease in older adults. Drugs Aging, 2010, 27(12):959-972.

40. US Preventive Services Task Force. Aspirin for the prevention of cardiovascular disease: U.S. Preventive Services Task Force recommendationstatement. Ann Intern Med, 2009, 150(6):396-404.

【纵深阅读】

1. Centers for Disease Control and Prevention (CDC). Updated recommendations for use of tetanus toxoid, reduced diphtheria toxoid，and acellular pertussis (Tdap) vaccine in adults aged 65 years and older – Advisory Committee on Immunization Practices (ACIP), 2012. Morb Mortal Wkly Rep, 2012, 61(25):468-470.

2. Leng SX. 打破传统亚专科片段医疗服务模式 引进现代老年医学观念. 中华老年医学杂志，2012，31(1):7-9.

3. U.S. Preventive Services Task Force. [2014-02-20]. http://www.uspreventiveservicestaskforce.org/.

（朱鸣雷　刘晓红）

第九章　老年急诊的照顾模式

【学习目的】

● 掌握老年急诊管理的基本原则。
● 熟悉老年急诊的特点和评估方法。
● 了解老年急诊的流行病学和预防。

　　急诊科，一年 365 天，一天 24 小时持续开放，在老年人群的医疗照护中扮演着十分重要的角色，不仅是为老年人提供处理临床急症的临时照护点，而且是老年人获得医院急性照顾和长期照护的重要中转站。急诊科建立的初衷在于快速评估和治疗罹患急性病或创伤的病人。但是，来到急诊的老年患者，往往症状不典型、器官储备功能差、合并多种基础疾病以及认知功能障碍、对治疗反应差，需要全面的评估、仔细的观察以及深度的关怀，但是普通的急诊科提倡以"疾病为导向"和"速度至上"，难以满足老年患者复杂的医疗需求并同时解决与疾病相关的功能状态和社会心理问题。此外，调查研究显示，大部分急诊科医生并没有接受老年医学的培训，他们在处理急诊老年病人时显得力不从心。随着人口老龄化时代的到来，老年人口的绝对数量和相对比例都不断攀升，并且老年人群急诊就诊率远高于其他年龄段人群，特别是 >75 岁的高龄老人。面对着这样的窘境，如何调整急诊的医疗模式，为老年患者更好地服务，将是一个亟待解决的难题。

【典型病例】

　　患者，男性，70 岁，因乏力、低热、生活不能自理 1 天被居委会工作人员送入急诊科。既往有高血压、冠心病、脑梗死、帕金森病、慢性支气管炎、慢性心功能不全病史。平素独居，性格内向，丧偶，子女在外地工作。自诉最近记忆力下降明显。服用"络活喜（苯磺酸氨氯地平片）、倍他乐克（酒石酸美托洛尔片）、美多芭（多巴丝肼片）、氢氯噻嗪"等药物，剂量不详，不能详诉其他药物。

【临床问题】

1. 这位老年患者与年轻患者相比，有哪些临床特点？
2. 如何评估这位老年患者？选择哪些老年评估方法？
3. 对这位老年患者，应该遵循急诊管理的什么原则？选择怎样的管理模式？
4. 当这位患者症状好转准备离开急诊，应该采取哪些措施？

第一节 老年急诊的定义、流行病学和特点

【定义】

老年急诊不同于普通急诊，不是仅仅针对单一的疾病，而是解决身体、功能、社会、心理综合性的问题。治疗的疾病以亚急性和慢性疾病急性加重为主。老年急诊的目标是控制症状，维护老年人功能，提高老年患者的生活质量（表 1-32）。

表 1-32 老年急诊和普通急诊的区别

	普通急诊	老年急诊
疾病	单一疾病	身体、功能、社会心理问题
病情	急性	亚急性，慢性加重
目标	诊断和治疗	控制症状，维护功能，提高生活质量
处理	快速治疗或转诊	连续性照顾

【流行病学】

老年人群是急诊就诊病人中的重要组成部分，研究发现在不同国家和地区、不同医疗体制的老年人群的急诊使用率为 12%~24%（表 1-33）。而 75 岁以上甚至 85 岁以上的老年人群更是急诊的常客。一项急诊流行病学研究显示，75 岁以上人群的急诊就诊率是 45~64 岁和 65~74 岁人群的两倍（8.3% 对 3.9%）。随着老龄化社会的到来，急诊就诊的老年人将越来越多。从 1993 年到 2003 年这 10 年间，美国 65~74 岁老年人使用急诊的人数增加了 34%，在 2004 年只有 14%，而预计到 2030 年，急诊使用率将升高至 25%。

表 1-33 老年急诊的使用率

研究者	发表时间	国家或地区	样本	急诊使用率（%）	使用救护车率[$]（%）	入院率[$]（%）
Marin PP 等[*]	2011	智利	37 660	19	NA	48.9（对 12.9）
Yim VW 等	2009	中国香港	224 921	24	42.8（对 14.8）	45（对 15.5）
Roussel 等[#]	2005	法国	206	12~14	NA	NA
Hu 等	2002	中国台湾	27 765	24	19.4（对 10.5）	22.7（对 10.9）
Lim 和 Yap[*]	1999	新加坡	455	12	33	35
Eagle 等	1993	加拿大	2 568	17	38	45（对 12）
Strange 等	1992	美国	1 193 743	15	30（对 9）	32（对 8）
Carmel 等	1990	以色列	1 231	18	35	36~42

[*]：年龄大于 60 岁；[#]：年龄大于 75 岁；NA：没有报道；[$]：对成人，与该研究中非老年人群相比

与年轻人相比，来到急诊室的老年患者通常病情更紧急，疾病更严重，急救车使用率高（是反映病情的间接指标）。老年患者在急诊科入住的时间更长，所做的医疗辅助检查（实验室检查、X 线、CT 等）更多，然而误诊率和漏诊率仍然比年轻人高，住院率是年轻患者的 2.5～4.6 倍（30%～50% 对 10%～20%），而重症监护病房的入住率是年轻患者的 5 倍。

老年患者来到急诊的原因和年轻人不尽相同，他们因为心脏、呼吸和脑血管疾病来急诊的可能性更大。图 1-9 列举了美国急诊老年患者最常见的 10 种主诉，尽管排在首位的仍然是外伤，但比率明显低于年轻患者（26% 对 37%），而且老年人的外伤大多与跌倒有关。紧随其后的是气紧、胸痛、腹痛、眩晕等症状。这与英国的统计类似：外伤占了 33.1%，而年轻患者为 59.9%。因心脏疾病来到急诊室的老年患者是年轻人的 7 倍（9.9% 对 1.4%），呼吸系统疾病近 2 倍（7.3% 对 3.8%），脑血管疾病为 26 倍（2.6% 对 0.1%）。

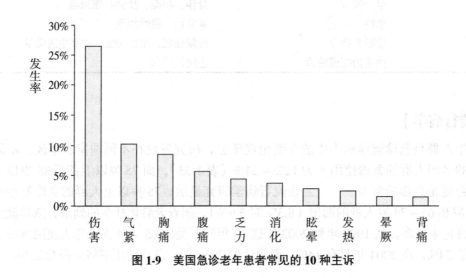

图 1-9　美国急诊老年患者常见的 10 种主诉

【老年急诊的特点】

以前急诊医生的主要任务是分诊，决定哪些病人可以回家，哪些病人需要进一步入院治疗。而现在随着大量诊断检查的出现，急诊医生的角色得到进一步转变，目前的主要职责是诊断，甚至可以在观察室进行一部分初始的治疗。然而来到急诊的老年患者，往往症状不典型、合并多种基础疾病、多药共用，沟通困难（失聪或失语）、认知功能受损（谵妄或痴呆），以及因年龄因素所致的实验室和影像学改变，使得老年患者的诊断变得十分困难。因此，需要急诊医生对老年人进行更为仔细的评估和综合考虑。

1.不典型症状和共病　急诊就诊的老年患者临床表现常常不典型，这不仅指各种临床症状和体征，还包括认知、行为和身体功能的改变。许多急性疾病都可能导致老年人出现自主性丧失、活动减少、跌倒、大小便失禁和谵妄等症状，不能有效识别这些不典型的症状将会增加老年患者的病死率。研究显示，急性冠状动脉综合征（ACS）的不典型症状在老年患者（>65 岁）中更为常见（30% 对 10%）。特别是在 75 岁高龄人群，胸痛症状仅占 41.2%，而不典型症状的 ACS 老年患者需要等候更长的入院时间（36.0% 对 11.4%），更小的概率接受血管再灌注治疗（40.7% 对 77.1%），和更高的 1 月后病死率（42.7% 对 21.0%）。

共病是另一种影响老年患者临床表现的因素，同时也会增加急诊医生选择治疗方案的难度，并且独立影响着患者的临床预后。

2. 谵妄和认知功能障碍 谵妄存在于 7%～20% 的老年急诊患者，但是仅有 11%～46% 得到及时识别，特别是当老年患者合并神经系统疾病时（如痴呆和短暂性脑缺血发作）更难鉴别。许多患者谵妄的潜在病因没有被发现，尽管研究显示急诊谵妄患者更容易从急诊室收入医院，但仍有 29% 的谵妄患者从急诊离开回到家中，其 6 个月内的住院率、急诊再次就诊率和病死率（31% 对 12%）明显高于没有谵妄的患者。

认知功能障碍存在于 15%～40% 的老年急诊患者，同样，其识别率低于 50%。痴呆的患者沟通困难，不能很好配合检查和治疗，容易因为急诊室冷漠和陌生的环境诱发行为障碍，最终导致急诊医生对痴呆老人的忽视。对于轻度认知功能受损的患者，如果没有得到急诊医生识别，在收集病史的过程中更容易出现差错，延误疾病的诊断和治疗；同时，患者离开急诊后，服药和治疗的依从性差，出现并发症和死亡的风险将更高。因此早在 1996 年，美国老年急诊医学工作组织推荐对每一位来到急诊的老年患者进行认知功能的筛查。

3. 多药共用 老年人平均每天服用 3～6 种药物，但是他们大多只能清晰记住其中 3/4 的药物，少于一半（42%）的老年患者能够清点出所有的药物，即便如此，他们也常常记不清药物的剂量、使用方法和适应证。随着老人年龄增长，对药物的代谢和效应发生改变，再加上同时服用多种药物，使得药物不良反应（adverse drug reaction，ADR）的发生率远远高于年轻人。因此，这常常是老年患者来到急诊的常见原因（10%～16%），但只有近一半的药物不良反应能够得到急诊医生的诊断。通常，急诊医生没有常规筛查药物不良反应和药物相互作用。相反，47% 的患者还会被给予更多的药物。研究显示，根据国际 Beers 标准（老年患者不适当用药国际标准），31% 来到急诊的老年患者至少会使用一种不恰当的药物。而在美国和中国台湾的统计数据显示，13%～14.7% 的老年患者会在急诊接受潜在风险的药物（potentialinappropriate medication，PIM）治疗，如异丙嗪、哌替啶、地西泮（安定）、苯海拉明等，其中 1/5 的患者使用超过一种潜在风险的药物。

4. 躯体功能下降 在急诊的临床评估中，老年患者躯体功能的评估几乎完全被忽略。然而，研究显示，2/3 的急诊老年患者存在着至少一项日常生活能力受损（activity of daily living，ADL），只有 22% 拥有独立的躯体功能。74% 的老年患者是因为疾病引起的躯体功能下降才促使他们来到急诊室。而且，老年人的 ADL 常常会被急诊医生高估或低估，减退的躯体功能不管是由于急性病诱发的还是以前就存在的，都是预测未来患者功能下降、入院、住院时间、急诊再次就诊率、入住护理院和死亡的重要指标，甚至高于患者来到急诊的主要病因。

【要点】

● 老年是急诊就诊人群的重要组成部分，而且未来将越来越多。
● 来到急诊的老年患者往往病情更紧急和危重，需要使用更多的医疗资源，有着更高的住院率与 ICU 入住率。
● 最常见的老年就诊原因是跌倒所致的外伤，其次是心脏、呼吸和脑血管疾病。
● 急诊就诊的老年患者有症状不典型、多病共存、认知功能障碍、多药共用以及躯体功能下降等特点。

第二节　老年急诊的评估

正是因为急诊老年患者的上述特点，使得急诊医生往往需要更多的时间、更多资源才能做出正确的诊断和处理。所以，许多老年患者往往会被送到观察室进一步观察和评估。一项 8 000 例急诊老年患者的回顾性研究显示，观察室最为常见的症状是胸痛（24.0%）、脱水（11.7%）、晕厥（6.5%）、背痛（4.6%）和慢性阻塞性肺疾病（3.8%）。38%~74%在急诊室观察的老年患者会直接回到家中，尽管观察时间要长于年轻人（90 分钟），但与年轻人相比，其病死率与不良事件的发生率并没有明显差异。急诊医护人员在观察室不仅可以处理与主诉相关的疾病，同时也有一定的时间对老年患者进行综合评估。但是在如此忙碌和紧张的急诊科，为每一名 65 岁以上的老年患者做一套完整的老年综合评估显然不现实。况且，老人来到急诊的需求各不相同。合适的筛查和干预流程，一方面可以帮助急诊医生更好地筛选出高危老人，得以进一步评估，另一方面能更好地将这些高危患者转送到合适的病房或社区卫生机构。

目前，已经有数个量表被用于急诊高危老人的筛查，包括高危老人鉴定量表（Identification of Seniors at Risk Screening Tool，ISART）、危险筛查分类量表（Triage Risk Screening Tool，TRST）、朗西曼问卷（Runciman Questionnaire）以及罗兰问卷（Rowland Questionnaire），其中研究最多的是高危老人鉴定量表。它是一个包含 6 个项目的自我评定量表（表 1-34），只需要回答"是"或"否"，既可以由患者本人填写，也可以是照顾者。每一个选项为 1 分，总分 2 分或 2 分以上代表患者是高危人群。ADL、视力、认知功能损害、住院史以及多药共用等各种不良健康事件的常见危险因素都包含在这份量表的选项中。多项前瞻性随访研究显示，它可以较好地预测老年患者离开急诊 4~6 个月的功能下降程度、住院率、死亡率、急诊再访率、长期护理机构入住率，并且与衰弱相关性强。

表 1-34　高危老人鉴定量表（ISART）

问题	是	否
1. 在来到急诊前，你的日常生活需要他人帮助么？	1	0
2. 在来到急诊后，你是否需要比平常更多的帮助才能照顾好自己？	1	0
3. 在过去的 6 个月里，你有住过院么？（不包括急诊）	1	0
4. 通常，你的视力好么？	0	1
5. 通常，你的记忆力有严重问题么？	1	0
6. 你每天需要服用 3 种以上的药物么？	1	0
总分		
每一个选项为 1 分，总分 2 分或 2 分以上代表患者是高危人群		

当高危老人筛选出来后，会在急诊室接受老年综合评估（CGA），包括认知、情绪和日常生活能力等，以进一步发现老年综合征和潜在的医疗需求，并给予相应的治疗或转诊。一篇系统评价（SR）显示，在急诊使用这种 2 步的评估流程（筛选然后评估"高危"病人），可以有效地减少患者的功能下降程度、降低住院率和死亡率。在老年综合评估的

众多方法里，目前已有许多方便简洁的工具可供忙碌的急诊医护人员使用（表1-35）。比如谵妄评估量表（Confusion Assessment Method，CAM）已被证实有着良好的敏感度和特异度，可以在5分钟内完成；简易认知功能筛查量表（Mini Mental State Examination，MMSE）已被应用于急诊的认知评估中；但还有更快速的工具，比如1分钟六项目筛查量表（Six Items Screener，SIS）和迷你认知量表（Mini-Cog）；而仅有3个问题的抑郁筛查量表（3-question Screen Depression Instrument）和2个问题的抑郁筛查量表（Two-question Depression Screen）已被证实在急诊中与老年抑郁量表（Geriatric Depression Scale）-30和GDS-15效度相似；最后，躯体功能也可以通过Katz ADL和OARS ADL量表方便地获得。这些有效的简易评估方法，不仅不会增加急诊医护人员额外工作负担，还可以为急诊老年患者进一步的临床管理提供有用的信息。

表1-35　在急诊应用和发展的老年评估工具

老年综合征	老年评估工具	在急诊应用	在急诊发展
共病	GIC CCI	CCI	NA
谵妄	CAM	CAM	NA
认知功能损害	MMSE SPMSQ	MMSE SPMSQ	SIS Mini-Cog
抑郁	GDS-30 GDS-15 GDS-5	GDS-15 GDS-5	3个问题的抑郁筛查 2个问题的抑郁筛查
躯体功能状态	Katz ADL Barthel Index OARS ADL	Katz ADL OARS ADL	NA

GIC：老年共病指数（Geritric Index of Comorbidity）；CCI：共病指数（Charlson Comorbidtiy Index）；CAM：谵妄评估量表（Confusion Assessment Method）；NA：没有；MMSE：简易认知功能量表；SPMSQ：精神状态简易问卷；GDS：老年抑郁量表；SIS：六项目抑郁筛查（Six Items Screener）；Mini-Cog：迷你认知量表；Katz ADL：Katz日常生活活动量表；OARS ADL：OARS日常生活活动量表；Barthel Index：巴氏指数
来源：Salvi F, Morichi V, Grilli A, et al. The elderly in the emergency department: a critical review of problems and solutions. Intern Emerg Med, 2007, 2(4):292-301.

【要点】
● 推荐对老年急诊患者使用2步的评估流程：先筛选出高危老人，然后进一步老年综合评估。
● 目前已被证实在急诊室有良好筛选效度和信度的量表是高危老人鉴定量表（ISART）。
● 在急诊室进行全套的老年综合评估不现实，推荐简易的老年综合评估方法。

第三节　老年急诊的管理

【基本原则】

　　早在1992年，美国老年急诊医学工作组织就认识到当前以疾病为导向的急诊科已经不能充分满足老年患者复杂的医疗需求，因此提出了融合生物、心理、社会的急诊照顾模式。尽管随着时间的进展在不断演化，但其核心基本原则依然没变（表1-36）。

表 1-36　老年急诊照顾模式的 11 条基本原则

1. 患者的临床表现常常比较复杂
2. 常见疾病的临床表现往往不典型
3. 要考虑到患者的共有疾病
4. 多药共用比较普遍，可能成为影响患者症状、诊断和治疗的一个因素
5. 患者可能存在认知功能损害，建议评估患者的认知功能
6. 诊断试验的参考范围可能对老人不适用
7. 需要考虑到，随着年龄增长，老人的各项身体储备功能下降
8. 社会支持对老人的照顾十分重要，在诊疗中需要考虑到这个因素
9. 在评估患者的主诉时，需要考虑患者的身体功能状况（ADL）
10. 在诊断和治疗患者的躯体症状和疾病时，需要考虑心理社会因素的参与
11. 利用这次来急诊的机会，评估患者个人生活中的重要方面，比如亲密关系和财务状况

选自：Sanders AB. Emergency Care of the Elder Person. St. Louis, MO: Beverly Cracom Publications, 1996, 59-93.

【老年急诊的新服务模式和特征】

　　最近几年，许多学者在尝试不同的急诊模式以服务于老年患者，最大化地提供良好的医疗照顾。在美国，有专门的老年急诊室（Geriatric Emergency Room），里面的工作人员不是急诊科医生，而是老年科医生。在美国、加拿大和澳大利亚的急诊科，受过老年医学培训的护士会在急诊室为即将离开急诊的老年患者进行老年综合评估。而在加拿大的一家医院则组建了一个由老年科医生、护士、物理治疗师和作业治疗师的咨询团队。意大利也有一家医院的急诊科有 2~4 张老年病床，由老年科医生和护士管理，而另一家医院则专门提供老年急诊服务，已经持续了十几年，每年都会有超过 5000 位老年患者前来就诊。Samir K 总结了 2010 年以前在各个国家开展的老年急诊照护模式的研究，发现具有良好效果的模式具有 8 种核心特征（表 1-37）。

　　正是建立在这些研究的基础上，由美国联邦保险和医疗救助创新中心资助的老年急诊科创新项目（Geriatric Emergency Department Innovations in care through Workforce，Informatics and Structural Enhancement，GEDI WISE）在纽约、芝加哥和帕特森三所医院开展（2012－2015 年），项目通过以下三个方面对老年人的急诊服务进行改善：①改善急诊室的环境设施，比如可活动的躺椅、防滑不反光的地板、柔和的灯光、厚厚的被子、显眼大号的指示牌、墙边的扶手等，让老年患者更适应急诊科的环境；②为急诊室配备更好的人力资源，一方面加强急诊医护人员对老年疾病的学习和培训，另一方面提供多学科的团队合作，从而更好地对老年患者进行评估和处理；③建立统一的电子医疗信息系统，让老年患者的就诊信息得到更好的使用和回顾。旨在通过这样的改善，能够提高老年急诊照顾的质量、预防并发症、提高生活质量，同时又能节约医疗成本。

【要点】

- 美国老年急诊医学工作组织推荐 11 条老年急诊管理的核心原则。
- 研究发现，具有良好效果的急诊管理模式具有 8 个核心特点。

表 1-37　老年急诊照护的 8 个核心特征

C1: 基于循证的服务模式
随着对急诊老年患者的研究越发深入，服务模式会不断地演化，以更好地满足老人复杂的医疗需求。为了让服务模式变得更有效，需要采用具有循证医学支持的工具（高危老人筛查量表）或方法（离开急诊后随访）。

C2: 以护士为协调者或主导者的临床照顾过程
让护士和中级职称的医生来协调老年患者的多学科团队，以更好地处理患者的生理、心理和社会问题。

C3: 高危老人筛查
考虑到临床老年患者的异质性，通过有效的危险筛查工具可以将衰弱的老人筛选出来，优先处理他们的医疗需求，特别是当医护人员和资源紧缺时。而且，通过这样的筛查，可以保证衰弱老人没有被忽视，让管理者为他们后期的随访做好准备。

C4: 针对性的老年评估
为急诊的老年患者进行更有针对性的老年评估，而不是一整套的、耗时的老年综合评估，以发现老人主诉以外的临床或非临床的问题，比如身体功能和社会支持。通常这些因素在老人的治疗计划中会更影响着患者急诊再访率。

C5: 早期制订照护计划
当患者来到急诊，就开始制订老人的照护和安置计划，以避免不必要的入院，发现、协助必需的住院。当患者准备离开急诊时，需要与外在的医疗机构进行良好的沟通和连接，以保证治疗的连续性。

C6: 多学科的照护模式
让老年科护士和中等资质的医生与医院内外的急诊科医生、全科医生、社区医生等进行良好的合作，以保证各自对患者的治疗建议和方法得到大家的理解，加强照护的连续性。

C7: 离开急诊后的随访
为患者提供后期随访可以早期了解治疗计划的有效性，并通过这样的随访发现和解决一直存在或新出现的问题，甚至协调患者进一步的照护。

C8: 建立评估和监测的流程
所有的干预方法都应该建立起常规的评估和监测流程，追踪方法所产生的效果，以持续改善机构的服务模式。

摘自：Sinha SK, Bessman ES, Flomenbaum N, et al. A systematic review and qualitative analysis to inform the development of a new emergency department-based geriatric case management model. Ann Emerg Med, 2011, 57(6):672-682.

第四节　老年急诊的预防

【疫苗注射与跌倒预防】

2000 年，美国急诊医学会的公共健康工作组织对 17 项可能减少急诊就诊率的预防措施进行了系统评价，只有 2 项是专门针对老年人群——注射肺炎疫苗和跌倒预防。其中，在急诊室注射肺炎疫苗被证实有预防效果，它不会影响患者在急诊的住院时间长度，只需花 4 ~ 5 分钟的时间。对于跌倒的预防，美国预防医学工作组织推荐平衡锻炼、视力筛查、药物调整、环境改造等途径，而这些在急诊室难以做到。但是，至少急诊科医护人员可以对患者进行预防跌倒的健康教育，将患者转诊到老年医疗单元进行进一步的跌倒的预防评估，特别是当患者是由于跌倒来急诊室就诊。尽管十分推荐上述的行为，但目前还没有相关的研究证实其有效性。

【预防急诊后躯体功能的下降】

20% ~ 50% 的老年患者会在急诊就诊后出现身体功能的下降，这可能和患者本身的慢性基础疾病、此次疾病的加重或伤害、缺乏社会支持和医源性错误等因素共同导致。预测患者急诊后功能下降的因素可以参见表 1-38。因此，急诊科医生在处理好这次急性疾病的同时，有必要通过高危老人筛查量表等工具，将风险较高的老人转诊到社区医疗机构，或进行更密切的随访，以避免失能、再次来到急诊和住院的发生。

表 1-38   老年患者离开急诊后身体功能下降的预测因素

- 认知功能损害
- ADL/IADL 受损（走路、移动和交通）
- 生活中需要照顾者或家庭护士的协助
- 30 天内到过急诊
- 3～6 月内有住院史
- 多药共用（>3～5 种）
- 独居或没有照顾者
- 视力问题
- 急诊护士的推测

【其他医疗机构的预防】

Rosenblatt 等的研究发现，同样购买了美国联邦保险（Medicare）的老年患者，拥有家庭医生的老年人到急诊就诊的概率要明显低于没有家庭医生的老人。在 Ionescu-Ittu 的研究也显示，没有或很少利用全科医生服务的老人，其急诊就诊率要高出 45%。而 Wilson 和 Truman 对比了在家治疗、社区医疗服务和养老院服务的老人，前者的急诊使用率明显高于后两者（70.1% 对 34.8% 对 36.7%）。但如果在普通家庭医疗服务的基础上，有多学科老年团队的参与，急诊的就诊率也会降低。同时，多篇 RCT 显示，在社区卫生服务机构，为老年人提供老年综合评估、多学科团队、家庭医生和护士的定期随访、药师的参与等都能有效地降低急诊使用率。而在医院的住院老年病人，尽管给予多学科的指导、护士的定期随访、出院的早期计划，在试验研究中对急诊的再访却没有明显影响。

由此可见，对于老年患者，急诊室作为医院的"大门"，不仅仅只是孤立的一个环节（图 1-10），解决患者当前的主诉和疾病，而应是在整个医疗系统中的一部分（图 1-11），一方面识别高危病人，进行老年综合评估，发现潜在的身体和社会心理问题，给予相应的健康教育和预防措施；另一方面，衔接好医院、家庭、社区医疗机构，进行必要的随访和转诊，保证照顾的连续性，这样才能有效地预防身体功能下降、急诊再访率和入院率。

未来急诊就诊的老年患者将不断增多，然而目前的急诊室却难以提供针对老年患者独特的医疗服务。改变应渗透到急诊科的每一个环节，从急诊室的环境设施、急诊医护人员的知识技能、筛选和评估的工具再到老年急诊的照护模式，以及后期的预防和随访服务。如此，才能提高医疗质量，减少老年患者不良事件的发生，充分发挥急诊室在老年整个照护系统中的重要作用！

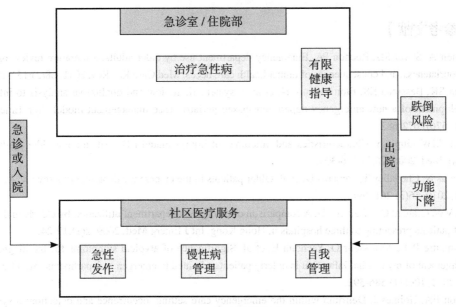

图 1-10 急诊照护模式 A

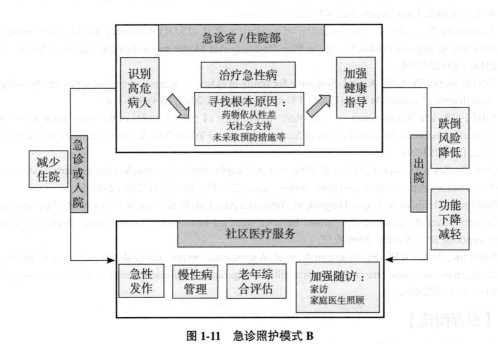

图 1-11 急诊照护模式 B

【参考文献】

1. Gruneir A, Silver MJ, Rochon PA. Emergency department use by older adults: a literature review on trends, appropriateness, and consequences of unmet health care needs. Med Care Res Rev, 2011, 68(2):131-155.

2. Sinha SK, Bessman ES, Flomenbaum N, et al. A systematic review and qualitative analysis to inform the development of a new emergency department-based geriatric case management model. Ann Emerg Med, 2011, 57(6):672-682.

3. Carter MW, Gupta S. Characteristics and outcomes of injury-related ED visits among older adults. Am J Emerg Med, 2008, 26(3):296-303.

4. Samaras N, Chevalley T, Samaras D, et al. Older patients in the emergency department: a review. Ann Emerg Med, 2010, 56(3):261-269.

5. Yim VW, Graham CA, Rainer TH. A comparison of emergency department utilization by elderly and younger adult patients presenting to three hospitals in Hong Kong. Int J Emerg Med, 2009, 2(1):19-24.

6. Grosmaitre P, Le Vavasseur O, Yachouh E, et al. Significance of atypical symptoms for the diagnosis and management of myocardial infarction in elderly patients admitted to emergency departments. Arch Cardiovasc Dis, 2013, 106(11):586-592.

7. Barron EA, Holmes J. Delirium within the emergency care setting, occurrence and detection: a systematic review. Emerg Med J, 2013, 30(4):263-268.

8. Chen YC, Hwang SJ, Lai HY, et al. Potentially inappropriate medication for emergency department visits by elderly patients in Taiwan. Pharmacoepidemiol Drug Saf, 2009, 18(1):53-61.

9. Wilber ST, Blanda M, Gerson LW. Does functional decline prompt emergency department visits and admission in older patients? Acad Emerg Med, 2006, 13(6):680-682.

10. Salvi F, Belluigi A, Cherubini A. Predictive validity of different modified versions of the Identification of Seniors at Risk. J Am Geriatr Soc, 2013, 61(3):462-464.

11. Asomaning N, Loftus C. Identification of Seniors at Risk (ISAR) Screening Tool in the Emergency Department: Implementation Using the Plan-Do-Study-Act Model and Validation Results. J Emerg Nurs, 2014, 40(4):357-364.

12. Salvi F, Morichi V, Grilli A, et al. Screening for frailty in elderly emergency department patients by using the Identification of Seniors At Risk (ISAR). J Nutr Health Aging, 2012, 16(4):313-318.

13. Salvi F, Morichi V, Lorenzetti B, et al. Risk stratification of older patients in the emergency department: comparison between the Identification of Seniors at Risk and Triage Risk Screening Tool. Rejuvenation Res, 2012, 15(3):288-294.

14. Graf CE, Zekry D, Giannelli S, et al. Efficiency and applicability of comprehensive geriatric assessment in the emergency department: a systematic review. Aging Clin Exp Res, 2011, 23(4):244-254.

15. Rodriguez-Molinero A, Lopez-Dieguez M, Tabuenca AI, et al. Functional assessment of older patients in the emergency department: comparison between standard instruments, medical records and physicians' perceptions. BMC Geriatr, 2006, 6:13.

16. Sinha SK, Bessman ES, Flomenbaum N, et al. A systematic review and qualitative analysis to inform the development of a new emergency department-based geriatric case management model. Ann Emerg Med, 2011, 57(6):672-682.

【纵深阅读】

1. Halter JB OJ, Tinetti ME, Studenski S, et al. Hazzard's Geriatric Medicine and Gerontology, 6th Edition. 2004.

2. Samaras N, Chevalley T, Samaras D, et al. Older patients in the emergency department: a review. Ann Emerg Med, 2010, 56(3):261-269.

（邹　川　罗加国）

第十章 老年循证医学

【学习目的】
- 掌握循证医学的具体步骤和实施方法。
- 熟悉老证据评级的方法，最新证据的来源。
- 了解循证医学的定义、起源。

临床医学已经进入一个以证据为决策依据的时代。查证、用证，评价证据的真伪是老年科医生需要掌握的基本临床技能之一。为加快中国老年医学的发展，老年科医生必须要懂循证医学，本章即专门为老年科医师而写。

第一节 循证医学的起源和概念

1972 年，英国流行病学家、内科医生 Archie Cochrane 提出"由于资源终将有限，因此应该使用已被恰当证明有明显效果的医疗保健措施"，并强调"应用随机对照试验证据之所以重要，因为它比其他任何证据来源更为可靠。"Cochrane 被公认为循证医学的先驱，他的姓氏 Cochrane 成为循证医学的同义词。1992 年，在临床流行学发源地的加拿大 McMaster 大学，以 David L. Sackett 教授为首的一批临床流行病学家和临床医生，正式提出了"循证医学"概念，其定义是：慎重、准确和明智地应用当前所能获得的最好的研究依据，同时结合临床医师的个人专业技能和多年临床经验、考虑患者的价值和愿望，将三者完美地结合制定出患者的治疗措施。Sackett 普及了医学文献严格评价的原理，并教授和指导了世界上几乎所有循证医学运动的领导人。Brian Haynes 开创性地建立结构式二次文献数据库及 Cochrane 协作网，成为循证医学早期发展史上的重要里程碑，而循证医学原理和思想则直接源自他们的工作。

【要点】
- 循证医学应该是将当前最好的研究依据、临床医师的个人专业技能和临床经验以及病人的价值与愿望三者结合而制订出的诊断治疗策略。

第二节 老年循证医学的现状

无论是发达国家还是中国，人口老龄化现象日趋严重，作为老年医学工作者，我们需要做的不仅仅是预防和治疗老年疾病，更需要正确评估以及优化老年群体的医疗健康决策，而这两个目标的实现则应该建立于老年循证医学的基础上。早在 1995 年，英国一些大学附属医院对急诊入院的患者调查发现，80% 的患者得到了循证照护，这些患者年龄在 24～91 岁之间，平均年龄为 69 岁，但遗憾的是，目前没有更多源于老年人群的研究证据以及老年患者接受循证治疗的数据。1997 年 10 月，全世界超过 100 种医学杂志倡导循证老年医学研究的主题，他们大力提倡和鼓励科学化、医疗化、社会化以及政策化的老年医学研究，希望这个倡议可以促进老年循证医学的发展。

与正常成年人相比，老年人群身体功能下降，患病概率增加，往往合并一种以上疾病。所以，老年医学面临的问题不仅仅是老年人所患专科疾病的治疗，同时包括大量老年综合征和功能评估与维护，这使老年循证医学与普通循证医学既具有相同点又有很大的区别，因为我们需要的循证证据不仅针对疾病本身恢复，同时还针对患者整体功能的改善。而目前老年专科疾病的临床证据非常不足，更不用说老年综合征处理的证据。大多数临床试验并未纳入高龄老年患者，即使有也往往选择相对健康的老年人群，而不是年龄更高或合并症更多的老年患者，这使临床证据来源十分困难；而很多老年患者甚至他们的内科医生会把某些综合征，例如老年衰弱、尿失禁、谵妄、跌倒等的发生归因于正常老化，而使一些生理和社会功能减退不能得到及时诊断和干预治疗。目前老年循证医学实践面临的最大挑战是缺乏纳入老年人群的高质量临床研究，例如检索老年充血性心力衰竭治疗证据发现，收缩性心力衰竭的研究人群多在 58～65 岁，平均 61 岁，而实际流行病学资料显示，50% 的新发心力衰竭患者年龄在 80 岁以上，而其中收缩性心力衰竭患者比例为 50%。那么，这些 80 岁以上的患者是否能耐受目前应用的 3- 羟基 3- 甲基戊二酰辅酶 A 还原酶抑制剂（3-hydroxy 3-methylglutaryl coenzyme A reductase inhibitor，HMG -CoA 还原酶抑制剂）、血管紧张素转化酶抑制剂（ACEI）或血管紧张素受体阻滞剂（angiotensin receptor blocker，ARB）、利尿剂和地高辛在内的 35 种药物的标准治疗呢？射血分数 ≥45% 的这部分收缩性心功能不全的患者又是否应该接受治疗呢？答案是不确定的，因为没有相关大型临床试验的证据来支持这些结论。

因此，老年循证医学工作的重点在两个方面：首先，把现有的证据应用于老年医学实践，这就需要有可以应用的高质量证据，并且使用者能快速有效地获得这些证据；其次，进行包括风险和收益评估的老年临床试验，以提供更多、更新的证据。目前在老年人群中已经进行了一些干预试验（如老年高血压治疗和老年综合评估），也了解老年人群中成本效益比较高的一些特殊治疗（如急性心肌梗死组织纤溶酶激活物的应用），但仍有大量的工作有待我们完成，尤其是在那些衰弱，同时合并共病和社会心理问题的老年人群中，如何去进行更多设计合理的临床研究，为改善他们的生活质量和预后提供证据。因此，合格的老年科医生不仅要学习应用证据，更有义务去做高质量的临床研究以提供证据。

【要点】

- 老年循证医学工作重点在于应用证据，并且提供更新、更好的证据。
- 工作对象除了专科疾病还包括应对大量的老年综合征和延缓老年人社会及生理功能的减退，这是一个长期艰巨的任务。

第三节 老年循证医学的基础

【高素质的老年科医生】

实践老年循证医学的主体是老年病学临床医生，通过老年科医生去实施对老年患者的处理和对疾病的诊治。只有具有熟练的临床经验才能识别和采用那些最好的证据，迅速对患者状况作出准确和恰当的分析与评价。

【最佳的研究证据】

最佳的临床研究证据是指应用临床流行病学的原则和方法以及有关质量评价的标准，经过认真分析与评价获得的真实、可靠且有临床应用价值的临床研究文献，并且应用这些成果指导临床医疗实践，可以取得更好的临床效果。

我们将最常见的临床问题大致分为四类：诊断、病因、预后和治疗。提出的临床问题不同，研究设计方式也不同，这样才能保证最大限度地减少结论偏倚，提高结论可靠性。例如，干预性临床问题选用不同质量的研究证据可能得出完全不同的结论，用 0.625mg 结合雌激素（商品名：倍美力）和 2.5mg 醋酸甲地孕酮联合治疗绝经后老年女性冠心病患者，前瞻性队列研究证实可以改善其生存率和减少急性再发事件，而随机对照试验却得出相反的结论，这是因为随机对照试验更好地校正了可能影响预后结局的偏倚，而队列性研究则无法做到，两者相比，随机对照试验的结论可信度更高。

通常最新的高质量系统评价最具说服力，实践指南对某种疾病或药物的处理和应用带有全面指导性质，临床上常常能直接应用。而更多问题没有系统评价或实践指南时，或者我们需要开展循证医学研究时，原始研究则是收集的最佳证据。在原始研究中，通常证据说服力是：前瞻性研究＞回顾性研究；有对照研究＞无对照研究；随机化分组研究＞非随机化分组研究；大样本研究＞小样本研究；当前对照组研究＞历史对照组研究；双盲法研究＞非盲法研究等，另外循证医学证据的不断更新（updating）亦非常重要。

循证医学问世 20 多年来，其证据质量先后经历了老五级、新五级、新九级和"GRADE"四个阶段。前三者关注设计质量，对研究过程的质量监控和转化需求重视不够；而"GRADE"关注转化质量，通过 gradepro 软件来评价证据质量，从证据分级出发，整合了分类、分级和转化标准，它代表了当前对研究证据进行分类分级的国际最高水平，其意义和影响重大。目前包括 WHO 和 Cochrane 协作网等在内的 28 个国际组织协会已采纳 GRADE 标准，GRADE 同样适用于制作系统评价、卫生技术评估及指南。

为达到透明和简化的目标，GRADE 系统将证据质量分为高、中、低、极低 4 级（表 1-39）。和早期的证据质量分级系统一样，GRADE 分级方法始于研究设计。推荐不同治疗方案（而非预后或诊断研究），一般来说，随机对照试验的证据级别优于观察性研究。设计严谨的观察性研究提供的证据级别高于非对照病例研究。

GRADE 证据质量分级方法中，无严重缺陷的随机对照试验成为高质量证据，无突出优势或有严重缺陷的观察性研究属于低质量证据。一些使用 GRADE 系统的组织甚至把低和极低归为一级。虽然基于 RCT 得出的证据一开始被定为高质量，但我们对该类证据的强度可能会因为研究的局限、研究结果不一致、间接证据、结果不精确、报告有偏倚而

表 1-39　证据质量及其定义

高质量	进一步研究也不可能改变该疗效评估结果的可信度
中等质量	进一步研究很可能影响该疗效评估结果的可信度，且可能改变该评估结果
低质量	进一步研究极有可能影响该疗效评估结果的可信度，且该评估结果很可能改变
极低质量	任何疗效评估结果都很不确定

降低；观察性研究（如队列研究和病例对照研究）一开始被归为低质量，但若某干预措施疗效显著（如髋关节置换术治疗严重的髋关节炎）、证据显示存在剂量 - 效应关系而又存在各种可能导致疗效显著性降低的偏倚时，观察性研究证据的等级将可能提高。

最佳最新的证据主要有以下来源：二次文献来源包括：

（1）美国内科医师学会杂志俱乐部（American College of Physicians Journal Club, http://www.acponline.org/）提供的临床科研最佳研究成果的二次摘要，并加以专家简评。

（2）循证医学杂志（Evidence-Based Medicine）：提供临床医学研究的最佳证据，为二次发表的摘要文献加专家评述。

（3）Cochrane 图书馆（Cochrane Library）：主要提供当前有关临床随机对照试验性治疗性研究证据。

（4）临床实证（Clinical Evidence）：是由美国内科学会和英国医学杂志联合主编的最佳研究证据集，每年出两集的综合性资料，所收集的资料涉及临床有关学科和某些对人类健康危害颇重的疾病之研究成果，对指导循证医学的临床实践有十分重要的应用价值。

而包括一次文献来源的综合数据库主要有 PubMed 数据库（http://www.ncbi.nlm.nih.gov/）和 TRIP 数据库（http://www.tripdatabase.com）。

【临床流行病学的基本方法和知识】

老年科医生必须具备临床流行病学的基本理论和临床研究的方法学，要想去筛选最佳的证据，必须会分辨其研究的设计是否科学合理；要严格地评价文献的质量，务必要掌握严格评价的标准；要分析医学文献所报道的研究结果的真实性，就要懂得分析研究中和文献里是否存在有关偏倚（bias）和混杂因素（confounder）的影响及其可被接受的程度；要想评价医学文献的临床重要意义，也必然涉及终点指标的意义，定量测试指标的准确程度及其临床价值和相应的统计学分析与评价。

【患者及家属的参与】

医生的任何诊治决策的实施，都必须通过患者的接受和合作，才会取得相应的效果，因此，患者及家属的平等友好参与是产生最佳效果的关键之一。

【要点】

● 老年循证医学要求老年科医生不仅具有老年专科临床经验，丰富的临床流行病学知识，还要学会如何寻找和判断什么是最佳的临床证据，在患者和家属的参与下，制订最佳治疗方案。

第四节　老年循证医学实施步骤

老年循证医学的实施包括四个步骤：提出临床问题、寻找临床证据、评价证据和应用证据。我们通过以下病案来说明老年循证医学的具体实施过程：

> **【临床病案】**
>
> 　　在进行社区老年评估项目时发现一老年女性，80 岁，拒绝定期探访她的老年科医生（年龄 ≥ 75 岁的社区老年人均应接受老年多学科团队的定期老年评估）。5 年前患缺血性脑卒中后伴有行走困难，家人最近发现她的视力、听力以及记忆力有下降。在访视过程中发现这位老年女性实际是一位乐观、独立的老年人。
>
> **【实际问题】**
>
> 　　本次访视的目的是评估受访者的躯体和社会功能，以帮助其维持良好的社会独立性；而受访者想了解访视能给她带来什么好处。

【提出临床问题】

在临床上要解决的问题很多，比如：如何正确解释从病史、体检得到的资料；如何确定疾病的原因；如何根据疾病发生的可能性、严重性对临床病变可能的原因进行排序等。很多具体的问题都是临床医师每天面对的，有些已有答案，但我们没有应用，有些目前尚有争议，这就要求我们找到最适合患者的解决办法。而老年循证医学提出的临床问题可能与其他专科有差别，因为它提出的问题可以是通过对老年综合征或症状而非单一专科疾病进行干预后的结果，需要我们对于上述两个方面都进行循证证据检索。上述病案老年女性提出的临床问题，"老年综合评估是否能帮助我保持我目前的社会独立功能？"患者实际上提出的是一个关于治疗的临床问题，由于该问题没有包含我们需要的全部信息，我们寻找研究证据之前应该将这个临床问题转化为标准的模式以便制订检索策略，进行全面、系统的检索和收集文献。这个标准模式应该包括 PICO 的内容：P-patient，I-intervention，C-control，O-outcome。在这个问题中，P 指居家老年患者，I 是综合评估，C 是其他不包括老年评估的所有干预措施，而 O 则是预后，具体来说可以是社会身体功能状态或脱离目前居家状态需要进入养老院接受他人照护的概率。老年循证医学强调终点而非中间指标，即病人的生存能力、生活质量、工作能力以及社会功能，因而更接近病人的需求。根据以上情况，我们将问题标准化成为可以进行检索的临床问题："在居家老年患者中，综合评估是否可以降低进入养老院的概率，以及是否可以改善老年人的功能状态？（In an elderly patient who lives at home，does a comprehensive geriatric assessment decrease the risk of nursing home admission and improve functional status？）"

【寻找临床证据】

寻找临床证据的第一步需要先制订检索策略，然后根据检索策略在数据库进行全面、系统的检索和收集文献。证据的来源可以是原始研究、系统评价、实践指南、其他针对治疗指南的综合研究证据或专家意见。

该检索策略的制订包括主题词或关键词的选用："老年评估"（geriatric assessment）和"养老院入院率"（nursing home admission rate）或"功能状态"（functional status）。当获得文献量太大时，我们需要缩小检索范围，以使搜索结果更加精确；相反文献数量太少，这需要扩大检索范围，以防漏掉相关文献。

我们分别从二次文献库和原始文献数据库来简述证据的获得过程：我们选用《美国内科医生学会杂志》（American College of Physicians Journal Club）二次文献数据库和 PubMed 原始文献数据库。当我们检索任何的临床证据时，都需要同时从常用的二次文献和原始文献数据库进行检索，然后排除那些重复和与检索目的无关的文献，这样才能避免漏检文献。

在二次文献库 American College of Physicians Journal Club 中输入检索词"老年评估"（geriatric assessment）后，我们可以搜索到文献《多维评估及增加家访次数对低危老年居家患者的影响》（Home visiting with multidimensional assessment and multiple visits is effective in low-risk elderly persons.）。该文献是对 Stuck AE 等 2002 年发表在《JAMA》上的文献《家访对老年患者功能减退及入住养老院的影响：系统评价及 Meta 分析》（Home visits to prevent nursing home admission and functional decline in elderly people: systematic review and meta-regression analysis）做的科学客观的再评价，其结论可靠，可以直接用于该患者的评价。该文献纳入 18 个 RCT，13447 例 73～82 岁患者，随访时间为 6.2 年，通过 Meta 分析后发现，随访次数 >9 次才能减少养老院的入院率（RR 0.66，95%CI 0.48～0.92），在年龄为 72.7～77.5 岁的患者中可降低死亡率（RR0.76，95% CI 0.65～0.88），而对低死亡率（3.4%～5.8%）患者进行家庭访问（RR 0.78，95%CI 0.64～0.95）或家庭探访时进行标准的多维功能评价（RR 0.76，95% CI 0.64～0.91）可以降低功能减退的速度。

该女性年龄已知，但我们并不了解她的预期死亡率情况，所以我们还需要寻找临床证据来评估她是否属于低死亡率人群，这就提出了新的临床预后问题。我们同样需要将该问题进行转化后进行证据检索。检索选择的数据库与前面一样，由于我们需要讲解对原始文献的评价方法，因此该检索我们选择 PUBMED 数据库。

先提出临床问题，"80 岁的老年女性目前因为脑卒中造成的死亡可能性有多大？"转化为可以检索的临床问题"80 岁的老年女性首次脑卒中后的病死率如何？（What are the mortality in the patients with a first-ever stroke?）"这是一个关于预后的临床问题，预后最常用的设计方法为队列研究，可以产生检索"脑梗死"和"预后"和"队列研究"（"cerebral infarction" AND "prognosis" AND "cohort study"），发现相关文献："Long-Term Risk of Recurrent Stroke After a First-ever Stroke"。

【评价证据】

临床研究的论文由于质量不同，结论的可靠性也不一样，在应用到自己的临床实践之前需要进行科学的评价，尤其对原始文献。通常临床研究的文献包括病因学研究、诊断试验评价、疗效评价和预后研究，以及系统评价、再评价等。

在评价有关临床研究的文献时，通常需要评价：①文献结果的真实性；②结果的重要性；如果文献从我们前面提到的二次文献库中获取，因为该文献是对系统评价或原始文献经过严格的评价而得出的结论，因此，可以考虑省掉评价文献真实性和结果重要性而直接看结论是否有助于处理自己的患者，但如果文献来自于原始文献或普通而非 Cochrane 系统评价及 Meta 分析，我们仍需要进行评估以确认文献结论的可靠性。

对第一篇文献《多维评估及增加家访次数对低危老年居家患者的影响》阅读后，我们认为可以直接采用此证据用以评价我们的患者。结论认为，定期的家庭探访对于改善社区老年人的身体社会功能以及养老院的入院率的效果并不确切，但亚组分析结果，年龄、家访次数和患者预期死亡率可以影响终点指标，所以护理人员、项目计划者、政策制定者应该清楚意识到他们期望改善的预后是由哪些因素决定的，这样才能针对这些因素进行有目的干预。虽然作者在研究方法学和统计学方面都很严谨，但在具体项目的实施上仍然存在局限性，因为这些进行家庭访问的人员包括社区工作者、护士或老年科医生，不同的探访人员在处理方式上可能存在不同（尤其是专业建议、行为纠正或是否转诊等方面），而评价其对结果的影响有助于得出更可靠的结论。另外，该系统评价虽然没有做正式的成本效益评估，但仍然提供了相关数据供我们参考。因此，今后的研究应该在该研究的基础上进一步完善。目前加拿大缩减了这个家庭访问的项目，因为在所有社区老年人中实施该项目加重了卫生资源负担，而正是 Stuck 的这个系统评价为这个决定提供了重要的证据。

第二篇关于预后的文献《首次卒中患者再发卒中的危险因素评估》（Long-Term Risk of Recurrent Stroke After a First-ever Stroke）因为属于原始研究文献，其评价则应该按照循证预后文献作真实性和重要性评价。

1.研究结果真实性评价包括以下几个方面

（1）样本人群是否具有代表性？

研究样本的选择性偏倚会造成试验结果与真实结果不相符合。如果纳入的研究人群与实际的患者人群存在明显差别，就可能造成对整个疾病人群预后的过高或过低估计，这就称为预后研究的样本不具有代表性。那么怎样识别不具有代表性的样本呢？首先需要了解研究者是否明确陈述了观察对象的筛选标准，这包括疾病的诊断标准、观察对象的纳入和排除标准。如果缺乏，则研究结果并非源于研究中所陈述的疾病人群，而可能是源于另一个具有完全不同预后的疾病人群，即样本不具有代表性。另外，研究样本可以根据研究目的纳入疾病不同阶段的患者。例如，社区研究通常纳入的是疾病早期的患者，而三级医院的研究，可能纳入的样本通常是重症、晚期疾病患者。因此，详细的描述纳入研究的患者疾病特征、样本的来源和研究单位的级别，对其他临床医生使用该证据有重要参考价值。所以，为了帮助区分样本是否具有代表性，应该寻找研究中是否对排除和纳入标准有明确的描述，特别要有具体的诊断标准和纳入方法。

该研究文献：675 例第一次脑卒中患者全部来自社区，其中女性 53%，样本人群的平均年龄为 72 岁，75～84 岁 228 人；有包括临床症状、体格检查、影像学和实验室检查在内的明确诊断标准，排除了无症状性的 CT 新发脑损害；在这些患者中，81% 为脑梗死，10% 为颅内出血，5% 为蛛网膜下腔出血，故研究样本具有代表性。

（2）观察样本纳入时是否处于同一病程阶段（共同起点）？

疾病病程（早、中、晚期）是影响预后的一个重要因素。不管纳入那一个阶段的患者进行研究，都要求所有患者的病情应尽量处于相同阶段，其研究结果才能反映该阶段患者的真实预后。因此，判断研究中纳入的观察样本病情是否一致，关键是看研究者是否对纳入样本进入研究的起点进行了描述，有起始点就保证了患者在相同的病情下，看各自疾病的转归，减少了选择病人时发生的选择性偏倚。当确信研究纳入患者的疾病分期对预后结果无影响后，接下来就要了解在暴露与非暴露两组中，除要所研究的因素外，研究样本中对疾病预后有影响的其他因素的分布是否均衡，即研究样本是否具有同质性。通常根据我们对疾病认识的专业知识、临床经验和生物学知识就可以进行判断，如果同质性好，则该研究结果的真实性就好。

该研究文献：该研究纳入第一次发生脑卒中的患者，纳入时与本病例起点一致。而在结果分析时，亚组分析则矫正了可能影响预后的暴露因素使研究样本具有同质性。

（3）随访的病例数是否完全？

病例 - 对照研究不存在失访问题，这主要针对队列研究。如果研究中失访率高就会影响预后结果的真实性，因为那些具有高危预后或低危预后的患者更易于发生失访。那么失访率多高可能影响到预后结果的真实性呢？这取决于失访病人比例与发生相关不良预后终点病人比例的关系，即对发生不良预后事件不确定性的患者失访越多，对研究结果真实性影响就越大。具体来说，就是对不同预后危险的人群其失访的例数要求不同。例如，研究高危人群的预后，如老年糖尿病患者的预后研究，随访中 30% 的患者发生不良预后事件（心血管死亡），如果失访 10%，患者实际病死率可能是低至 20% 或高达 40%，在这个范围，临床推测不会发生太大变化，失访对研究真实性不会造成太大威胁；如果对预后低危人群进行研究，例如中年糖尿病患者预后研究，随访发生不良事件率 1%，如果失访仍然是 10%，假设这 10% 的患者全部死亡，则最后的病死率是 11%，那么真实事件发生率和 1% 的估计事件发生率则有很大差距。

该研究文献：该研究随访率为 100%，随访时间分别为第 1 个月、第 6 个月、1 年，此后为每年一次，随访完全；最长随访时间 6.5 年。

（4）终点判断是否客观，有无偏倚？

预后终点指标有些很明确、易于确定，例如死亡；有些则需要一定的综合性判断能力，例如心肌梗死；而另一些指标判断和测定则很难，例如致残或生活质量。在研究之初，研究者就应明确预后终点的评定指标，建立判断标准，加强监测的频率和强度。当对预后终点指标的判断主观性增加时，则应对测定预后指标的研究人员采取盲法测定。

该研究文献：该研究的终点指标为"死亡"。因此，预后终点客观、可信。

《脑卒中再发危险》一文真实性评价总结：该研究的样本人群具有代表性，观察样本纳入时处于同一始点，预后随访时间为 6.5 年，随访完全，终点判断客观，无偏倚，总体印象该研究真实性较好。研究结果值得进一步阅读。

2. 证据结果重要性评价包括评价以下两个方面

一旦确定研究文献具有真实性后，下一步就进入研究结果重要性的评价，这涉及临床重要性和统计学意义的评价。

（1）是否报告了整个病程的结局，而不是某一时点的结局？

预后或危险率的定量研究是指研究全病程中的各个事件发生量。对疾病终点测量的指标包括 3 个：某一时间点的生存百分率（1 年生存率、5 年生存率）、中位生存时间（median survival）及生存曲线（survival curves），只有这三项指标一起，才能全面反映疾病的最终归属，因此我们应该看研究者是否对疾病预后估计包括了这三项指标。

该研究文献：记录内容不仅包括所有脑卒中患者、不同年龄和亚型脑卒中患者 5 年生存曲线、不同时间生存百分率和中位生存时间；还包括所有脑卒中患者、不同年龄脑卒中患者与同一社区相同年龄和性别的普通人群相比病死率的相对危险度，故能全面反应疾病的归属。

（2）预后估计的精确性如何？即是否报告了预后结局概率的 95% 可信区间？

预后的研究结果应该进行统计学分析处理，了解预后估计的精确性。通常，不良结局的危险度会附以相应的 95% 可信区间（CI）来表示。95%CI 的宽窄，可以表示预后估计的精确性。对于各个时点的生存率曲线值应做 95%CI 分析，其值能估计精确度。95%CI 越窄，结果越精确。如果涉及 OR 或 RR，则 95%CI 不应跨过 1。如果文章中没有报道95%CI，则可以应用相应的统计学方法予以推测，以利于引用预后证据的重要性之判断。

该研究文献：《脑卒中再发危险》研究发现，在所有患者中，脑卒中后一年中的相对死亡风险评分最高，为 7.4（95%CI 6.5～8.5），第六年病死率为 12.2%，死亡风险评分为 2.9（95%CI 1.3～5.4）。

《脑卒中再发危险》一文重要性评价总结：该研究报告了 6.5 年整个病程的结局，报告了预后危险度的 95% 可信区间。

【应用证据】

首先，我们应该根据预后文献的结果估计该女性患者的病死概率。《脑卒中再发危险》一文纳入了包括 74～85 岁年龄段第一次缺血性脑卒中患者，其中 53% 为女性，与本病例这名 80 岁女性患者，其年龄和脑卒中类型均相似，随访结果最长为 6.5 年，有 56 年时间段的病死率数据。因此，我们可以很容易地得出她的预后情况。该研究发现第一次脑卒中后第六年病死率为 12.2%，而年龄越大，生存率越低。因此我们可以认为该女性患者的第六年病死概率应该高于 12.2%。

得出该患者病死率的数据后，回到最初的问题，"在居家老年患者中，综合评估是否可以降低入住养老院的概率，以及是否可以改善老年人的功能状态？"

当防治研究证据确定具有真实性和重要性后，它是否适用于自己的患者呢？这时我们就需要根据患者的具体临床情况，将当前所获得的最佳证据与我们的临床技能和经验相结合，并尊重患者及其亲属对欲用防治措施的选择和意愿。

1. 自己患者的情况是否与单个防治研究证据的患者群体相似？

在应用研究结果时，应充分考虑自己患者的社会人口学特征，病理学特征是否与获得的治疗性研究对象相同，还应注意分析总体与有关亚组情况。如果研究入选病例与自己的患者年龄、合并症不同时，医生就应该根据自己病例的情况谨慎使用研究结果，特别注意寻找研究中不适合自己病例的地方。

本案例：该临床研究对象与患者情况相同的是社区老年人，研究有纳入该年龄段（65～82 岁，平均年龄 >70 岁）的患者，种族相同；不同的是基础疾病不一样，该研究同样纳入伴缺血性脑卒中的基础疾病患者，但研究并没把这部分患者作亚组分析，所以医生应该把这种情况与患者沟通，以帮助患者作出选择。

2. 获得防治措施效果的医疗条件如何？

确定自己患者的情况与防治研究证据的样本群体是否相似。当确信证据结果可以应用于自己的患者后，下一步就需要根据本地区目前的医疗条件，评估该防治措施的可行性，这包括患者对医疗费用的承受能力，医疗保健系统的覆盖支持能力，本人所在科室与医院是否有条件已经开展该项技术，有无设备及药品，以及有无能力进行监察和随访等。上述因素都会直接影响应用证据后能否获得相同的疗效结果。

本案例：本地完全有能力开展这项技术，医疗保险覆盖这个项目患者并没有多余的医疗负担。

3. 防治措施对患者的利与弊如何？

如果将研究证据应用于患者，而该证据非常重要，接下来的问题就会是：治疗的益处是否值得医生和患者付出相应的代价？例如，某种治疗降低死亡率的相对危险度率（relative risk reduction, RRR）为 25%，似乎已经有意义，但对患者和医师的临床实践而言，仍然富有挑战性。这时就需要用需要治疗的病例数（number needed to treat, NNT）来描述这种治疗的风险，即挽救一例患者免于发生某种临床事件，与对照治疗相比，需要治疗具有此类危险的患者数。NNT 能帮助医师权衡选择治疗的效益与相应副作用的风险以及花费的代价。

本案例：如果随访次数高于 9 次，那么养老院的入住率将减少相对危险度为 34%（95%CI 8% ~ 52%），NNT：43（95%CI 18 ~ 204）；正规的综合评估可以使功能减退减低相对危险度为 24%（95%CI 9% ~ 36%），NNT：15（95%CI 8 ~ 143）；由于该患者死亡风险高于 5.8%，因此，不包括综合评估的家庭访问并不能使功能下降的风险降低；另外，患者年龄 80 岁，不在 72.7 ~ 77.5 岁的范围内，因此家庭访问也不能降低死亡率。

4. 患者及亲属对欲用防治措施的价值取向和意愿如何？

完成上述循证临床实践步骤后，并不意味着患者就必须采用研究提供的治疗方案，或治疗方案已经确定。在应用循证证据的过程中，有些因素会影响患者最后治疗方案的确定，包括：患者临床情况、患者的意愿、研究证据和临床专家的意见。患者的临床情况包括患者本身的生物学特征、社会经济状况和患病情况，即是否存在病理生理学的个体差异及由此引起的对治疗反应性降低？是否有患者或医疗费用支付者因为经济状况影响治疗？以及是否有严重的合并症影响疗效？患者的意愿也是决定治疗方案的重要原因，特别是当患者对治疗疗效有疑问时。临床专家由于其丰富的临床和社会经验，对治疗的建议往往也能起到意想不到的效果。

本案例：定期的家庭随访并进行功能评估为医疗保险所覆盖，患者没有经济负担；老年综合评估团队的介入将保证治疗的有效实施，正规的功能评估预防功能减退的 NNT 为 15，养老院的 NNT 则为 43。因此，综合老年评估对该患者应该是最能接受的方案，而且除了会占用患者一定时间以外，基本没有其他不良反应，而家属也希望能延缓患者的生理和社会功能减退，但最后仍需患者自己作出决定，是否接受 6.2 年内不少于 9 次的老年综合评估家访方案。

【后效评价】

后效评价是循证防治性研究的最后步骤，是指在患者采用了循证治疗方案后，对患者病情的变化临床随访。在整个循证临床实践中具有重要作用。后效评价要求不断更新循证临床资料，结合患者具体情况不断修正治疗方案，保证患者始终能享受最佳治疗。

【要点】

● 老年循证医学实施的具体步骤包括：提出临床问题、寻找最佳证据、评价证据、应用证据、最后对实施的方案进行效果评价；如果对目前证据质量并不满意，则应该设计更合理的临床研究为该问题提供最佳证据。

【参考文献】

1. Elkan R, Kendrick D, Dewey M, et al. Effectiveness of home based support for older people: systematic review and meta-analysis. BMJ, 2001, 323:719-725.

2. Van Haastregt JC, Diederiks JP, van Rossum E, et al. Effects of preventive home visits to elderly people living in the community: systematic review. BMJ, 2000, 320:754-758.

3. Ellis J, Mulligan I, Rowe J, et al. Inpatient general medicine is evidence based. A-Team, Nuffield Department of Clinical Medicine. Lancet, 1995, 346(8972):407-410.

4. Stuck AE, Egger M, Hammer A, et al. Home visits to prevent nursing home admission and functional decline in elderly people: systematic review and meta-regression analysis. JAMA, 2002, 287(8):1022-1028.

5. Hirsch C. Review: home visiting with multidimensional assessment and multiple visits is effective in low-risk elderly persons. ACP J Club, 2002, 137(2):57.

6. Dennis MS, Burn JP, Sandercock PA, et al. Long-term survival after first-ever stroke: the Oxfordshire Community Stroke Project. Stroke, 1993, 24(6):796-800.

7. Stott DJ, Young C, Howe T, et al. The Cochrane Collaboration and geriatric medicine. Age Ageing, 2013, 42(6):677-678.

8. Jayna M. Holroyd-Leduc, Reddy M. Evidence-based geriatric medicine : a practical clinical guide. UK: Chichester, West Sussex, 2012.

【纵深阅读】

1. Jayna M. Holroyd-Leduc, Reddy M. Evidence-based geriatric medicine: a practical clinical guide. UK: Chichester, West Sussex, 2012.

2. 董碧蓉主编. 循证临床实践. 北京：人民卫生出版社，2008.

（张艳玲　雷建国）

第二篇　老年综合征

第十一章　谵妄

【学习目的】

● 掌握谵妄的筛查和诊断，针对相应危险因素的预防措施。

● 熟悉谵妄的定义、临床表现，谵妄的治疗流程。

● 了解谵妄的流行病学，病理生理，常见治疗药物。

谵妄（delirium）是一种急性脑功能下降，伴认知功能改变和意识障碍，也称急性意识混乱。以急性发作、病程波动，意识改变和认知障碍为特征，在综合医院发生率高，尤其多见于骨科、ICU 和老年科，常被漏诊、误诊和误治。谵妄如能被及时发现和治疗，可以大大降低患者的病死率和住院时间，改善预后，减少认知功能的损害和生活质量的损失。因此，正确识别和及时治疗谵妄具有重要的临床意义。

【典型病例】

患者，男，75 岁，因左侧股骨颈骨折入院行人工关节置换术。入院诊断：①左侧股骨颈骨折；②轻度认知功能障碍；③慢性阻塞性肺疾病稳定期。术后第一天患者突然出现幻觉，夜间烦躁激越。表现为大吵大闹，要求回家，告诉家人这里非常危险，声称看到了炸弹、有恐怖分子等。早上医生查房时询问患者，患者说晚上睡眠很好，一切正常，对答切题。

【临床问题】

1. 该患者夜间的异常表现由什么原因引起？

2. 如何评估该患者的异常？

3. 哪些因素可能与该患者术后的精神状态异常相关？

4. 对于该患者，如何处理？

第一节　谵妄的定义、流行病学和预后

【谵妄的定义】

根据美国《精神疾病诊断与统计手册（第四版）》（*Diagnostic and Statistical Manual of Mental Disorders-IV*，DSM-IV）的定义：谵妄是急性发作的意识混乱，伴注意力不集中，思维混乱、不连贯，以及感知功能异常。特点是：可以由多种原因诱发，急性起病，以

定向力障碍、幻觉、焦虑、言语散乱、烦躁不安及妄想为其主要临床表现，呈日轻夜重的波动特点，常被称之为"日落现象"，是需要临床紧急处理的一种综合征。常伴发于躯体疾病加重、感染、缺血和缺氧状态、手术时或手术后。

【谵妄的流行病学】

随增龄出现的大脑储备功能下降，使谵妄在老年人群中发病率非常高。在 55 岁以上的普通人群，谵妄发生率为 1.1%，但年龄大于 65 岁以后，每增加 1 岁使谵妄的风险增加2%。据统计，在老年住院患者中，谵妄的发病率为 25%～56%，而在重症监护室（ICU）的患者可以高达 80%。表 2-1 报告了谵妄的患病率以及发病率。

表 2-1　老年谵妄的流行病学

患病率（prevalence）	
住院率（普通内科）	18%～35%
急诊室	8%～17%
痴呆	18%
发病率（incidence）	
ICU	19%～82%
非心脏手术	13%～50%
心脏手术	11%～46%
骨科手术	12%～51%
脑卒中	10%～27%
痴呆	56%

资料来源：Inouye SK, Westendorp RG, Saczynski JS. Delirium in elderly people. Lancet, 2014, 383(9920): 911-922.

谵妄给社会带来巨大的经济负担，据 2011 年美国统计数据，谵妄所导致的住院费用每年超过 1 640 亿美元。谵妄延长患者住院时间，增加再入院率，增加入住护理院概率，增加患者死亡率。一篇 *JAMA* 的系统评价显示，谵妄明显增加死亡率，谵妄组入住护理院是对照组的 3 倍，痴呆发生率是对照组的 7 倍。由此可见，谵妄是常见且严重的老年问题。而临床医护人员对谵妄的认知率和诊断率低，尤其轻度谵妄病例漏诊率在 70% 以上，即使在美国也有 32%～67% 的谵妄患者未被诊断，西方国家的研究表明，84%～95% 的老年谵妄患者没有被临床医生识别，没有得到有效的治疗，而在国内诊断率更低。因此，谵妄的诊断和防治应该引起广大老年科医师的重视。

【要点】

- 谵妄是急性发作的意识混乱，伴有注意力不集中、思维混乱不连贯，以及感知功能异常。持续时间短，起病急，症状呈波动性变化。
- 老年住院患者中，谵妄的发病率为 25%～56%，年龄越高，谵妄风险越大。
- 谵妄的发生可以延长患者住院时间，增加医疗费用、再入院率、入住护理院概率以及死亡率。
- 谵妄容易被各级医务人员忽视，漏诊率 32%～67%。

第二节　谵妄的临床表现和类型

【谵妄的临床表现】

1. 谵妄的症状持续时间较短，一般为数小时至数天，临床表现极具戏剧效果，往往在1天或1小时，甚至几十分钟内出现波动性变化。谵妄患者的家属往往会对医生说："昨天他还好好的，今天就像换了个人一样。"或者夜班的医护人员会抱怨某个患者晚上发疯般大喊大叫，早上的医护人员又觉得该患者一切正常。

2. 谵妄的基本症状之一是意识改变，谵妄患者的意识混乱可以表现为淡漠、嗜睡、浅昏迷等意识状态降低的表现，也可以表现为警醒、易激惹、烦躁有攻击性等意识状态过度增强的表现。另外一个基本症状是患者出现思维混乱、对话不切题、意思不明确、语无伦次或突然转移话题。注意力不集中是谵妄的核心症状，与患者交谈时需要多次重复问题，无法与患者进行视线的接触和交流。

3. 可出现复杂多变的精神症状和各种异常行为，认知障碍主要是指注意、记忆和定向障碍，有些谵妄患者有时间、空间、人物的定向功能障碍，无法回答正确的时间、地点，无法认出自己的亲属；有些患者可以出现严重的幻听、妄想、错觉等感知功能异常；还有些患者会出现睡眠周期紊乱，变现为白天昏睡、晚上失眠。

【谵妄的临床类型】

根据谵妄的不同临床变现，可以分为三种类型。

1. 活动亢进型（hyperactive）　患者表现为高度警觉、烦躁不安、激越、对刺激过度敏感、可有幻觉或妄想、有攻击性精神行为异常。

2. 活动抑制型（hypoactive）　表现为嗜睡及活动减少，表情淡漠。因症状不易被察觉，常被漏诊，但是这类患者往往比活动亢进型患者预后更差。

3. 混合型谵妄　具有上述两种谵妄类型，症状在亢进和抑制之间反复波动。

【要点】

- 谵妄的症状持续时间短，症状呈波动性变化。
- 意识改变、注意力不集中、思维混乱是谵妄的基本症状。
- 可合并出现认知功能障碍、感知功能异常以及睡眠周期紊乱。
- 谵妄分为活动亢进型、活动抑制型以及混合型三种类型。

第三节　谵妄的危险因素与病理生理

谵妄是一种累及中枢神经系统的急性脑功能障碍，但致病因素却涉及全身其他各大系统。可以说，谵妄是最能体现老年人病情复杂性的一种老年综合征，并同跌倒、尿潴留、衰弱、疼痛以及睡眠障碍等都有千丝万缕的联系。躯体疾病、精神因素、医疗因素和药物是常见的谵妄的四大类危险因素，其中最常见的危险因素是患者合并痴呆或存在认知功能下降的情况。通常将其又划分为易患因素（predisposing factors）和诱发因素（precipitating factors）。

【谵妄的易患因素】

易患因素是指慢性的使老年人易于发生谵妄的一些危险因素。例如：①高龄；②认知功能障碍；③合并多种躯体疾病：躯体疾病是谵妄的必要条件，而几乎所有的躯体疾病都可能引起谵妄；④存在视力或听力障碍；⑤活动受限；⑥酗酒。这些易患因素往往是不可逆转的。易患因素越多，老年人越容易发生谵妄。

【谵妄的诱发因素】

而在易患因素的基础上，任何机体内外环境的紊乱均可促发谵妄，成为诱发因素。常见诱发因素为：①应激，如骨折、外伤、慢性疾病急性加重等；②营养不良；③手术以及麻醉；④药物，特别是抗胆碱能药、苯二氮䓬类镇静催眠药、抗精神病药物等；⑤缺氧，包括慢性肺病加重、心肌梗死、心律失常、心衰引起的低氧血症；⑥疼痛；⑦排尿或排便异常，如尿潴留及粪嵌塞；⑧脱水，电解质紊乱；⑨感染，如泌尿和呼吸系统感染，甚至脓毒败血症；⑩睡眠障碍。

近年来许多队列研究、系统评价以及循证指南评估了谵妄的危险因素，产生了大量的循证医学的证据。在英国国家卫生与临床优化研究所（National Institute for Health and Clinical Excellence，NICE）2010年发布的谵妄的循证指南中，共纳入38项研究评估影响谵妄发病率和引起谵妄持续状态的危险因素，表2-2和表2-3列出了有统计学意义的一些危险因素及OR值。可以看出，高龄、认知功能障碍、束缚引起的活动减少对谵妄的发生率和持续状态有明显的不良影响。

表2-2　影响谵妄发生率的常见危险因素及OR值

危险因素	OR（95% CI）
视力障碍	1.70（1.01～2.85）
感染	2.96（1.42～6.15）
>65岁	3.03（1.19～7.71）
疾病严重程度（APACHE评分）	3.49（1.48～8.23）
>80岁	5.22（2.61～10.44）
认知功能障碍	6.30（2.89～13.74）
因骨折入院	6.57（2.23～19.33）

资料来源：National Clinical Guideline Centre. Delirium: diagnosis, prevention and management (full guideline). [2010-05-03]. www.nice.org.uk/nicemedia/live/13060/49908/49908.pdf.

表2-3　引起谵妄持续状态的常见危险因素及OR值

危险因素	OR（95% CI）
合并症>3（Charlson评分）	1.70（1.11～2.61）
视力障碍	2.10（1.34～3.29）
认知功能障碍	2.30（1.41～3.74）
物理性束缚	3.20（1.93～5.29）

资料来源：National Clinical Guideline Centre. Delirium: diagnosis, prevention and management (full guideline). [2010-05-03]. www.nice.org.uk/nicemedia/live/13060/49908/49908.pdf.

【谵妄的病理生理】

谵妄的神经病理生理学机制研究还处于起步阶段。谵妄患者血清抗胆碱酶活性常常增高，可能是内源性因素或药物因素造成的；另外，老年人对胆碱传输下降的耐受力非常脆弱。谵妄的另一机制是在神经递质的合成中，重要氨基酸比例发生改变，苯丙氨酸和色氨酸的比例改变可能导致 5- 羟色胺过多或缺乏从而引起谵妄。另外，谵妄可能由细胞因子，特别是白介素 -2 和肿瘤坏死因子介导。

【要点】

- 躯体疾病、精神因素、医疗因素和药物是常见的谵妄的四大类危险因素。
- 易患因素是指慢性的、使老年人易于发生谵妄的一些危险因素。
- 在易患因素的基础上，任何机体内外环境的紊乱均可促发谵妄，成为诱发因素。
- 最新证据表明：高龄，认知功能障碍，束缚引起的活动减少对谵妄的发生率和持续状态有明显的不良影响。

第四节　谵妄的筛查、诊断与鉴别诊断

【谵妄的诊断标准】

谵妄作为一种复杂的急性脑功能异常，诊断标准比较复杂，是由有经验的专科医生（例如老年科、神经内科、精神科医生）通过床旁详细的神经精神评估了解患者的精神状况，并且通过询问家属以及相关医护人员了解患者病情的变化和波动情况。按照 DSM- Ⅳ 的谵妄诊断"金标准"进行诊断，要求满足以下 4 个条件：

（1）意识紊乱：不能集中和维持注意力，注意力容易转移。

（2）认知功能的改变：例如记忆力下降，时间、空间、人物定向力异常，语言障碍等；或者出现感知功能异常，这些异常无法单纯用痴呆进行解释。

（3）急性发病：常于数小时至数天内发病，一天内症状有波动。

（4）有潜在的病因：包括全身性疾病、药物中毒、突然停药，以及各种因素的联合作用。

由于谵妄的特点为突然发病，病程为波动性，常常夜间加重，专科医生不可能 24 小时在床旁对患者进行评估，因此使用"金标准"诊断谵妄可行性低。正因如此，临床上谵妄的患者极容易漏诊。

【谵妄的筛查方法】

为了快速识别谵妄，提高谵妄诊断的准确度，在临床工作中，常使用一些量表进行谵妄的筛查。谵妄量表（The Confusion Assessment Method，CAM）是目前使用最广泛的，20 多年来被认为是谵妄最有效的筛查工具。调查量表前，必须对患者进行认知功能和注意力评估，例如 3 个单词的记忆力测验，数字广度测验（digit span），从而客观地了解患者的短时记忆能力和注意力。另外，调查者还要通过询问患者家属以及护理人员了解患者是否为急性发病，病情是否波动。CAM 快速筛查量表包括 4 点，参见图 2-1、图 2-2。

特征 1. 精神状态的急性改变
- 患者的精神状态是否较基础水平发生急性变化？

特征 2. 注意力不集中
- 患者的注意力是否不易集中？例如易转移注意力或很难与他进行交流？
- 这种异常在一天中是否有波动？

特征 3. 思维混乱
- 患者的思维是否混乱或不连贯（对话不切题、意思不明确、语无伦次或突然转移话题）？
- 这种异常在一天中是否有波动？

特征 4. 意识状态的改变
- 患者的神志是否正常？分为清晰、过分警觉、嗜睡（易叫醒）、昏睡（不易叫醒）、昏迷（不能叫醒）
- 这种异常在一天中是否有波动？

图 2-1　CAM 量表

- 数字广度——顺背或倒背数字，正背 5 个或倒背 4 个为正常
- 正数以及倒数星期一到星期天，1 月到 12 月
- 听到某个字母举手
- 给患者看图片，要求患者记忆并且回忆
- 100 减 7

图 2-2　常用的注意力测试方法

以上 4 条标准是筛查谵妄的量表。诊断要求必须满足"①急性发作"和"②注意力不集中"这 2 条，并且至少满足"③思维混乱"或"④意识状态改变"其中的 1 条或 2 条。

【谵妄的鉴别诊断】

谵妄诊断应注意与痴呆和抑郁症相鉴别，由于痴呆患者也会出现记忆力、定向力障碍，甚至出现精神行为异常；而抑郁症患者也会出现类似谵妄的动作迟缓，因此，需要与之鉴别。最重要的区别在于谵妄起病急，呈波动性变化，而痴呆和抑郁症患者的症状呈稳定持续的状态。另外，注意力不集中也是谵妄的特征性变化。

【要点】

- 谵妄诊断"金标准"是 DSM- Ⅳ，要求满足以下 4 点条件：①意识紊乱，注意力不集中；②认知功能的改变或出现感知功能异常，无法仅用痴呆解释；③急性发病；④有潜在的病因。

- 目前使用最广泛的谵妄量表是 CAM，诊断要求必须满足"①急性发作"和"②注意力不集中"这 2 条，并且至少满足"③思维混乱"或"④意识状态改变"其中的 1 条。
- 谵妄诊断应注意与痴呆和抑郁症相鉴别。

第五节　谵妄的预防

谵妄的预防要求纠正诱因、针对危险因素，并强调多学科团队干预的非药物性预防方案。医务人员要首先全面评估患者，针对患者存在的具体的危险因素，个体化的提供相应的多学科团队干预方案。谵妄的 NICE 指南是目前最权威的循证医学指南，指南提出应针对以下 10 条危险因素的综合性预防措施（见表 2-4）。强调预先评估患者，根据每个患者的危险因素，量身定做相应的预防措施。

表 2-4　谵妄的综合性预防措施

针对的危险因素	相应的预防措施
认知功能和定向	• 提供明亮的环境，提供时钟和挂历，钟表和日期的数字要求大号数字 • 反复介绍环境和人员，例如这里是哪里、你是谁、主管医护人员是谁 • 鼓励患者进行益智活动，例如打牌、下棋、拼图等 • 鼓励患者的亲属和朋友探访
脱水和便秘	• 鼓励患者多饮水，不能保证饮水量，考虑静脉输液 • 如患者需要限制入量，考虑相关专科的会诊意见并保持出入量平衡 • 鼓励进食蔬菜、水果等高纤维素食物，定时排便
低氧血症	• 及时发现评估低氧血症 • 监测患者的血氧浓度，保持氧饱和度 >90%
活动受限	• 鼓励术后尽早下床活动 • 为患者提供步行器 • 不能行走的患者，鼓励被动运动
感染	• 及时寻找和治疗感染 • 避免不必要的插管（如尿管等） • 严格执行院内感染控制措施（如手卫生等）
多药共用	• 在临床药师的参与下，评估药物 • 减少患者用药种类 • 避免会引起谵妄症状加重的药物（如哌替啶、抗精神病药物、苯二氮䓬类药物）
疼痛	• 正确评估患者疼痛水平，对不能言语沟通的患者使用身体特征、表情等进行评估 • 对任何怀疑有疼痛的患者都要控制疼痛，避免治疗不足或过度治疗
营养不良	• 在营养师的参与下改善营养不良 • 保证患者的假牙正常
听力和视觉障碍	• 解决可逆的听觉和视觉障碍（如清除耳道耵聍） • 向患者提供助听器或老花眼镜 • 检查助听器和眼镜处于正常状态
睡眠障碍	• 避免在夜间睡眠时间医护活动 • 调整夜间给药时间避免打扰睡眠 • 睡眠时间减少走廊的噪声

资料来源：National Clinical Guideline Centre. Delirium: diagnosis, prevention and management (full guideline). [2010-05-03]. www.nice.org.uk/nicemedia/live/13060/49908/49908.pdf.

【要点】

- 谵妄的预防要求纠正诱因、针对危险因素，并强调多学科团队干预的非药物性预防方案。
- 目前最新的谵妄循证医学指南——NICE 指南中针对 10 条危险因素提出了相应预防措施。

第六节　谵妄的治疗

尽管近 30 年来谵妄研究取得许多进展，但是谵妄的死亡率和致残率仍然未得到明显改善，所有研究证据表明，谵妄的治疗效果不如预防。目前对于谵妄的治疗还是强调早期发现，早期治疗。由此，我们可以看到预防谵妄、早期筛查发现谵妄的重要性。谵妄的治疗流程见图 2-3。

【谵妄的非药物治疗】

由于谵妄病因复杂，危险因素多，因此治疗强调针对病因的综合治疗措施，优先考虑非药物治疗。循证指南推荐谵妄的治疗方案为治疗潜在疾病，明确病因，针对病因进行综合治疗，同样强调多学科干预，医护团队和家属共同参与治疗，非常类似于谵妄的预防措施。

目前所有的证据均提示，谵妄的治疗效果远远不如预防效果。一旦发生谵妄，患者很难逆转不良预后，因此，早期发现，早期治疗，甚至在未发生谵妄时进行有效的预防，是医生最明智的选择。

【谵妄的药物治疗】

药物治疗原则：①单药治疗比联合药物好，可以降低药物不良反应和药物相互作用。②以小剂量开始。③选择抗胆碱能活性低的药物。④尽可能快地停药，主要纠正引起谵妄的潜在原因。⑤持续应用非药物干预措施。

许多抗精神病药物、镇静药物均有导致或加重谵妄的可能，并且目前证据提示，药物（包括抗胆碱酯酶药物、抗精神病药物及苯二氮䓬类药物）治疗谵妄没有明确的疗效，有些药物反而会增加病死率。在通常情况下，我们不提倡使用药物治疗谵妄。目前美国食品和药品管理局（Food and Drug Administration，FDA）没有批准任何一种药物可以用于治疗谵妄。药物治疗仅限于患者出现激越行为，威胁到自身或他人安全，并且非药物治疗无效时。目前可以使用短效的抗精神病药物，例如氟哌啶醇改善患者的激越症状。常用的可用于治疗激越症状的药物如下：

1. 氟哌啶醇　仅用于严重激越的患者，在所有主要神经镇静药物中，抗胆碱能活性最低，药效高，可以口服和肌内注射。方法：

（1）预防谵妄：术前 24 h 内小剂量氟哌啶醇可以减轻和缩短髋骨骨折术后的谵妄，有研究显示，每治疗 5.6 名患者有 1 例患者可以从中获益。

（2）治疗谵妄：推荐小剂量口服或肌内注射，用于控制患者的精神症状，静脉使用会引起 Q-T 间期延长，因此应慎用。初始剂量 0.5～1.0 mg，逐渐滴定，每 2～4 h 再增加剂

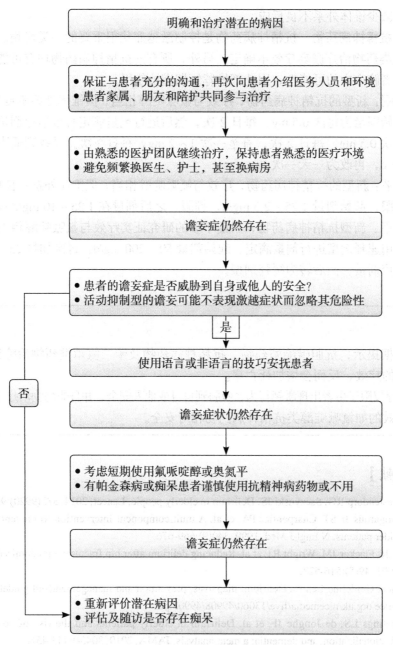

图 2-3　谵妄的治疗流程

量，最大剂量为 4 mg/d，当剂量 >4.5 mg/d，椎体外系和心血管的不良反应增加。可以表现心律失常、心电图异常、高 / 低血压；抑郁焦虑、激越、静坐不能等；此外还有皮炎、口干、腹泻、便秘、恶心等。帕金森病、重度抑郁、骨髓抑制、严重心脏和肝疾病、昏迷的患者禁用。一旦治疗有效后，逐渐减量停药。

2. 苯二氮䓬类 通常应该避免使用，因其本身可能易导致谵妄和增加患者躁动。最佳适应证是乙醇和苯二氮䓬类撤药后或者癫痫导致的谵妄发作，相对适应证是肝性脑病所致谵妄。此类起效较其他药物迅速，一般静注 5 min 后即起效，代表药物有罗拉西泮（0.5 ~ 1.0 mg 口服或静脉），其半衰期为 15 ~ 20 h。有时候也会作为抗精神病药物的辅助以加强镇静及减少锥体外系不良反应。

3. 新型的抗精神病药物　抗精神病药物是控制激越症状很重要的一类药物。但是目前证据表明，该类药物治疗谵妄疗效不确定。另外，所有的抗精神病药物均有可能增加患者死亡和痴呆患者脑卒中的可能性，因此都推荐短期谨慎使用。

（1）利培酮：新型的抗精神病药物，疗效与氟哌啶醇相当，但锥体外系不良反应较少。老年人建议起始剂量为每次 0.5 mg，每日 2 次，然后进行剂量滴定直至治疗剂量。剂量增加的幅度为每次 0.5 mg，每日 2 次，直至一次 1～2 mg，每日 2 次。寻找到适当剂量之后维持至少 2～3 d，再改为一天一次。

（2）奥氮平：新型的抗精神病药物，疗效与氟哌啶醇相当，但锥体外系不良反应较少。口服或舌下含服，起始剂量 1.25～2.5 mg/d，顿服，之后剂量在 1.25～10 mg/d 间调整。

（3）奎硫平：新型抗精神病药物，目前不多的研究证实疗效与氟哌啶醇相当，但安全性更好。推荐用速释剂型进行剂量滴定，起始剂量 50～200 mg/d，每次加量 25～50 mg/d，逐渐加量至治疗剂量，然后转为缓释剂型。

【要点】

- 目前证据提示，抗胆碱酯酶药物、抗精神病药物及苯二氮䓬类药物治疗谵妄没有明确的疗效，反而会增加死亡率。
- 药物治疗仅限于患者出现激越行为，威胁到自身或他人安全，并且非药物治疗无效时。
- 使用短效的如氟哌啶醇类抗精神病药物相对安全。

【参考文献】

1. Inouye SK, Westendorp RG, Saczynski JS. Delirium in elderly people. Lancet, 2014, 383(9920):911-922.

2. Inouye SK, Bogardus Jr ST, Charpentier PA, et al. A multicomponent intervention to prevent delirium in hospitalized older patients. N Engl J Med, 1999, 340(9):669-676.

3. Marcantonio ER, Flacker JM, Wright RJ, et al. Reducing delirium after hip fracture: a randomized trial. J Am Geriatr Soc, 2001, 49(5):516-522.

4. National Clinical Guideline Centre. Delirium: diagnosis, prevention and management(full guideline). [2010-05-03]. www.nice.org.uk/nicemedia/live/13060/49908/49908.pdf.

5. Witlox J, Eurelings LS, de Jonghe JF, et al. Delirium in elderly patients and the risk of post-discharge mortality, institutionalization, and dementia: a meta-analysis. JAMA, 2010, 304(4):443-451.

6. Wong CL, Holroyd-Leduc J, Simel DL, et al. Does this patient have delirium?: value of bedside instruments. JAMA, 2010, 304(7):779-786.

【纵深阅读】

1. American Psychiatric Association. Diagnostic and Statistical Manual of Mental Disorders. 4th Edition. Washington, DC: American Psychiatric Association, 2000.

2. National Clinical Guideline Centre. Delirium: diagnosis, prevention and management (full guideline). [2010-05-03]. www.nice.org.uk/nicemedia/live/13060/49908/49908.pdf.

（岳冀蓉　林秀芳）

第十二章 营养不良

【学习目的】

- 掌握老年营养不良的筛查、评估和干预。
- 熟悉老年营养不良的定义、临床表现。
- 了解老年营养不良的流行病学、危险因素及管理。

营养不良（malnutrition）是机体任何一种或多种营养素失衡而引起的一系列症状。老年人群是营养不良的高危人群，尤其是患有慢性疾病时。营养不良的老年患者预后不良。通过营养筛查和评估，制订个体化营养支持方案，能维持和改善营养状态，降低患者死亡率、缩短住院时间，改善预后，减少生活质量的下降和失能的发生。

第一节　老年营养不良的定义、流行病学和预后

【老年营养不良的相关定义】

1. 老年营养不良（malnutrition）　是指在老年人群中，能量、蛋白质和其他营养物质缺乏或过量引起组织、器官在形态、构成及功能的不良反应，包括营养不足（undernutrition）和营养过度（overnutrition）。

2. 营养不足　通常指蛋白质 - 能量营养不良（protein-energy malnutrition，PEM），指能量或蛋白质摄入不足或吸收障碍者，造成特异性的营养缺乏症状。但在相当部分文献中，营养不良仅表示营养不足，而不包括营养过度。

3. 营养风险（nutrition risk）　2002 年由欧洲学者提出，指现存或潜在的营养因素相关的导致患者出现不利临床结局的风险。这一概念并非指营养不良发生的风险（the risk of malnutrition）。营养风险的一个重要特征是营养风险和临床结局的密切关系，存在营养风险的患者由于营养因素导致不良结局的可能性大，有更多从营养支持中获益的机会。

【老年营养不良的流行病学】

老年人是营养不良的高风险人群，不同老年人群，其营养不良的患病率有所差异，取决于不同地理分布、年龄、生活状况以及评估方法。美国圣路易斯大学健康科学中心 David R. Thomas 博士公布的调查结果显示：当今在全球 86% 以上的住院患者存在营养不良，面临营养风险。高达 67% 的护理院和 91% 的康复中心及 38% 的社区老人都面临同样的问题。据 WHO 估测，到 2015 年，全球 1/6 的人口将会受到营养不良的威胁，仅欧盟就有 3 000 多万人存在营养不良的症状。

在康复机构，老年人营养不良的患病率最高，达 50.5%。社区老年人群为 5.8%。门诊

患者中，1%～15% 的老年患者存在营养不足。而住院患者中，35%～65% 伴有营养不良。一项包括欧洲、美国、南非 4 507 名老人的系统评价（SR）发现，22.8% 的老人为营养不良。营养不良不仅是蛋白质 - 能量不足，也包括微量元素、维生素和矿物质不足。正常老年人，维生素 C 营养不良发生率为 20%，维生素 A 为 10%，钙、锌离子分别为 18% 和 16.8%。2012 年，北京、上海、广州、成都和重庆五大城市的 53 家医院、社区卫生服务中心或养老机构，6 058 名 65 岁以上的老人中，55% 的老人存在营养不良或营养风险。我国居民营养和健康状况调查显示，我国 60 岁以上老年人群营养缺乏率平均为 12.4%，农村明显高于城市。北京协和医院调查显示，外科老年住院患者营养不良高达 41.6%，营养不良风险为 20.8%。

【老年营养不良的预后】

营养不良会给老年人带来一系列不良预后。营养不良的老人，生活质量下降，健康相关生命年缩短。Maria 等评估了 240 名住院老年患者的营养状态、ADL 和 IADL，发现 29% 营养不良老人，ADL 和 IADL 较营养正常老人均有下降。Kvamme 等评估了 3 286 名老年人的营养状况和健康相关生命质量，发现在营养不良老人，健康相关生命质量较低。另外，NHANES 数据显示，体重下降 ≥5% 的老年妇女，失能风险比体重稳定者增高 1 倍。营养不良老人住院日数延长、住院费用增加，死亡率增高。在葡萄牙进行的一项 469 名住院老年患者的调查研究，显示 42% 老年人存在营养不良风险。疾病成本分析发现，营养不良的住院患者费用增加 19%。Nadya 等随访 414 名 ≥75 岁的老年人 2 年，发现 MNA 量表评估的老年营养不良患者 1 年生存率 <50%，2 年存活率 <50%，营养良好老人 2 年存活率 >70%。

【要点】

- 营养不良是能量、蛋白质和其他营养物质缺乏或过量引起组织、器官在形态、构成、功能的不良反应，包括营养不足和营养过度，但大多研究和指南中营养不良单指营养不足。
- 老年人群是营养不良的高危人群，尤其是患有慢性疾病时。
- 营养不良的发生可以降低老人的生活质量，延长住院时间，增加医疗费用，增加失能率，增加患者的死亡率。

第二节　老年营养不良发病机制与危险因素

【老年营养不良发病机制】

随着衰老，老年人容易因以下原因导致营养不良：

1. 器官功能的变化　随着增龄，牙齿松动、脱落，影响食物咀嚼；嗅觉和味觉障碍导致食欲下降；渴感减退，引起饮水不足，严重时可导致脱水，胃酸分泌不足、各种消化酶活性下降，影响食物的水解、消化；肠蠕动减少，影响营养素的吸收。

2. 衰老伴有身体构成变化　骨容量、瘦体重和身体含水量下降；脂肪含量增高，并向腹腔内集中。这些变化使得老年人的营养需求与年轻人不同。

3. 生活习惯的改变 特别是饮食习惯改变及活动量减少可导致营养不良发生。由于老年患者多病共存，往往接受一些不正确的饮食指导，甚至素食或限食。这些不恰当的饮食习惯是引起营养不良的主要原因。活动量减少或活动能力受限会导致能量代谢和食物摄入量的改变，这也可引起相应的各种营养不良症状，如肥胖症。

【老年营养不良的危险因素】

老年人营养不良的危险因素见表 2-5，常见以下原因：

1. 多病共存 老年人共病率较普通人群高，各个系统的急慢性疾病，均可通过影响机体的能量需求、摄入和代谢等环节导致营养不良。比如，慢性阻塞性肺疾病（COPD）患者的呼吸肌做功增加，机体能量消耗增大，机体长期处于缺氧状态，易发生营养不良，因此 26% ~ 70% 的 COPD 患者存在营养不良。慢性心功能不全患者，消化道淤血使得老年人消化吸收障碍，对脂溶性维生素、钙、铁等吸收特别容易受损，也是蛋白质 - 能量营养不良高发人群。脑卒中患者活动受限、言语表达能力障碍使之不能完全自主进食；感觉异常、吞咽障碍使其进食困难或不知饥饿，都会导致营养不良。国内研究发现，脑卒中患者入院时营养不良发生率为 14.8%，尽管入院后采取多种营养措施，2 周后营养不良的发生率仍增至 24%；另有研究发现，营养状态良好的脑卒中患者存活 80%，而营养不良的脑卒中患者仅存活 60%。

2. 精神神经因素 老年人多患有各种精神神经疾病，包括抑郁症、阿尔茨海默病（老年痴呆症）、晚年偏执狂、帕金森病及神经性厌食症等。例如痴呆患者饮食存在障碍，容易出现营养不良和营养过剩。Giuseppe 等发现，59.54% 的痴呆患者伴有营养不良，认知功能良好的老人仅 15% 有营养不良。帕金森病患者由于肌肉震颤使得机体耗能增加，易发生营养不良，其发生率为 0 ~ 24%，而 3% ~ 60% 存在营养不良风险。抑郁症也会损害老年人的营养状态。

3. 药物因素 老年人药物使用种类繁多，而药物几乎对所有营养素的代谢都有潜在影响，老年人群是药物性营养不良发生的高危人群。常见药物包括：抗惊厥药物（苯巴比妥、苯妥英钠）可诱导生物素、叶酸、钙和维生素 D 缺乏；利尿剂可引起水和矿物质丢失；抗肿瘤药引起食欲下降；类固醇激素和传统抗抑郁药物可使体重增加；很多药物也会影响味觉和嗅觉，因此，老年人在同时服用多种药物时，很容易出现药物性营养不良。

表 2-5 老年营养不良的危险因素

分类	具体因素	评估和干预
慢性疾病	心脏病、肺疾病、肿瘤、感染／艾滋病、类风湿关节炎、幽门螺杆菌、胆囊疾病、吸收不良、甲状腺功能亢进／甲状腺功能减低、酗酒、帕金森病、压疮等	详细病史、医疗文件、针对性评估
精神神经因素	抑郁症、阿尔茨海默病、晚年偏执狂、神经性厌食症等	认知功能评估、老年抑郁评估、精神病史
药物因素	ACEI、镇痛药、抑酸剂、抗心律失常药、抗生素、抗惊厥药、抗抑郁药、β- 受体阻滞、CCB、地高辛、利尿剂、泻剂、NSAID、口服降糖药、激素等	合理用药评估
口腔卫生	口干、假体、牙列不齐、口腔假丝酵母菌（念珠菌）病、口腔溃疡等	牙科病史、牙科筛选工具
限制饮食	低胆固醇饮食、无盐或低盐饮食、肾病饮食等。	膳食评估、膳食指导
失能或社会因素	贫穷、社会支持不够、孤独；活动受限、长期卧床、肢体震颤等	ADL、IADL、社会评估，物理、职业治疗

资料来源：Omran ML, Salem P. Diagnosing undernutrition. Clin Geriatr Med, 2002, 18(4):719-736.

4. 失能或社会因素　老年人是社会弱势群体，其社会经济状况情况、环境因素都影响老年人群的营养状况。研究显示，社会经济因素是能量摄入和消耗的主要影响因素。

【要点】

● 营养不良的危险因素多种多样，包括老年退行性生理改变、不良饮食习惯，各种急慢性疾病，以及各种药物和老人社会心理因素等。

第三节　老年营养不良的临床表现和分类

【老年营养不良的临床表现】

老年人营养不良是老年综合征之一，涉及机体各个器官及系统。老年人营养不良的临床表现主要有精神萎靡、表情淡漠，全身乏力，反复感冒，逐渐消瘦等症状。

1. 体重下降和逐渐消瘦　是营养不良的主要临床表现之一，也是一项易察觉、易监测的指标。以体重和身高作为参数计算出的体重指数（Body Mass Index，BMI）平衡了个人身高差异，能够很好地反映个体营养状况。目前 BMI 已作为筛选、评估和检测营养不良的一个特征指标，被纳入多种营养评估工具中。

2. 肌肉力量减弱　老人自觉乏力感是另一项老年人营养不良的常见临床表现。不同于体重下降，肌力减弱往往不易察觉，且不易量化，常常被忽视。

3. 活动能力下降　老年人活动耐量、活动范围下降，精神萎靡、皮疹、感觉减弱、皮肤干燥等都是营养不良的隐匿表现。

4. 特殊表现　老年人微量营养素缺乏可引起特殊表现。诸如眼睛干涩，经常看不清东西，皮肤干燥脱屑表明体内缺乏维生素 A；鼻子两边发红常脱皮，指甲上出现白点说明体内缺锌；牙龈出血说明缺乏维生素 C；口角发红、唇部开裂、脱皮说明缺乏 B 族维生素和维生素 C；指甲缺乏光泽、变薄、脆而易折断，头发干燥易断、脱发或拔发时无痛感，说明体内缺乏蛋白质、必需脂肪酸、微量元素铁和锌等。

【老年营养不良的分类】

营养不良包括营养不足和营养过度。而营养不足可以分为蛋白质营养不良型、蛋白质 - 能量营养不良和混合型营养不良三种类型。在健康老年人群中，营养不良发生的比例很低，但在健康不佳的老年人群中，蛋白质 - 能量营养不良伴有微量元素缺乏则是常见问题。欧洲一项调查指出，营养不良在健康老年人群中发生率低，但蛋白质 - 能量营养不良和微量营养素缺乏是亚健康老年人的主要问题。

【要点】

● 营养不良是临床综合征，可涉及机体多个系统，主要表现体重下降和逐渐消瘦。特殊营养素缺乏可有特定的临床症状。

第四节 老年营养不良的筛查、评估和诊断

【老年营养筛查方法】

1. 营养风险筛查 营养风险（nutritional risk）筛查的具体定义并不统一，欧洲肠外肠内营养学会（ESPEN）认为，营养风险筛查是一个快速而简单的过程，通过营养风险筛查，如果发现患者存在营养风险，即可制订营养支持方案，一般由临床医师与营养师共同制订；如果患者存在营养风险，但由于患者代谢异常或疾病的特殊情况而难以制订营养支持方案时，或者不能确定患者是否存在营养风险时，则由营养师做详细的营养评估后再制订营养计划。

（1）NRS 量表：目前临床上进行营养风险筛查的方法有多种，主要为单一指标和复合指标两类，但尚缺乏公认的营养风险筛查工具。近年研究主要集中在研讨复合指标的筛查工具，以提高筛查的敏感性和特异性，从而达到预测目的。NRS 2002 量表由 ESPEN 推荐，适用于住院患者营养风险筛查，简便易行，将患者营养状态与疾病引起的代谢紊乱共同评价。中国肠内肠外营养协会（CSPEN）推荐对住院患者采用 NRS 2002 进行营养风险筛查，结合临床后决定是否进行肠外肠内营养支持的依据。但对无法测量体重的卧床患者，影响体重测量的水肿、腹水患者，意识不清无法回答的患者使用该工具受到限制。除此之外，NRS 不能客观区分营养不良的类型，也不能决定营养支持的具体方案。NRS 2002 结合了三方面的内容：①疾病严重程度部分；②营养缺失部分；③年龄影响部分。NRS 评分≥3 分时，即表示患者存在营养风险；对于营养风险的患者，营养支持可改善患者临床结局（并发症发生率降低、住院时间减少等），而在没有营养风险的患者中，营养支持对临床结局没有影响（表 2-6）。

表 2-6 NRS 2002 量表

评分	疾病严重程度	营养状态受损评分	年龄
0	—	正常营养状态	≤70 岁
1	① 慢性疾病患者因出现并发症而住院治疗 ② 患者虚弱但不需卧床 ③ 蛋白质需要量略有增加，但可以通过口服和补充来弥补	① 3 个月内体重丢失 >5% ② 或食物摄入量比正常需要量减少 25%～50%。	>70 岁
2	① 患者需要卧床，如腹部大手术后 ② 蛋白质需要量相应增加，但大多数人仍可以通过人工营养得到恢复	① 一般情况差或 2 个月内体重丢失 >5% ② 或食物摄入量比正常需要量减少 25%～50%	—
3	① 患者在加强病房中靠机械通气支持 ② 蛋白质需要量增加而且不能被人工营养支持所弥补 ③ 通过人工营养可以使蛋白质分解和氮丢失明显减少	① BMI<18.5，且一般情况差 ② 或 1 个月内体重丢失 >5%（或 3 个月体重下降 15%） ③ 或者前 1 周食物摄入比正常需要量减少 75%～100%	—

注：NRS 评分＝疾病严重程度＋营养状态受损评分＋年龄评分；总分≥3 分者：患者处于营养风险，开始制订营养治疗计划；总分 <3 分：每周复查营养风险筛查

（2）简易微型营养评定法（mini nutritional assessment short form，MNA-SF）：MNA-SF 是微型营养评价法（mini-nutritional assessment，MNA）量表的第一部分，研究指出，MNS-SF 的敏感度为 86% ~ 98%，特异度为 84% ~ 100%，与 1 年病死率、老人功能水平、膳食摄入，以及生化指标均有良好的相关性；在相对健康老年人血清蛋白出现改变前预测营养风险，在体重明显改变前早期检测营养不良风险。2009 年，美国营养协会在《老年非预期体重减轻（unintended weight loss，UWL）指南》中明确推荐使用 MNA-SF 作为筛查工具。MNA-SF 包括：①过去 3 个月食物摄入量与食欲是否减少；②过去 3 个月内体重下降情况；③活动能力；④过去 3 个月内是否有急性疾病或重大压力；⑤精神心理问题；⑥体质指数（BMI 无法测得时，可用小腿围替代）六个项目。MNA-SF 总分 14 分，0 ~ 7 分为营养不良，8 ~ 11 分为营养不良风险，12 ~ 14 分为营养正常。与 MNA 相比，MNA-SF 缩短了调查时间，更为简便。国内外研究均证实，与 MNA 及传统的营养评价法相关性极强，吻合率高，但 MNA-SF 敏感性低于 MNA，可能出现漏诊。在临床应用过程中，MNA-SF 在 8 ~ 11 分时，应进行进一步的营养评估明确营养状况（表 2-7）。

表 2-7 MNA-SF 量表或 MNA 量表（第一部分）

1. 既往 3 个月是否由于食欲下降、消化问题、拒绝或吞咽困难而摄食减少？
0 = 食欲下降明显 1 = 食欲中等度下降 2 = 食欲正常
2. 既往 1 个月体重下降多少？
0 = 大于 3 kg 1 = 不清楚 2 = 1 ~ 3 kg 3 = 无体重下降
3. 活动能力
0 = 需卧床或长期坐着 1 = 能轻微活动，但不能外出 2 = 能独立外出
4. 既往 3 个月内有无重大心理变化或急性疾病？
0 = 有 1 = 无
5. 是否有神经心理问题？
0 = 严重智力减退或抑郁 1 = 轻度智力减退 2 = 无问题
6.1. BMI（kg/m^2）
0：BMI<19 1：19 ≤BMI<21 2：21 ≤BMI<23 3：BMI ≥23
6.2. 小腿围 CC（cm）
0 = CC 低于 31 cm 3 = CC ≥31 cm

注：MNA-SF 筛查时：如取得 BMI，按 BMI 进行筛查；特殊情况下，不能取得 BMI，采用 CC 进行筛查。MNA 评估时：不能用 CC 代替 BMI。

2. 营养筛查的频率　一般情况下，每次访问老人时需常规进行营养筛查；在长期照料机构，老人在入住及入住期间每月需进行一次营养筛查；急性住院的老年患者入院时，以及住院期间的每一周需要进行一次营养筛查；在康复机构，老人在入住时以及入住期间每15d需要进行一次营养筛查。

【营养评估】

营养评估（nutrition assessment）是指由专业人员对患者的营养代谢、机体功能等进行全面检查和评估，用于较复杂患者制订营养支持计划，并考虑其适应证和可能的不良反应等。包括病史搜集、体格检查、人体测量、实验室检查。

营养评估应由营养专业人员对老年患者进行。营养评估和营养风险筛查既有区别，又有联系。对所有老年住院患者均应在入院 24 h 内进行营养风险筛查，以判断是否存在营养风险和营养不良。对有营养风险或营养不良的老年患者，应结合其临床情况，制订营养支持计划。在制订和实施临床营养支持计划的过程中，如有困难和疑问，应对老年患者进行营养评估。营养评估的主要内容包括：病史及饮食史、体格检查、人体测量及人体成分测定、生化及实验室检查。

1. 病史及饮食史　病史采集重点为已存在的病理和营养素影响因子，用药史及治疗手段，食物过敏史及不耐受性，膳食史。营养现病史的主要内容有：目前饮食摄入情况，喜欢或不喜欢的食物，咀嚼或吞咽困难的情况，文化、地域或特殊食物的需求，社会文化及目前营养支持情况，自我进食能力，特殊饮食需要，口腔健康情况，体重改变，治疗史，皮肤情况，药物治疗。

2. 体格检查　常规体格检查可以发现受检者是否存在营养性疾病的线索，机体任何一个系统都可以受到营养状态的影响。WHO 专家委员会建议在进行体格检查时应特别注意以下方面：头发、面色、眼、唇、舌、齿、龈、水肿、皮肤、指甲、心血管系统、消化系统、神经系统。

3. 人体测量及人体成分测定　人体测量指标对诊断营养状况是必需的。临床常用的人体测量指标有：体重、体质指数（body mass index，BMI）、上臂围、小腿围、腰围、臀围等。

（1）体重：体重测定必须保持时间、衣着、姿势等方面的一致。住院患者应选晨起空腹，排空大小便后，穿内衣裤测定；体重计的感量 <0.5 kg，测定前需标定准确。测量体重时需要注意的事项：患者出现水肿或腹水时（即细胞外液增加）、巨大肿瘤或器官肥大时，可掩盖体重丢失；而利尿剂可引起体重丢失的假象；短时间内能量摄入或钠量摄入的显著改变可造成体重波动，每天体重波动 >0.5 kg 则考虑水分改变；不同营养不良的患者相同体重减少时，脂肪、蛋白质消耗程度不同，对预后可产生不同的影响。与体重相关的指标有：实际体重占理想体重的百分比，体重改变（实际体重与平时体重比较），BMI 等。

（2）体质指数（BMI）：BMI = 体重 / 身高^2（体重单位为 kg，身高单位为 m）。BMI 是评估营养状态很重要的指标，可单独或联合其他指标同时评估人体营养的状态。BMI>27 为肥胖，25 ~ 27 为超重，20 ~ 25 为正常，18 ~ 20 为消瘦，<18 为营养低下。由于老年人身高下降，BMI<22 即可提示营养不良。

（3）上臂围：上臂围是上臂横截面周长，一般测量上肢自然下垂时，在上臂肱二头肌最粗处的水平围长。

（4）小腿围：被测者两腿开立同肩宽，小腿最粗壮处横截面周长，测量单位为 cm，精确到小数点后一位，测量误差不得超过 0.5 cm。

（5）腰围：被测者站立，双脚分开 25～30 cm，体重均匀分配。测量位置在水平位髂前上嵴和第 12 肋下缘连线的中点。将测量尺紧贴软组织，但不能压迫，测量值精确到 0.1 cm。根据腰围检测肥胖症很少发生错误。

（6）臀围：两腿并拢直立，两臂自然下垂，皮尺水平放在前面的耻骨联合和背后臀大肌最凸处。为了确保准确性，测量"臀围"时，一是要在横切面上，二是要在锻炼前进行。

4. 实验室检查　重要实验室检查包括以下几点：

（1）蛋白质营养评价：机体一些蛋白质的含量有助于营养不良的诊断，常用有血清白蛋白、前白蛋白、转铁蛋白、纤维黏蛋白等（表 2-8）。白蛋白水平是死亡率和病残率的一个危险因素，但低白蛋白血症不是反映营养不良的准确指标，因为它与损伤、疾病或炎症相关，因此白蛋白对营养不良的敏感性和特异性都较低。然而前白蛋白比白蛋白能更好地反映短时间内蛋白质变化的情况，它的半衰期比白蛋白短，是目前营养不良研究的热点。

（2）免疫功能评估：免疫功能（总淋巴细胞计数、皮肤迟发型超敏反应）可以用来评价机体细胞免疫功能。细胞免疫功能是近年来临床用于评价内脏蛋白质储备的指标，间接判定机体的营养状况。

（3）血脂：血浆脂类和相关的脂蛋白以及其生物利用度评价等指标在一定程度上反应机体营养状况（表 2-9）。

（4）微量元素的测定。

（5）消化道功能评估：包括消化酶的测定、对营养素吸收能力测定，以及肠道微生态评价。肠道微生物包括形态学评价，包括菌群数量和功能的测定，采用镜检、培养、革兰染色等方法了解菌群数量，测定生物标志物检查了解菌群数量和功能（表 2-10）。

表 2-8　常用蛋白质营养评价的生化标志物

蛋白质	合成部位	半衰期	参考范围	临床意义	备注
白蛋白	肝	18 d	>35 g/L	摄入不足、长期或严重营养不良	受饮食、肝肾疾病影响，不能早期发现
前白蛋白	肝	1.9 d	150～300 mg/L	急性蛋白质营养不良	创伤、感染下降，肝病时下降
转铁蛋白	肝	8～9 d	2.5～3.5 g/L	营养治疗时上升最快，反应疗效的指标	受铁营养水平影响
纤维黏蛋白	肝	4～24 h	>50 mg/L	早期蛋白质营养不良的敏感指标	受肝肾疾病的影响

表 2-9　常用脂肪营养水平和生物利用度评价的生化指标

项目	参考值	临床意义
血清总脂	成人 4～7 g/L	脂营养水平及肠外营养效果评价
CoA 合成酶 E	56～78 U/L	评价脂肪的生物利用度
肉碱脂酰转移酶 E	48～66 U/L	评价脂肪的生物利用度
非酯化脂肪酸	400～900 μmol/L	肠外脂肪营养效果评价

表 2-10 常用胃肠道功能评价的生化标志物

项目	参考值	临床用途
胃蛋白酶	40～60 U/ml	胃功能评价
胆汁酸	10 μmol/L	胆囊功能评价（在餐后升高）
尿半乳糖	饮 450 ml 牛奶 >2 μmol/L	乳糖吸收能力，判断是否可以采用乳糖奶
左旋木糖吸收试验	服 5 g 木糖 >3 mmol/L	肠道对碳水化合物吸收能力
粪便总脂	吸收率 >90%	脂肪吸收能力（膳食总脂 - 粪便总脂 / 膳食总脂）

（6）药物营养相互作用：药物会影响老年人的营养需求、摄入和代谢。因此应该评估老年人目前使用的药物，是否有药物引起的营养不良，并精简用药。

5. 营养评价量表　在老年人群中可用的营养评价量表有微型营养评价法（mini-nutritional assessment，MNA）量表和主观全面评价法（subjective global assessment，SGA）量表。

（1）MNA 量表：《老年人非预期体重减轻（UWL）指南》推荐使用 MNA 来评估老年的营养状况。MNA 由 Guigoz 于 1996 年首先提出，并用于评估老年人的营养状况，经过近二十年发展，在国际上已得到广泛认可。MNA 量表有 18 个条目，包括膳食评价、人体测量、主观评价、整体评估 4 方面。用 MNA 量表进行营养评估需分两步进行，第一步用前 6 项条目进行营养不良风险筛选（即 MNA-SF 量表，但不可用 CC 代替 BMI），后 12 项条目是针对存在营养不良风险人群进行进一步评估和风险分析。MNA 量表敏感性为 96%，特异性为 98%。因其能够很好地筛选营养不良风险、简易分析营养不良的原因，适用于社区、医院、护理院等老年人群。（表 2-7、表 2-11）。

（2）SGA 量表：由德国 Detsky 于 1987 年首先提出，临床医师使用 SGA 量表对患者的病史、体格检查指标进行评估（分 A、B、C 三级），在评估这些指标的基础上，根据医师对患者营养状态的主观判断，得出 SGA 总营养分级，如果患者的营养指标中 B、C 级较多，提示患者可能为营养不良，如果 A 级较多，提示患者营养状态较好。SGA 能很好预测并发症，包括透析、肝移植和 HIV 感染者，通过 SGA 评估发现的营养不足患者并发症发生率是营养良好的 3～4 倍。但是 SGA 量表更多反映疾病状况，并非营养状况，不易区分轻度营养不足。SGA 量表为主观评估工具，需要专业人员操作，不能满足快速临床筛查的目的，不适合在医院中常规使用。

【要点】

- 营养风险指现存或潜在的营养代谢受损，可能因有或无营养支持带来更好或更差的临床结局。通过营养风险筛查，存在营养风险者即可开展营养支持方案，营养风险不明确或营养支持方案难制订时，则由营养师进行详细营养评估后制订营养计划。筛查常用工具有 NRS 2002、MNA-SF。
- 营养评价是指由专业人员对患者的营养代谢、机体功能等进行全面检查和评估，用于较复杂患者制订营养支持计划，并考虑其适应证和可能的副作用等。包括病史搜集、人体测量、体格检查、实验室检查，以及 MNA、SGA 量表。

表 2-11　MNA 量表（第二部分）

7.是否独立生活（是否需要他人护理、不住医院或养老院）？

　　0 ＝否　　1 ＝是

8.每天应用处方药超过 3 种?

　　0 ＝否　　1 ＝是

9.压疮或皮肤溃疡?

　　0 ＝否　　1 ＝是

10.每天需几次完成全部饭菜?

　　0 ＝ 1 餐　　1 ＝ 2 餐　　2 ＝ 3 餐

11.蛋白质摄入情况

- 每日至少一份乳制品？ A.是　 B.否
- 每周二份以上豆制品或鸡蛋? A.是　 B.否
- 每天吃肉、鱼或鸡蛋? A.是　 B.否

　　0 ＝ 0 或 1 个 "是"

　　0.5 ＝ 2 个 "是"

　　1.0 ＝ 3 个 "是"

12.每天两份以上水果或蔬菜?

　　0 ＝否　　1 ＝是

13.每天应用液体量（包括水、果汁、咖啡、茶、奶等）

　　0 ＝小于 3 杯　　0.5 ＝ 3~5 杯　　1.0 ＝大于 5 杯

14.进食情况

　　0 ＝无法独立进食　　1 ＝独立进食稍有困难　　2 ＝完全独立进食

15.自我评估营养状况

　　0 ＝营养不良　　1 ＝不能确定　　2 ＝营养良好

16.如与同龄人相比，如何评价自己的健康状况?

　　0 ＝不太好　　0.5 ＝不知道　　1.0 ＝好　　2.0 ＝很好

17.上臂围（cm）

　　0 ：＜21　　0.5 ：21~22　　1.0 ：22

18.小腿围（cm）

　　0 ：＜31　　1 ：≥31

注：该部分评价总分共计 16 分；MNA 全表共 30 分；＞24 分表示营养状况良好；17~24 分有营养不良危险；＜17 分营养不良

第五节　老年营养不良的治疗

【肠内营养】

1.定义　肠内营养（enteral nutrition，EN）指经胃肠道提供代谢所需的营养物质以及其他营养素的营养支持方式。肠内营养符合机体消化生理，有利于内脏蛋白质合成和代谢调节，对循环干扰较少，同时改善和维持肠道黏膜结构和功能的完整性，防止肠道细菌移位的发生，操作方便，临床管理便利，费用较低。肠内营养能给老年人带来广泛的临床益处，包括改善能量和营养摄入，维持和改善营养状况，减少患病率和死亡率，延长平均寿命，改善机体功能状况、促进康复。

2. 肠内营养制剂分类　肠内营养制剂除家庭自制的营养制剂外，还包括聚合物制剂（整蛋白质型）、单聚体或低聚体制剂、特殊疾病型制剂和组件制剂。

（1）聚合物制剂（整蛋白质制剂）：是标准的肠内营养制剂，营养完全，由大多数完整营养素制成，其渗透压接近生理水平（300 mOsm/L），益于耐受，适用于有功能的消化系统，包括住院患者和家庭患者。分为含膳食纤维和不含膳食纤维，前者有渣，如佳维体、能全力、瑞代、瑞能等；后者无渣，如安素、能全素。制剂成分以整蛋白质作为氮源，如大豆蛋白、酪蛋白；糖类来源于低聚糖、麦芽糖糊精或淀粉；脂类来源于植物油；以及矿物质、维生素和微量元素。聚合物制剂（整蛋白质型）不含乳糖，多数也不含谷蛋白。热量密度范围在 0.5~2.0 kcal/ml，可根据患者的不同需求进行选择，0.1~1.0 kcal/ml 用于肠内营养起始阶段，1.5~2.0 kcal/ml 用于营养需求增加或需限制液体的患者。

（2）单聚体或低聚体制剂：通常指要素制剂，成分为化学结构明确的低聚体和单聚体，包括被酶水解成不同程度的大分子营养素，只需少量消化功能即可完全吸收。其渗透压与其营养素的颗粒大小成反比。

（3）特殊制剂：针对特殊疾病或特殊器官，以适应其特殊营养需求的特殊制剂。这是一个正在不断发展的肠内营养领域，随着人们对于疾病过程和不断了解的深入，带动了多种特殊产品的研发和问世。目前已有特殊制剂专门针对肝病、肾病、糖尿病、肺功能障碍、心力衰竭、胃肠功能障碍以及代谢应激状态（如创伤、感染）等患者。

（4）组建制剂：基本营养素组件包括糖类、蛋白质和脂肪，组建制剂包括含有单独组分或复合成分的大分子营养素。应用组建制剂不仅可以改变每种营养底物的量，而且还可以改变其种类（肽类或氨基酸类），使肠内营养更具灵活性和通用性。但组件制剂需要人工制造添加，增加了微生物污染的风险。

3. 肠内营养途径　肠内营养途径有口服（oral nutrition support，ONS）和经导管输入两种方式。

（1）经口服途径：ONS 是营养制剂经口进入消化道的一种肠内营养支持方式，需要注意的是，ONS 并不是代替老年患者的正常饮食，而是在其正常饮食之外提供的额外的经口服用的营养制剂。为了不影响正餐时的食欲，ONS 可以在餐后两小时或餐前两小时使用。一般说来，ONS 每天可提供 400 kcal 或 30 g 蛋白质，分两次服用，根据老人的个人喜好可以使用果糖浆、焦糖、咖啡、巧克力粉等改变其口味。另外，根据老人失能情况可以用增稠剂进行调整 ONS 质地，尤其是在存在一定吞咽功能障碍的老年患者中改变 ONS 质地可以有效预防误吸。ONS 可以在住院患者中开展，也可在社区居家的老人中开展。对老年患者进行评估后制订具体的 ONS 方案，在 1 个月后需要对该营养支持方案进行评估，包括老人的体重和营养状态，潜在疾病的变化，自主饮食情况，以及老人对 ONS 制剂的耐受性和依从性，进行相应的修订后则每 3 个月再次进行评估。

（2）经导管途径：经导管进行肠内营养支持的置管部位有经鼻、经口、经皮途径，置管远端可到达部位包括经胃、十二指肠和空肠。1979 年，Ponsky 首先开展经皮内镜下胃造口术（percutaneous endoscopic gastrostomy，PEG），PEG 减少胃食管反流机会及鼻咽不适、维持患者仪表与自尊，1 年只需更换一次造瘘管，可在家中使用。PEG 在发达国家广泛应用于神经科昏迷、吞咽困难和晚期肿瘤患者，但在国内尚处于起步阶段。PEG 不仅可以代替鼻饲行肠内营养，还可以进行胃肠减压。1985 年，开展了经皮内镜下空肠造口术（percutaneous endoscopic jejunostomy，PEJ），PEJ 的是在 PEG 成功后进行，通过胃造瘘口将营养管送至空肠，适合胃瘫、幽门不全梗阻、十二指肠不全梗阻、食管反流有误吸风险者。短期（<4 周）肠内营养患者通常选择方便、经济的鼻饲管，最好采用医用聚氨酯材质的鼻饲管。长期肠内营养患者（4 周以上），通过开腹、腹腔镜、内镜或 X 线透视下经皮置管到胃、十二指肠或空肠（包括 PEG、PEJ）。

4. 肠内营养输注方式　肠内营养有多种多样，包括持续的、周期性的、顿服的以及间断的输注方式。其输注喂养方式的选择主要决定于肠内营养耐受与否以及总体方便程度。

（1）持续 24 h 的输注：喂养很慢，是住院患者开始应用肠内营养的首选方式，通常用于危重患者小肠直接输注肠内营养。

（2）周期性输注喂养方式：包括每天超过 8 ~ 20 h 的特殊时段持续喂养，通常在夜间输注，以鼓励患者白天经口进食，通常也输注至胃或空肠。

（3）顿服输注喂养：犹如少量多餐，在特定间隔下（一般 4 ~ 6 次 / 天）短期输入肠内营养，通常肠内营养快速输入胃内，但 PEJ 患者不能耐受快速输注。

（4）间断输注：如同顿服输注，但输注时间更长，更易耐受，但不建议用于 PEJ 患者。

5. 如何增加剂量　老年人胃肠道对肠内营养有一个逐步适应和耐受的过程，一般第一天可用生理盐水 500 ml 或 1/4 的营养总需求量，营养液浓度可稀释 1 倍；第二天可增至 1/2 总需求量，第三天或第四天可增加至全量。开始输注速度宜慢，一般为 20 ~ 50 ml/h，以后每 12 ~ 24 h 增加 20 ~ 30 ml，最大速度为 100 ~ 120 ml/h。营养液的温度应保持在 37℃ 左右。保持良好的喂养姿势和一定的活动量。

6. 肠内营养的并发症处理

（1）胃肠道并发症：

①恶心、呕吐、腹胀：可以使用胃肠动力药物，减慢滴速，采用无乳糖肠内营养制剂，加入调味品或更改肠内营养制剂种类等方法进行治疗。

②腹泻：查明原因，去除病因后症状多能缓解，必要时给予调整肠道菌群药物、收敛药和止泻药，改变肠内营养制剂种类等。

③便秘：指导患者在膳食中补充纤维素，增加饮水量，必要时予以通便药或灌肠等保持大便通畅。

④消化道溃疡：适当应用抑酸药物，减慢输入速度，采用适宜的营养制剂可减轻胃肠道刺激，有一定的预防作用。

⑤肠穿孔及肠坏死：一旦怀疑该并发症，应立即停止输入营养液，改肠外营养，行氢离子呼出试验、营养液细菌培养，以明确原因进行处理，防止肠坏死的发生。

⑥肠黏膜萎缩：长期应用要素膳食可致肠黏膜萎缩，应同时口服谷氨酰胺、生长激素等辅助药物，预防肠黏膜萎缩。

（2）机械并发症：包括喂养管异位、堵塞、脱出，鼻咽、食管、胃损伤，鼻窦炎，中耳炎，肠梗阻等。

（3）感染并发症：

①误吸和吸入性肺炎：一旦发生立即停止肠内营养，尽量吸出胃内容物，改肠外营养，彻底清理呼吸道，立即吸出气管内液体或食物残渣，积极治疗肺水肿，应用有效抗生素防治感染。

②喂养管周围瘘或感染：常发生在 PEG 或 PEJ 患者；严格手术操作规程，正确合理使用喂养管，避免采用过粗的造口管，选择组织相容性好、耐腐蚀的适宜材料管道，是

避免发生喂养管周围瘘及感染的重要方法。

（4）代谢性并发症：发生率较肠外营养低，患者合并代谢性疾病或长时间应用特殊配方的肠内营养制剂时可能发生。如高血糖、低血糖，高渗性非酮症性昏迷，电解质紊乱，高碳酸血症，再喂养综合征。

（5）精神心理并发症：焦虑、态度消极，不配合治疗，患者烦躁，要求或自行拔出喂养管。需要加强心理护理和健康指导。

【肠外营养】

1.定义　肠外营养（parental nutrition，PN）是从静脉内供给营养的一种营养支持方式，而全部营养从肠外供给称为全胃肠道外营养（total parental nutrition，TPN）。

2.特点　对大多数患者（包括老年患者）来说，肠内营养（EN）是一种安全、有效的营养支持方式。由于 PN 是一种侵入性、费用较高的营养支持方式，且存在一系列并发症，需要密切的护理，只用于肠内营养途径无法提供足够的营养。如：老年人无法接受肠内营养（enteral nutrition，EN）、无法耐受 EN；EN（包括 ONS）与 PN 并不是相互排斥的，可以相互补充、同时存在。尽管肠内营养是首选的营养支持方式，但肠内营养无法满足机体营养需求时，肠外营养可能会提供充足的营养。当老年患者无法进行肠内营养超过 3 天，或肠内营养不足超过 7 ~ 10 天时即可开始肠外营养。因为药物镇静或物理约束，而对老年患者进行营养支持的做法是不合理的。

肠外营养支持能改善老年患者的营养状况，但效果弱于年轻患者。此外，积极的康复也是老年患者增加肌肉的必要措施。肠外营养可以降低老年患者的死亡率和发病率，但由于肠外营养比肠内营养有更多的并发症，所以肠内营养是首选的营养支持方式。

3.途径　肠外营养的途径包括外周静脉营养和中心静脉营养，在老年患者中这两种途径均可使用，但外周静脉途径需要注意液体渗透压不能超过 850 mOsmol/L。研究显示，外周静脉途径适合肠外营养预期不超过 10 ~ 14 天的患者。外周静脉途径可以在急性疾病早期不需中心静脉置管时即开始进行营养支持。采用外周静脉途径进行肠外营养的老年患者每天最多能接受高至 1 700 kcal，包括 60 g 氨基酸，60 ~ 80 g 碳水化合物，此时营养液体积为 2 400 ml。由于所需液体量较多，而不少老年人受到液体量的限制，尤其是心、肝、肾功能不全的老年人。因此，老年患者行肠外营养时通常采取中心静脉通路并输入高渗性液体较好。

老年人对能量和营养物质的需求量相对要少于青年人，在进行肠外营养时需防止过度提供。临床上，老年人肠外营养液的配置多采用全合一营养液混合方法，在能源物质和氮源上并无特殊要求。如果患者合并有肝肾功能不全时，则可选择相应制剂。同时由于老年人常患有其他疾病，可能同时应用其他治疗药物，在肠外营养时应考虑营养与药物的相互作用关系。尽管老年人对维生素、电解质以及微量元素的需求量和成年人无差别，进行肠外营养时需根据具体情况予以补充，但老年人容易发生电解质紊乱，且机体对电解质的自身调节能力差，在进行肠外营养时应特别注意监测血电解质水平，并根据情况适当补充或调整。

老年患者进行肠外营养的并发症和成年人相同，但老年患者更容易出现并发症。而且老年患者一旦出现并发症，其病情往往更为复杂，纠正和治疗所需的时间往往较长。目前尚无肠外营养对老年患者的生活质量影响的研究，但应该不会比年轻患者更为严重。因此，肠外营养期间的规范化操作，严密、定期监测以及精心呵护对并发症的预防、发现以及及时处理就显得极为重要。

【药物治疗】

一些药物有增加食欲和增加合成代谢的作用。常用的药物有抗抑郁药物、赛庚啶、甲地孕酮、生长激素等。

1.抗抑郁药物　米氮平是一种不典型的 5- 羟色胺（5-HT）增强剂，能拮抗 5-HT 受体，刺激食欲。15～45 mg 睡前口服，但目前尚无证据支持此种作用，在老年人中应谨慎使用，有肝肾功能不全时要减量。

2.赛庚啶　一种 5- 羟色胺和组胺拮抗剂，也可增进食欲。2～4 mg 进餐时服用，注意在老年人有引起嗜睡、意识模糊的危险，目前也无证据支持使用该药。

3.甲地孕酮　一种孕激素，可增进食欲，每日剂量为 320～800 mg，可分为 4 次服用。研究证实，醋酸甲地孕酮可以改善食欲和增加体重，但主要以增加脂肪为主，老年患者的临床获益尚未被证实，相反老年患者使用甲地孕酮风险较高。有老年护理院研究报告，醋酸甲地孕酮会增加发生深静脉血栓的风险。

4.生长激素　生长激素可诱导机体优先利用糖类（碳水化合物）和脂肪，保留蛋白质，增加肌肉含量，剂量是 0.1 mg/(d·kg)。但是增加肌肉的力量和功能还是要依靠康复锻炼。生长激素容易引起高血糖和体液潴留，一般不推荐用于老年人。此外，禁用于肿瘤患者。

【老年营养不良的预防】

1.合理膳食是预防老年营养不良的最好办法。我国老年人膳食指南指出，食物要粗细搭配、松软、易于消化吸收，合理安排饮食，提高生活质量，重视预防营养不良和贫血，多做户外活动，维持健康体重。

2. 老年人消化器官功能不同程度的减退，咀嚼吞咽和胃肠蠕动减弱，消化液分泌减少。容易发生便秘，因此选择食物要粗细搭配，粗粮含丰富 B 族维生素、膳食纤维、钾、钙、植物化学物质等，血糖指数低，有助于改善糖耐量异常和糖尿病患者的血糖控制；膳食纤维能减低胆固醇，预防便秘，建议老年人每日最好能吃 100 g 粗粮或全谷物食物。食物的烹制宜松软，易于消化吸收。烹调的方法以蒸煮炖炒为主，避免油腻、腌制、煎炸烤。

3.老年人食欲减退，能量摄入降低，必要营养素摄入也相应减少，更使老年人健康和营养状况恶化，因此合理安排老年人的饮食就显得非常重要。老年人应选用优质蛋白质，摄入的脂肪能量比应以 20% 为宜，并以植物油为主。老年人易发发生高血糖，不宜多食蔗糖。老年人应注意钙和维生素 D 的补充，注意摄入富含锌、硒、铬等微量营养素的食物。老年人还应常食用富含各种维生素的食物。除了保证老年人得到丰富的食物和摄入需要的各种营养素之外，家庭和社会应从各方面保证老年人的进餐环境和进食情绪，建议老人与家人一起进餐，以促进老年人身心健康，减少疾病，延缓衰老，提高生活质量。

4.对于老年人群，要注意预防营养不足的发生，首先需要保证充足的食物摄入，提高膳食质量，增加营养丰富、容易消化吸收的食物，尤其是奶类、瘦肉、鱼类、大豆制品等食物的摄入。其次，可以增加老年人的进餐次数，少量多餐，使食物得到充分的消化吸收，以保证需要的能量和营养素。此外，适当使用营养素补充剂，尤其是矿物质和维生素。最后，及时治疗老年人基础疾病以及控制危险因素，并定期监测营养情况。

5.老年人应该适当多做户外活动,在增加身体活动量、维持健康体重的同时,还可接受充足紫外线照射,有利于体内维生素 D 合成,预防或推迟骨质疏松症的发生。 2002 年中国居民营养与健康状况调查结果显示,我国城市居民经常参加锻炼的老年人仅占 40%,不锻炼者高达 54%。老年人锻炼应该在保证安全的前提下,运动强度和幅度不应太大,尽量选择多种运动项目和能活动全身的项目,使全身各个关节、肌肉群和身体多个部位受到锻炼。同时,锻炼方案应该个体化,量力而行,根据个人的情况选择适当的运动强度、时间和频率。应该坚持每天锻炼,运动强度以轻微出汗、自我感觉舒适为度。

此外,国外指南提到强化食品的概念,是指可以增加能量和蛋白质摄入,但不增加体积的食品。向传统食品中添加奶粉、全脂浓缩牛奶、磨碎的奶酪、蛋类、奶油、黄油、油或工业蛋白粉等产品,增加食品的能量和蛋白质含量,即可得到强化食品。老年人的饮食摄入量低于成年人,可以通过该方法增加膳食能量和蛋白质的摄入。

【要点】

- 合理的膳食是预防老年营养不良的最好办法。
- 肠内营养指经胃肠道提供代谢所需的营养物质以及其他营养素的营养支持方式。肠内营养的途径有口服(ONS)和经导管输入两种方式。肠内营养是老年人群的首选营养支持方式。
- 肠外营养是从静脉内供给营养的一种营养支持方式,对大多数患者(包括老年患者)来说,肠内营养是一种安全、有效的方法。当老年患者无法进行肠内营养超过 3 天时,或肠内营养不足超过 7~10 天时即可开始肠外营养。
- 药物有增加食欲和增加合成代谢的作用,但应谨慎使用。

【参考文献】

1. Lochs H, Allison SP, Meier R, et al. Introductory to the ESPEN Guidelines on Enteral Nutrition: Terminology, definitions and general topics. Clinical nutrition(Edinburgh, Scotland), 2006, 25(2):180-186.
2. Cereda E. Mini nutritional assessment. Curr Opin Clin Nutr Metab Care, 2012, 15(1):29-41.
3. National Institute for Health and Care Excellence. Nutrition support in adults. [2014-04-21]. http://pathways.nice.org.uk/pathways/nutrition-support-in-adults?fno = 1.

【纵深阅读】

1. Sobotka L, Schneider SM, Berner YN, et al. ESPEN Guidelines on Parenteral Nutrition: Geriatrics. Clin Nutr, 2009, 28(4): 461-466.
2. Volkert D, Berner YN, Berry E, et al. ESPEN Guidelines on Enteral Nutrition: Geriatrics. Clin Nutr, 2006, 25(2): 330-360.
3. Raynaud-Simon A, Revel-Delhom C, HébuterneX, et al. Clinical practice guidelines from the French health high authority:Nutritional support strategy in protein-energy malnutrition in the elderly. Clin Nutr, 2011, 30(3): 312-319.
4. Kondrup J, Allison SP, Elia M, et al. ESPEN guidelines for nutrition screening 2002. Clin Nutr, 2003, 22(4):415-421.

(蒲虹杉 唐 磊)

第十三章 跌倒

【学习目的】

- 掌握老年人跌倒的危险因素和常用评估方法。
- 熟悉跌倒危险因素的干预措施。
- 了解跌倒诊断的实验室方法。

跌倒（fall）是我国伤害死亡的第四位原因，而在 65 岁以上的老年人中则占首位。老年人跌倒死亡率随增龄而急剧上升。跌倒除了导致老年人死亡外，还导致大量残疾。住院期间跌倒往往造成住院时间延长，增加额外的医疗费用，跌倒后的恐惧心理使老年活动范围受限，生活质量下降。老年跌倒的发生并非一种意外，有潜在的危险因素，因此老人跌倒是可防可控的。

【典型病例】

患者，男，82 岁，因血压增高 40 年血糖升高 20 年伴阵发性头昏入院。入院诊断：①原发性高血压；②2 型糖尿病；③腔隙性脑梗死。患者于入院 1 周后的凌晨起床如厕时发生跌倒造成枕部血肿。

【临床问题】

1. 那些原因造成该患者的跌倒？
2. 如何评估该患者跌倒危险程度？
3. 如何预防再次跌倒的发生？

第一节 跌倒的流行病学、预后和危险因素

【定义】

跌倒是指突发、不自主的、非故意的体位改变，倒在地上或更低的平面上。按照国际疾病分类（ICD-10）对跌倒的分类，跌倒包括以下两类：①从一个平面至另一个平面的跌落；②同一平面的跌倒。

【流行病学】

跌倒是老年人的常见问题，发生率随年龄增长而增加。据估计，年龄超过 65 岁的社

区居民中每年跌倒发生率约为 13%，80 岁以上为 31%。65 岁以上的社区居民或健康老人每年有 30%~40% 会发生跌倒；养老院老人或住院老人每年跌倒发生率是社区老人的 3 倍或更高。曾经一年前发生过跌倒的老人，再次跌倒的发生率高达 60%。女性更容易发生跌倒，有统计显示，女性 65~69 岁跌倒发生率为 30%，80 岁以上则高达 50%。事实上，身体虚弱，有肢体功能障碍却有一定活动能力的老年人跌倒发生率明显高于其他人群。

【预后】

在 65 岁以上的老年人群中，跌倒引起的并发症是导致死亡的首要原因，因跌倒造成的死亡随着年龄的增长而增加。高达 30% 的跌倒造成严重的脑外伤和骨折。因跌倒相关损伤导致住院的老年患者数量是其他原因入院人数的 5 倍；反复跌倒和髋部骨折是老人入院的常见原因。跌倒以及随之发生的功能下降、住院时间延长，以及长期照护的需求造成医疗资源的大量消耗。据统计，美国每年因为跌倒而产生的花费超过 190 亿美元。跌倒是造成老人非致死性损伤的主要原因。

【危险因素】

成功的行走取决于认知、神经、肌肉、感知以及肌肉各组件复杂的整合。与衰老相关的生理功能下降及环境、疾病状态等因素往往对上述要素造成影响。引起老人跌倒的原因是多方面的，在因跌倒而住院的老年人中，内在原因占 45%，外在原因占 39%，原因不明者为 16%。

1. 内在因素

参见表 2-12。

表 2-12　老年人跌倒的危险因素

危险因素（risk factor）	比值比（odd ratio）
肌力减弱	4.4（1.5~10.3）
跌倒病史	3.0（1.7~7.0）
步伐不稳	2.9（1.3~5.6）
失衡	2.9（1.6~5.4）
使用辅助设施	2.6（1.2~4.6）
视力障碍	2.5（1.6~3.5）
关节炎	2.4（1.9~2.9）
日常生活协助未满足	2.3（1.5~3.1）
抑郁	2.2（1.7~2.5）
服用 4 种或以上药物	1.9（1.4~2.5）
认知障碍	1.8（1.0~2.3）
年龄≥80 岁	1.7（1.1~2.5）
正在服用抗精神病药物	1.7（1.3~2.2）

2. 外在因素

（1）环境因素：包括室内和室外因素。室内灯光昏暗，地面湿滑，不平坦，步行途中障碍物，不合适的家具高度和摆放位置，楼梯台阶，卫生间无扶栏、把手等都可能增加跌倒的风险，不合适的鞋子及行走辅助工具也与跌倒有关。室外危险因素包括台阶和人行道缺乏修缮，雨雪天气、拥挤等都可能引起老年人跌倒。

（2）社会因素：卫生保健水平、享受社会服务和卫生服务的途径、室外环境的安全设计，以及老年人是否独居、与社会的交往和联系程度都会影响其跌倒的发生率。

【要点】

- 跌倒是老年人的常见问题，发生率随年龄增长而增加；65 岁以上的社区居民或健康老人每年发生跌倒的可能性为 30%～40%；养老院老人或住院老人跌倒发生率为社区老人的 3 倍或甚至更高。
- 跌倒引起的并发症是 65 岁以上老年人群死亡的首要原因，同时也是造成老人非致死性损伤的主要原因。
- 引起老人跌倒的主要内在原因包括患者的疾病状态，步态和平衡，认知状况以及服药情况；跌倒的环境因素主要包括室内灯光昏暗，以及地面障碍和不合适的家具及使用不合适的行走工具。

第二节　跌倒评估

跌倒风险与危险因素的多少呈正相关。一项针对老年社区的队列研究显示，无跌倒危险因素的老人发生跌倒的风险为 8%，而跌倒危险因素 ≥4 项的老人跌倒风险达 78%。因此，老年科医生应将跌倒评估整合到每年病史的采集以及体格检查中。很多跌倒由于患者没有主动提供信息而未引起医生重视。一项由美国老年病学学会、英国老年病协会和美国骨科医师协会共同发布的跌倒预防指南，推荐从事老年医学的医护人员应该询问患者过去一年里是否发生过跌倒。对于因跌倒就诊，或有反复跌倒发生及存在步态平衡异常的老人，应进行全面的跌倒评估。

【跌倒评估】

1. 详细了解跌倒时的情况

（1）跌倒时机体状况：机体所患疾病、近期有无恶化或并发症、急性疾病、用药，及平常活动量等情况。发作前有无先兆症状（头晕、眩晕、不稳感、心悸等），对病因诊断有帮助。

（2）跌倒时活动情况：跌倒是发生在无危险的日常生活活动中，还是发生于某种有危险的运动中？跌倒时患者正在做什么？发生在什么地方？这可以为寻找原因提供线索。

（3）跌倒时的环境因素：近期居住环境有无改变，是否与子女住在一起？多数跌倒发生于家里，应了解家庭的布局。有无难走的楼梯或现代化家具、照明是否充足、地毯有无拱起、地面是否防滑、鞋裤合适否，以及行走辅助器具（拐杖、束带）等内容。一次成功的家庭访问，往往能确定患者可能不知道而又可能是引起反复跌倒的危险因素。

（4）需要寻找目击者：因为观察到抽搐动作提示癫痫发作。

（5）弄清患者感到头晕时的含意：有些患者用头晕表示晕厥前的症状，这种患者更像有心血管病。另一些患者用头晕表示眩晕，眩晕更像神经病学（小脑、脑干）或中耳病变。

（6）患者是否正服用某种可能与跌倒有关的药物？服用 4 种及以上药物是跌倒的另一

危险因素。

（7）询问乙醇（酒精）摄入的情况：急性酒精中毒、慢性滥用酒精引起小脑退化和酒精戒断都可能引起跌倒。反复跌倒可导致慢性硬脑膜下血肿。

（8）跌倒后患者怎样？感到短时间迷糊或神志不清提示曾有意识丧失。跌倒后有延续的意识紊乱（新的发作），有慢性意识紊乱的加重，出现神经病学的症状或体征应考虑存在硬脑膜下出血的可能性。平卧后很快恢复可提示血管迷走性晕厥、颈动脉窦超敏或直立性低血压。

（9）患者在跌倒前的健康情况是怎样的？新近再发的骨关节炎或其他急性疾病（如泌尿系或呼吸系统感染）可使已经步态不稳的人跌倒。同时还应该考虑引起跌倒或增加跌倒危险的慢性疾病，如可影响平衡（帕金森病）、视觉（如老年性黄斑变性和白内障）、本体感觉（如外周神经病变）和肌力的疾病。

2. 体格检查

（1）测试步态和平衡的"起立行走"（get up and go）试验是一种简单实用的试验，该测试包括观察患者在不依靠手臂力量情况下，从坐位站起时是否身体晃动，然后让患者转身，往回走，再坐回原位。整个测试时间应该<16秒，这样会增加测试的敏感性。完成困难的患者提示跌倒风险增加，并需要进一步综合评估。

（2）直立性低血压是跌倒常见的重要原因。这种原因有潜在的可纠正性，尤其是药物或脱水引起的。在自主神经病变或帕金森病患者也可能发生。在一天的不同时间都想到测量不同体位的血压是明智的，因为可能仅在药物效应发生以后才明显表现，或在多尿后未能获得饮水时才表现。评价直立性低血压的方法是平卧5分钟后测量血压，站立后立刻和2分钟后再测量，在站立后收缩压下降>20 mmHg和（或）舒张压下降10 mmHg时考虑此症。

（3）需要核查的其他重要内容是视觉和认知功能。视力下降是居住在社区的老年人中跌倒的最常见原因，是可以纠正的。痴呆是住院老人中跌倒的最常见原因，而谵妄是另一常被忽略的重要原因。

（4）检查足上的穿戴可能暴露问题（鞋跟不平）或提供线索（绊倒的人有行走磨损的足趾，例如帕金森病或足下垂）。

（5）其他：注意是否存在心律失常，颈动脉杂音。有针对性地寻找是否存在注意力障碍，肢端周围神经的评估，本体感受，振动觉，皮质功能的测定，小脑和椎体外束功能等方面的神经系统评估是重要的。

3. 辅助检查

（1）关于实验室检查是否对预防跌倒有帮助，迄今为止仍无研究结果，可以考虑对患者进行全血细胞、甲状腺功能、电解质、尿素氮和肌酐、血糖及维生素 B_{12} 测定。这些检查可以帮助发现可治疗的跌倒病因（贫血、脱水、低血糖或高血糖）。

（2）进行晕厥评估：部分老人发生跌倒后，未意识到跌倒可能是由于意识丧失造成的。因此，对发生不明原因跌倒的老人应进行晕厥评估（可能需要心内科医生会诊）。同时完善动态心电图和超声心动图检查。是否应该进行头部扫描以及其他相关的检查，应该建立在病史或者查体结果的基础上。

（3）为寻找"隐蔽"感染，应取中段尿标本（midstream urine，MSU）（对合作的患者）或导管收集的尿（catheter stream urine，CSU）作尿培养和血培养。跌倒的老人可能有泌尿系感染但无泌尿系症状，如果尿中亚硝酸盐和白细胞都阴性，尿液试纸检查对泌尿系感染的阴性预测值可高达90%。

（4）如果有新的进行性神经系统体征，或提示急性卒中或占位性病变的神经系统体征（神志不清加重，但无引起谵妄的其他原因），应作神经影像学检查。时刻警惕硬脑膜下血肿，特别对反复跌倒的老人。

4. 跌倒风险评估

（1）跌倒风险评估：老年患者常常不会主动提供跌倒病史，因此，接诊医生应该对所有老年人询问跌倒病史。通过不靠手臂从坐位到站立位的测试，可以观察65岁以上老人的步态和平衡情况。有过跌倒病史或存在步态/平衡障碍的患者则是将来发生跌倒的高危人群，这类人群常常因为担心再次跌倒，会有意识地限制自己的活动，从而导致抑郁、焦虑以及社交隔离等问题（表2-13）。

表2-13　老年人跌倒风险评估表

运动	权重	得分	睡眠状况	权重	得分
步态异常/假肢	3		多醒	1	
行走需要辅助设施	3		失眠	1	
行走需要旁人帮助	3		夜游症	1	
跌倒史			**用药史**		
有跌倒史	2		新药	1	
因跌倒住院	3		心血管药物	1	
精神不稳定状态			降压药	1	
谵妄	3		镇静、催眠药	1	
痴呆	3		戒断治疗	1	
兴奋/行为异常	2		糖尿病用药	1	
意识恍惚	3		抗癫痫药	1	
自控能力			麻醉药	1	
大/小便失禁	1		其他	1	
频率增加	1		**相关病史**		
保留导尿	1		神经科病史	1	
感觉障碍			骨质疏松症	1	
视觉障碍	1		骨折史	1	
听觉障碍	1		低血压	1	
感觉性失语	1		药物/乙醇戒断	1	
其他情况	1		缺氧症	1	
			年龄≥80	3	

最终得分：低危（1~2分）；中危（3~9分）；高危（>10分）

（2）平衡能力测试：

①静态平衡能力：测量方法：原地站立，按描述内容做动作，尽可能保持姿势，根据保持姿势的时间长短评分，将得分写在得分栏里。评分：0分（≥10秒）；1分（5~9秒）；2分（0~4秒）（表2-14）。

②姿势控制能力：评分标准：0分（能够轻松坐下起立而不需要扶手）；1分（能够自己坐下起立，但略感吃力，需尝试数次或扶住扶手才能完成）；2分（不能独立完成动作）（表2-15）。

表 2-14　静态平衡能力测试表

测试项目	描述	得分
双脚并拢站立	双脚同一水平并靠拢站立，双手自然下垂，保持姿势尽可能超过 10 秒	
双脚前后位站立	双脚成直线一前一后站立，前脚的后跟紧贴后脚的脚尖，双手自然下垂，保持姿势尽可能超过 10 秒	
闭眼双脚并拢站立	闭上双眼，双脚同一水平并靠拢站立，双手自然下垂，保持姿势尽可能超过 10 秒	
不闭眼单腿站立	双手叉腰，单腿站立，抬高脚离地 5 厘米以上，保持姿势尽可能超过 10 秒	

提示：在做闭眼练习时，应确保周围环境的安全，最好旁边有人保护，以免不慎跌倒

表 2-15　姿势控制能力测试表

测试项目	描述	得分
由站立位坐下	站在椅子前面，弯曲膝盖和大腿，轻轻坐下	
由坐姿到站立	坐在椅子上，靠腿部力量站起	

说明：选择一把带扶手的椅子，站在椅子前，坐下后起立，按动作完成质量和难度评分，将得分填写在得分栏

③动态平衡能力：设定一个起点，往前直线行走 10 步，向左或右转身再走回到起点，根据动作完成的质量评分，将得分填写在得分栏（表 2-16）。

表 2-16　动态平衡能力测试表

测试项目	描述	评分	得分
起步	①能立即迈步出发不犹豫		
	②需要想一想或尝试几次才能迈步		
步高	①脚抬离地面，干净利落		
	②脚拖着地面走路		
步长	①每步跨度长于脚长		
	②不敢大步走，走小碎步		
脚步的匀称性	①步子均匀，每步的长度和高度一致		
	②步子不匀称，时长时短，一脚深一脚浅		
步行的连续性	①连续迈步，中间没有停顿		
	②步子不连贯，有时需要停顿		
步行的直线性	①能沿直线行走		
	②不能走直线，有时需要停顿		
走动时躯干的平稳性	①躯干平稳不左右摇晃		
	②摇晃或手需向两边伸开来保持平衡		
走动时转身	①躯干平稳，转身连续，转身时步行连续		
	②摇晃，转身前需停步或转身时脚步有停顿		

动态平衡能力评分标准如下：0分（平衡能力很好，建议做稍微复杂的全身练习并增加一些力量性练习，增强体力，提高身体综合素质）；1～4分（平衡能力尚可，但已经开始降低，跌倒风险增大）；5～16分（平衡能力受到较大削弱，跌倒风险较大，高于一般老年人群）；17～24分（平衡能力较差，很容易跌倒造成伤害）。

5. 确定类型与病因　所有具有跌倒危险因素的患者或有跌倒病史的老人都需要进行跌倒相关的评估。评估的内容包括跌倒当时的情况、跌倒危险因素的识别、疾病情况、功能状态以及环境危险因素。过去一年有过两次或以上跌倒历史、身心障碍，握力降低，以及目前的抑郁状态是未来发生跌倒的预测因子。但是在进行跌倒风险评估之前需要和其他内科情况进行鉴别诊断。

表 2-17　跌倒的类型和病因

诊断	临床特征
滑倒	步态/平衡问题，环境危害，视觉障碍
心律失常	心悸，晕厥
感染	发热，低体温，心动过速，低氧血症，谵妄
直立性低血压	头晕发生于从坐位/卧位到立位体位的改变时
晕厥/颈动脉窦综合征	无明显诱因的跌倒
帕金森病	异常步态，直立性低血压
椎基底动脉供血不足	跌倒发作

【要点】

- 老年人发生跌倒的风险与存在的跌倒危险因素成正比；对于因跌倒就诊，或有反复跌倒发作及存在步态平衡异常的老人，应进行全面的跌倒评估。
- 对发生跌倒的老年人病例做评估时，应追问跌倒病史，同时还应详细询问跌倒当时的周围环境和伴随症状。
- 体格检查应聚焦于体位改变对于生命体征的影响，以及步态和平衡功能，有无可能引起跌倒发生的心血管疾病和神经系统疾病。
- 实验室检查对于预防跌倒，目前尚未定论。
- 每一位因跌倒就诊的老年患者都应进行跌倒风险评估。

第三节　跌倒的防治

【跌倒的预防措施】

1. 个人干预措施　采用老年人跌倒风险评估工具（表 2-13）和老年人平衡能力测试表（表 2-14、表 2-15 和表 2-16），社区卫生服务机构可协助老年人进行自我跌倒评估，以帮助老年人清楚地了解自己跌倒的风险级别，这也是老年人对跌倒自我干预的基础。老年人可根据评估结果，纠正不健康的生活方式和行为，规避或消除环境中的危险因素，防止跌倒发生。具体干预措施如下：

（1）将经常使用的东西放在很容易伸手拿到的位置。尽量不要在家里登高取物。

（2）坚持参加规律体育锻炼，以增强肌肉力量、柔韧性、协调性、平衡能力、步态稳定性和灵活性，从而减少跌倒的发生。

（3）合理用药：检查老年患者所服用的所有药物，避免多用共用导致的药物不良反应，避免老年人不恰当的用药，以预防跌倒的发生。

（4）选择适当的辅助工具，例如拐杖、助行器等。将其放在触手可及的位置。

（5）熟悉生活环境：道路、厕所、路灯，以及紧急时哪里可以获得帮助等。

（6）尽量穿合身宽松的衣服，鞋子要合适。老年人应该尽量避免穿高跟鞋、拖鞋、鞋底过于柔软，以及穿着时易于滑倒的鞋。

（7）调整生活方式：避免走过陡的楼梯或台阶，上下楼梯、如厕时尽可能使用扶手；转身、转头时动作一定要慢；走路保持步态平稳，尽量慢走，避免携带沉重物品；避免去人多及湿滑的地方；使用交通工具时，应等车辆停稳后再上下；放慢起身、下床的速度，避免睡前饮水过多以致夜间多次起床；晚上床旁尽量放置小便器；避免在他人看不到的地方独自活动。

（8）有视觉、听觉及其他感知障碍的老人应佩戴视力补偿设施、助听器及其他补偿设施。

2.家庭干预措施　全国调查显示，老年人的跌倒一半以上是在家中发生。因此家庭干预非常重要。家庭环境的改善和家庭成员的良好护理可以有效地减少老年人跌倒发生。具体做法是：

（1）家庭环境评估：可用居家危险因素评估工具 HFHA 来评估，需要考虑的因素如下：

①地面是否平整、地板的光滑度和软硬度是否合适，地板垫子是否滑动？

②入口及通道是否通畅，台阶、门槛、地毯边缘是否安全？

③厕所及洗浴处是否合适，有无扶手等借力设施？

④卧室有无夜间照明设施，有无紧急时呼叫设施？

⑤厨房、餐厅及起居室安全设施？

⑥居室灯光是否合适？

⑦居室是否有安全隐患？

（2）家庭成员预防老年人跌倒的干预措施：

①居室环境：移走可能影响老人活动的障碍物；将常用的物品放在老年人方便取用的高度和地方；尽量设置无障碍空间，不使用有轮子的家具；尽量避免地面的高低不平，去除室内的台阶和门槛；将室内所有小地毯拿走，或使用双面胶带，防止小地毯滑动；尽量避免东西随处摆放，电线要收好或固定在角落，不要将杂物放在经常行走的通道上。居室内地面设计应防滑，保持地面平整、干燥，过道应安装扶手；选择好地板打蜡和拖地的时间，若是拖地板须提醒老年人等干了再行走，地板打蜡最好选择老年人出远门的时候。卫生间是老年人活动最为频繁的场所，也是最容易受伤的地方，因此卫生间内的环境隐患需要受到特别关注。卫生间的地面应防滑，并且一定要保持干燥；由于许多老年人行动不便，起身、坐下、弯腰都比较困难，建议在卫生间内多安装扶手；卫生间最好使用坐厕而不使用蹲厕，浴缸旁和马桶旁应安装扶手；浴缸或淋浴室地板上应放置防滑橡胶垫。老年人对于照明度的要求比年轻人要高 2～3 倍，因此应改善家中照明，使室内光线充足，这

对于预防老年人跌倒也是很重要的。在过道、卫生间和厨房等容易跌倒的区域应特别安排"局部照明"；在老年人床边应放置容易伸手摸到的台灯。

②个人生活：为老人挑选适宜的衣物和合适的防滑鞋具；如家中养宠物，应将宠物系上铃铛，以防在老年人不注意时被宠物绊倒摔跤；没有自理能力的老人，需要有专人照顾。

③起居活动：如厕时要有人看护。

④一般预防：帮助老年人选择必要的辅助工具。

⑤心理干预：从心理上多关心老年人，保持家庭和睦，给老年人创造和谐快乐的生活状态，避免使其有太大的情绪波动。帮助老年人消除如跌倒恐惧症等心理障碍。

表 2-18　老年人跌倒风险的临床评估及干预措施

危险因素	干预措施
曾经造成跌倒的环境	改变环境和活动来减少类似跌倒的反复发生
药物的使用 　高风险药物（例如，苯二氮䓬类，其他催眠药物，抗抑郁药，抗惊厥药物，或ⅠA类抗心律失常药物） 　药物种类超过4种	检查并减少用药
视力障碍 　敏锐度＜20/60 　深度感知降低 　对比敏感性降低 　白内障	增加不刺眼的灯光照明；行走时应避免佩戴多焦距眼镜；参考眼科医生的建议
直立性低血压 　有或无症状的反复突然站立或者站立2分钟以后的直立性收缩压下降（卧位5分钟以上后立即站立，站立2分钟后收缩压下降20 mmHg或≥20%）	如果可能，尽量找到基本的病因并治疗；回顾并评价目前的用药；适当修正盐摄入量的限制，足够的水摄入；补偿策略（例如：抬高床头，缓慢直立，或者做背屈练习）；使用弹力袜；如果以上方法失败则使用药物治疗
平衡和步态障碍 　患者主诉或观察到失衡存在 　通过简易评估发现障碍（例如"起立行走"）测试	如有可能，诊断和治疗潜在的病因；减少可能影响平衡的药物；环境干预；按照物理治疗师的建议使用辅助设施以及进行步态和平衡的训练
神经系统异常 　本体感受障碍 　认知障碍 肌力减弱	如有可能，诊断和治疗潜在的病因；增加本体感受输入（借助辅助设施或穿低跟、薄底并且能够裹紧双脚的鞋子）；减少使用影响认知的药物；发现存在认知缺陷的照护者；减少环境相关的危险因素；按照物理治疗师的建议进行步态、平衡和肌肉力量的训练
骨骼肌系统异常 腿部检查（关节和活动范围）和双脚	如有可能，诊断和治疗潜在的疾病；按照物理治疗师的建议进行力量、关节活动范围以及步态和平衡的训练，以及辅助设施的使用；穿合适的鞋子；遵循足病医生的建议
心血管系统异常 　晕厥 　心律失常（是否存在已知的心脏疾病，异常的心电图以及晕厥）	遵循心脏病医生的建议；颈动脉窦按摩（针对晕厥患者）
出院后家庭风险评估	去除不固定的小地毯，并使用夜灯，防滑垫，以及设置楼梯扶手；其他必要的干预措施

3. 多因素综合干预措施 多种危险因素评估后的综合干预是预防跌倒最有效的方法。一项在老年社区做的多学科、多因素健康和环境筛查以及干预计划的系统评价发现，与对照组比较，经过综合干预曾有跌倒病史和已知跌倒危险因素的老人，发生跌倒的风险显著减少。

成功的综合干预措施应该包括：

（1）结合步态和平衡训练的锻炼计划。

（2）专业治疗师对合理使用辅助设施的建议。

（3）检查和修改不合理用药；直立性低血压的评估和治疗。

（4）去除或修改存在的环境风险，以及评估和治疗内科及心血管疾病。

【要点】

- 协助老年人进行自我跌倒评估，以帮助老年人清楚地了解自己跌倒的风险级别，是跌倒自我干预的基础。要避免同时服用多种药物，并且尽可能减少用药剂量，了解药物毒副作用且注意用药后的反应，用药后动作宜缓慢，以预防跌倒的发生。
- 家庭环境的改善和家庭成员的良好护理可以有效地减少老年人跌倒发生。
- 多种危险因素评估后的综合干预是预防跌倒最有效的方法，包括：减少高风险药物使用情况，矫正视力缺陷，改善平衡和步态、神经系统异常，骨骼肌系统异常以及心血管系统异常。

【参考文献】

1. Hausdorff JM, Rios DA, Edelberg HK. Gait variability and fall risk in community-living older adults: a 1-year prospective study. Arch Phys Med Rehabil, 2001, 82(8):1050-1056.

2. Stevens JA, Corso PS, Finkelstein EA, Miller TR. The costs of fatal and non-fatal falls among older adults. Inj Prev, 2006(5), 12:290-295.

3. Ganz DA, Bao Y, Shekelle PG, Rubenstein LZ. Will my patient fall? JAMA, 2007, 297(1):77-86.

4. Shorr RI, Chandler AM, Mion LC, et al. Effects of an intervention to increase bed alarm use to prevent falls in hospitalized patients: a cluster randomized trial. Ann Inter Med, 2012, 157(10):692-699.

5. Stalenhoef PA, Diederiks JP, Knottnerus JA, Kester AD, Crebolder HF. A risk model for the prediction of recurrent falls in community-dwelling elderly: a prospective cohort study. J Clin Epidemiol, 2002, 55(11):1088-1094.

6. Gillespie LD, Gillespie WJ, Robertson, MC, et al. Interventions for preventing falls in elderly people(Cochrane Review). Cochrane Database Syst Rev, 2009, 15(2):CD000340.

【纵深阅读】

1. Guideline for the prevention of falls in older persons. American Geriatrics Society, British Geriatrics Society, and American Academy of Orthopaedic Surgeons Panel on Falls Prevention. J Am Geriatr Soc, 2001, 49(5):664-672.

（葛　宁　潘慧云）

第十四章　衰弱

增龄和老化必然导致老年人各系统功能逐渐减退和患病机会增加，尽管临床医生能很好地区分"疾病与健康"，然而，老年人还存在一种既非残疾也非健康的状态。在该状态下老年人的功能往往出现一定程度损伤，如果及早认识这种状态，可以及时对老年人的功能下降进行干预，预防不可逆的临床不良事件的发生。因此，为了描述这种状态以及更好预防老年人功能下降，"衰弱"（frailty）日益受到研究者及临床医生的重视，成为老年医学研究的热点。仅用年龄来预测老年疾病的预后和死亡显然是不足的，衰弱概念的引入可以更确切、客观地反映老年人的医疗需求和慢性健康问题，并可以预测失能、跌倒、骨折、住院、急诊就诊率，甚至死亡等临床负性事件，还可帮助我们解释老年相关疾病预后和生活质量的差异。

【典型病例】

患者，男性，95岁，因"全身乏力1年"入院，12年前诊断"2型糖尿病"，现皮下注射胰岛素控制血糖，血糖控制佳；前列腺增生多年，9年前诊断为"前列腺癌"，行"双侧睾丸切除术"，目前一直服用"康士得150 mg q.d."治疗。患者1年前无明确诱因出现双下肢乏力，行走困难，症状时轻时重，反复迁延，自扶轮椅可在住宅内步行2~3圈减为步行1圈，需坐轮椅休息，无肢体疼痛、麻木、水肿等，过去1年内跌倒4次。入院后行MMSE评分总分为17分。

【临床问题】

1. 该患者乏力可能的原因有哪些？
2. 如何进一步的评估该患者的状态？如何诊断？
3. 该患者的预后如何，有哪些可能的临床结局？
4. 对于该患者，如何处理？

第一节 衰弱的定义与流行病学

【定义】

衰弱（frailty）是指一组由机体退行性改变和多种慢性疾病引起的机体易损性增加的老年综合征。其核心是老年人生理储备减少或多系统异常，外界较小刺激即可引起负性临床事件的发生。与青壮年的亚健康状态不同，老年衰弱往往是一系列慢性疾病、一次急性事件或严重疾病的后果。高龄、跌倒、疼痛、营养不良、肌少症、多病共存、多药共用、活动功能下降、睡眠障碍及焦虑、抑郁等均与衰弱相关。部分老年人虽然无特异性疾病，但出现疲劳、无力和消瘦，也归于衰弱综合征范畴。

2004年，美国老年学会定义衰弱是老年人因生理储备下降而出现抗应激能力减退的非特异性状态，涉及多系统的生理学变化，包括神经肌肉系统、代谢及免疫系统改变，这种状态增加了死亡、失能、谵妄及跌倒等负性事件的风险。

多数学者认为，在评估和诊断衰弱时往往需要老年人满足一定的条件，对于只满足部分标准的状态称为衰弱前期。衰弱前期是健康老人向衰弱过度的中间状态，是衰弱发生的重要危险因素。

【流行病学】

由于各研究对衰弱的定义不同，其患病率报道不一。一般65岁以上老人患病率为11.0%～14.9%，80岁以上老人达20.0%～40.0%。国外许多研究采用Fried标准定义衰弱，有研究显示，65岁以上人群中衰弱患病率达7.0%，衰弱前期患病率为44%，患病率随年龄而增加，女性高于男性。80岁以上老人衰弱的比例高于20%，90岁以上老人比例则高达30%～40%。一项纳入40 000多名年龄在65～70岁女性的研究显示，衰弱的患病率为16.3%；衰弱前期发病率为28.3%；3年中衰弱的发病率为14.8%。美国一项纳入近6 000例65岁以上社区老年男性研究发现，衰弱患病率为4.0%，衰弱前期为40%；其中65～69岁的老年男性衰弱患病率为1.6%，而这一比例在80岁以上人群中升至11.1%。在平均4.6年的随访后发现健康人群中有1.6%转化为衰弱；25.3%发展成衰弱前期（18.7%死亡或失访）。以上研究也显示女性患病率及发病率高于男性。认知障碍、抑郁等慢性疾病也影响衰弱的发生。

2012年，一篇系统评价纳入了21个原始研究，结果显示，社区老人衰弱因诊断标准不同患病率在4%～59.1%，合并数据后发现平均患病率为10.7%，其中患病率随增龄而增加（65～69岁：4%；70～74岁：7%；75～79岁：9%；80～84岁：16%），女性高于男性（9.6%对4.9%）。入住医疗机构的老人衰弱患病率较社区老人明显上升。一项西班牙护理院的研究显示，65岁以上老人衰弱的患病率为68.8%，衰弱前期比例为28.4%，无衰弱的老年人仅占2.8%。在荷兰的一项横断面研究显示，几乎所有入住老年科的患者均为衰弱老人，其他病房老人衰弱的患病率在50%～80%之间。

国内数据相对较少，诊断标准亦不统一。中国台湾的研究显示，社区老人衰弱的患病率在4.9%～14.9%。

【预后】

无论采用何种方法来评估和诊断衰弱，衰弱均与老年人死亡率增加有强相关性。与无衰弱的老人相比，衰弱老人平均死亡的风险增加 15%（缺陷累积定义）到 50%（衰弱综合征）。这种相关性与满足衰弱条件的程度呈正相关，且在随访 4 年时相关性最强，随着随访时间延长相关性减弱，但研究显示，在随访 11 年时此相关性仍有统计学意义。据估计，若我们能够采取措施来预防衰弱，可以延缓 3%～5% 老年人死亡的发生。衰弱状态还与跌倒、失能、入院以及入住护理机构的机会增加有关。有学者提出，衰弱一经诊断，若不及时处理，生存期仅为 2～5 年，但尚需要更多的研究证实这一观点。

【要点】

- 衰弱是老年人因生理储备下降而出现抗应激能力减退的非特异性状态，这个过程涉及多系统的生理学变化，包括神经肌肉系统、代谢及免疫系统改变，这种状态增加了死亡、失能、谵妄及跌倒等负性事件的风险。
- 衰弱在老年人群中较为常见，平均患病率为 10.7%，年龄越大衰弱的患病率越高。其中女性高于男性；住院或入住养老机构老人高于社区老人，我国流行病学数据较少。
- 与无衰弱的老人相比，衰弱老人平均死亡风险增加 15%～50%，若我们能够采取相应的措施来预防衰弱，可以延缓 3%～5% 老年人死亡的发生。

第二节　衰弱的危险因素与发病机制

【危险因素】

特定种族、增龄、共病、教育程度低、不良生活方式、营养不良、未婚及独居等均是衰弱的危险因素，并可促进衰弱的发展，增加患者死亡风险。归纳起来有以下：

1.遗传因素　研究显示，非洲裔美国人衰弱比例是其他美国人的 4 倍，墨西哥裔美国人衰弱患病率比欧洲裔美国人高 4.3%。这显示不同种族基因多态性可能影响衰弱的临床表型。载脂蛋白 ApoE 基因、DAF-2（胰岛素受体样基因 -2）、DAF-16（胰岛素受体样基因 -16）、C 反应蛋白编码区（CRP1846G>A）、肌肉细胞线粒体 DNA（mt204 C）、IL-6 及维生素 B_{12} 基因多态性与衰弱发生有关。研究还发现，衰弱与细胞衰老、DNA 修复功能障碍、氧化应激水平、端粒缩短、基因表达改变以及 MicroRNA 的种类和功能有关。基因在衰弱的发生中起着重要的作用，但是这方面的研究较少，尚有待进一步研究。

2.生长发育　有研究者将衰弱看作为"资产"（property）和"赤字"（deficit）之间的动态平衡，它涉及生理、心理、器官功能、营养状态及社会支持系统等领域。机体成熟前的生长发育是机体各脏器功能增长蓄积期，也是"资产"的累积期。生长发育期的营养供给、体力活动（劳动、体育锻炼）等尤为重要，如果生长发育不良，则"资产"的累积不足。

3.增龄　衰弱的患病率与年龄有着密切的关系，无论在单因素分析还是多变量分析中，年龄和衰弱患病率均相关。年轻者较易恢复至相对健康状态，这种能力随年龄的增加而降低。

4.共病　是衰弱的重要危险因素之一，心血管系统疾病和血管异常与衰弱发病率有独立相关性。进一步前瞻性队列研究纳入 4 万余名 65～79 岁老年女性，发现冠心病、脑卒中、髋部骨折、慢性阻塞性肺疾病、糖尿病和关节炎均与 3 年后衰弱的发病率相关。恶性肿瘤、肾衰竭、HIV 感染以及手术均可促进衰弱的发生。总之，慢性疾病和某些亚临床问题与衰弱的患病率及发病率有强相关性。

5.营养不良和摄入营养素不足　营养不良是衰弱发生和发展的重要生物学机制。营养不良的主要表现是日常能量摄入不足。意大利流行病学研究纳入 1 155 例 65～102 岁老年人，结果显示，每日摄入能量 <21 kcal/kg 体重与衰弱有关。该研究校正能量摄入后，发现营养评分较差和摄入营养素少于三种（蛋白质，维生素 A、C、E，钙、叶酸和锌）的老人，衰弱发生率明显增加。研究认为，食物中成分可能通过抗氧化作用减少老年衰弱的发生。

6.人口学特征和生活方式　生活方式、健康相关行为和社会经济学状态也与衰弱有关。纳入 1 万余人的研究发现：在女性、健康自评差、受教育少和经济状况较差的人群中，衰弱有较高的患病率。多药共用问题在老年人中较为普遍，也可能是导致衰弱的一个重要因素。衰弱还受职业、社会地位及婚姻状况等的影响，未婚、独居均可增加衰弱的发生。

7.精神心理因素　老年人的精神心理状态与衰弱密切相关，如老年人存在焦虑、抑郁心境可明显增加衰弱的发生率。

【发病机制和病理生理】

老年衰弱的发病机制和病理生理尚不明确，衰弱机体复杂的生物学变化包括分子细胞水平、系统调节受损及系统功能受损。系统调节及功能失调是衰弱发生的重要途径，主要表现在神经 - 内分泌改变、免疫系统失调、炎性介质过度释放、凝血途径激活、代谢异常及相关系统功能障碍等（图 2-4），Fried 提出的衰弱循环可以帮助我们理解衰弱的病理生理机制（图 2-5）。

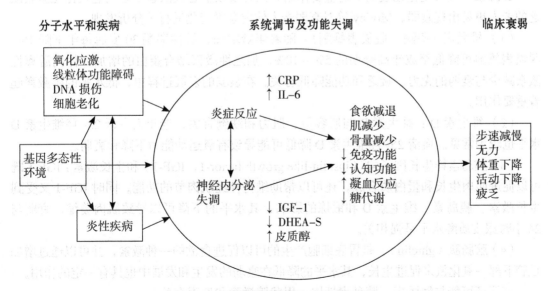

图 2-4　衰弱的发病机制和病理生理变化

资料来源：Walston J.D. Frailty. [2013-10-25]. http://www.uptodate.com/contents/frailty.

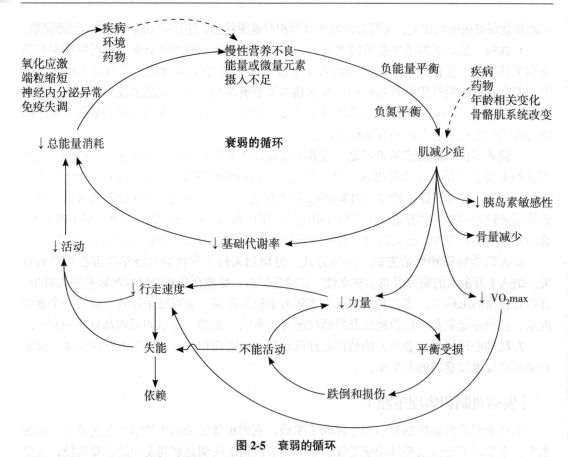

图 2-5　衰弱的循环

资料来源：Fried LP, Tangen CM, Walston J, et al. Frailty in older adults: evidence for a phenotype. J Gerontol A Biol Sci Med Sci, 2001, 56(3): M146-M156.

1. 激素　激素变化在衰弱中起重要作用，两种及以上合成激素缺乏的老人比无激素缺乏的老人更易出现衰弱。Morley 等对衰弱老人体内激素变化进行了分析发现：

（1）雄激素（睾酮、脱氢表雄酮）：随着年龄增加，男性睾酮 30 岁后每年下降 1%，脱氢表雄酮可降低至成年高峰期的 5% ~ 10%，加之性激素结合蛋白的增加，体内游离性激素减少与衰弱的无力、疲乏和功能降低有关。在衰弱的发展过程中，低水平的雄激素起着重要作用。

（2）维生素 D：维生素 D 与肌容量、肌力和跌倒有关，老年人中低 25- 羟维生素 D 水平也较为常见。血清 25- 羟维生素 D 降低可能导致有氧运动能力下降和衰弱。

（3）胰岛素样生长因子 -1（insulin-like growth factor-1，IGF-1）和生长激素：IGF-1 既可以促进肌肉生长和蛋白质合成，还可以帮助维持神经肌肉节的功能。同时 IGF-1 又受到生长激素、胰岛素、维生素 D 和锻炼的影响，其水平的下降可以导致肌肉萎缩。衰弱与 24 小时尿皮质醇水平呈强相关。

（4）脑肠肽（ghrelin）：是胃底细胞产生的可以促进食欲的一种激素，并可以通过增加丘脑下部一氧化氮来促进生长，其水平的降低在衰弱的发生和发展中也具有一定的作用。

衰弱还可能与糖尿病、胰岛素抵抗、甲状腺激素和瘦素有关。

2. 炎症和凝血系统　炎症在衰弱的发病机制中起着重要的作用，其主要表现是在去除炎症始动因素的刺激后，机体仍持续存在低水平异常的炎性反应。衰弱老人特定的炎性标志物增加，这些炎症标志物与衰弱之间存在独立的相关性，如C反应蛋白（CRP）、白介素-6（IL-6）、肿瘤坏死因子-α（TNF-α）、CXC趋化因子配体-10、血浆酯酶活性、白细胞及单核细胞计数等。疲乏（衰弱的重要特点）与纤维蛋白原有关，衰弱和衰弱前期的老人较无衰弱的老人具有较高水平的纤维蛋白原、Ⅷ因子和D-二聚体，这种关联在校正了心血管疾病和糖尿病后仍然存在。年龄相关凝血标志物的改变要比其他衰老标志物发生早，因此这些标志物可能早期预测老年功能下降的风险。

3.骨骼肌系统 体重减轻与骨骼肌减少症是衰弱发生的核心因素，肌容量减少是衰弱的重要预测因素，而肌力下降往往是衰弱的重要组成部分。正常情况下，肌组织的稳态维持是肌细胞形成、增生和肌蛋白损失之间的平衡。这种平衡受大脑、内分泌系统及免疫系统的调节，并受营养和体力活动的影响。衰弱老人机体的变化破坏了这种平衡，并促进肌肉减少的发生和发展。

4.神经精神 衰弱和痴呆有独立的相关性。一个纳入750例老年人的研究，经过12年随访后，发现衰弱与轻度认知功能发生的风险有关（HR 1.63，95% CI 1.27~2.08），衰弱的进展还可能增加认知功能障碍的发生速度。衰弱与谵妄风险的增加与死亡均有关。这预示着衰弱合并谵妄的老年人临床负性事件的风险会更高。感觉丧失如视力受损以及情绪障碍是神经系统变化的重要指标，它也可以预测老年人失能，部分学者建议其作为衰弱的预测指标。

【要点】

- 衰弱的危险因素很多，涉及遗传、增龄、生长发育异常、共病、不良生活方式、营养不良及社会经济学等。
- 衰弱的发病机制和病理生理较为复杂，涉及激素变化、免疫凝血系统、骨骼肌系统及神经精神改变。

第三节 衰弱的临床特点、诊断与分级

【临床特点】

衰弱常见的临床表现主要分为以下几种情况：

（1）非特异性表现：极度疲劳、无法解释的体重下降和反复感染。

（2）跌倒：平衡功能及步态受损，既是跌倒的重要危险因素，也是衰弱的主要特征。衰弱状态下，即使轻度疾病也会导致肢体平衡功能受损，不足以维持步态的完整性。当视力、平衡和力量与环境变化不一致时，老人会自发性跌倒。反复自发跌倒和惧怕跌倒与机体活动能力受损有关。

（3）谵妄：衰弱老人多伴有脑功能下降，应激时可导致脑功能障碍加剧而出现谵妄。

（4）波动性失能：患者可出现功能状态的急剧变化，常常表现为功能独立和需要人照顾交替出现。

【诊断标准】

尽管关于衰弱诊断的研究很多，但目前缺少公认的"金标准"。因此，不同研究中采用的诊断方法也不尽相同。我们将衰弱的诊断分为两大类：临床综合征和缺陷的累积，即Fried衰弱诊断标准（见表2-19）和Rockwood的衰弱指数（可基于老年综合评估），这两个标准已经被大多数学者在临床评估和研究中采用。

表2-19　Fried衰弱诊断标准

具备以下5条中3条及以上诊断为衰弱综合征；不足3条为衰弱前期；0条为无衰弱健康老人		
检测项目	男性	女性
体重下降	过去一年中，意外出现体重下降 >4.5 kg 或 >5.0% 体重	
行走时间（4.57 m）	身高≤173 cm：≥7 s 身高>173 cm：≥6 s	身高≤159 cm：≥7 s 身高>159 cm：≥6 s
握力（kg）	BMI≤24：≤29 BMI 24.1～26：≤30 BMI 26.1～28：≤30 BMI>28：≤32	BMI≤23：≤17 BMI 23.1～26：≤17.3 BMI 26.1～29：≤18 BMI>29：≤21
体力活动（MLTA）	<383 kcal/周	<270kcal/周
疲乏	CES-D* 的任一问题得分2～3	

您过去的一周之内以下现象发生了几次？
(a) 我感觉我做每一件事都需要经过努力
(b) 我不能向前行走．
0分：<1 d；1分：1～2 d；2分：3～4 d；3分：>4 d
BMI：体质指数；MLTA：明达休闲时间活动问卷；CES-D：抑郁症流行病学研究中心

资料来源：Fried LP, Tangen CM, Walston J, et al. Frailty in older adults: evidence for a phenotype. J Gerontol A Biol Sci Med Sci, 2001, 56(3): M146-M156.

【衰弱的等级】

按照不同的诊断标准，可将衰弱分成不同的等级，根据Fried衰弱表型的定义将衰弱分为三类：健康期、衰弱前期和衰弱期。在衰弱指数上发展而来的临床衰弱量表是一个准确、可靠、且敏感的指标，该指标可以把老人分成7级，并可以反映部分社会方面的因素。根据研究中发现的一些问题研究者丰富了该量表，共把老年人按照功能状况分为9级（见表2-20）。该量表可以评估重度功能受损患者更易于临床应用。

【要点】

● 衰弱的临床表现可为非特异性表现：极度疲劳、无法解释的体重下降以及反复感染，也可出现跌倒、谵妄和波动性失能。
● Fried衰弱诊断标准是目前临床中应用最多的，需要满足临床表现型的3条或以上。
● 衰弱可以分为健康期、衰弱前期和衰弱期，也可以按照功能状况分为9级。

表 2-20　加拿大临床衰弱评估量表

衰弱等级	具体测量
1.非常健康	身体强壮、积极活跃、精力充沛、充满活力，定期进行体育锻炼，处于所在年龄段最健康的状态
2.健康	无明显的疾病症状，但不如等级 1 健康，经常进行体育锻炼，偶尔非常活跃，如季节性地
3.维持健康	存在可控制的健康缺陷，除常规行走外，无定期的体育锻炼
4.脆弱易损伤	日常生活不需他人帮助，但身体的某些症状会限制日常活动。常见的主诉为白天"行动缓慢"和感觉疲乏
5.轻度衰弱	明显的动作缓慢，日常生活活动需要帮助（如去银行、乘公交车、干重的家务活、用药）。轻度衰弱会进一步削弱患者独自在外购物、行走、备餐及干家务活的能力
6.中度衰弱	所有的室外活动均需要帮助，上下楼梯、洗澡需要帮助，可能穿衣服也会需要（一定限度的）辅助
7.严重衰弱	个人生活完全不能自理，但身体状态较稳定，一段时间内（< 6 个月）不会有死亡的危险
8.非常严重的衰弱	生活完全不能自理，接近生命终点，已不能从任何疾病中恢复
9.终末期	接近生命终点，生存期< 6 个月的垂危患者

资料来源：Rockwood K, Song X, Mitnitski A, et al. 老年医学与衰弱老年人的医疗服务. 中华老年医学杂志, 2009, 28(5): 353-365.

第四节　衰弱的评估与临床结局预测

鉴于衰弱的普遍性和不良预后，应对所有 70 岁及以上老人或最近 1 年内因慢性疾病导致体重明显下降（≥5%）的人群进行衰弱评估。目前国际公认的评估方法是 Fried 衰弱诊断标准和 Rockwood 的衰弱指数。另外，国际老年营养和保健学会及骨质疏松研究中提出的衰弱评估因为简便易行也被部分使用。尽管评估方法有多种，但常用的有四种方法。

1. Fried 评估法　2001 年由 Fried 提出该方法，认为衰弱为临床综合征，应该满足以下 5 条中的 3 条：①不明原因体重下降；②疲劳感；③无力；④行走速度下降；⑤躯体活动降低。具有 1 条或 2 条的状态定义为衰弱前期（prefrailty），而没有以上条件的人群为无衰弱的健壮老人（robust）。具体标准见表 2-19。这种界定方法把衰弱作为临床事件的前驱状态，可以独立预测 3 年内跌倒发生、行走能力下降、日常生活能力受损情况、住院率以及死亡等，便于采取措施预防不良事件，被很多学者在临床和研究中采用。但该研究排除了帕金森病、脑卒中史、认知功能异常以及抑郁患者，且在临床使用时部分变量定义不明确且不易测量，该标准中也未包含其他重要系统功能障碍的变量。

2. 衰弱指数（frailty index，FI）　指个体在某一个时点潜在的不健康测量指标占所有测量指标的比例。其选取的变量包括躯体、功能、心理及社会等多维健康变量，选取变量时需遵守一定的原则：后天获得、与年龄相关、具有生物学的合理性、给健康带来不良后果、不会过早饱和。目前变量的数量没有统一标准，但研究发现，纳入评估总变量个数降为 30 个左右并不会降低 FI 的预测能力。实际应用中，通常为 30 ～ 100 个，例如，老年综合评估（CGA）包含 60 项潜在的健康缺陷可以考虑。在这种情况下，无任何健康缺陷老年人的衰弱指数评分为 0/60 = 0。同理，假设患者有 24 项健康缺陷，其衰弱指数评分则为 24/60 = 0.4。通常认为，FI ≥0.25 提示该老年人存在衰弱；FI ≤0.08 为无衰弱老人；FI：0.09～0.25 为衰弱前期。该方法把个体健康缺陷的累计数量作为重点，将多种复杂的健康信息整合成单一指标，突破了用单一变量描述功能状态的局限性，可以更好地评测老年人整体健康状况。FI 在反映健康功能状态及变化、健康服务需求、公共卫生管理和干预等方面具有重要的应用价值。

目前认为 FI 能很好预测老年人衰弱程度及其健康状况和临床预后，具有很好的预测效度和敏感度，但评估的项目繁琐众多，过程耗时较长，且需要专业人员进行。因此，目前依此方法侦测的研究较少，临床上也尚未普遍使用。

3. FRAIL 标准 国际老年营养学会提出的五项评估法：①疲劳感（fatigue）；②阻力感（resistance）：上一层楼梯即感困难；③自由活动下降（ambulation）：不能行走一个街区；④多种疾病共存（illness）：≥5 个；⑤体重减轻（loss of weight）：一年内体重下降 >5.0%。判断衰弱的方法与 Fried 标准相同。

4. SOF 指数 2008 年，根据骨质疏松性骨折研究（Study of Osteoporotic Fractures）数据，提出了较为简便的评估老年女性衰弱的 SOF 指数。包括三个问题：①发现体重下降 ≥5.0%；②在不用手臂的情况下，不能从椅子上起来 5 次；③精力下降，即否认自身精力充沛（对"您感觉精力充沛吗？"持否定回答）。受试对象满足 2 个或 2 个以上条目为衰弱，满足 1 个条目为衰弱前期或中间状态，无以上任何一个条目为无衰弱。

总之，衰弱的评估方式繁多，但常用到的评估方式为以上几种，我们将这几种评估方式的异同进行了比较（表 2-21）。老年衰弱的定义和评估应包括生理、心理和环境多个方

表 2-21　老年衰弱的常见评估方法

	Fried 标准	衰弱指数	SOF 指数	FRAIL 标准
依据	征象和体征	疾病、日常生活能力、临床评估的结果	征象和体征	征象和体征
可行性	临床评估之前可行	只能在综合评估之后	临床评估之前可行	临床评估之前可行
变量类型	分类变量	连续性变量	分类变量	分类变量
诊断标准的类型	预定义	非特异性	预定义	预定义
衰弱的本质	失能前的临床综合征	人体生理缺陷的累积	临床状态	临床状态
可行性	中等	综合评估为基础较复杂	简便可行	简便可行
适用人群	部分功能	任何个体	部分功能	任何个体
资料收集	前瞻性的问卷调查	可以回顾性的收集以往资料	前瞻性的问卷调查	前瞻性的问卷调查
评估项目（条）	5	30～100，一般 40～50	3	5
是否使用失能指标	否	是	否	否
是否使用共病指标	否	是	否	是
缺点	未包括其他重要功能	较复杂、且需专业人员	涵盖领域少	未包括其他重要功能

改编自：Clegg A, Young J, Iliffe S, et al. Frailty in elderly people. Lancet, 2013, 381 (9868): 752-762.

面。针对中国老年衰弱的研究数据还不多，我们对其概念的发展应持开放的态度，可以根据自身的研究或临床实践的特点来选择甚至发展适合的概念和评估方法。

【结局预测】

不同的衰弱评估方式也影响其对临床负性事件的预测能力。对欧洲 11 个国家老年人采用 8 种不同方法来评估衰弱，显示衰弱指数和 Edmonton 衰弱量表对死亡的预测能力优于其他方法。尽管目前对衰弱评估尚未达成共识，但很多研究不仅用衰弱预测老年人死亡，还发现衰弱与跌倒、骨折及认知功能下降有关，可预测失能、照护负担、入住养老机构及医院的风险，以及其他临床负性事件的发生。衰弱还可以预测某些特定疾病的预后，如衰弱可以影响老人对化疗药物、手术的治疗反应，以及急诊出院后的结局，相关研究还在进行。目前较大规模的队列研究报道了衰弱对临床负性事件的预测能力（表 2-22）。

表 2-22　衰弱对临床负性事件的预测能力

	心血管研究	加拿大健康和衰老研究	女性健康和衰老研究	骨质疏松性骨折研究
年份	2011	2004	2006	2008
国家	美国	加拿大	美国	美国
样本量	5 317	9 008	1 438	6 701
随访时间（年）	7	5	3	4～5
标准	Fried 标准	衰弱指数	Fried 标准	SOF 指数
跌到	1.23* (0.99～1.54)	无	1.18* (0.63～2.19)	2.44† (1.95～3.04)
失能	1.79* (1.47～2.17)	无	无	2.79† (2.31～3.37)
住院	1.27* (1.11～1.46)	无	0.67* (0.33～1.35)	无
护理机构	无	2.60† (1.36～4.96)	23.98* (4.45～129.2)	无
死亡	1.63* (1.27～2.08)	3.69† (2.26～6.02)	6.03* (3.00～12.08)	2.75* (2.46～3.07)

* 风险比；† 比值比，表中数据的对照组均为无衰弱组
改编自：Clegg A, Young J, Iliffe S, et al. Frailty in elderly people. Lancet, 2013, 381 (9868): 752-762.

【要点】

● 衰弱评估的对象是所有 70 岁及以上老人或最近 1 年内因慢性疾病导致体重明显下降（≥5%）的人群进行衰弱评估。
● 衰弱常见的评估方法为 Fried 衰弱临床表型和 Rockwood 衰弱指数。
● Fried 衰弱评估要考虑以下 5 个临床表型：①不明原因体重下降；②疲劳感；③无力；④行走速度下降；⑤躯体活动降低。
● Rockwood 衰弱指数通常选取典型的临床缺陷（40 条以上），将老年人存在的临床缺陷除以总纳入的缺陷，得到衰弱指数（FI），FI>0.25 提示存在衰弱。
● 临床评估衰弱简便快速的方法有 FRAIL 标准和 SOF 指数。

第五节   衰弱的预防和治疗

积极预防和治疗衰弱将会对老人、家庭和社会产生很大益处。一项针对躯体衰弱的研究表明，中度衰弱的老年人对干预反应良好，而重度衰弱患者对干预效果不佳，这提示对衰弱进行及早干预有着十分重要的意义。然而衰弱的预防和治疗尚处于初步探索阶段，特异性干预衰弱的临床试验较少。根据衰弱的特点，Morley 等提出可以采取以下几方面来预防衰弱（frailty）：维持进食量（food intake maintained）、阻力性训练（resistance exercise）、预防动脉粥样硬化（atherosclerosis prevention）、避免孤独（isolation avoidance）、控制疼痛（limit pain）、太极或其他运动（Tai Chi or other exercise）、每年检查睾酮水平（yearly check for testosterone deficiency），但上述方法是否可以预防衰弱的发生，尚需要更多的证据支持。虽然衰弱治疗的相关证据缺乏，但很多学者根据衰弱的病因和病理生理改变也提出了一些可能有效的方法。

【锻炼】

锻炼对大脑、内分泌系统、免疫系统及骨骼肌等均有影响，是提高老年人生活质量和功能最有效的方法。锻炼获益包括增加活动灵活性和日常生活能力、改善步态、减少跌倒、增加骨密度及改善一般健康状况。研究显示，锻炼联合减轻体重的饮食较任何单独干预能更好地改善老年肥胖人群的衰弱状态。个性化基于视觉反馈的平衡训练、家庭和社会支持的自我锻炼、适量太极拳运动对生物学和社会心理学定义的衰弱有较好影响，对预防跌倒也有积极效果。

一项研究显示，耐力运动可以增加肌力、增加下肢肌容量和行走速度，这些变化与老年人灵活性及自发活动增加也有关。关于耐力运动的其他研究显示，少至每周两天的锻炼也可显示出效果，每周只需步行约 1 600 m 与延缓功能受限有关。系统评价也显示，对衰弱老人进行以家庭和团体为基础的锻炼，可以提高灵活性及功能状态。有针对性地进行柔韧性、平衡、力量和移动速度的锻炼可以减少躯体衰弱。阻力运动、耐力运动与有氧运动是预防及治疗衰弱状态较为有效的措施。

在老年衰弱人群中，即使最衰弱的老年人也可以从任何耐受水平的体力活动中获益，达到提高躯体功能、增加行走速度、提高坐与站及爬楼梯能力、改善平衡、降低抑郁和减轻对跌倒恐惧的效果。

【营养补充】

营养干预可能改善衰弱老人的体重下降和营养不良，但尚缺乏足够的证据支持。

1. 补充蛋白质   补充蛋白质特别是富含亮氨酸的必需氨基酸混合物可以增加肌容量进而改善衰弱状态。但一项 RCT 纳入需要长期照护的 100 名衰弱老人，探讨锻炼和营养补充的效果，结果并未显示营养补充对肌力增加有影响。由于缺乏高质量研究，Cochrane 系统评价也不能对营养补充的作用做出明确的结论，且营养补充似乎只在与运动联合干预时才显示出效果。对老年人蛋白质摄入的推荐仍未统一，有学者认为，由于老年人代谢变化，日常所需要的蛋白质及氨基酸要略高于年轻人。健康成年人中每天每公斤体重需要 0.83 g 蛋白质，老年人需要 0.89 g，衰弱患者合并肌减少症时则需要 1.2 g，应激状态时需要 1.3 g。

2. 补充维生素 D（常联合钙剂） 维生素 D 可以提高神经、肌肉的功能，并能预防跌倒、骨折和改善平衡能力。研究显示，血清 25- 羟维生素 D < 20.0 ng/ml 与衰弱患病率有关，但不能预测衰弱的发病率。老年人中维生素 D 缺乏很常见，这可能导致肌肉无力。有学者推荐血清 25- 羟维生素 D 水平 < 100 nmol/L 时给予补充，每天补充 800 IU 维生素 D_3 可以改善下肢力量及功能。研究提示，维生素 D 在衰弱治疗中可能具有重要地位，但尚需进一步研究维生素 D 是否应在衰弱的预防和治疗中常规应用。

【激素】

目前尚无任何推荐的激素补充方案。对性腺功能减退的老年男性，补充睾酮可以增加肌力及肌容量，联合运动干预效果更明显，对症状改善可能会有一定作用。有研究显示，睾酮联合热量补充较单个干预可显著减少住院率，但补充睾酮也具有潜在风险，如水钠潴留、血脂异常、心血管事件及前列腺肿瘤等。因此使用时应详细观察和监控。为更好地利用睾酮的效果而规避其副作用，目前已研发了选择性雄激素受体分子（selective androgen receptor molecule，SARM），对衰弱老人可能有部分效果。针对女性衰弱的治疗研究更少，尚不确定雄激素补充疗法是否仅在性腺功能低下的男性人群中有效。总之，睾酮及 SARM 治疗衰弱前景较好，但尚需要更多的研究来证实。

胰岛素样生长因子（insulin-like growth factor，IGF）分子家族对骨骼肌具有直接作用，对 75 岁以上髋部骨折后发生衰弱的女性，给予重组人生长激素可以增加血清 IGF-1 和 IGF 结合蛋白 -3 的浓度，但 IGF-1 似乎并不能增加健康老年女性的肌力及骨密度。其他激素补充疗法，如去氢表雄酮、生长激素、生长激素释放肽、脑肠肽（ghrelin）、甲状腺素、肌抑素等，对衰弱进程的影响仍不确定。

【血管紧张素转化酶抑制剂】

血管紧张素转化酶抑制剂（ACEI）可以改善骨骼肌功能及结构，并能阻止或减缓老年人肌容量减少，从而提高运动耐力和生活质量，提高行走速度。无心力衰竭和高血压的患者给予 20 周以上的 ACEI 可增加行走距离。大量研究发现，高血压治疗方案会增加髋部骨折的发生，但在高龄老人高血压研究（HYVET）中，培哚普利可以减少髋部骨折的风险。ACEI 的这些效应可能为衰弱老人的治疗提供帮助。

【共病及多药共用管理】

共病可能是衰弱的潜在因素，如抑郁、心脏功能衰竭、肾衰竭、认知功能受损、糖尿病、视力及听力的问题，促进衰弱的发生与发展。衰弱的预防和治疗应包括积极管理老年人现患共病，尤其重视处理可逆转的疾病。评估衰弱老人的用药、合理并及时纠正其不恰当的药物使用不仅可以减少医疗费用，还可以避免药物不良反应对老年人的伤害。建议临床根据 Beers、STOPP 及 START 标准评估衰弱老人的用药情况，减少不合理用药。

【医疗护理模式】

衰弱老人是老年人群中的高风险人群，老年综合评估对其非常重要，他们可能是老年综合评估最大的获益人群。衰弱护理是一项具有挑战性的工作。护理应以患者为中心，强调多学科团队合作及对衰弱老人行老年综合评估和管理，团队参与的照护极其重要。团队应包括老年医学家、护理人员、临床药师、专业治疗师、沟通人员和社会工作者。全面的老年护理计划和老年住院患者的急性护理均以提高功能为目标，衰弱老人可以从中受益。个体化的护理方式对衰弱老人也非常重要，可以帮助老年人保持自己的价值观念和意愿。不同群体的老年人的干预模式侧重点也不相同。

1. 社区老人　对社区老人可以进行基于老年综合评估的综合干预（multicomponent intervention），通过减少护理需求及跌倒，进而降低入住医疗机构的风险及其他负性临床事件的发生。对社区老人进行包含多维度评估的家访项目（9次或以上）也可以减少其入住护理机构、功能下降及死亡的风险，从而改善衰弱患者的健康状况。预防跌倒的干预和健康教育对社区老人功能的维持也是有益的。

2. 对入住护理机构和住院的老人　针对性的康复训练可以改善患者的步行能力，减少活动的限制。住院患者：对衰弱的住院患者应入住老年专科病房，由老年专科医生对其行老年综合评估比入住普通病房者的功能更易恢复、认知及其他功能继续下降的可能性减小，且具有较低的院内病死率。

3. 老年评估和管理单元（geriatric evaluation and management unit，GEMU）　GEMU包含了老年综合评估和针对性综合干预措施，如个体化护理、康复及出院计划，可以降低衰弱老人再次入住医疗机构的概率、出院及1年后功能下降的程度。但该模式是否可以降低老人的病死率和住院时间仍需要进一步研究。

【减少医疗伤害】

对衰弱老人来说，很多侵入性的检查和治疗往往会带来更多的并发症，有时会增加患者的负担并损害其生活质量。因此，对中、重度衰弱的老人应该仔细评估患者情况，避免过度医疗行为。

总之，目前针对衰弱的预防和治疗研究数据还很少。坚持锻炼是预防和治疗老年衰弱的重要措施。团队参与进行的老年综合评估，全面且个体化的医疗护理服务（老年专科病房和GEMU）对衰弱老人也非常重要，需持续于整个干预过程中（见图2-6）。衰弱的药物治疗是未来研究的重点，可能涉及抗炎药物、激素类似物、性激素受体调节剂、血管紧张素转化酶抑制剂等。目前使用这些药物时，需根据每位患者的具体情况权衡利弊。

【要点】

- 坚持锻炼是预防和治疗老年衰弱的有效方法，是目前证据最多的干预措施。
- 营养干预可能改善衰弱老人的体重下降和营养不良，但尚缺乏足够的证据支持。建议根据个体情况给予能量、蛋白质及维生素D的补充。在营养干预的同时应该鼓励老人坚持锻炼。
- 干预还涉及积极处理可逆转的疾病、评估用药的合理性及时纠正不恰当药物的使用。
- 老年专科病房或GEMU进行的老年综合评估和护理及其他个体化医疗护理服务应持续贯穿衰弱治疗的全过程。
- 衰弱的药物治疗是今后研究的重点；睾酮及SARM治疗衰弱的前景较好，但尚需要更多的研究来证实；ACEI也可能为衰弱的治疗提供帮助。

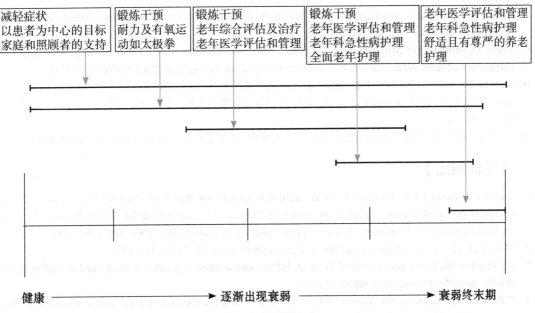

| 减轻症状
以患者为中心的目标
家庭和照顾者的支持 | 锻炼干预
耐力及有氧运
动如太极拳 | 锻炼干预
老年综合评估及治疗
老年医学评估和管理 | 锻炼干预
老年医学评估和管理
老年科急性病护理
全面老年护理 | 老年医学评估和管理
老年科急性病护理
舒适且有尊严的养老
护理 |

健康 ⟶ 逐渐出现衰弱 ⟶ 衰弱终末期

图 2-6　衰弱的治疗

资料来源：Walston JD. Frailty. [2013-10-25]. http://www.uptodate.com/contents/frailty.

【参考文献】

1. Clegg A, Young J, Iliffe S, et al. Frailty in elderly people. Lancet, 2013, 381(9868): 752-762.

2. Zaslavsky O, Cochrane BB, Thompson HJ, et al. Frailty: a review of the first decade of research. Biol Res Nurs, 2013, 15(4): 422-432.

3. Rockwood K, Stadnyk K, MacKnight C, et al. A brief clinical instrument to classify frailty in elderly people. Lancet, 1999, 353(9148): 205-206.

4. Rockwood K, Song X, MacKnight C, et al. A global clinical measure of fitness and frailty in elderly people. CMAJ, 2005, 173(5): 489-495.

5. Fried LP, Tangen CM, Walston J, et al. Frailty in older adults: evidence for a phenotype. J Gerontol A Biol Sci Med Sci, 2001, 56(3): M146-M156.

6. Fried LP, Ferrucci L, Darer J, et al. Untangling the concepts of disability, frailty, and comorbidity: implications for improved targeting and care. J Gerontol A Biol Sci Med Sci, 2004, 59(3): 255-263.

7. Hogan DB, MacKnight C, Bergman H, et al. Models, definitions, and criteria of frailty. Aging Clin Exp Res, 2003, 15(3 Suppl): 1-29.

8. Morley JE, Malmstrom TK, Miller DK, A simple frailty questionnaire (FRAIL) predicts outcomes in middle aged African Americans. J Nutr Health Aging, 2012, 16(7): 601-608.

9. Ensrud KE, Ewing SK, Taylor BC, et al. Comparison of 2 frailty indexes for prediction of falls, disability, fractures, and death in older women. Arch Intern Med, 2008, 168(4): 382-389.

10. Collard RM, Boter H, Schoevers RA, et al. Prevalence of frailty in community-dwelling older persons: a systematic review. J Am Geriatr Soc, 2012, 60(8): 1487-1492.

11. Rolland Y, Dupuy C, van Kan GA, et al. Treatment strategies for sarcopenia and frailty. Med Clin North Am, 2011, 95(3): 427-438.

12. Morley JE, Vellas B, van Kan GA, et al. Frailty consensus: a call to action. J Am Med Dir Assoc, 2013, 14(6): 392-397.

13. Morley JE, Malmstrom TK. Frailty, sarcopenia, and hormones. Endocrinol Metab Clin North Am, 2013,

42(2): 391-405.

14. Cesari M, Gambassi G, van Kan GA, et al. The frailty phenotype and the frailty index: different instruments for different purposes. Age Ageing, 2013, 43(1):10-12.

15. Theou O, Brothers TD, Mitnitski A, et al. Operationalization of frailty using eight commonly used scales and comparison of their ability to predict all-cause mortality. J Am Geriatr Soc, 2013, 61(9): 1537-1551.

16. Walston JD. Frailty. [2013-10-25]. http://www.uptodate.com/contents/frailty.

17. Rockwood K, Song X, Mitnitski A, et al. 老年医学与衰弱老年人的医疗服务. 中华老年医学杂志, 2009, 28(5): 353-365.

18. 郝秋奎, 董碧蓉. 老年人衰弱综合征的国际研究现状. 中华老年医学杂志, 2013, 32(6): 685-688.

【纵深阅读】

1. Walston J, Hadley EC, Ferrucci L, et al. Research agenda for frailty in older adults: toward a better understanding of physiology and etiology: summary from the American Geriatrics Society/National Institute on Aging Research Conference on Frailty in Older Adults. J Am Geriatr Soc, 2006, 54(6): 991-1001.

2. Morley JE. Diabetes, sarcopenia, and frailty. Clin Geriatr Med, 2008, 24(3): 455-469.

3. De Martinis M, Franceschi C, Monti D, et al. Inflammation markers predicting frailty and mortality in the elderly. Exp Mol Pathol, 2006, 80(3): 219-227.

4. Rolfson DB, Majumdar SR, Tsuyuki RT, et al. Validity and reliability of the Edmonton Frail Scale. Age Ageing, 2006, 35(5): 526-529.

5. Rodriguez-Manas L, Feart C, Mann G, et al. Searching for an operational definition of frailty: a Delphi method based consensus statement: the frailty operative definition-consensus conference project. J Gerontol A Biol Sci Med Sci, 2013, 68(1): 62-67.

（郝秋奎　罗　理）

第十五章　老年共病

共患疾病或多重共存疾病是老年患者的常见问题，也在很大程度上增加了疾病管理的复杂性。在发达国家，约 1/4 的成年人存在至少 2 个慢性健康问题，1/2 以上的老年人患有 3 种以上慢性疾病。共病涉及生物学、康复学、心理学、社会学诸要素的持续变化，在很大程度上受到遗传、年龄相关易感性、器官功能与储备等差异的影响，从而表现出多样化的特点。

【典型病例】

　　患者，女性，73 岁，因"突发胸部压榨性疼痛 20 分钟，含服硝酸甘油片多次无效"被 120 急救车送往急诊室。患者患有双下肢静脉曲张 30 年，高血压病 20 年，子宫肌瘤 20 年，2 型糖尿病 15 年，胆石症 13 年，骨质疏松症 12 年，糖尿病肾病 10 年，5 年前因缺血性脑卒中遗留左侧肢体偏瘫。3 年前接受胆囊切除术，4 年前接受右眼晶状体置换术。入院诊断考虑为急性心肌梗死，入院后进一步检查发现，患者存在中度氮质血症（SCr 355 μmol/L）、轻度贫血（Hb 92g/L）、蛋白尿（尿蛋白 ++）和左心室射血分数减低（LVEF 36%）。

【临床问题】

1. 目前该患者的诸多健康问题如何排序？排序依据？
2. 该患者健康管理的近期目标与远期目标？
3. 该患者目前的治疗措施？

第一节　共病的定义、流行病学和预后

【共病定义】

共病的确切定义尚有分歧，目前常用概念包括"共患疾病"（multimorbidity 或 multiple comorbidity）和"共存疾病"（comorbidity）。共患疾病有时与共存疾病可以相互替换，但两者在专业学术上还是存在细微区别："共患疾病"是指在同一个体同时存在 2 个及其以上

生理上或精神上的健康问题，这些健康问题之间可以相互影响，也可以毫不相干；而"共存疾病"是指某一个或几个健康问题共存于一个标志性疾病（index disease）背景下。然而，无论"共患疾病"还是"共存疾病"均表达了多个健康问题共同存在于单一个体中，因此被简称为"共病"。共病包括传统的疾病和综合征，如心脏病、糖尿病、慢性肺病、慢性滑囊炎等，这个概念常被延展到其他常见的慢性临床问题，如便秘、跌倒、睡眠紊乱、痴呆或感觉器官功能受损等。

　　简而言之，老年共病的定义就是指 2 种或 2 种以上慢性病（高血压、糖尿病、冠心病等），或老年综合征，或老年问题（抑郁、老年痴呆、尿失禁、衰弱、营养不良等）共存于同一个老年人。共病之间可以有相互联系，也可以是互相平行而互不关联。

【共病流行病学】

　　共病在老年人群中极为常见，由于各个研究所定义的概念差异，导致其老年共病患病率（prevalence）不一致。在美国，65% 的老年人有共病，美国国家健康与营养调查研究（NHANES）发现，1259 例冠心病患者大多数均合并非心脏病问题，诸如关节炎（57%）、慢性肺部疾病（25%）、糖尿病（25%）、肾功能不全（24%）和脑卒中（14%）；还有其他老年功能问题，包括尿失禁（49%）、移动困难（40%）、跌倒或头晕（35%）及认知损害（30%）。加拿大一项研究显示，接近 75% 的肥胖患者有共病；苏格兰对 300 多个医疗机构，共 175 万人调查，发现共病患病率达 23%。国内小样本数据显示，有两种及以上慢性病的老年患者达 76.5%。另有研究显示，每增加 19 岁，共病增加 10%，在 80 岁及以上患者中共病占 80%。随着人口寿命延长，高龄老人的共病情况将更加突出。

【共病预后】

　　共病显著增加老年人不良预后风险，其表现在以下几方面：

　　1. 共病使老年患者生存率明显下降　喉癌患者有共病比无共病者生存率低 59%。国家卫生服务调查数据显示，在 8811 万 65 岁以上人群中，受"脑血管疾病、恶性肿瘤、心脏病、糖尿病、高血压、呼吸系统疾病"等 6 种常见疾病侵害的老年人在 2 000 万以上，并造成老人预期寿命损失，全部合计折寿 7.86 岁。

　　2. 增加医疗资源消耗　美国数据显示，有 1 种慢性病的老人平均每年医疗花销为 211美元，而 ≥4 种慢性病的老人平均每年花费达 13973 美元；美国 2001 年医疗保险数据也显示，≥3 种慢性病的人群花掉了整个医保费用的 90%。国内研究显示，上述 6 种慢性病在 65 岁以上老年人群造成的直接经济负担约为 340 亿元人民币，约占 2002 年我国卫生总费用的 6%。最近一项研究显示，帕金森病及心脏缺血性疾病是医疗花费的主要影响因素，伴有帕金森病的患者，平均每半年花费 11 000 欧元，是不伴这两种疾病患者的 3.5 倍，而心脏缺血性疾病则分别是 6 100 欧元和 2 倍。有研究显示，2/3 的共病医保患者占据了医保总支出的 96%。

　　3. 使医疗决策更加复杂和困难　现有专科诊疗模式往往使共病老人去多个专科就诊，造成多药共用、过多检查、治疗不连续及过度医疗等医源性问题。

　　4. 影响老年人群的健康及生活质量　共病老人发生不良事件和死亡的风险显著增加，功能状态进行性下降，生活品质差。

　　5. 使临床干预效果减弱　共病导致患者的疾病表现不典型，诊断更复杂，治疗效果更差，难以根据常用的指南来确定治疗目标。

【要点】
- 老年人共病系指2种或2种以上慢性病共存于同一个老年人，简称为共病，除包括老年人常见疾病（如高血压、糖尿病、冠心病等）外，还包括老年人特有的老年综合征或老年问题（如抑郁、老年痴呆、尿失禁、衰弱、营养不良等），以及精神心理问题和药物成瘾等。共病之间可以有相互联系，也可以是互相平行。
- 共病在老年人群中发病率高，患病率随增龄而增加。
- 共病增加不良预后风险，包括生活质量下降、功能受损、衰弱、入住养老机构，同时还增加住院率、治疗费用和死亡风险。

第二节　老年共病的病因、发病机制与临床分型

【共病的可能病因与危险因素】

研究显示，共病发生的危险因素包括慢性感染、炎症、退行性与系统性代谢改变、医源性因素、个体环境与遗传易感性等。同时，社会经济地位越差，其共病发生率越高。随着老龄化、医疗技术不断进步和公共卫生管理水平的持续改善，使不可治愈的疾病生存期也明显延长，其结果是无论在数量上还是在比例上，患多重慢病（multiple chronic conditions）的人数都在不断增长。因此，增龄作为共病的危险因素越来越受到重视。

当前涉及共病病因研究的文献极为有限，尚无一个单一的共病研究针对生物学危险因素（如胆固醇、血压、肥胖）、生活方式（吸烟、饮酒、营养、体育活动）、环境因素（空气污染、社会环境）或治疗史等，而在共病照料决策中，必须对这些因素加以考虑，就需要介入更多共病病因的研究内容，尤其要在共同危险因素的探索上下功夫。最令人感兴趣的是疾病群（Disease Clustering）的病因研究，疾病群意味着多种疾病同现的概率显著高于预期，知晓疾病群的病因，有助于优化老年共病的预防策略，包括继发疾病（secondary disease）的早期识别。

综合各种研究，老年共病的可能病因包括：①基因与遗传易感因素；②慢性感染、炎症、退行性与系统性代谢改变；③生物学危险因素；④生活方式；⑤社会环境；⑥物理环境；⑦健康照料水平；⑧增龄与老年综合征。

【共病发病机制】

共病的发病机制主要包括以下几个方面：

1.单一病因机制　单一致病因素同时损害多个器官与系统（如慢性酒精中毒造成的心、脑、肝、肾等器官受损；吸烟造成的相关器官的病理生理异常；胶原疾病的多器官功能异常）。

2.并发症机制　源于基础疾病的进展继发性造成靶器官功能去稳定化（destabilization），例如2型糖尿病患者中，其慢性肾功能不全由糖尿病肾病引起；脑梗死的发生可以是高血

压危象的并发症，而危象又源于高血压。

3. 医源性机制　治疗措施的危险性预先已经明确，用于治疗患者时其不利反应难以避免，例如长期服用糖皮质激素造成骨质疏松症；肺结核患者使用抗结核药物导致药物性肝炎。

4. 随意（arbitrary）致病机制　疾病的组合方式看似杂乱无章，发病机制似乎毫不相干，但仔细分析可以从临床实际和科学理论角度进行阐述（如冠心病与胆石症的共病组合；获得性瓣膜病和银屑病的共病组合），可能存在多病因机制。

【共病临床类型】

共病临床表现除关注并发症外，重点是区别主要疾病和背景疾病（primary and background diseases），这将直接影响共病的管理策略。共病可以分为以下几种类型：

1. 主要疾病型（primary disease）　指疾病本身或因其并发症，由于病情严重，足以威胁患者生命或导致失能的可能，而必须及时优先处理的健康问题。"主要"即指患者求医的关键动机或造成患者死亡的原因所在。

2. 对等主病型（rival disease）　在同一名患者身上并存的疾病组合，在病因与发病机制上相互依存，又都达到主要疾病的诊断标准（如ST段抬高性急性心肌梗死和大块肺动脉栓塞的同存）。这种在病理学上对等存在的2种或2种以上的疾病表现在同一个患者身上，每一种疾病本身或通过其并发症均可导致患者的死亡。

3. 多病同发型（polypathia）　是不同病因与发病机制的疾病组合，单独的每一种疾病尚不会产生致死性后果，但同时发生引起疾病相互间的进展与恶化，从而可能导致患者死亡（如骨质疏松性股骨颈骨折和坠积性肺炎同发）。

4. 背景疾病型（background disease）　或称基础疾病型，促进主要疾病的发生或使主要疾病朝向不利的方向发展，以及促进并发症的产生。因此，在临床上是除了主要疾病外，需要积极应对的情况（如2型糖尿病）。

5. 并发症型（complication）　与主要疾病在发病机制上存在关联性，推动机体紊乱的不利进展，导致临床情况的急性恶化（属于并发症性共病的一部分）。在许多情况下，主要疾病与其并发症存在病因与发病诱因上的相关性而构成共病，是预后恶化与失能的重要原因。

【要点】

- 共病发生的可能病因与危险因素包括：基因与遗传易感因素；慢性感染、炎症、退行性与系统性代谢改变；生物学危险因素；生活方式；社会环境；物理环境；健康照料水平；增龄与老年综合征。
- 发病机制有单一病因性机制、并发症机制、医源性机制、非特异性致病机制、"随机"致病机制。
- 临床类型有主要疾病型、对等主病型、多病同发型、背景疾病型、并发症型。

第三节 老年共病的管理

【管理原则】

1. 单病种指南的缺陷 目前许多慢性病的管理有各自的相关指南，制定单病种诊疗指南所依据的临床研究往往没有考虑到共病和高龄（>75 岁）情况，因此，依据单病种的指南来处理老年共病显然不合适，往往出现过度诊断及过度治疗，对老年人造成伤害。

2. 尽管对老年共病的多样化、多层次、多学科的干预效果有一定争议，但研究发现，对老年共病的多学科整合管理（interdisciplinary integrated management for aged diseases）是重要的发展方向，组成由老年病医师、康复师、护士、心理师、营养师、临床药师、综合评估师、社会工作者、护工、宗教工作者、患者本人及其家属等构成的多学科团队（interdisciplinary team 或 multidisciplinary team 或 trans-disciplinary team），实施综合性的医疗、康复和护理服务可以改善治疗依从性和合理用药，针对患者危险因素或功能障碍进行个体化干预效果更佳。

3. 美国老年协会（American Geriatric Society，AGS）专家组在总结了众多关于共病的研究文献之后，于 2012 年提出了处理老年共病的 5 个指导原则：

（1）了解患者的意愿，并整合到治疗决策中。

（2）要认识到处理共病的医学证据的有限性。

（3）制订临床决策时，需要充分考虑干预的风险、负担、获益及预后（生存期、功能状态及生活质量）。

（4）决策时，要考虑治疗的复杂性和可行性。

（5）选择的治疗方案要尽量获益最大化、伤害最小化、生活质量最佳化。

【Charlson 共病指数】

Charlson 共病指数（the charlson comorbidity index）是 Charlson 于 1987 年开发，经过 1994 年与 1996 年两次修订与完善后，用于预测老年共病患者长期预后（预测 10 年生存率与 1 年死亡率）的工具，对所列举的每一种特殊关联疾病（包括诸如心脏病、艾滋病或癌症等总共 22 种健康问题）造成死亡风险的程度分别进行记分，以此为基础将患者所患疾病数量的记分进行叠加，计算出共病的预后风险记分（总分从 0 到 40 分不等）；同时，对 40 岁以上年龄患者增加一个记分项目，年龄每增加 10 岁增加 1 分（见表 2-23），然后根据共病积分计算出 1 年死亡率，将年龄与共病积分整合计算出 10 年生存率（注：The Charlson Comorbidity Index 相关网站直接提供计算结果）。

【共病评估与管理流程】

当前处理老年共病面临多方面的挑战，主要包括临床管理困难而复杂、干预的有效证据不多、处理患者的时间受限，以及对高质量照料的补偿不够等诸多问题。然而，老年医学的宗旨是以患者为中心进行完整的人的医护照料，强调整体性和个体化，最终目标是为了改善老年人的功能状态和生活质量，这也决定了对于共病的处理不是简单的疾病诊治的叠加，而是需要根据老年患者的具体情况来综合考虑。因此，结合患者预后，遵循患者的意愿，常常是制订共病干预措施的最好依据。共病管理流程见表2-24。

表 2-23　Charlson 共病指数主要内容

Ⅰ.适应证

　　A.评估患者是否有足够的生存期从特殊筛查试验或医疗干预中获益。

Ⅱ.记分：共病内容（未特别标注者每项 1 分）

　　A.心肌梗死

　　B.充血性心力衰竭

　　C.外周血管病

　　D.中枢血管病

　　E.痴呆

　　F.慢性阻塞性肺疾病（COPD）

　　G.结缔组织病

　　H.消化性溃疡

　　I.糖尿病（无合并症者 1 分，合并终末器官损害者记 2 分）

　　J.中到重度慢性肾病（2 分）

　　K.偏瘫（2 分）

　　L.白血病（2 分）

　　M.恶性淋巴瘤（2 分）

　　N.实体肿瘤（2 分，有转移者记 6 分）

　　O.肝病（轻度 1 分，中到重度记 3 分）

　　P.艾滋病（AIDS）（6 分）

Ⅲ.记分：年龄

　　A.年龄 <40 岁：0 分

　　B.年龄 41～50 岁：1 分

　　C.年龄 51～60 岁：2 分

　　D.年龄 61～70 岁：3 分

　　E.年龄 71～80 岁：4 分

Ⅳ.说明

　　A.计算 Charlson 积分或指数（i）

　　　　1.将共病积分与年龄积分相加

　　　　2.总积分如下以 'i' 表达

　　B.计算 Charlson 概率

　　　　1.计算公式 $Y = e^{\wedge}(i * 0.9)$

　　　　2.计算公式 $Z = 0.983^{\wedge}Y$

　　　　3.Z 值即 10 年生存率

引用网站：Charlson Comorbidity Index　http://www.fpnotebook.com/prevent/Exam/ChrlsnCmrbdtyIndx.htm.
在临床上，该积分分析系统有助于决定处理相关健康问题的积极程度，例如：癌症与心脏病和糖尿病共存时，由于其预后太差，可能癌症治疗的费用与风险超过了相关干预的短期益处，放弃积极的癌症治疗可能是更明智的选择

表 2-24　老年共病评估与管理流程

步骤	措施
1	询问患者（及其家属或朋友）主要关注的健康问题和其他就诊目的
2	全面审查共病患者的照护计划，或关注患者需要照护的特殊问题
3	当前的医疗状况与干预是什么？治疗计划的依从性/舒适性如何？
4	尊重患者的意愿
5	干预计划是否有重要预后结果的相关证据？
6	评估治疗方法之间、健康问题之间的相互影响，以及治疗与疾病之间的相互影响
7	权衡治疗计划的获益与风险
8	通过交流沟通后，决定干预/治疗是否实施或者继续
9	定期再评估：获益性、可行性、依从性及患者意愿进行排序

资料来源：Guiding principles for the care of older adults with multimorbidity: an approach for clinicians: American Geriatrics Society Expert Panel on the Care of Older Adults with Multimorbidity. J Am Geriatr Soc, 2012, 60(10):E1-E25.

【共病干预的具体措施】

共病干预措施提供与患者意愿相符的协调、安全、高质量的医疗服务，兼顾当前医保体系的可行性与老年医学会指导原则一致性，需要着重强调几个重要的问题：

1. 明确患者的目标和意愿

（1）优化个体化治疗：为了优化患者的个体化治疗，必须了解患者的目标和意愿，以及患者在家庭和社交中所扮演的角色。询问患者的目标和处理健康问题的先后顺序，包括临终意愿的讨论、药物治疗的实施与终止、住院与手术干预的程度、是否接受预防性干预、行为改变的建议如饮食限制、日常血压监测的次数等。

（2）医患有效沟通：准确了解患者的意愿需要医患双方的有效沟通，但前提是患者具有真正理解有关选项的含义以及预期结果的能力。然而，共病患者常常存在听力、视力或认知障碍，这在很大程度上限制了患者的交流水平以及对相关信息的处理能力。因此，对这些问题的及时识别在共病的管理过程中非常重要，这就有必要采取有针对性的措施去处理与交流障碍有关的损害（见表 2-25）。

（3）老年综合评估：即使患者没有交流障碍，但不同的个体对疾病感受和参与治疗决策的愿望存在个体差异。提高患者参与的方式需要灵活把握，医护人员的交流技巧、医患关系中的互信、充分的交流时间等，是提高患者配合的重要因素，采用老年综合评估（CGA）是把共病患者目标与优先问题排序，弄个水落石出的有效手段。

2. 协调各种治疗（coordination of care）　共病患者会频繁地接受各种临床治疗，常常出现在不同医院、不同科室（门诊部、住院部、急诊科、康复科及家庭病房），接受不同医生的治疗。不同治疗者给予患者不一致的推荐或者重复的治疗会造成患者的困惑、增加不必要的花费和治疗负担。以下措施可以提高治疗的协调性：

（1）信息共享的电子病例记录文件：电子医疗记录文件因为有助于不同专业机构与人员对患者信息的获取与共享而有助于协同治疗。

表 2-25　处理阻碍医患交流的特殊障碍的技巧

损害	建议	资源、资料、人员
听力损害	问患者："像我现在这样说话，您能听清楚吗"？ 要求：语速缓慢；发音清晰；但不要用词太夸张。 面对着患者，便于看清发音口型。 随着音量提高，身体尽量倾向患者，靠近耳边（能够分辨的声音频率越高，说明老年失聪的程度越重）。 将环境噪声降至最低程度。	便携式扩音器； 书面说明书和宣教资料。
视力损害	避免用手势交流，如："把您的尿样放在那里"或"您的手能做这个动作吗？" 要注意：这类患者会漏掉一些细微的肢体语言或表情（如微笑或会意的点头），尽可能用语言表达情感。 如果你伸出一只手的时候，就用语言告诉患者："请伸出您的手，好吗？"等，作为这个动作的回应；同样地，当你进或出病房时，对患者说："我进来了！"或者"我出去了！"。 如果多人在场，应该叫出患者的名字表示你要找他（她）。	印刷成较大字体的宣教资料； 老花眼镜或放大镜； 音频资料、宣读知情同意的人员、或使用其他资料。
认知功能	抓住要点，简明扼要。 遇到被重复问及的问题时，应该同第一次一样再次回答；在适当的时候告知其照护者和陪伴，但不要避开患者；给患者写下关键的指导意见和检查结果带回家供以后参考。	家庭宣教资料； 培训与评估患者理解能力的护士或提供延伸照料的服务机构。

（2）跨专业团队的沟通与协作：为共病患者提供高质量治疗的基本要素就是要有一个统一协调的治疗计划，而且能够贯彻始终。这需要跨执业机构、跨学科、跨专业人员的有效沟通与协调。在治疗决策异常复杂的情况下，多专业、跨学科、跨职业者及患者能直接沟通，是填补相关知识空白和达成共识的有效手段。跨学科研讨会或工作小组，如肿瘤委员会或卒中工作组，可以提供定期的研讨机会把跨学科的专业人员集中起来，讨论患者某个特定健康问题的照料意见。

（3）充分发挥主管医护人员的作用：由于大多数情况下，临床工作时间紧张且零散，在当前医保制度下要整合出一套完整的照料计划并有效实施，并非易事，具有极大的挑战性。患者的主管医护人员和院外延伸的照料者在整合大多数复杂脆弱的共病患者的临床实践中，发挥着重要的作用。

（4）非职业照料者的重要性：非职业的无薪照料者（家人和朋友）的价值越来越受到重视，尤其对共病患者的照料。非职业照料者对提高患者照料依从性、对医生的照料决策以及患者的补充自我照料都有积极的作用。另外，患者频繁地往返医疗机构也需要他们陪伴。尽管如何理想化开展与整合共患者群的支撑网络还存在许多困难，但在共病患者管理这部大戏中，这些非职业照料者常常有出彩的表演。

（5）创新照料模式：为促进对老年共病患者更严谨、更有效、更完整的照料，一些创新模式展现出诱人的前景，这些计划强调协调一致的照料系统的要素整合，通过与患者、患者家庭、非职业照料者以及照料提供部门构建伙伴关系来实现。这些照料模式的经典之作包括引领照料（guided care）、老人全程照料计划（the program of all-Inclusive care of the elderly，PACE）、老年评估与照料的医学资源（geriatric resources for assessment and care of elders，GRACE），以及以患者为中心的医学之家（the patient-centered medical home）。

（6）关注身心双重干预：存在慢性健康问题的老年人往往躯体疾病与抑郁问题并存，心理干预与生理干预的专业整合能够改善生活质量和失能状况。

3. 干预越少越好（Less may be best）　每一种干预、住院或处方药都会产生潜在的危害，这些风险在共病患者中会被放大。因此，要对每一个治疗决策深思熟虑，要把患者的意愿、总体效益/风险、获益/费用作为重要的治疗评估内容。在老年糖尿病的管理中，加利福尼亚健康基金会/美国老年医学会（California Health Foundation/American Geriatrics Society）的相关指南提出，对多重健康问题照料的目标需要优化处理，对衰弱或生存期有限的患者推荐更宽松的血糖与血压控制目标。与此类似的是，对老年共病患者是否实施常规疾病预防性干预也越来越受到老年医学专家的关注。建议对生存期不长的患者是否进行癌症筛查需评估获益/风险比。在某些情况下，如果预期生存时间 <5 年，或者与患者沟通后患者及家属表示，即使肿瘤诊断明确也不会进一步治疗时，医生就应该终止筛查。需要强调的是，对老年人是否进行肿瘤筛查或是否采取预防措施，医师的决定一定要基于患者的意愿与预期生存时间。预期生存时间可以通过年龄与健康状况综合考虑进行推断（见表 2-25）。

4. 处方合理化　为使共病患者不当药物处方与不良药物反应最小化，推荐以下策略：

（1）任何药物的初始使用以及剂量改变都要从小剂量开始且缓慢加量：始终要思考：非药物治疗是否能够处理这个问题或症状？比如，睡眠紊乱能够通过睡眠卫生与行为改变解决吗？尿失禁能够通过定时排尿或请泌尿康复专家解决吗？胃食管反流可以通过饮食改变和抬高床头解决吗？踝部水肿可以通过抬高下肢或穿紧身裤袜解决吗？

（2）结合患者当前的治疗目标和相关意愿，反复审查药物种类的适宜性。

①统一药物服用时间表，以最小化服药的复杂性与出错率。有提议对特定的药物服药时间进行标准化（早、中、晚、睡前），确保 90% 的药物一日使用次数在 4 次或以下。

②参考 2012 Beer's 标准，制订老年人合理用药方案。

③尽可能使用那些具有联合治疗效果的药物（如 ACEI 在血压控制同时，对肾的保护和心力衰竭有效）。

5. 获益时间（time to benefit，TTB）　"获益时间"是用来评价药物治疗效果的方法之一，要考虑在共病和生存期有限的患者中应用。TTB 的定义是指在随机对照试验中的药物治疗组与对照组比较，观察到出现有统计学意义获益的时间，这个时间可以根据试验数据统计得出。诸如此类的资料也许有助于个体化药物处方决策，不过，应该认识到共病患者常常在临床试验中作为排除标准被排除在外，因此该方法有一定局限性。

6. 识别与处理影响共病的相关问题　改善共病患者预后的一个有效办法就是找出影响患者幸福感或生活质量的因素，切断造成这些影响的疾病通路。常见影响因素包括：①营养；②体力活动/锻炼；③功能/独立性；④睡眠紊乱；⑤心理健康；⑥在当前照料水平下的环境安全与充分的支持；⑦照料者关注的重点。

【要点】

- 共病管理 5 个指导原则：明确患者的意愿并整合到治疗决策中；要认识到处理共病患者的医学证据的有限性；在共病的管理决策中要考虑风险、负担、益处和预后；在制订临床管理决策时，要考虑治疗的复杂性和可行性；选择的治疗方法要尽量获益最大化、伤害最小化、生活质量最佳化。
- 老年共病照料重要措施包括：明确患者的目标与优先问题、保持治疗的协调性与延续性、处方合理化、识别与处理影响共病的相关问题。

- 协调照料措施涉及信息共享的电子文件记录；跨专业团队的沟通与协作；充分发挥主管医护人员的作用；发挥非职业照料者的重要作用；采用创新照料模式及关注身心双重干预。
- 个体化照料内容：了解患者的目标和意愿、了解患者在家庭和社交中所扮演的角色、询问患者的目标和将需要解决的问题排序，包括临终意愿的讨论、治疗决策（包含药物治疗）的实施与终止、住院与手术干预的程度、预防性服务的认可、行为改变的建议，如饮食限制和血压监测的频率等。

第四节　共病管理的现实挑战

【患者照料的挑战】

大多数治疗与指南是针对单一的标志性健康问题而制定，但共病患者的情况错综复杂，按照传统的单病种临床路径制订的方案往往不适合共病患者，治疗计划不完整、效果欠理想，甚至对共病患者的健康产生危害。

迄今，针对共病管理的指南和证据都非常有限，处理共病患者面临的困难主要集中在几个方面，包括：有效的临床实践资料的不足、相关专家的支持与协作不够、医生的决策与患者意愿的冲突、当前的照料补偿政策不足以弥补管理共病患者付出的努力。在一个涉及 10 个研究（7 个国家的全科医师参与）的荟萃分析中，共病管理中共识性的问题有：不完善的医疗保健体系、指南和循证医学文献不足、以患者为中心的共同决策的挑战。

【临床实践指南的局限性】

多数临床实践指南旨在解决单个临床问题，如果把这些指南生搬硬套、照本宣科地用于共病管理会存在潜在危害性。可以设想，一位 79 岁女性有高血压、糖尿病、骨质疏松症、骨关节炎和慢性阻塞性肺疾病等合并存在的情况下，如果要满足所有的指南要求，即使按照最便宜和最简单的指南方案，该患者每日也要服用 12 种药，并且按照相关的 14 个其他指南要求，患者还有其他费用：自我照料或健康教育、诊断实验或转诊到其他专家或服务机构等需要开支的费用。甚至，不同的指南可能提供相互矛盾的建议（如骨质疏松指南建议负重锻炼，而糖尿病指南则认为有糖尿病的神经病变患者实施负重锻炼要谨慎）。

由于把大多数临床实践指南应用于老年共病具有局限性，为应对复杂并发症已经增加的现实，对相关指南进行调整就势在必行，例如，加利福尼亚健康基金会／美国老年协会关于老年糖尿病管理指南就倡议，对多重健康问题照料目标进行优选排序，并对衰弱（frailty）或生存期有限的患者推荐更宽松的血糖和血压控制目标。

【需求的矛盾】

在治疗共病过程中，患者需求的矛盾屡见不鲜，这些人群的健康状况通常会经历不同程度的波动，在疾病的不同阶段，患者的需求不同，其治疗的重点也随之发生变化。为了最大化改善生活质量，必须权衡利弊，综合处理相关健康问题；既要控制症状、减少复发和并发症的产生，又要避免因管理慢病而使生活受到制约。一直以来，临床医师总是出于好心，采取各种手段去积极处理患者的一切健康问题，而忽视了患者是一个整体，忘记了需要关注他们不断变化的重点问题，最终导致各种建议蜂拥而上，让患者感到无所适从、经济上不堪重负，甚至完全见不到疗效。在某些情况下，治疗益处可能会因同时发生的另一健康问题而带来伤害，例如心房颤动使用抗凝治疗，患者同时发生肠憩室出血。此时，医师需要权衡利弊做出艰难的选择。老年科医生必须明确目前最需要积极处理的健康问题，对共病中的各种健康问题进行轻重缓急排序，认真权衡治疗策略，并且与患者的意愿结合，协调患者对治疗的耐受性和疾病管理本身的实际需要。

【多药共用问题】

根据 2010 年美国疾病预防控制中心（CDC）的报告，37% 的美国老人每月的处方用药在 5 种或以上，自 1999 年以来，药物的使用已经翻番且在继续上升。患者的慢病越多、看病的次数就越多、吃的药就越多，这也导致了不恰当处方的风险的增加。事实上，即使每一种药物都有合适的适应证，多药共用也与费用增加、药物间的相互作用和药物与疾病间的相互影响的不良后果有关。因此，老年科医生应该学会做"减法"而不是"加法"。

【证据缺乏】

共病患者的治疗面临着缺乏证据的重大挑战。在临床研究人群中，老年共病患者的代表性明显不足。在为特定临床问题设计的研究中，常常将共病患者作为排除标准排除在试验之外，因为如果在临床试验中纳入较多的共病患者，就会导致选择偏倚和大量数据遗失。正因为如此，目前关于共病治疗的证据缺乏，治疗共病安全性与疗效的无法作出肯定的回答。另外，共病复杂的本质决定了难以有效控制定义与诊断上的偏倚，也难以有效的推断共病如何去影响疾病的治疗效果。

【要点】

● 管理共病患者面临多重挑战：缺乏处理共病复杂情况的指南，临床证据有限，单病种指南管理带来的多重用药，医生决策与患者需求的矛盾，患者意愿随疾病变化而改变等。

【参考文献】

1. Mercer SW, Smith SM, Wyke S, et al. Multimorbidity in primary care: developing the research agenda. Fam Pract, 2009, 26(2):79-80.
2. Fortin M, Hudon C, Haggerty J, et al. Prevalence estimates of multimorbidity: a comparative study of two sources. BMC Health Serv Res, 2010, 6(10):111.
3. Bruce SG, Riediger ND, Zacharias JM, et al. Obesity and obesity-related comorbidities in a Canadian First Nation population. Chronic diseases in Canada, 2010, 31(1):27-32.
4. 林红, 张拓红, 杨辉. 北京市 895 名老年人慢性病现状及其影响因素分析. 中国慢性病预防与控制, 2002, 10(6):270-272.
5. Taylor VM, Anderson GM, McNeney B, et al. Hospitalizations for back and neck problems: a comparison

between the Province of Ontario and Washington State. Health services research, 1998, 33(4 Pt 1):929-945.

6. 王建生,姜垣,金水高.老年人6种常见慢性病的疾病负担.中国慢性病预防与控制,2005,13(4):148-151.

7. König H-H, Leicht H, Bickel H, et al. Effects of multiple chronic conditions on health care costs: an analysis based on an advanced tree-based regression model. BMC Health Services Research, 2013, 13(1):219.

8. Diederichs C, Berger K, Bartels DB. The measurement of multiple chronic diseases—a systematic review on existing multimorbidity indices. J Gerontol A Biol Sci Med Sci, 2011, 66(3):301-311.

9. Barnett K, Mercer SW, Norbury M, et al. Epidemiology of multimorbidity and implications for health care, research, and medical education: a cross-sectional study. Lancet, 2012, 380(9836):37-43.

10. US Department of Health and Human Services. Multiple Chronic Conditions: A Strategic Framework - Optimum Health and Quality of Life for Individuals with Multiple Chronic Conditions. [2011-10-19]. http://www.hhs.gov/ash/initiatives/mcc/mcc_framework.pdf.

11. Guiding principles for the care of older adults with multimorbidity: an approach for clinicians: American Geriatrics Society Expert Panel on the Care of Older Adults with Multimorbidity. J Am Geriatr Soc, 2012, 60(10):E1-E25.

12. Mitnick S, Leffler C, Hood VL, et al. Family caregivers, patients and physicians: ethical guidance to optimize relationships. J Gen Intern Med, 2010, 25(3):255-260.

13. Boyd CM, Boult C, Shadmi E, et al. Guided care for multimorbid older adults. Gerontologist, 2007, 47(5):697-704.

14. Boult C, Reider L, Leff B, et al. The effect of guided care teams on the use of health services: results from a cluster-randomized controlled trial. Arch Intern Med, 2011, 171(5):460-466.

15. Wolf MS, Shekelle P, Choudhry NK, et al. Variability in pharmacy interpretations of physician prescriptions. Med Care, 2009, 47(3):370-373.

16. Holmes HM, Min LC, Yee M, et al. Rationalizing prescribing for older patients with multimorbidity: considering time to benefit. Drugs Aging, 2013, 30(9):655-666.

17. Giovannetti ER, Wolff JL, Xue QL, et al. Difficulty assisting with health care tasks among caregivers of multimorbid older adults. J Gen Intern Med, 2012, 27(1):37-44.

18. Parekh AK, Barton MB. The challenge of multiple comorbidity for the US health care system. JAMA, 2010, 303(13):1303-1304.

19. Sinnott C, Mc Hugh S, Browne J, et al. GPs' perspectives on the management of patients with multimorbidity: systematic review and synthesis of qualitative research. BMJ Open, 2013, 3(9):e003610.

20. Hajjar ER, Cafiero AC, Hanlon JT. Polypharmacy in elderly patients. Am J Geriatr Pharmacother, 2007, 5(4):345-351.

21. Hardy SE, Allore H, Studenski SA. Missing data: a special challenge in aging research. J Am Geriatr Soc, 2009, 57(4):722-729.

22. Lash TL, Mor V, Wieland D, et al. Methodology, design, and analytic techniques to address measurement of comorbid disease. J Gerontol A Biol Sci Med Sci, 2007, 62(3):281-285.

23. Charlson ME, Pompei P, Ales KL, et al. A new method of classifying prognostic comorbidity in longitudinal studies: Development and validation. Journal of Chronic Diseases, 1987, 40(5): 373-383.

【纵深阅读】

1. Guiding principles for the care of older adults with multimorbidity: an approach for clinicians: American Geriatrics Society Expert Panel on the Care of Older Adults with Multimorbidity. J Am Geriatr Soc, 2012, 60(10):E1-E25.

2. Patient-Centered Care for Older Adults with Multiple Chronic Conditions: A Stepwise Approach from the American Geriatrics Society:American Geriatrics Society Expert Panel on the Care of Older Adults with Multimorbidity. J Am Geriatr Soc, 2012, 60(10):1957-1968.

（戚　龙　钟　华　吴正蓉）

第十六章　老年失能

【学习目的】

- 掌握失能的定义和干预措施。
- 熟悉常用的失能评估工具。
- 了解失能在临床的重要性及危险因素。

【典型病例】

　　患者，男性，75 岁，5 年前因记忆力减退被诊断为"阿尔茨海默病"，无其他病史。目前与 65 岁的妻子同住。平时活动自如，但服药、洗澡需要妻子提醒，穿衣需要妻子准备好衣物，完全无法独自准备食物，偶尔会将小便尿在裤子上。由于担心他的安全，外出时总是由妻子陪伴。

【临床问题】

1. 该患者是否存在失能？
2. 使用何种评估工具评价其功能状况？
3. 应该给予何种干预措施？

　　随着医学模式的转变和现代老年医学的发展，越来越多的老年医学工作者已经意识到，针对老年人的医疗服务并非单纯为了治疗疾病和降低死亡率，而是维护功能和延长健康预期寿命。研究发现，单纯的疾病诊断并不能全面反映患者的住院时间、生活质量、医疗费用，以及家庭和社会的负担。鉴于此，美国医学会提出"促进健康和维护功能是卫生保健机构的基本任务"，建议医疗机构常规评估患者的功能状况，并将之视为"第六生命体征"。维护功能已经成为现代老年医学核心和基本任务之一。

　　以功能为核心的现代老年医学模式与既往以疾病为中心的模式比较，不仅关注疾病本身，更关注老年人日常生活能力。这种新兴医学模式的核心是全面的功能评估。通过功能评估发现老年人是否存在功能受损（functional impairment）或失能（disability），判断其严重程度，必要时采取相应的干预措施，最大限度地维护老年人的功能，改善生活质量。

第一节　失能的定义、流行病学和预后

【失能概念的演变】

　　在西方国家，"失能"（disability）这一概念广泛用于社会医学、公共卫生领域和

临床已经超过 50 年，但是一直缺乏统一的定义。最早的失能概念模型由 Nagi 等于 1965 年提出。在该模型中，失能被定义为"日常生活能力受损"。病理状态（疾病或外伤）导致器官损伤（器官结构异常或功能受损），进而使个体活动受限，最终导致失能。

Nagi 模型是最流行的概念模型之一。在此基础上，1980 年，世界卫生组织（WHO）提出了一种新的健康状况分类方法，即《国际功能受损、失能和残障分类》（*International Classification of Impairment, Disabilities and Handicaps*，ICIDH）。它关注疾病对患者功能、生活能力和社会负担的影响，强调身体功能的受限。ICIDH 中失能的定义是"按人类正常活动的方式或范围进行活动的能力因损伤受到的任何限制或缺失"。遗憾的是，ICIDH 发布以后，并未在全球范围内得到广泛的推广。

2001 年，WHO 在 ICIDH 基础上进一步提出了《国际功能、残疾和健康分类》（*International Classification of Functioning, Disability and Health*，ICF），简称《国际功能分类》。在 ICF 中，WHO 重新定义了"功能"（functioning）和"失能"（disability）。所谓功能包括"身体功能和结构"、"活动"、"参与"3 个水平，是人类为了生存所具备的能力。而失能被重新定义为"对功能受损、活动受限和社会参与受限的一个总括性术语，它表示个体在某种健康条件下和个体所处的情景性因素、环境和个人因素之间发生交互作用的消极方面"。

在中国，失能这一概念被广泛应用的时间不超过 20 年。1980 年，WHO 发布 ICIDH 时，disability 被翻译为"残疾"，至今仍在很多领域使用。然而，"残疾"在《现代汉语词典》中的解释为：肢体器官或其功能方面的缺陷。这与 ICIDH 对 disability 的定义存在显著差异。2001 年，ICF 中 disability 的定义与汉语"残疾"的意思更是大相径庭。因此，尽管 WHO 将 ICF 的中文译名定为《国际功能、残疾和健康分类》，但将 disability 翻译为"残疾"并不恰当。此外，在汉语的日常语境中"残疾"往往带有贬义或歧视色彩。鉴于此，不同学者提出将 disability 翻译为"弱能"、"失能"或"功能障碍"。其中，"失能"更恰当地反映了 ICF 对 disability 的定义，逐渐为学术界所认可。近年来已有越来越多的文献采用"失能"来描述 disability。

【ICF 失能的定义】

根据 ICF 的定义，失能是关于功能的一个总括性术语，包括功能受损、活动受限和社会参与受限。它包括众多维度，例如，日常生活能力（activities of daily living，ADL）、工具性日常生活能力（instrumental activities of daily living，IADL）、情感、认知功能、社会参与、活动能力、感知能力、交流能力等。ICF 作为描述功能和失能的现代理论框架，促进了人们对失能的认识，使失能的测量更加标准化，逐渐获得了社会学家、流行病学家、康复专家和临床医生广泛的认可。

值得注意的是，WHO 在 ICF 引入环境因素的概念，改变了人们对于失能的传统理解。失能不仅仅是个体特征，而且是具有一定健康状况的个体和环境因素之间相互作用的结果。这有助于选择最适宜的地方对失能人群进行集中干预。干预的目标也不再局限于个体水平，而是需要在社会水平消除障碍，真正改善患者的功能和健康水平，提高生活质量（图 2-7）。

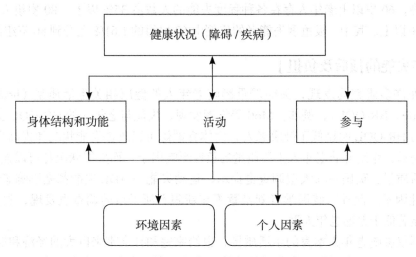

图 2-7　《国际功能评分》(ICF)提出的失能概念模型

【失能的流行病学】

根据 WHO 和世界银行的调查数据，全球约有 10 亿人存在不同程度的失能，占总人口的 15%。由于采用的诊断标准不同，各国的失能率差异非常显著。以联合国的统计数据为例，新加坡的失能率为 1.9%，中国为 5%，而澳大利亚则为 20.1%。这种巨大的差异正是由于采用诊断标准不同导致的。

尽管不同调查得出的失能率存在显著差异，但几乎所有研究均发现，人群失能率随年龄增长而增加。以 WHO 的数据为例，失能在 15～49 岁人群的发生率为 8.9%，50～59 岁人群为 20.6%，60 岁及以上人群为 38.1%。根据 WHO 基于 59 个国家的调查数据，低收入国家的失能率高于高收入国家，女性失能率高于男性；但不论是在低收入国家还是在高收入国家，也不论是在男性人群还是女性人群，失能率都随着年龄的增长而增加（图 2-8）。

我国的失能统计数据相对较少。2004 年，林延君等学者根据经济发展水平和地理区域分布的不同，采用分层抽样方法选出甘肃、河南、山东 3 个省作为调查省份，随机抽取 1 万户居民，调查结果显示：随着年龄增加（尤其是 45 岁以后），失能率和严重程度呈明

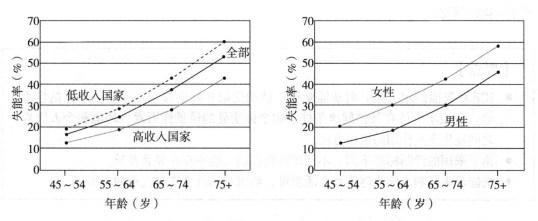

图 2-8　不同国家和不同性别人群失能率随年龄变化情况（引自 2008 年 WHO 世界失能报告）

显上升趋势，60 岁以上老年人存在各种程度失能的人数占 35% 以上，80 岁组人群的失能率高达 45% 以上。其中，极重度失能者的比例由 60 岁组的 1.61% 上升到 80 岁组的 5.08%。

【老年失能的预后及负担】

国内外许多研究均发现，失能严重影响老年人的健康相关生活质量（health related quality of life，HR-QOL）。例如，Motl 等学者发现，失能与老年人的 HR-QOL 密切相关，失能老人的 HR-QOL 明显低于健康老人，而体育锻炼可以改善失能状况和提高生活质量。另有研究提示，年龄并非老年人生活质量的负性影响因子，而失能状况却可以显著影响老年人的生活质量。英国一项大型调查也提示，运动失能和 ADL 失能都是影响老年人生活质量的负性因素。此外，我国学者刘艳慧等在新疆石河子市的调查也发现，失能老人的 HR-QOL 显著低于普通老年人群。

失能不仅影响老年人本身的生活质量，也给家庭和社会带来巨大的经济和照护负担。国外研究表明，失能老人的医疗费用是功能正常老人的 3 倍，而治疗失能不仅显著提高老年人的生活质量，还可以显著降低相关医疗费用。在英国，由于失能产生的直接额外花费占家庭收入的 11%～69%，爱尔兰为 20%～37%，澳大利亚则高达 29%～67%。此外，失能老人与功能正常老人比较，不仅显著增加照料者负担，而且增加家庭成员发生焦虑或抑郁的风险。

除失能老人和家庭自身的额外花费外，社会对失能老人的医疗、保健、生活等方面也需支出巨额费用。2007 年，经济合作与发展组织成员国对失能者的平均投入已经占到 GDP 的 1.2%，占所有公共卫生开支的 10%，其中绝大部分为失能老人。美国失能老人的长期护理费用在 2000 年就达到 1 230 亿美元，2008 年更增至 1 879 亿美元。虽然我国目前尚无相关统计数据，但可以预见，随着老年人口的不断增长，我国对于失能老人的投入也必将逐年增加。

随着我国逐步进入老龄社会，老年人口增长必将导致失能率增加。国内统计数据预测，65 岁以上老人失能人数将由 2000 年的 1 742.88 万快速增长到 2050 年的 5 902.34 万。失能人数的比例也将进一步提高，由 2000 年的 45.28% 增长到 2050 年的 66.15%，失能率和失能的严重程度也将随着高龄化程度加剧而升高。然而，广大医务工作者和研究者对失能还缺乏足够的认识。临床诊治体系还停留在以疾病为中心的阶段，忽视对老年患者的功能评估、维护和康复。因此，迫切需要增进临床医生和研究者对老年失能的认识，加强对老年失能的研究。

【要点】

- ICF 对失能的定义是：对功能受损、活动受限和社会参与受限的一个总括性术语，它表示个体在某种健康条件下和个体所处的情景性因素、环境和个人因素之间发生交互作用的消极方面。
- 由于采用的诊断标准不同，不同研究得出的失能率存在显著差异。
- 失能严重影响老年人健康和生活质量，给家庭和社会造成沉重的负担。

第二节　老年失能的危险因素

　　失能是个体的一种不良功能状态，受个体、社会、环境等诸多因素影响，而不同因素之间又可以相互影响，构成复杂的网络体系。老年失能的危险因素可以概括为个体因素、行为因素和环境因素三大类。个体因素包括高龄、女性、体质指数（BMI）高于或低于正常、总体健康状况差、罹患各种慢性躯体或心理疾患等；行为因素包括活动量减少、吸烟、饮酒、社会参与减少等；环境因素包括社会经济状况差、社会支持缺乏、卫生服务体系不健全、居住环境恶劣等。其中，年龄是老年失能最重要的危险因素。增龄导致老年人的身体结构或功能改变，进而发生失能。例如：增龄所致感觉器官功能减退、心肺功能下降、骨骼肌萎缩等状况都是导致失能的直接因素。

　　关于老年失能的危险因素，现有证据主要来源于人群调查和回顾性队列研究，而前瞻性队列研究等高级别证据相对较少。世界卫生组织欧洲健康证据协作网针对老年失能的主要危险因素，整合了已经发表的主要临床证据，结果见表2-26。

表 2-26　老年失能的主要危险因素 *

危险因素	证据级别	就人群而言危险因素的重要性
认知功能受损	+++	++
抑郁	+++	++
年龄	+++	+++
疾病负担	+++	+++
BMI 高于或低于正常	++	++
下肢功能受损	+++	++
社会参与减少	+	++
活动减少	+++	++
饮酒	+	++
吸烟	+++	++
健康状况差（自评）	++	++
视力下降	+++	++

BMI：体质指数
* 数据来源：WHO Regional Office of Europe's. Health Evidence Network. [2013-09-20]. http://www.euro.who.int/en/data-and-evidence/evidence-informed-policy-making/health-evidence-network-hen.

第三节　老年失能的评估和诊断标准

【老年失能的常用评估工具】

　　对所有75岁以上的老人或存在前述危险因素的65岁以上老人均应定期进行失能评估。失能的主要评估工具是功能评估量表或失能量表。目前用于评估功能（或失能）的量表有数百种之多，而质量却参差不齐。例如，迄今为止有超过100种量表用于评估ADL，但其中具有良好信度和效度的量表屈指可数。此外，基于普通成年人群制定的量表可能并不适合老年人使用。例如：很多量表中包含了评估"工作能力"、"奔跑能力"的条目，这种量表显然不适合应用于老年人群。本节扼要介绍基于老年人群设计或已经在老年人群中广泛应用的量表。

根据研究对象的不同，可分为针对全部人群的普适性量表（generic scales）和针对某种特定疾患者群的疾病特异性量表（disease-specific scales）。前者如广泛使用的巴氏日常生活能力指数（Barthel Index of Activities of Daily Living，BI）；后者如针对强直性脊柱炎的强直性脊柱炎功能指数（the Bath Ankylosing Spondylitis Functional Index，BASFI），针对偏头痛的偏头痛失能评估问卷（the Migraine Disability Assessment questionnaire，MIDAS），针对腰背痛的 Roland-Morris 失能问卷（Roland-Morris Disability Questionnaire，RDQ）和 Oswestry 失能指数（Oswestry Disability Index，ODI）等。本节主要介绍常用于老年人群的普适性量表。

根据信息来源的不同，还可以将量表分为自陈式量表和客观评估量表。这两类量表各有优缺点。自陈式量表的历史悠久，使用广泛，成本相对较低，便于实施，但测量基于受试者对自身功能的描述，有时可能被低估或高估；此外，结果往往受到受试者认知功能、情感障碍、语言、受教育程度和文化的影响。而客观评估量表直接测量受试者的实际功能，通常具有良好的表面效度和可重复性，但是容易受到受试者配合程度的影响，而且通常需要特殊的场地或设备，也更加费时费力。此外，失能的某些方面并不适合客观测量（如社会参与）。本节将分别介绍这两类量表。

1. 常用于老年人的自陈式量表　新近发表的系统评价对目前所有评估功能（或失能）的自陈式量表进行了总结。其中共纳入 25 个自陈式量表，其中仅有 13 个量表是专门针对老年人群设计的，其他 12 个量表虽然并非针对老年人群设计，但已经在老年人群广泛使用。表 2-27 总结了这些量表的适用人群、量表类型、耗时和评估方式等信息，可供研究者选择量表时参考。在老年失能研究中，使用最多的量表是 Barthel 指数，其次为 Lawton 等制定的 IADL 量表（Lawton and Brody Instrumental Activities of Daily Living Scale，LB-IADL）和功能独立量表（Functional Independence Measure，FIM）。在这 3 个量表中，仅有 LB-IADL 是针对老年人群设计的。值得注意的是，FIM 量表既可以作为自陈式量表使用，也可以作为客观评估量表使用。

ICF 在定义失能的同时，明确指出应该从四个领域全面评估失能，即"身体功能"、"身体结构"、"活动和参与"和"环境因素"。每个领域包含各种不同的维度，例如："活动和参与"领域包含了日常生活能力（ADL）、工具性日常生活能力（IADL）、自理能力、交流、和他人相处、社会参与等维度。而每个维度又可以采用多种不同的条目进行评估，例如，评估 ADL 可以通过进食、穿衣、行走、沐浴等条目进行。上述量表的内容相互差异很大，评估条目从 3 项到 54 项不等，分别评估 1~6 个维度。其中 ADL、运动能力和 IADL 是评估最多的维度。

因篇幅所限，这里仅介绍基于老年人群建立的几个常用评估工具。

（1）GARS 量表：GARS 量表（Groningen Activity Restriction Scale）是 1990 年由 Kempen 等学者编制的针对社区老人的功能评估量表。该量表共有 18 个条目，可同时评估老人的 ADL 和 IADL。GARS 属于等级量表，每个条目根据受试者功能受损的程度评 1~3 分，将所有条目分值相加得到量表总分（18~54 分）。分值越高，表明患者的功能受损程度越轻。完成 GARS 的平均时间为 15 分钟。研究发现 GARS 具有良好的结构效度，以及较好的效标关联效度（与 SF-20 量表的 Pearson 相关系数为 0.84）。另有研究显示，GARS

表 2-27　常用于老年人的自陈式失能评估量表

英文缩写	量表名称	适用范围	量表类型	耗时（分）	完成方式
BDQ	简易失能量表	临床	等级量表	未知	访谈
BI	巴氏指数（Barthel Index）	临床	等级量表	2～10	自填或访谈
EARRS	老年人危险评分量表（Elderly At Risk Rating Scale）	人群调查	等级量表	10～15	访谈
FAI	Frenchay 活动指数（Frenchay Activities Index）	临床	等级量表	未知	自填
FIM	功能独立评估（Functional Independence Measure）	临床	等级量表	未知	自填、访谈或客观评估
FHS	Rosow-Breslau 功能健康量表（Rosow-Breslau Functional Health Scale）	临床	哥特曼量表	未知	自填
FSQ	功能状态问卷（Functional Status Questionnaire）	临床	等级量表	未知	自填或访谈
GARS	Groningen 活动受限量表（Groningen Activity Restriction Scale）	临床	等级量表	15	自填或访谈
KI	Katz 指数（Katz's Index of ADL）	临床	称名量表	未知	访谈
LB-IADL	工具性日常生活能力量表（Lawton and Brody Instrumental Activities of Daily Living Scale）	临床	等级量表	未知	访谈
LHS	伦敦残疾量表（London Handicap Scale）				
LLFDI	老年功能和失能量表（Late Life Function and Disability Instrument）	临床	等级量表	25	自填
NEADL	Nottingham 日常生活能力量表（Nottingham Extended Activities of Daily Living Scale）	临床	等级量表	未知	自填
OLDQ	OECD 长期失能问卷（OECD Long-term Disability Questionnaire）	人群调查	等级量表	未知	自填
PAT-D	Pepper 失能评估工具（Pepper Assessment Tool for Disability）	临床	等级量表	未知	自填
PSMS	身体自我保养量表（Physical Self-Maintenance Scale）	临床	等级量表	未知	自填或访谈
SELF	生活能力自评量表（Self Evaluation of Life Function Scale）	临床	等级量表	15	自填
SF-LLFDI	老年功能和失能量表（简化版）（Short Form of the Late-Life Function and Disability Instrument）	临床	等级量表	10	自填
SMAF	功能自主性评估系统（Functional Autonomy Measurement System）	临床或人群调查	等级量表	42	自填或访谈
TDS	Townsend 失能量表（Townsend Disability Scale）	临床	等级量表	未知	自填
TMIG-IC	东京老年能力指数（Tokyo Metropolitan Institute of Gerontology Index of Competence）	临床	等级量表	未知	自填
WDRS-2	Winchester 失能评分量表 2（Winchester disability rating scale 2）	临床	等级量表	未知	自填
WHO-DAS 2.0 FV	WHO 失能评估量表 2.0（World Health Organization Disability Assessment Schedule 2.0 Full Version）	临床或人群调查	等级量表	20	自填或访谈
WHO-DAS 2.0 SV	WHO 失能评估量表 2.0（简化版）（World Health Organization Disability Assessment Schedule 2.0 Short Version）	临床或人群调查	等级量表	5	自填或访谈

具有良好的评分者一致性信度（Kappa 值为 0.70~0.92）和重测信度（克伦巴赫系数为 0.71~0.88）。GARS 的主要缺陷在于它是基于社区老人制定的评估问卷，不适合住院老人使用。

（2）Katz 指数：1959 年由 Katz 等创制的 Katz 日常生活能力指数（Katz's Index of Activities of Daily Living，KI）（简称 Katz 指数）是长期以来评估 ADL 的经典方法，1976 年曾进行过修订，其后沿用至今。主要从洗澡、穿衣、上厕所、移动、大小便和进食等 6 个方面评估患者的基本日常生活能力。其信度和效度得到众多研究的证实。KI 的主要缺陷在于它是基于重症老年患者建立的量表，存在天花板效应（ceiling effect），即要求受试者完成的任务过于简单，对于轻度失能老人的敏感性较差，更不宜用于健康调查或社区医疗机构。此外，KI 不能全面反映受试者的功能状态（如：IADL、认知功能、社会参与等方面）。

（3）LB-IADL 量表：1969 年由 Lawton 和 Brody 编制的工具性日常生活能力量表（Lawton and Brody Instrumental Activities of Daily Living Scale，LB-IADL）是评估工具性日常生活能力（IADL）的经典方法。LB-IADL 包含 8 个条目，分别从使用电话、购物、做饭、做家务、洗衣、使用交通工具、服药、理财等 8 个方面评估患者的 IADL。LB-IADL 量表具有较好的评分者一致性信度和重测信度，不同条目的组内相关系数（ICC）波动与 0.80~0.99 之间。研究还发现 LB-IADL 具有较好的校标关联效度。LB-IADL 的主要缺陷在于没有全面反映受试者的功能状况，并且常存在地板效应（floor effect），即要求受试者完成的任务过于困难，所有不同功能水平的受试者都可能获得很差的结果。

（4）LLFDI 量表和 SF-LLFDI 量表：老年功能与失能量表（Late Life Function and Disability Instrument，LLFDI）量表是专门针对社区老年人设计的失能评估量表。LLFDI 包括简化版（即 SF-LLFDI，共 16 个条目）和完整版（共 32 个条目），主要考察老年人的日常生活和社会参与能力。LLFDI 和 SF-LLFDI 的量表全文和说明可以通过其官方网站（http://sph.bu.edu/HDRI/llfdi/menu-id-617771.html）获取。该网站还提供相关软件下载，但使用前需获得授权。

LLFDI 具有较好的校标关联效度：与简易躯体功能量表（Short Physical Performance Battery，SPPB）的 Pearson 相关系数为 0.65，与 400 m 行走速度的 Pearson 相关系数为 0.69。研究还发现 LLFDI 具有良好的结构效度、评分者一致性信度和重测信度。此外，LLFDI 没有明显的地板效应和天花板效应。LLFDI 的平均完成时间在 25 分钟左右。SF-LLFDI 同样具有很高的评分者一致性信度和重测信度，平均完成时间在 10 分钟左右。值得注意的是，LLFDI 和 SF-LLFDI 的主要针对社区老人设计，不适合用于住院老人的失能评估。

2. 常用于老年人的客观评估量表　进行功能评估时，信息可以来源于受试者（或其家属 / 照护者），也可由评估者观察所得。自陈式量表的信息来源于前者，而客观评估量表的信息来源于后者。研究发现，若以客观评估量表为"金标准"，则受试者本人往往会高估自身功能状况，而受试者家属常低估其功能状况。目前有许多用于老年失能的客观评估量表，前文提到的 FIM 量表就是典型代表。然而，FIM 量表内容复杂，研究者需接受出版商培训并考核合格后方可进行评估，由于版权问题还需缴纳一定费用才可使用，不利于临床应用，在此不做深入介绍。目前常用的客观评估量表包括以下几种：

（1）PPT 量表：躯体功能量表（Physical Performance Test，PPT）用于评估与 ADL 密切相关的躯体功能。PPT 量表包括以下条目：写一句话、模仿进食、举起一本书然后把它放在桌上、穿脱一件外衣、从地上捡起一枚硬币、转身 360°、以平常速度行走 20 m、爬一层楼梯。每个条目均有详细的评分标准，通过计算总分判断是否存在失能。PPT 量表适用于社区老人。对于住院老人，PPT 量表还有改良版，包括以下子任务：在床上移动、在床和椅子间移动、从椅子上站起、站立平衡试验、爬一级楼梯、行走 4 m。PPT 量表自 20 世纪 90 年代建立以来，已经广泛应用于许多临床研究，其信度和效度都得到了证实。

（2）SPPB 量表：又称简易躯体功能量表。主要评估受试者的下肢功能，包含以下内容：①步速：受试者以平常步行速度行走 4 m，记录所用时间，计算每秒步速；②站姿平衡功能：要求受试者分别双脚平行站立、半串联站立和串联站立各 10 秒，分别记录实际完成时间；③下肢力量：要求受试者不借助上肢，连续从椅子上站起和坐下 5 次，记录实际完成的时间。根据测试结果，分别计算 3 个子项目的得分，相加得到量表总分。虽然 SPPB 只测试了下肢功能，但其结果与受试者的 ADL 评估结果具有很强的相关性。研究表明，SPPB 具有良好的重测信度和评分者一致性信度，已经在许多失能相关临床试验中得到广泛应用。

3. 用于痴呆老人的失能评估工具 功能受损是痴呆患者临床表现的核心特征之一。研究发现，几乎所有的痴呆老人都存在失能。因此，功能评估是管理痴呆老人的核心内容之一，不仅用于评估药物的疗效，也是评估照护者负担和是否需要住院治疗的重要因子。然而，对于痴呆老人应该评估哪些维度的功能？如何鉴别失能是由认知功能受损造成的还是有其他因素造成的？对这些问题，目前国际上还缺乏共识。

研究表明，PSMS、LB-IADL 和 KI 量表（表 2-27）在痴呆老人的失能评估中应用最为广泛。然而，绝大多数痴呆老人均存在记忆障碍（尤其是近事记忆障碍），重症患者还常伴有抑郁、谵妄和精神行为异常，难以独立完成上述自陈式量表。在使用这些量表时，通常还需要患者的长期照护者补充必要的信息以做出准确的评估。另一方面，痴呆老人也难以配合完成客观评估量表。

鉴于上述情况，不同研究者已经开发出一些针对痴呆老人设计的专用评估工具。例如，阿尔茨海默病功能评估量表（Alzheimer Disease Functional Assessment and Change Scale，ADFACS），Bristol 日常生活能力量表（Bristol Activities of Daily Living，Bristol-ADL），痴呆患者失能评估量表（Disability Assessment for Dementia，DAD），Alzheimer Disease Cooperative Study-Activities of Daily Living（ADCS-ADL），Functional Performance Measure（FPM），Kitchen Task Assessment（KTA），Structured Assessment of Independent Living Skills（SAILS），Functional Assessment Staging Tool（FAST）等。值得注意的是，这些量表都是基于阿尔茨海默病（Alzheimer Disease，AD）患者编制而成。目前还没有专门针对非 AD 痴呆患者开发的功能评估工具。然而，其中一些评估工具（如 DAD 和 ADCS-ADL）已经在轻度认知功能障碍（MCI）和血管性痴呆（VD）患者中应用。

新近发表的一篇系统评价发现上述评估工具都存在种种缺陷，其中 DAD 和 Bristol-ADL 量表质量相对较高。因篇幅所限，这里仅简要介绍 DAD 量表。

DAD 量表针对居住在社区的阿尔茨海默病患者编制，包含 3 个维度（ADL、IADL 和休闲娱乐活动），共 40 个条目。主要根据照护者描述对患者的功能状况进行评估，完成时间需 20 分钟左右。目前英文版和法文版 DAD 量表的信度和效度已建立。DAD 量表具有较好的评分者一致性信度和重测信度，不同条目的组内相关系数（ICC）波动与 0.79~0.92 之间。研究还发现 DAD 量表具有较好的校标关联效度，且评估结果不受年龄、受教育程度和性别的影响。

【失能诊断标准】

由于缺乏统一的失能定义，不同研究采用的失能诊断标准也各不相同。尽管 WHO 先后在 ICIDH 和 ICF 中对失能给予了明确的定义，但均为概念性的理论框架。关于失能的诊断，目前还缺乏统一的"金标准"。早期的量表关注受试者的功能受损（如活动能力或器官功能受损）；其后关注受试者的自我照护能力（如 ADL 和 IADL）；而新近制定的量表还涉及受试者的社会参与能力（如社区生活能力和交流能力）。

现有的失能研究大多数选用一种 ADL 量表（如 Kartz 指数）作为评估工具，而将失能的诊断标准定义为受试者完成量表任一条目存在困难或者需要他人帮助。有些研究同时选用一种 IADL 量表（如 LB-IADL 量表），仍将失能的诊断标准定义为受试者完成量表任一条目存在困难或者需要他人帮助。还有些研究采用一些客观评估量表（如 SPPB 量表），评估受试者的肢体功能（如行走、平衡、爬楼梯等下肢功能），将失能的诊断标准定义为不能完成其中任一项目或完成某项目存在困难。

显然，现有的绝大多数量表实际上只测量了失能的某个维度，而只要测量结果异常，都称之为"失能"。这不利于研究之间相互比较，也容易引起歧义。例如，某些量表只测量 ADL，另一些量表只测量运动功能（mobility），但报告研究结果时都统称为"失能"，这显然是不合适的。在这种情况下，精确描述为日常生活能力失能（ADL disability）和运动失能（mobility disability）更为恰当。

关于失能的诊断标准，还有很多争议悬而未决，不同研究对这些问题的回答各不相同：

（1）失能究竟是指"完成任务困难"还是"需要帮助"？

（2）"需要帮助"是指为需要他人帮助还是器械帮助？

（3）需要他人监护（不直接身体接触）是否算帮助？

（4）评估哪个时间段的功能状况最为合适？是评估当时的功能状态，还是"过去两周"、"过去一个月"、甚至"过去三个月"的功能状态？

（5）信息来源以受试者提供为准还是照护者提供为准？

（6）由研究者客观考评的结果是否比受试者自评的结果更为可靠？

此外，对于失能的严重程度也缺乏统一标准。有些量表把 ADL 中的 1 项指标受损定义为严重失能；也有量表将 1~2 项指标受损定义为轻度失能，而将 3 项指标受损定义为严重失能；更多的量表采用积分的方法，以分值的大小判断严重程度。

综上所述，目前还缺乏统一的失能诊断标准。因此，在比较不同研究的结果时，需要格外注意采用的诊断标准是否相同，以免错误判读。

【要点】

- 老年失能的危险因素可以概括为个体因素、行为因素和环境因素三大类。
- 年龄是老年失能最重要的危险因素。
- 失能的诊断基于量表，可分为自陈式量表和客观评估量表两类。
- 常用于老年失能评估的自陈式量表包括 BI、LB-IADL 和 FIM 等。
- 常用于老年失能评估的客观评估量表包括 PPT 和 SPPB 等。
- 常用于痴呆老人的失能评估量表包括 DAD 和 Bristol-ADL 等。
- 目前失能还没有统一的诊断标准和严重程度判断标准。

第四节　老年失能的干预措施

尽管老年失能发生率高，疾病负担重，但同时也是可防可治的。早期识别失能并进行干预可以预防或延缓老年失能的发生与发展。目前国际上对于老年失能的干预性研究仍处于起步阶段，主要集中在患者教育、营养干预、康复训练以及综合干预模式的建立等方面。对于由某种疾病（如骨折）或症状（如疼痛）导致的失能，针对病因治疗（如手术或镇痛）可能显著改善患者的功能状况。除上述措施外，评估失能老人的生活环境并给予相应的干预措施，也有助于提高其日常生活能力和生活质量（表2-28）。

表 2-28　老年失能的主要干预措施

患者教育
- 家庭照护教育和训练
- 跌倒教育
- 家访

康复训练
- 肌力训练
- 平衡训练
- 步态训练
- 作业治疗
- 康复工具（假肢、支具、助步器、拐杖、助听器、眼镜等）
- 太极拳

营养干预
- 评估潜在营养风险并给予相应干预

综合干预模式
- 多学科协作组
- 老年评估和干预单元（GEMU）

病因治疗
- 药物治疗（如镇痛药物）
- 手术（如髋关节置换术）
- 评估和避免多药共用

社会和环境干预
- 完善社会保障体系
- 无障碍设施
- 医疗服务体系
- 改善居家环境（烟雾报警器、智能电器、卫生间安全设施）

现将针对不同研究人群的失能干预措施分述如下。

【住院老人的失能干预】

早期关于住院失能老人的干预研究主要集中在营养干预和康复训练两个方面。纳入

16 个随机对照试验的系统评价显示，单纯营养干预不能显著改善失能老人的功能状况，而营养干预联合康复训练与单独康复训练比较，可以显著改善失能老人的功能状况。

老年评估和干预单元（geriatric evaluation and management unit，GEMU）是一种新型的为住院老人提供多学科综合评估和干预的医疗模式（详细介绍见老年照护模式）。GEMU 模式由老年综合评估（包含失能评估）、综合干预和出院后康复计划等部分组成。新近发表的系统评价纳入了 7 个相关随机对照试验，结果显示 GEMU 模式可以显著减少出院时的失能率（RR 0.87，95% CI 0.77~0.92），1 年后的失能率（RR 0.84，95% CI 0.69~0.98），以及 1 年内再入院率（RR 0.78，95% CI 0.66~0.92），但不能减少住院老人的死亡率和住院时间。

【社区老人的失能干预】

一篇纳入 89 个研究的系统评价显示，综合干预模式（包括综合评估、患者教育、跌倒预防、家庭照护指导和康复训练等）可以显著改善社区老人的功能状况（RR 0.12，95% CI 0.08~0.16），减少入住养老机构的比例（RR 0.86，95% CI 0.83~0.90），并减少跌倒的发生率（RR 0.76，95% CI 0.67~0.86）。如果将研究人群限定为社区衰弱老人，则功能状况的改善更加显著（RR 0.05，95% CI 0.67~0.86）。另一篇纳入 18 个随机对照试验的系统评价考察了医务人员家庭访问的效果，结果发现家访可显著降低失能的发生率（RR 0.76，95% CI 0.64~0.91），并降低老年人入住养老机构的比例（RR 0.66，95% CI 0.48~0.92）。

此后发表的一项随机对照研究纳入 682 名 65 岁以上老年人，干预组老年人在老年科护理人员的帮助下反复进行日常体力活动（如行走、位置转移、体位变换等），同时由物理治疗医师和专科医师组成的治疗组设计康复锻炼方案，随访 1 年后发现功能康复训练能够显著改善老年人的日常生活能力。此外，Laura 等学者也发现，通过职业治疗师和物理治疗师对 70 岁以上社区老年人进行家庭指导功能训练及电话咨询，分别随访 6 个月及 12 个月后，老年人的 ADL 得以改善。还有许多研究一致显示，体能活动训练有助于预防老年人失能，训练的持续时间比训练强度更重要。

【养老机构老人的失能干预】

一篇纳入 49 个研究的系统评价考察了康复训练对入住养老机构的失能老人的疗效。绝大多数研究的康复训练计划为每天 30 分钟，以躯体机能训练为主，持续 12 周。其中 9 个研究发现康复训练使失能老人的整体功能状况得到改善，34 个研究发现失能老人的 ADL 受损情况改善。

【要点】

- 营养治疗联合康复训练可以改善住院失能老人的功能状况。
- 老年评估和干预单元（GEMU）有助于预防住院老人发生失能。
- 综合干预模式可以改善社区老人的功能状况。
- 体能活动训练有助于预防社区老人发生失能。
- 康复训练可以改善入住养老机构老人的失能状况。

【参考文献】

1. World Health Orgnization. World report on disability. Malta: World Health Orgnization, 2011:28-35.

2. Thonnard JL, Penta M. Functional assessment in physiotherapy. A literature review. Europa Medicophysica, 2007, 43(4): 525-541.

3. Kampfea CM, Wadsworth JS, Mamboleoa GI, et al. Aging, disability, and employment. Work, 2008, 31(2): 337-344.

4. Guralnik JM, Fried LP, Salive ME. Disability as a public health outcome in the aging population. Annual Review of Public Health, 1996, 17(1):25-46.

5. Manini T. Development of physical disability in older adults. Current Aging Science, 2011, 4(3): 184-191.

6. Chin APMJ, van Uffelen JG, Riphagen I, et al. The functional effects of physical exercise training in frail older people: a systematic review. Sports Med, 2008, 38(9): 781-793.

7. Daniels R, van Rossum E, de Witte L, et al. Interventions to prevent disability in frail community-dwelling elderly: a systematic review. BMC Health Serv Res, 2008, 8(1): 278.

8. Beswick AD, Rees K, Dieppe P, et al. Complex interventions to improve physical function and maintain independent living in elderly people: a systematic review and meta-analysis. Lancet, 2008, 371 (9614): 725-735.

9. Van Craen K, Braes T, Wellens N, et al. The effectiveness of inpatient geriatric evaluation and management units: a systematic review and meta-analysis. J Am Geriatr Soc, 2010, 58(1): 83-92.

10. Massoud F. The role of functional assessment as an outcome measure in antidementia treatment. Can J Neurol Sci, 2007, 34 (Suppl 1): S47-51.

11. Gill TM. Assessment of function and disability in longitudinal studies. Journal of the American Geriatrics Society, 2010, 58 (Suppl 2): S308-S312.

12. MoltonIR, Jensen MP. Aging and disability: Biopsychosocial perspectives. Physical Medicine and Rehabilitation Clinics of North American, 2010, 21(2): 253-265.

13. Topinkova E. Aging, disability and frailty. Annals of Nutrition and Metabolism, 2008, 52 (Suppl 1): 6-11.

14. Frei A, Williams K, Vetsch A, et al. A comprehensive systematic review of the development process of 104 patient-reported outcomes (PROs) for physical activity in chronically ill and elderly people. Health Qual Life Outcomes, 2011, 9(5): 1-5.

【纵深阅读】

1. Beswick AD, Rees K, Dieppe P, et al. Complex interventions to improve physical function and maintain independent living in elderly people: a systematic review and meta-analysis. Lancet, 2008, 371(9614): 725-735.

2. Cristian A. The Assessment of the Older Adult with a Physical Disability: A Guide for Clinicians. Clinics in Geriatric Medicine, 2006, 22(2): 221-238.

（杨 茗 马春华）

第十七章　肌少症

【学习目的】

- 掌握肌少症的定义、病因、诊断方法和干预手段。
- 熟悉肌少症的诊断标准和流程。
- 了解肌少症的治疗研究进展。

在人体正常生命进程的中后期，神经肌肉系统的结构和功能会发生不可避免的退行性变化，表现为增龄过程中发生的骨骼肌肌纤维的质量（包括体积和数量）下降、力量减低，肌耐力和代谢能力下降以及结缔组织和脂肪增多等改变。然而长期以来，肌肉功能下降引起的疲乏、衰弱和活动能力下降尚未得到足够认识，这种老年人中极其常见而又被极大忽视的骨骼肌容积下降和功能减退，被称为骨骼肌减少症，简称肌少症。肌少症导致老年人日常生活所需的活动能力下降、跌倒风险增加，与老年人死亡率密切相关，甚至被认为是躯体衰弱（Physical Frailty）的核心。肌少症已经成为目前老年医学界关注的重点之一。

【典型病例】

患者，男性，79岁，因"乏力、软弱、体重下降"门诊就诊。患者主诉食欲轻度减退，近期体力活动明显减少，包括外出购物和散步。否认活动后气紧。否认高血压、冠心病、糖尿病、慢性阻塞性肺疾病等慢性疾病。既往辅助检查发现前列腺增大，无明显尿路症状。退休前职业：科研人员。查体：身高 172 cm，体质指数（BMI）：19.5 kg/m²，内科检查未发现明显异常。下肢关节检查无疼痛及活动障碍。小腿围：30 cm。MNA 得分：11 分，存在营养不良风险。提供近期单位体检资料显示：血常规、肝肾功能、血脂、血糖、肿瘤标志物、尿、便常规未见明显异常；肺部 CT 及腹部超声未见明显异常；骨密度检查：骨量减少。

【临床问题】

1. 患者症状的原因可能有哪些？为明确症状的原因还可以进行哪些检查？
2. 如何确定是否存在肌少症？
3. 针对肌少症目前可以对患者提出哪些干预的建议？

第一节　肌少症的定义、流行病学和预后

【定义】

骨骼肌减少症（sarcopenia）是由希腊文中 sarc（肌肉）和 penia（减少）构成。Rosenberg 首先注意到了年龄相关的肌肉量减少会对健康产生广泛的不良影响，并于 1997 年提议使用骨骼肌减少症（sarcopenia），即"肌少症"，这一术语。国内又称为"少肌症"，也有学者称其为"骨骼肌衰老"、"老年性骨骼肌减少症"。

2010 年以来，多个国际权威机构对肌少症进行了定义，一致认为肌少症包括肌肉容积减少和功能下降两个方面，其病因不仅是骨骼肌的退行性改变，而且是与多种老年期常见临床情况（包括疾病）有关。该界定使肌少症的定义从最初"单纯的骨骼肌增龄性改变"发展成为一个可以临床操作的概念。

2011 年，国际肌少症工作组（the international working group on sarcopenia，IWGS）将肌少症定义为"与增龄相关的骨骼肌容积和功能的下降"。并阐释为："这种骨骼肌丢失导致肌力下降、（肌肉）代谢率下降、有氧耐力下降，因此肌肉功能下降"。IWGS 明确指出，肌少症的原因是多方面的，包括老年期各种常见的情况，如慢性疾病、废用、内分泌功能改变、胰岛素抵抗和营养缺乏等。IWGS 还指出恶病质和肌少症可能合并存在，但二者本质上是不同的。IWGS 认为肌少症可以单纯表现为肌容积下降，也可能合并脂肪增多。后者被冠以专门的名称"肌少性肥胖"（sarcopenic Obesity，SO）。

【流行病学】

由于肌少症在检测方法和诊断标准上的差异，不同研究提供的患病率不一。研究表明，30 岁以后，人的骨骼肌肌量平均每 10 年即下降 6%。Baumgartner 等采用双能 X 线吸收测量法，测量四肢肌肉力量，将肌少症定义为肌肉量减少大于正常健康青年人肌肉量的 2 个标准差，对 883 名西班牙裔和白人进行研究显示，肌少症在 65~70 岁老人患病率为 13%~24%，80 岁以上 >50%，且男性患病率（75%）> 女性（45%）。另一项研究也采用双能 X 线吸收测量法，显示 60~69 岁男性患病率为 10%，女性为 8%；而 80 岁男性为 40%，女性为 18%。男性肌肉量下降高于女性。

截至 2010 年，数个美国大型人群研究显示，60 岁以上老人肌少症患病率在 10% 左右，70~80 岁老人患病率为 10%~20%，80 岁以上达 30%。2013 年意大利一项研究采用欧洲老年人肌少症工作组（European working group on sarcopenia in older people，EWGSOP）诊断标准，发现 80 岁以上老人患病率男性为 17.4%，女性为 31.6%。中国台湾地区采用 IWGS 和 EWGSOP 诊断标准，发现台湾宜兰县老人肌少症患病率男性为 5.8%~14.9%，女性为 4.1%~16.6%。中国大陆地区尚缺乏可靠的流行病学调查数据。

【肌少症与不良预后】

多项前瞻性研究和断面调查显示，肌少症与老年人活动能力下降、跌倒增加、失能及未来 10 年之内死亡率增加显著独立相关（表 2-29）。这些不良预后是公认的肌少症结局。研究还发现，肌少症在男性患者中的致残率是健康人的 3.6 倍，女性是健康人的 4.1 倍；

表 2-29　肌少症与不良预后的关联

不良事件	肌少症指标	第一作者（发表年）	研究方案	样本量	校正的HR	95%CI	校正的OR	95%CI
活动能力下降	四肢肌容积(kg)/身高²(m²)	Baumgartner (1998)[3]	断面调查	119			男 2.29 女 1.79	1.09~4.88 0.87~4.60
	5次起坐 四肢肌容积(kg)/身高²(m²)	Szulc (2005)[4]	断面调查	796			1.77	1.07~2.93
	足申联站立 肌肉质量/全身体重×100	Jassen (2002)[5]	断面调查	4502			男 4.58	1.39~15.14
	上10步台阶 肌肉质量/全身体重×100	Jassen (2002)[5]	断面调查	4502			女 2.02	1.05~3.87
跌倒	过去1年 四肢肌容积(kg)/身高²(m²)	Baumgartner (1998)[3]	断面调查	119			男 2.58 女 1.28	1.42~4.73 0.60~2.67
	过去1年 四肢肌容积(kg)/身高²(m²)	Szulc (2005)[4]	断面调查	796			1.31	1.03~1.65
	2年内 欧洲老年人肌少症工作组标准	Landi (2012)[6]	前瞻性研究	260	3.23	1.25~8.92		
失能	IADL受损 四肢肌容积(kg)/身高²(m²)	Baumgartner (1998)[3]	断面调查	119			男 3.66 女 4.08	1.42~10.02 1.52~11.31
	ADL受损 握力（中年时）	Rantanen (1999)[7]	前瞻性研究	3218	2.43	1.42~4.15		
死亡率	8年 上臂肌面积	Miller (2002)[8]	前瞻性研究	396	1.94	1.25~3.0		
	7年 欧洲老年人肌少症工作组标准	Landi (2013)[9]	前瞻性研究	197	2.23	1.01~5.43		
	4~9.5年 握力	Ling (2010)[10]	前瞻性研究	555	2.04	1.24~3.35		

跌倒风险和需要器械辅助步行率也高于健康人。

【肌少症是一种老年综合征】

老年综合征是一些常见、复杂、耗费卫生经济资源的老年人健康受损状态。老年综合征是作用于多系统、尚未完全阐明机理的衰老和疾病交互过程所导致的症状体征群。谵妄和跌倒就是老年综合征的典型例子。肌少症的临床过程展示了老年综合征的面貌，与老年综合征的定义很符合。肌少症有多种致病因素，包括衰老过程、不合理饮食、卧床或多坐少动的生活方式、慢性疾病和某些药物治疗等。肌少症代表了一种高度个体化的健康损害状态，增加跌倒和骨折的风险、损害日常活动能力、导致失能，还会增加死亡率（图2-9）。因此，Cruz-Jentoft等建议将肌少症理解为一种老年综合征。EWGSOP认为将肌少症理解为老年综合征可以促进确认肌少症并推进其治疗。

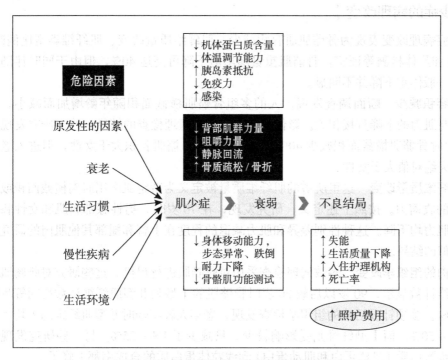

图2-9　肌少症作为一种老年综合征的概貌

【肌少症与衰弱的关系】

肌少症是以肌容积下降为主要特征和核心来进行描述和研究的老年综合征。衰弱综合征是一种由多种因素导致的老年人一个或多个功能领域受损的动态过程，这些功能领域涉及躯体、认知、心理和社会等多个方面。衰弱导致负性结局的风险增加，被视为失能的预测因子或失能前状态。与肌少症类似的是，衰弱与疾病和失能相关，但并非它们的同义词。衰弱包括了身体衰弱和认知心理社会层面上的衰弱。目前多数学者认为，肌少症是躯体衰弱发生机制的核心，或者说肌少症就是躯体衰弱。但也有学者认为，躯体衰弱和肌少症均与骨骼肌肉系统的衰老相关，二者有关联，但衰弱和肌少症是有区别的两个概念。功能减弱是衰弱的特征，这种功能减弱由多种原因引起，并不是所有原因都与骨骼肌容积下降有关。

【要点】

- 肌少症被定义为与增龄相关的骨骼肌容积和功能的下降。
- 肌少症在老年人中很普遍，随年龄增加而患病率增高。
- 肌少症与活动能力下降、跌倒、失能及死亡等不良预后密切相关。
- 肌少症是一种老年综合征。
- 肌少症和衰弱是相关、但不相同的两个概念。

第二节　肌少症的病理改变、发病机制与病因

【肌少症的病理改变】

肌少症病理改变表现为骨骼肌肌容积减少、肌纤维质量改变、肌纤维类型比例改变。CT、MRI 和尸体检测等证实，骨骼肌重量随增龄下降可高达 40%，但由于同时伴随的脂肪沉积，一般体重下降并不明显。

1.肌容积减少　断面调查发现，人的多组骨骼肌横截面积随年龄增加而减小，并且这种减小与肌力的下降直接相关。影像学测量和尸体病理检查的结果一致，研究发现，60 岁较 20 岁时骨骼肌横截面积减少 40%。男性年轻时骨骼肌容积大于女性，但进入老年后骨骼肌丢失绝对值大于女性。

2.肌纤维质量改变　这里所讲的肌纤维质量被定义为特定肌肉用肌肉横截面积或肌容积校正后的收缩力。按照上述定义，研究发现，在 70 岁时，男性膝部屈肌和女性膝部伸肌和屈肌肌力均下降。这种性别差异和肌力减退的程度在上臂和腿部其他肌肉的研究中也显示出类似的结果。

3.肌肉的组织学改变　多数病理检查采用对腓肠肌进行尸检，这些研究对腓肠肌横截面的肌纤维计数显示，90 岁以后较 20 岁时骨骼肌的 I 型和 II 型肌纤维计数均同等程度地减少了 50%。多项针吸活检的组织学检查发现，老年人较年轻时 II 型肌纤维的平均大小减少了 20%～50%，而 I 型纤维则受影响较少，只减少了 1%～25%。另一些研究发现，老年人肌纤维蛋白质（肌球蛋白和肌动蛋白）和线粒体蛋白质的合成率都下降了。

【肌少症的发病机制】

肌少症病因多样，其病理生理机制涉及多方面的因素，目前尚不完全清楚。这和目前尚未建立有效的肌少症啮齿类动物模型有关。探明肌少症发生与发展的机制有助于其临床干预。随着探讨病因的研究不断深入，目前尚无明确的首要致病因素。源于组织学、生物化学和分子生物学的研究证实，激素水平变化、蛋白质合成与分解失衡、神经 - 肌肉功能衰退及运动单位重组、线粒体染色体损伤、自由基氧化损伤及骨骼肌的修复机制受损、细胞凋亡、钙稳态失衡、热量和蛋白质摄入改变等均与肌少症有关，这些均是衰老相关的多因素综合作用的结果。然而，其确切的发病机制尚待进一步研究。

有研究者提出，在心功能不全、内分泌改变、少动和营养不良等多种肌少症病因情况下均可能出现的 α 运动神经元分布异常和异常的细胞内信号通路，这很可能是共同的病

理生理机制。细胞内信号通路异常最显著的是 Ca^{2+} 通路的异常。细胞内信号物质如 IGF-1和肌肉生长抑素（myostatin）被发现对骨骼肌细胞及卫星细胞的合成代谢效应起重要作用。随着年龄增加生长激素和 IGF-1 都有所下降，补充它们被观察到提高了肌容积但并没有提高肌力。人们相信生长激素、IGF-1、肌肉生长抑素等细胞内信号物质的改变参与了肌少症的病理生理机制。

随着电生理技术与运动单元数量测量技术（motor unit number estimation，MUNE）的使用，发现与肌肉重量减少相比，肌纤维体积减小微弱，α 运动神经元的损失可能是年龄相关肌肉重量损失的主要原因。无论用宏观肌电图技术还是 MUNE，均显示四肢近端和远端肌肉的运动单元功能损害。同时肌肉形态学改变与慢性神经改变的一致性，提示年龄相关的神经损伤是肌肉纤维减少及肌肉重量减少的一个因素。在高龄老人，运动神经单元减少速度大于再生速度导致主动、被动肌力下降，这提示运动神经单元减少到一定程度才发生肌肉重量和肌肉力量损害，这也可能解释在高龄老人肌肉力量的快速降低和随之而来的失能和衰弱综合征。

【肌少症的病因】

除了增龄导致的改变，多种原因都可以引起肌容积丢失。EWGSOP 将肌少症的病因分为原发性和继发性两大类（表 2-30）。对多数老人而言，肌少症的病因是多方面的，很难简单地归咎为某一个原发性或继发性病因。

表 2-30　肌少症病因分类

原发性肌少症	
增龄相关的改变	性激素水平下降、线粒体功能减退、运动神经元丢失、卫星细胞的功能障碍
继发性肌少症	
骨骼肌废用	少动的生活方式、制动、失重
营养不良	食物能量或蛋白质不足、各种原因引起的厌食或吸收不良、氨基酸利用障碍
内分泌状态改变	生长激素或胰岛素样生长因子 -1 缺乏、胰岛素抵抗、糖皮质激素增加及昼夜波动下降、甲状腺功能异常
其他疾病相关	心肺肝肾脑进行性功能衰竭、炎症性疾病、恶性肿瘤

【要点】

● 肌少症的骨骼肌病理学改变包括骨骼肌横断面积减小、肌纤维数减少、Ⅱ型肌纤维体积缩小等。

● 肌少症的病理生理学机制复杂，与病因多元化有关。

● 肌少症的病因包括了老化本身和其他多种继发性因素，在同一患者身上可能存在多种原因。

第三节　肌少症的临床表现、检测方法、诊断标准和筛查

【肌少症的临床表现】

肌少症患者主要表现为肌力衰退，使老年人的活动能力降低，造成老年人行走、坐立、登高和举重物等日常动作完成困难，平衡能力下降、极易摔倒等。显而易见，这些症状并非肌少症特有的表现，各种疾病的急性期均可导致上述症状。慢性的其他器官功能严重障碍，比如心、肺、肝、肾功能不全或衰竭等可以通过其本身的病理生理机制和合并存在的肌少症导致上述症状。因此，当这些症状持续存在，则可能是肌少症所导致。

【肌容积的测定方法】

1. CT 和 MRI 成像技术由于能够区分脂肪和非脂肪软组织，是肌容积测定的"金标准"方法。然而这两种方法费用昂贵、检查开展的普遍性受限制以及 CT 全身扫描的放射性暴露问题，使它们不能成为临床肌容积检查的主流方法。

2. 双能 X 线吸收测定法（DXA）同样能区分脂肪和非脂肪软组织，且因其 X 线放射性暴露微小，价格低，成为"金标准"的最好替代方法。由于四肢骨骼肌占全身的比例大，且四肢的非脂肪软组织主要是肌肉，DXA 的检查方法往往只计算四肢肌容积。通常采用的指标是四肢肌容积指数（appendicular skeletal muscle index，ASMI），即四肢肌容积（appendicular skeletal muscle mass，ASM）除以身高的平方，单位是 kg/m^2。

3. 另一个临床适用性高的测量设备是生物电阻抗法人体成分测量仪（bioimpedance analysis，BIA）。BIA 的方法以从受试者测得的电阻、电抗等参数，用预先存储在设备内的公式计算得到全身的肌容积和脂肪、水分等其他身体成分。在严格的测量条件下进行的 BIA 与"金标准"MRI 有较高的一致性。且这种设备小巧、便携、测量费用低廉。用于衡量肌容积的指标是肌容积指数（skeletal muscle index，SMI），即全身肌容积 / 身高的平方，单位是 kg/m^2。

4. 其他的肌容积测定方法，比如非脂肪组织钾含量测定法并不常用，目前看来也不会成为主流的方法。简单的人体测量如上臂中段围等估计肌容积的办法准确性很差，不推荐使用。

【肌少症的诊断标准】

如前所述，2010 年以来，肌少症的临床定义已经基本统一。各大机构出台的诊断标准均包含了肌容积减少和肌肉功能下降两个部分。然而肌容积的判定指标和肌肉功能下降的测定试验尚无统一的规定。

肌容积的指标应用较多的是以老年人四肢骨骼肌重量（kg）与身高的平方（m^2）的比值低于相应族群年轻人平均值的两个标准差以上作为肌容积下降的判定标准。然而近期的研究发现，男性和女性的身体成分差别、不同种族的年轻参照人群的特点，使 kg/m^2 可能并不是适合所有人群的肌容积指标。亚洲人群这一问题尤其突出。因此这仍然是目前讨论的热点。

肌肉功能下降的理想测定试验及标准，应该是测定方法简便易行、稳定性好，更为重要的是能够对不良结局有预测作用，或能够提示最佳的干预时机。最常用的肌肉功能测试试验是握力和常速步行速度测试。等长伸 / 屈膝力矩、简易躯体功能量表（SPPB）、计时的起立行走试验（timed up and go，TUG）、登梯试验（stair climbing power test）等是研究和临床常用的肌肉功能测试方法。不同种族肌肉功能测试的适当诊断标准是研究的重点。

在各大机构提出的诊断标准中，EWGSOP 的诊断标准可行性较好，且较常用（表2-31）。同时 EWGSOP 将肌少症按严重程度分为三个阶段：肌少症前期（仅有肌容积下降，无肌力和活动能力下降）、肌少症（肌容积下降伴肌力或活动能力下降）和严重肌少症（肌容积下降伴肌力及活动能力下降）。诊断时需注意：身体活动能力和肌力下降并非仅见于肌少症，许多临床情况均可引起这些测量指标的下降，包括认知功能障碍、影响全身情况的疾病急性期、严重器官功能损害、局部肌肉骨骼疾病（肢体残损、关节病变）、局部血管疾病（间歇性跛行）、中枢或周围神经病变、恶病质等。因此，国际肌少症、恶病质和消耗疾病协会（the Society of Sarcopenia，Cachexia and Wasting Disorders，SSCWD）认为，肌少症伴活动能力下降（sarcopenia with limited mobility）才是较为准确的描述，明确指出，这种活动能力下降不是指由局部肌肉骨骼疾病（肢体残损、关节病变）、局部血管疾病（间歇性跛行）、中枢或周围神经病变或恶病质所导致。

表 2-31　EWGSOP 的肌少症诊断标准

	诊断条件	说明
必要条件 ＋ 二者之一	肌容积下降	低于同种族、同性别健康年轻成人平均值 2 个标准差
	肌力下降	如握力
	身体活动能力下降	如步行速度低于 0.8 m/s

【肌少症的筛查】

由于肌少症在老年人群中的普遍性，各大机构的共识均提出应该对老年人和存在肌少症风险的人群进行筛查。IWGS 推荐的目标筛查人群见表 2-32。

EWGSOP 推荐对所有 65 岁以上老人进行筛查，筛查时先进行步行速度和握力测试，再进行肌容积检测。EWGSOP 的部分学者仍建议仅对高危人群或疑似个体进行筛查（图2-10）。在对可疑患者进行肌少症诊断的同时，应该对肌少症的可能病因进行全面评估。在全面评估基础上，能够给予个体患者肌少症的治疗建议和预后估计。

表 2-32　IWGS 推荐的肌少症目标筛查人群

1. 显著体能、肌肉力量下降，显著"健康状况"下降
2. 存在身体活动困难方面的主诉（如从椅子上站起来困难、需要助行器行走、自感步行速度下降）
3. 反复跌倒史
4. 近期非故意体重减轻 5% 或以上
5. 近期重病住院或长期卧床
6. 其他慢性疾病状态（2 型糖尿病、慢性心衰、慢性阻塞性肺疾病、慢性肾病、类风湿关节炎和恶性肿瘤）

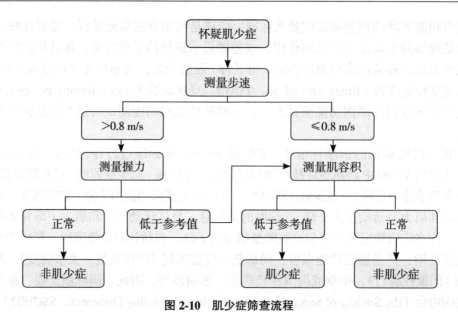

图 2-10   肌少症筛查流程

资料来源：Volpato S, Bianchi L, Cherubini A, et al. Prevalence and Clinical Correlates of Sarcopenia in Community-Dwelling Older People: Application of the EWGSOP Definition and Diagnostic Algorithm. J Gerontol A Biol Sci Med Sci, 2014, 69(4):438-446.

【要点】

- 肌少症的主要表现是身体活动能力下降，应当注意这不是肌少症的特有表现。
- 肌少症的 EWGSOP 诊断标准是肌容积下降，且伴有肌力下降或肌肉功能受损两项中至少符合一项。
- 肌容积检查的公认方法是双能 X 线肌容积测定。
- 存在肌少症疑似症状和（或）高危因素的老年人应该进行肌少症筛查。
- 筛查肌少症可以先进行体能和肌力测试，再进行肌容积检测。

第四节   肌少症的预防和治疗

针对肌少症本身的大样本预防或治疗研究还非常稀少。然而许多研究将衰老相关的身体活动能力下降作为研究终点，实际已经间接地进行了肌少症治疗或预防措施的研究。这些研究涉及的治疗方案包括运动训练、营养治疗和药物治疗三方面。

【运动治疗】

有证据表明，体力活动少的老年人更可能存在低的骨骼肌肉质量和骨骼肌力量，肌少症风险较高。运动训练能够改善老年人的身体活动能力、减少跌倒并提高肌容积。常用于老人的运动训练有抗阻力训练、平衡训练、有氧运动、步行训练及一些专为老人设计的舞蹈、体操等方案。震动治疗和水中运动在老人中也有尝试。

抗阻力训练是专门针对提高肌力而进行的训练。原理是在训练时给予训练肌肉一定的阻力负荷以提高肌肉力量。因此，抗阻力训练是研究最多的改善肌力的运动方案。有 2 篇系统评价显示，在老年人中进行抗阻力训练能够改善肌肉力量。其中 1 篇 Cochrane 系统评价显示，抗阻力训练改善各种测试方法所反映的老年人身体活动能力。另一篇 Meta 分析显示，抗阻训练能显著提高老年人的肌容积。一篇系统评价显示，抗阻力训练对身体活动能力的重要方面——平衡功能的改善尚没有一致性结论，这些研究异质性过大，无法进行 Meta 分析。虽然上述结论使抗阻力训练看起来似乎是肌少症满意的解决方法，但作者认为，这些研究中不良反应被严重地忽略。抗阻力训练最适合老人的方案还需要高质量的研究论证。多位作者建议综合运动训练可能是更好的办法。

有氧训练对老人的身体活动能力的作用尚未被充分研究，对肌少症的改善尚无明确证据。但在一些研究中提示，有氧运动可改善心肺功能，可能是治疗肌少症的有效方法。

老人中进行的针对平衡功能的运动训练部分至少在短期内能够改善平衡功能。多项包括抗阻力训练、有氧运动、平衡训练在内的综合运动训练显示，对老年人的体能测试成绩和跌倒风险有显著改善。一项小样本的随机对照试验显示，25 周的综合运动训练阻止了肌容积的下降和延缓了肌肉组织中的脂肪浸润。

运动治疗的困难在于持续的运动训练往往依从性较差。一些健康因素，如严重器官功能不全等，也限制了运动治疗的实施。运动治疗的安全性也是实施中的重要问题。

【营养治疗】

许多老年人蛋白质摄入不足，导致机体非脂肪组织消耗。国际上推荐每日每公斤体重摄入 0.8g 蛋白质，但约 40% 年龄 >70 岁的老人尚未达到这一目标。老年人蛋白质摄入不足，将导致肌肉质量和力量明显下降。

一篇系统评价显示，营养补充治疗能够提高老年人的肌容积，并能够增加肌力。当营养补充联合运动治疗时效果更好。该系统评价纳入的 17 篇研究中，3 篇采用了肌少症的概念，其中 1 篇描述了肌少症的诊断标准。这些研究采用营养补充方案包括蛋白质补充饮食、补充特定氨基酸（如亮氨酸）、α- 亚油酸、β- 羟基 -β- 丁酸甲酯等。这些纳入系统评价的研究，干预时间在 8～24 周。然而另 1 项 Cochrane 系统评价并未显示营养治疗方案获益。尽管运动疗法时对蛋白质需求增加，但是营养支持治疗作为运动疗法的补充是否进一步增加肌肉力量尚没有一致性结论。

【内分泌激素】

多种内分泌激素涉及骨骼肌的生长和功能维持，然而用于肌少症的治疗尚证据不足。

1. 睾酮　睾酮增加肌肉质量和肌肉蛋白质合成代谢。雄激素水平降低可导致肌肉质量、肌肉力量和骨密度降低，并增加跌倒风险。一项纳入 29 个 RCT 的系统评价显示，老年男性雄激素替代治疗有效。有研究发现，雄激素治疗增加机体肌肉质量和握力，但对于膝关节伸屈力量改善无效。一篇纳入 11 个小样本 RCT 的 Meta 分析显示，65 岁以上男性雄激素治疗能够较安慰剂组中度地提高肌力 19.3%。一项小样本的随机对照研究发现，对55 岁以上男性雄激素替代治疗增加非脂肪组织，但不增加肌肉力量和肌肉功能。一项在衰弱老人中的 RCT 显示，停止雄激素治疗后 6 个月，雄激素对肌肉功能的正向作用不能得到维持。雄激素治疗的不良反应包括增加前列腺体积、液体潴留、乳房发育、红细胞增多和前列腺癌风险。目前证据尚不足以推荐对男性老人给予雄激素治疗肌少症。

2. 雌激素　雌激素替代治疗可能减缓肌肉丢失，但是益处微弱，反而有增加乳腺癌风险，不推荐用于肌少症。

3. 生长激素   生长激素（GH）在产生生理作用过程中必需一种活性蛋白多肽物质——IGF-1（胰岛素样生长因子一号，也被称作"促生长因子"），是由肝细胞、肾细胞、脾细胞等十几种细胞分泌的产物。IGF-1 增加肌卫星细胞、刺激蛋白质合成、提高肌肉容积。随着增龄，GH 和 IGF-1 分泌下降，且 GH 脉冲释放也显著降低。近年来，GH 用于改善肌肉力量、肌肉功能、机体功能的研究数据不断增加，但证据仅支持 GH 替代治疗限于 GH 低分泌的患者。对非 GH 缺乏老人，GH 治疗对肌力和肌容积的作用没有一致的结论。外源性 GH 尚不能很好模拟内源性 GH 脉冲分泌。GH 治疗的不良反应包括液体潴留、男性乳房发育和直立性低血压。目前没有足够证据支持 GH 用于老年人肌少症的治疗。

4. 维生素 D   人体内维生素 D 含量随增龄而下降，老年人维生素 D 水平仅为成年人的 1/4。维生素 D 缺乏导致近端肌肉无力、起立及上下楼梯困难、轴向平衡障碍。一项纳入 12 个 RCT 的系统评价显示，补充维生素 D 可以轻度改善以 TUG 和身体摇摆来评估的老年人的平衡功能，但不能提高肌力，这种平衡的轻度"改善"是否足以减少跌倒还不清楚。另一篇近年的系统评价显示，补充维生素 D 可能对身体活动能力很差的老人有改善身体活动能力的作用。在护理院及社区老人中补充维生素 D 可减少骨折风险 23%~53%，与一些研究发现对维生素 D 低水平的老人进行替代治疗没有在机体功能、跌倒风险及生活质量方面获益的差异提示可能与维生素 D 用量、人群不同有关。维生素 D 替代治疗安全性问题包括肾结石和高钙血症。在推荐维生素 D 替代治疗老年肌少症前，尚需要更多、更长随访期的大型随机对照试验。

【药物治疗】

目前尚没有针对肌少症的药物治疗。美国食品和药品管理局（FDA）也尚未将肌少症列为一种疾病，因此尚无针对肌少症的药物开发。肌少症作为一种老年综合征，其病理生理机制不明确，这是药物开发的难点之一。此外，肌少症患者合并的临床情况千差万别，使肌少症对结局的影响受诸多因素干扰，使终点事件的量化较为困难。目前诊断方法不一致性也使治疗性研究开展困难。即使如此，对开展肌少症药物治疗研究的呼声还是越来越高。目前受到关注的药物有如下几种。

1. 血管紧张素转化酶抑制剂（ACEI）   目前认为 ACEI 可能通过许多不同机制对骨骼肌有益。ACEI 对骨骼肌肌肉功能改善机制包括增加 Ⅱ 型肌纤维、促进内皮细胞增生、增加骨骼肌血流量、提高胰岛素敏感性、增加线粒体功能、减少炎症因子 IL-6、TNF-α 及提高交感神经功能等。研究发现，长期使用 ACEI 的老年高血压患者肌肉力量、步行速度、肢体非脂肪组织下降较使用其他降压药物的老人慢。一项样本量 130 例的随机对照试验显示，应用培哚普利 20 周使 65 岁以上没有心衰的老人的 6 分钟步行速度增加，效果与 6 个月运动训练相当。然而另一项在 257 名有心血管危险因素的 55 岁以上中老年人中进行的 RCT 没有发现福辛普利能够改善 SPPB 和握力。在 ACEI 被推荐治疗肌少症前，需要更多的研究证据。

2. 肌酸   肌酸在蛋白质及细胞新陈代谢中起着重要作用。据推测，肌酸增加肌细胞生成素和生肌调节因子 -4 的表达，从而增加肌肉质量和肌肉力量。肌酸提高肌肉的磷酸肌酸水平，从而减少肌肉松弛时间。一些研究发现，肌酸补充疗法在青年人能提高肌肉力量，然而缺乏老年人中进行的研究。肌酸是食物中的天然成分，主要源于肉类食品，平均摄入量约 1g/ 日。过量的肌酸可以增加间质性肾炎的患病风险。老年人补充肌酸的安全性尚不清楚。肌酸目前不推荐用于治疗肌少症。

3. 肌肉生长抑制蛋白（myostatin）　肌肉生长抑制蛋白是一种生长因子的天然抑制剂，存在于骨骼肌细胞中，对骨骼肌功能具有负性调节作用，并抑制肌卫星细胞增殖。肌肉生长抑制蛋白基因多态性与肌肉质量、肌肉力量及机体功能有关。阻断其通路的药物可能会增加肌肉质量，并可能在肌肉减少疾病中起到至关重要的作用。MYO-29 联合肌肉生长抑制蛋白抗体用于治疗肌萎缩症的 II 期临床试验已经开展，最初结果显示了良好的安全性和耐受性。其他潜在的治疗手段包括可溶性激活型 2B 受体，其结合肌肉生长抑制蛋白后降低其活性，在动物实验中，其增加肌肉量大于其他肌肉生长抑制蛋白抑制剂。肌肉生长抑制蛋白抑制剂可能成为治疗肌少症的手段。

【要点】

- 目前尚无详细的指南对肌少症的治疗做出规定。
- 对肌少症有明确治疗效果的方法是运动治疗和营养治疗。
- 针对肌少症老年人的最佳运动治疗方案尚需进一步研究。
- 被研究的营养治疗方案多为补充氨基酸、蛋白质或特定营养素。
- 肌少症的药物治疗尚在研发当中。

【参考文献】

1. Fielding RA, Vellas B, Evans WJ, et al. Sarcopenia: an undiagnosed condition in older adults. Current consensus definition: prevalence, etiology, and consequences. International working group on sarcopenia. J Am Med Dir Assoc, 2011, 12(4):249-256.

2. Cederholm TE, Bauer JM, Boirie Y, et al. Toward a definition of sarcopenia. Clin Geriatr Med, 2011, 27(3):341-353.

3. Baumgartner RN, Koehler KM, Gallagher D, et al. Epidemiology of sarcopenia among the elderly in New Mexico. Am J Epidemiol, 1998, 147(8):755-763.

4. Szulc P, Beck TJ, Marchand F, et al. Low skeletal muscle mass is associated with poor structural parameters of bone and impaired balance in elderly men—the MINOS study. Journal of bone and mineral research : the official journal of the American Society for Bone and Mineral Research, 2005, 20(5):721-729.

5. Janssen I, Heymsfield SB, Ross R. Low relative skeletal muscle mass(sarcopenia)in older persons is associated with functional impairment and physical disability. J Am Geriatr Soc, 2002, 50(5):889-896.

6. Landi F, Liperoti R, Russo A, et al. Sarcopenia as a risk factor for falls in elderly individuals: results from the ilSIRENTE study. Clin Nutr, 2012, 31(5):652-658.

7. Rantanen T, Guralnik JM, Foley D, et al. Midlife hand grip strength as a predictor of old age disability. JAMA, 1999, 281(6):558-560.

8. Miller MD, Crotty M, Giles LC, et al. Corrected arm muscle area: an independent predictor of long-term mortality in community-dwelling older adults? J Am Geriatr Soc, 2002, 50(7):1272-1277.

9. Landi F, Cruz-Jentoft AJ, Liperoti R, et al. Sarcopenia and mortality risk in frail older persons aged 80 years and older: results from ilSIRENTE study. Age Ageing, 2013, 42(2):203-209.

10. Ling CH, Taekema D, de Craen AJ, et al. Handgrip strength and mortality in the oldest old population: the Leiden 85-plus study. Canadian Medical Association journal, 2010, 182(5):429-435.

11. Volpato S, Bianchi L, Cherubini A, et al. Prevalence and Clinical Correlates of Sarcopenia in Community-Dwelling Older People: Application of the EWGSOP Definition and Diagnostic Algorithm. J Gerontol A Biol

Sci Med Sci, 2014, 69(4):438-446.

12. Lee WJ, Liu LK, Peng LN, et al. Comparisons of sarcopenia defined by IWGS and EWGSOP criteria among older people: results from the I-Lan longitudinal aging study. J Am Med Dir Assoc, 2013, 14(7):528 e1-e7.

13. Cruz-Jentoft AJ, Baeyens JP, Bauer JM, et al. Sarcopenia: European consensus on definition and diagnosis: Report of the European Working Group on Sarcopenia in Older People. Age Ageing, 2010, 39(4):412-423.

14. Cruz-Jentoft AJ, Landi F, Topinkova E, et al. Understanding sarcopenia as a geriatric syndrome. Current opinion in clinical nutrition and metabolic care, 2010, 13(1):1-7.

15. Morley JE. Diabetes, sarcopenia, and frailty. Clin Geriatr Med, 2008, 24(3):455-469.

16. Cooper C, Dere W, Evans W, et al. Frailty and sarcopenia: definitions and outcome parameters. Osteoporos Int, 2012, 23(7):1839-1848.

17. Matthews GD, Huang CL, Sun L, et al. Translational musculoskeletal science: is sarcopenia the next clinical target after osteoporosis? Ann N Y Acad Sci, 2011, 1237:95-105.

18. van Kan GA, Rolland Y, Andrieu S, et al. Gait speed at usual pace as a predictor of adverse outcomes in community-dwelling older people an International Academy on Nutrition and Aging(IANA)Task Force. J Nutr Health Aging, 2009, 13(10):881-889.

19. Taekema DG, Gussekloo J, Maier AB, et al. Handgrip strength as a predictor of functional, psychological and social health. A prospective population-based study among the oldest old. Age Ageing, 2010, 39(3):331-337.

20. Morley JE, Abbatecola AM, Argiles JM, et al. Sarcopenia with limited mobility: an international consensus. J Am Med Dir Assoc, 2011, 12(6):403-409.

21. Peterson MD, Rhea MR, Sen A, et al. Resistance exercise for muscular strength in older adults: a meta-analysis. Ageing Res Rev, 2010, 9(3): 226-237.

22. Liu CJ, Latham N. Progressive resistance strength training for physical disability in older people. Cochrane Database Syst Rev 2009 2]；2009/JUL/8:[CD002759]. Available from: http://onlinelibrary.wiley.com/doi/10.1002/14651858.CD002759.pub2/abstract(updated).

23. Peterson MD, Sen A, Gordon PM. Influence of resistance exercise on lean body mass in aging adults: a meta-analysis. Med Sci Sports Exerc, 2011, 43(2):249-258.

24. Orr R, Raymond J, Fiatarone Singh M. Efficacy of progressive resistance training on balance performance in older adults : a systematic review of randomized controlled trials. Sports Med, 2008, 38(4):317-343.

25. Howe TE, Rochester L, Neil F, et al. Exercise for improving balance in older people England: School of Health & Life Sciences, Glasgow Caledonian University, Glasgow, UK. tracey.howe@gcu.ac.uk. 2011 [100909747]. 11:[CD004963]. Available from: http://ovidsp.ovid.com/ovidweb.cgi?T ＝ JS&PAGE ＝ reference&D ＝ medl&NEWS ＝ N&AN ＝ 22071817.

26. Goodpaster BH, Chomentowski P, Ward BK, et al. Effects of physical activity on strength and skeletal muscle fat infiltration in older adults: a randomized controlled trial. J Appl Physiol(1985), 2008, 105(5):1498-1503.

27. Malafarina V, Uriz-Otano F, Iniesta R, et al. Effectiveness of nutritional supplementation on muscle mass in treatment of sarcopenia in old age: a systematic review. J Am Med Dir Assoc, 2013, 14(1):10-17.

28. Vellas B, Pahor M, Manini T, et al. Designing pharmaceutical trials for sarcopenia in frail older adults: EU/US Task Force recommendations. J Nutr Health Aging, 2013, 17(7):612-618.

29. Jacobsen DE, Samson MM, Kezic S, et al. Postmenopausal HRT and tibolone in relation to muscle strength and body composition. Maturitas, 2007, 58(1):7-18.

【纵深阅读】

1. Cruz-Jentoft AJ, Baeyens JP, Bauer JM, et al. Sarcopenia: European consensus on definition and diagnosis: Report of the European Working Group on Sarcopenia in Older People. Age Ageing, 2010, 39(4):412-423.

2. Fielding RA, Vellas B, Evans WJ, et al. Sarcopenia: an undiagnosed condition in older adults. Current consensus definition: prevalence, etiology, and consequences. International working group on sarcopenia. J Am Med Dir Assoc, 2011, 12(4):249-256.

（曹　立　黄昶荃）

第十八章　持续性疼痛

【学习目的】

● 掌握持续性疼痛的评估，不同类型疼痛的治疗原则。
● 熟悉持续性疼痛的定义、常见病因、临床特点和分类、治疗流程。
● 了解持续性疼痛的流行病学、发病机制、常用治疗药物。

疼痛作为人类的第五生命体征，它既是一种疾病，也是疾病的信号，更是引发身心疾患的诱因。持续性疼痛（又称慢性疼痛）是 21 世纪最普遍、花费最高的健康问题之一，是老年人的常见病，对患者的生活质量影响极大。然而，老年人持续性疼痛往往被医务工作者忽视或低估，没有得到充分的诊断和治疗。如何正确的认识和评估老年患者的持续性疼痛、如何正确的治疗，将对老年患者的功能维护以及生活质量的改善起到重要作用。

【典型病例】

患者，女性，76 岁，因"反复左侧腰背部皮肤灼痛 4 天，条带状皮疹 1 天"入院。既往有慢性阻塞性肺疾病、冠心病、腰椎压缩性骨折史。首要诊断带状疱疹。经治疗皮疹迅速好转。但患者左腰背部疼痛持续存在，影响休息。给予口服加巴喷丁 200 mg, tid，疼痛明显改善，但仍持续存在。目前治疗已 3 个多月，患者左侧腰背部仍有疼痛感，失眠，焦虑。

【临床问题】

1. 该患者左侧腰背部皮肤疼痛由什么原因引起？
2. 如何评估腰背部疼痛？
3. 对于该患者的疼痛，还有没有更有效的措施？
4. 患者的焦虑是否需要治疗？

第一节　持续性疼痛的定义、流行病学和影响

【慢性疼痛的定义】

WHO（1979 年）和国际疼痛研究协会（IASP，1986 年）给疼痛的定义是："疼痛是组织损伤或潜在组织损伤所引起的不愉快感觉和情感体验。"疼痛应当被视作一种个体的体验，因此它是主观的，同时由于它常常令人不愉快，因此也是一种情绪体验。慢性疼痛

是指疼痛持续 1 个月或超过一般急性病的进展，或者超过受伤愈合的合理时间，或与引起持续疼痛的慢性病理过程有关，或者经过数月或数年的间隔时间疼痛复发。与急性疼痛不同，急性疼痛是疾病的一个症状，而慢性疼痛本身就是一种疾病。2001 年亚太地区疼痛论坛提出"消除疼痛是患者的基本权利"。

持续性疼痛是指一种长期的疼痛感觉，在老年人中很常见。在医学文献中，"持续性疼痛"和"慢性疼痛"两个术语经常可以互换使用，但出现较晚的术语"持续性疼痛"一般作为首选使用，因为它与临床医生和患者对"慢性疼痛"所携带的消极态度和刻板印象不相关，而持续性疼痛这一术语可以使医师和患者形成积极治疗的态度，因为很多有效的治疗手段可以减轻疼痛。

【持续性疼痛的流行病学】

持续性疼痛的发病率随年龄稳定攀升，但由于疼痛评估的方法不同和老年人对疼痛感觉的差异性，持续性疼痛的发病率波动较大。据统计，在社区老年人群中，估计有 25% ~ 50% 的老年人患有疼痛，在护理院，45% ~ 80% 的老人患有持续性疼痛。一般而言，女性比男性更容易感觉到疼痛，在年龄 >75 岁的老年患者中，约 31% 的女性报告有 3 处以上的疼痛，而男性患者仅为 19%。另外，Louis Harris 电话调查显示，美国 18% 的患者一周多次服用止痛药物，而 63% 的患者服用止痛药物超过半年。一项针对广州市老人院（共纳入 286 名老人）的调查发现，老年患者持续性疼痛比例为 24.8%，该数据存在明显低估。

【持续性疼痛的影响】

持续性疼痛对老年患者的影响关系到生活、健康和安全各个方面（见表 2-33）。美国医学会 2009 年发布的《老年人持续性疼痛指南》指出，老年人的持续性疼痛与老年人的不良结局有关，会引起功能障碍、跌倒、康复缓慢、情绪变化（抑郁和焦虑）、社交能力下降、睡眠和食欲紊乱、大量使用医疗保健资源和花费等。另外，虽然治疗可以减少这些不良事件，但治疗本身也可能会出现其自身的风险和并发症。持续性疼痛，往往给照护者带来烦恼和困扰；而看护人的压力和消极态度反过来会大大影响患者的疼痛感受。研究表明，大约 80% 的持续性疼痛患者存在日常活动能力下降，约 2/3 患者报怨有人际关系的负面影响。在美国，因未治疗的或未满意控制的疼痛，每年直接或间接的损失已超过 1 000 亿美元。其中半数以上患者部分或全部丧失生活、工作能力可达数周、数月、数年，或者导致永久性的伤残，给患者、家庭、社会造成了极大的负担。

表 2-33　持续性疼痛对老年患者的影响

情绪变化（抑郁和焦虑）
社交能力下降
睡眠障碍
活动受限、跌倒
食欲紊乱
大量使用医疗保健资源和花费
使用止痛药物导致的副作用（便秘、尿潴留、静脉血栓等）

【老年持续性疼痛治疗不充分的原因】

1.患者对病情重视不够。多数老年人认为疼痛是伴随年龄增长而出现的自然现象，或因为害怕疼痛预示严重疾病的存在而不予报告，或在描述症状时刻意避免使用疼痛等字眼。

2.由于老年人感觉和认知功能的降低削弱了他们感知和表达疼痛的能力。

3.医护人员对某些常见疼痛缺少足够的认识，未予以重视。

4.医护人员问诊不细致造成漏诊，认知功能障碍的患者更易出现漏诊。

【要点】

- 持续性疼痛（persistent pain）又称慢性疼痛（chronic pain），是指疼痛时间超过常规的躯体受到刺激或伤害痊愈所需时间，持续 3 个月以上（或半年）。
- 持续性疼痛在老年患者中发病率高，社区发病率 25%～50%，慢性护理院发病率 45%～80%。
- 持续性疼痛与老年人的不良结局有关，会引起功能障碍、情绪变化（抑郁和焦虑）、社交能力下降、睡眠和食欲紊乱、浪费医疗资源等。

第二节 发病机制和引起持续性疼痛的常见疾病

【发病机制】

持续性疼痛的发病机制很复杂，涉及心理、生理以及社会因素。

1.心理机制 大多数疼痛研究者认为，心理因素或精神因素在持续性疼痛的发生、发展、持续或加重中起着关键性作用。在疼痛的研究中，早已发现伤害性刺激与痛觉之间并非简单的应答关系，刺激强度和疼痛强度也不尽一致，而且疼痛尚可源于非伤害性刺激，这些现象表明疼痛与心理过程有密切关系。心理因素对疼痛性质、强度、时间及空间的感知、分辨和反应程度均产生影响，并反映在疼痛的各个环节上。

2.生理机制 持续性疼痛的生理机制十分复杂，涉及各神经系统、神经递质及生化物质，除伤害感受性疼痛的基本传导调制过程外，持续性疼痛的发生还表现出不同于急性疼痛的特殊发生机制：

（1）脊髓敏化的形成：伤害感受器被反复慢性刺激，促使脊髓背角细胞发生病理变化，胶质细胞等合成新的神经递质，如内皮素 1，通过内皮素受体亚型的作用并对原有递质 EAAS、SP、CGRP 等发生调制，导致脊髓背角整合。

（2）受损神经异位电活动：神经损伤导致神经元的异位电活动是痛觉异常的生理基础。神经损伤引起的痛觉异常通常与神经损伤方式有关。

（3）痛觉传导离子通道和受体异常：在持续性疼痛过程中，痛觉传导离子通道和受体发生异常变化。神经损伤区及其 DRG 神经元对离子通道药物的敏感性明显高于正常神经。神经轴突的钠离子、钾离子、钙离子通道都可能发生异常表达和异位分布，大量的异位和自发的非编码传入放电，促使痛觉过敏和感觉异常。

（4）中枢神经系统重构：持续性疼痛的"疼痛记忆"表现为损伤治愈后疼痛信号依然持续存在。这种"疼痛记忆"并非心理性因素的结果，而是具有中枢神经系统重构的病理基础。"疼痛记忆"将进一步加重持续性疼痛对患者认知行为和精神心理的损害。

3. 社会因素   因为疼痛具有多维性质，社会的、精神的和宗教的因素会影响患者内心的痛苦感觉。例如性格孤僻或自闭、社会遗弃会导致疼痛感觉增强，而被理解、有亲人陪伴、创造性活动、自我放松等可以缓解疼痛。

【引起老年人持续性疼痛的常见疾病】

1. 骨性关节炎   主要表现骨关节痛，活动时可有摩擦感，不能下蹲，上下楼困难。体征可表现为关节肿胀、积液或压痛、活动受限，甚至关节周围组织萎缩、肌挛缩、关节畸形等。X 线检查显示，关节间隙变窄，骨刺形成，关节面不平整等；骨密度检查可发现骨质疏松等。

2. 癌症   晚期癌症患者有疼痛者可高达 70% 以上。癌痛的原因可由肿瘤本身引起，如压迫或侵犯组织神经、压迫或侵犯血管造成梗死等；也可能系与肿瘤相关的疼痛综合征，如肌痉挛、肿瘤术后痛等；还可以是与肿瘤诊疗有关的疼痛，如各种穿刺、放疗、化疗等。

3. 带状疱疹后遗神经痛   患者疱疹皮疹愈合后仍有疼痛，表现为受累神经分布区针刺样、刀割样、电击样等剧烈疼痛，多有痛觉过敏、触觉诱发痛等。

4. 糖尿病性神经病变   糖尿病神经病变是糖尿病常见并发症之一，可累及中枢和周围神经，以周围神经多见。发病率占糖尿病患者的 4% ~ 5%，神经电生理检测其发生率高达 90% 以上。发病机制不明，可能与高血糖引起的微血管病变、代谢和生化异常及维生素缺乏有关，主要表现为疼痛、感觉异常、运动神经核自主神经功能障碍等。

5. 颈椎病   颈椎病是颈椎退行性改变，压迫或刺激了脊髓、神经、血管及软组织而产生颈肩及上肢的临床症状，主要表现为颈痛、颈部僵硬感、上肢麻木无力、头痛、头晕、心悸、恶心、呕吐等。

6. 腰椎间盘突出症   腰椎间盘突出症是椎间盘退行性改变、损伤等导致髓核突出，刺激和（或）压迫脊髓或神经，产生以根性坐骨神经痛为主要症状的腰腿痛。表现为放射性下肢痛、下肢麻木无力、会阴麻木、大小便障碍等；可致行走困难。

7. 骨质疏松症   骨质疏松症以骨量减少、骨微观结构退化为特征，骨脆性增加，易于发生骨折的一种全身性骨骼疾病，分为原发性、继发性和特发性骨质疏松症。原发性骨质疏松症临床较常见，以腰背痛多见，占疼痛患者中的 70% ~ 80%。统计显示，45 岁及以上妇女近 1/3 有程度不等的骨质疏松症，而 75 岁及以上的妇女患病率则高达 90% 以上。

> **【要点】**
> ● 持续性疼痛的发病机制涉及心理、生理以及社会因素。
> ● 老年人慢性疼痛常见病因为骨关节病变、癌症、带状疱疹后遗神经痛、糖尿病、颈椎病、腰椎病、骨质疏松症等。

第三节 老年持续性疼痛的临床特点和分类

【持续性疼痛的临床特点】

1. 疼痛常与基础病变不相符或没有可解释的器质性病变。
2. 疼痛发生、发展、持续或加重与心理因素如焦虑、抑郁、情绪应激等密切相关。
3. 疼痛部位常常不只限于一处，可以是多个部位。持续性疼痛最常见的部位是背部疼痛（10.1%），其次是下肢痛（7.1%），上肢痛（4.1%），头痛（3.5%）。
4. 其表现形式多为持续性的钝性疼痛，也有不规则的波动。

【持续性疼痛的分类】

疼痛的分类方法很多，可以按疼痛的生理学机制、发作时间、强度等分类，这些分类抓住了疼痛的多维性质，具有实际价值。

1. 按疼痛性质来区分（见表2-34）

（1）神经性疼痛（neuropathic pain）：由于中枢或周围神经系统的损伤或病理改变引起，疼痛的性质为烧灼样痛、麻刺样痛、射击样痛、电击样痛、闪电样疼痛。阿片类药物可能无效或需要较高的剂量才有作用。神经性疼痛可以是交感神经性（如反射性交感神经营养不良），周围神经性（如带状疱疹后遗神经痛）或中枢性（如幻肢痛和卒中后疼痛）。病因多样，可以是糖尿病、带状疱疹后遗神经痛和卒中。

（2）伤害感受性疼痛（nociceptive pain）：由于人体内的伤害感受器受到机械、热、化学刺激或损伤引起，可分为躯体伤害感受器性疼痛和内脏伤害感受器性疼痛。疼痛性质是钝痛、刺痛、酸痛、跳痛，有时候是锐痛，阿片类药物有效。

（3）混合性疼痛（mixed pain）：指兼有神经病理性疼痛和伤害感受性疼痛，包括顽固性腰腿痛/慢性下背痛和癌痛。

表 2-34　疼痛性质分类和特点

类型	特点	常见疾病	有效药物
神经病理性疼痛	烧灼样痛、麻刺样痛、射击样痛、电击样痛、闪电样疼痛	幻肢痛，带状疱疹神经痛，糖尿病多发神经病变	抗惊厥药，抗抑郁药
伤害感受性疼痛	钝痛、刺痛、酸痛、跳痛，有时候是锐痛	割伤或瘀伤，骨折，烧伤，术后疼痛	常见止痛药物，如阿片类药物
混合性疼痛	兼有神经病理性疼痛和伤害感受性疼痛	顽固性腰腿痛，慢性头痛，癌痛	联合多种药物进行治疗

2. 按病理生理分类

（1）神经病理性疼痛：无论外周神经性，包括疱疹后遗神经痛、糖尿病神经病变；或中枢性疼痛，包括卒中后疼痛、多发性硬化。

（2）肌肉骨骼疼痛：如背部疼痛、肌筋膜疼痛综合征、踝关节疼痛等。

（3）炎症性疼痛：如炎症性关节病、感染。

（4）机械性/压力性疼痛：如肾结石，扩大的肿瘤引起的内脏痛。

【要点】

● 疼痛的分类有多种,按疼痛性质一般分为伤害感受性疼痛,源于非神经系统的组织受损(包括躯体和内脏痛);或神经病理性疼痛,起源于异常的神经活动;以及混合性疼痛。

● 按病理生理分类分为神经病理性疼痛、肌肉骨骼疼痛、炎症性疼痛、机械性/压力性疼痛。

第四节 持续性疼痛的评估

恰当的评估是确定疼痛治疗方案关键性的一步。评估的主要目标是用最恰当的诊断和治疗方案来确定疼痛的病因及指导治疗。对显著及特征性疼痛综合征的鉴别和分类,是选择特定治疗策略的基础。

【疼痛评估原则】

1.重视患者的疼痛主诉,获得详尽的病史。

2.配合医师进行详尽的体格检查及神经系统检查。

3.重视评估患者的精神心理状况。

4.评估疼痛的严重程度。

5.注重患者的年龄、性别、性格和文化背景。

6.治疗过程中的动态评估及疗效观察。

7.全面考虑患者的感觉水平、感觉因素、认知因素、行为因素。

图 2-11 为疼痛评估的四维因素。

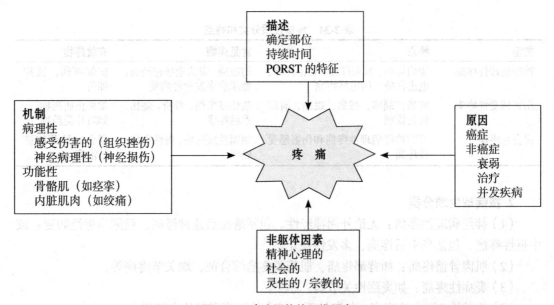

图 2-11 疼痛评估的四维因素

【影响老年人疼痛评估的因素】

1.老年患者自身原因 老年人由于认知和感觉功能受损、抑郁，或认为衰老过程中必须忍受疼痛，往往不能或不愿主诉疼痛，尤其是认知功能损害者不大可能主诉疼痛，即使主诉疼痛亦可能不被相信。另外，老年人常担心药物成瘾、过量及副反应而不愿用阿片类药物；不熟悉疼痛治疗设备和装置，如患者自控镇痛（patient-controlled andgesia，PCA）泵，也是影响疼痛评估的因素之一。

2.医务人员方面的原因 缺乏适当的疼痛评估与处理的知识和技能，在工作中没有使用疼痛评估工具常规地评估和记录疼痛；有的对阿片类药物副反应过于担心，误解此类药物身体依赖、耐受或成瘾的概念；有的对衰老存在误解，误认为随着年龄的增长疼痛感受将减退，或者疼痛是衰老不可避免的结果，老年人不主诉疼痛就是不痛。

3.照护者的原因 照护人员对持续性疼痛的重要性认识不足，对疼痛的态度都不积极，认为疼痛是衰老的一种正常预期结果；或者由于不了解患者病情，认为患者不说痛就不询问有关这方面的情况，低估了老年患者的疼痛情况；另外也有人因为害怕癌痛对患者带来痛苦，过高估计和过度治疗疼痛。

【疼痛的评估内容】

1.疼痛主诉的特征

（1）加重和缓解因素；

（2）疼痛性质（烧灼痛、刺痛、钝痛和波动性痛）；

（3）范围（疼痛地图描述）；

（4）严重程度（通过疼痛量表进行评分）；

（5）时间（疼痛发生和持续时间、频率）。

2.疼痛的影响 询问疼痛对患者功能（社会和身体的）和生活质量的影响。特殊提问包括：

（1）社会和娱乐功能：多长时间参加一次愉快的活动，如爱好、看电影或演唱会、与朋友聚会或旅游？过去几周，因疼痛影响这些活动到什么程度？

（2）情绪、情感与焦虑：疼痛是否影响你的精力、情绪、性格？是否容易哭泣？

（3）人际关系：疼痛是否影响与家人/重要他人/朋友/同事的人际关系？

（4）职业：是否因疼痛必须调整你的工作职责和（或）时间？你上次工作是什么时候？（如果有）为什么停止工作？

（5）睡眠：疼痛是否影响睡眠？过去1周影响几次？

（6）运动：多长时间做一次运动？过去1周，疼痛如何影响你的活动能力？

3.日常活动能力 应该评估疼痛对日常活动能力（ADL）的影响，明确患者洗澡、穿衣、如厕、单独进食的能力。同时应该询问独自生活（工具性日常活动，IADL）的能力，包括购物、使用交通工具、准备饭菜、家务、处理经济和服药。

4.疼痛强度评估 疼痛强度评估有助于临床医生和患者判断随治疗疼痛的加重或减轻。评估方法多种多样，常用方法如下：

（1）词语描述量表（verbal descriptor scale，VDS）：用"无痛、轻度痛、中度痛、重

度痛、极度痛"等一系列词语来代表不同强度的疼痛，患者在这些词语中选出最能代表其疼痛强度的词（表 2-35）。

表 2-35　0～5 级描述疼痛量表 (VRS 0～5)

级别	程度	表现
0 级	无疼痛	
1 级	轻度疼痛	可忍受，能正常生活与睡眠
2 级	中度疼痛	适当干扰睡眠，需用镇痛药
3 级	重度疼痛	干扰睡眠，需用麻醉镇痛剂
4 级	剧烈疼痛	干扰睡眠较重，伴有其他症状
5 级	无法忍受	严重干扰睡眠，伴有其他症状或被动体位

（2）视觉模拟量表（visual analogue scale，VAS）：VAS 是临床上最广泛使用的单维测量工具，为一条 10cm 长的水平线或垂直线，两端分别标有"无疼痛"和"最严重的疼痛"，在线上标记出最能代表疼痛强度的点，测量 0 到标出点的距离即为疼痛强度评分值。VAS 需要受试者有一定抽象思维能力，用笔标记线时需要必要的感觉、运动及知觉能力，因此，VAS 可能不适合于文化程度较低或认知损害者（图 2-12）。

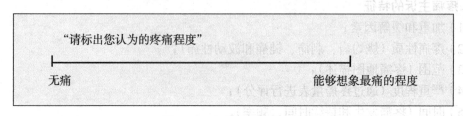

图 2-12　疼痛视觉模拟量表

（3）数字评价量表（numeric rating scale，NRS）：数字量表也很常用，让患者将疼痛强度用数字 0（无痛）至 10（最痛）表示。0：无痛；1～3：轻度疼痛；4～6：中度疼痛；7～10：重度疼痛。有水平型和垂直型两种，垂直型较水平型更适用于抽象思维异常的老年人患者。0～10 是临床最常用的 NRS 量表，可作为多数老年人疼痛评定的首选（图 2-13）。

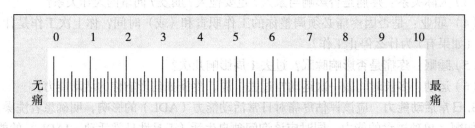

图 2-13　疼痛数字评价量表

（4）面部表情量表（facial scale）：面部表情量表包括一系列痛苦的面部表情。常用的有面部表情疼痛量表（faces pain scale，FPS）和 Wong-Baker 面部表情疼痛评定量表（Wong-Baker faces pain rating scale）。FPS 没有笑脸和眼泪，被认为是所有面部表情量表中最适合老年人疼痛评估的量表，特别是文化程度较低及认知功能障碍的老年人（图 2-14）。

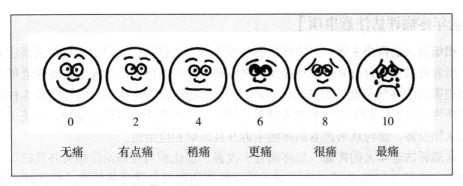

图 2-14 疼痛面部表情量表（Facial Scale）

（5）晚期阿尔茨海默病患者疼痛评估量表（C-PAINAD）：适用于晚期阿尔茨海默病患者或不能有效表达疼痛的患者（表 2-36）。

表 2-36 晚期阿尔茨海默病患者疼痛评估量表 (C-PAINAD)

项目	0	1	2
1. 呼吸	正常	偶尔呼吸困难 / 短时期的换气过度	呼吸困难兼发出吵闹声响 / 长时期的换气过度 / Cheyne-Strokes 呼吸
2. 负面声音表达	没有	偶尔呻吟 / 低沉的声音，带有负面的语气	重复性的叫嚷 / 大声呻吟 / 哭泣
3. 面部表情	微笑，或无表情	难过 / 恐惧 / 皱眉头	愁眉苦脸
4. 身体语言	轻松	绷紧 / 紧张步伐 / 坐立不安	僵硬 / 紧握拳头 / 膝盖提起 / 拉扯或推开 / 推撞
5. 可安抚程度	无需安抚	通过分散注意力或触摸、安慰，可安抚患者	通过分散注意力或触摸、安慰，也不可安抚患者

5. 评估既往和（或）治疗史 病史询问尚需了解既往药物史。经患者同意，应获得既往的评估和治疗，从医生办公室、医院、影像中心 / 实验室和药房得到所有记录。既往麻醉镇静药物使用史尤其重要。提问应包括：

（1）是否曾有其他疼痛性疾病？

（2）医疗保健专业人员曾对你做了哪些治疗？或目前正接受什么治疗？

（3）曾做了哪些诊断 / 影像学检查？

（4）曾用何种药物治疗？既往对药物 / 治疗的反应？应询问药物剂量、疗程，"按需"使用药物的频率，感觉不适和其他副反应。

（5）是否有补充或替代治疗针对你的症状？如果有，是否有效？

（6）是否使用中药、维生素或其他辅助治疗？是否坚持特殊的饮食？

6. 患者的认知和心理因素 应将患者的个人和家族史作为行为评估的一部分。询问患者的支持系统很重要。询问患者可能存在的影响疼痛恢复的不良行为模式。特别关注与潜在心理疾病（如抑郁、焦虑）相关的病史，或药物滥用史，包括处方药。关注患者对疼痛的具体信念和既往的医疗保健经历。

【老年疼痛评估注意事项】

1. 相信老人的疼痛主诉　经常评估测量疼痛的方法包括自我评定、行为观察法和生理反应。患者的描述和自诉是评估疼痛及其强度最为准确的证据。绝大多数虚弱老年人，包括认知损害者的疼痛是能够被准确评估的。约 1/3 的护理院疼痛老人能够完成 5 种常用的一维疼痛强度量表，83% 的疼痛老人能够使用至少一种常用疼痛评定量表。即使患者意识模糊或认知损害，都应认可患者的疼痛主诉并且采取相应措施。

2. 常规评估老年人的疼痛　如疼痛有无改善、恶化和与疼痛治疗相关并发症等。对于急性疼痛，应每 2～4 h 评估一次，对于持续性疼痛以及急性疼痛轻微或得到较好控制时可每 8 h 评估一次。

3. 正确评估老年人疼痛　选用简单易懂的疼痛评定量表有助于量化评估老年人的疼痛。当存在视力或听力损害时，医护人员应修正评估策略。尽可能让患者戴眼镜或助听器，给患者足够的时间理解疼痛评估的问题，有利于客观而准确回答相关问题。多数老年人无认知损害，靠助听器或眼镜已经适应了感觉减退，用标准量表测量时很少需要调整。

4. 发挥家庭成员的作用　疼痛相关的行为指标可用于评估老年人疼痛。家庭成员由于和患者密切相处，能帮助有效而客观地辨认出表示疼痛及其严重程度的表情或行为。当患者因病情严重或有认知、感知或运动功能改变时，往往不能准确表述疼痛，家庭成员可以在行为或情感等征象上用量表估计患者的疼痛强度，从而有效评估老年人的疼痛问题。因此，应对患者及其家属提供疼痛知识的宣教，充分发挥家庭成员的作用。

【要点】

- 持续性疼痛占门诊患者的 20%，分为：神经病理性、肌肉骨骼性、炎症性和机械性 / 压力性疼痛。
- 详细的疼痛评估包括调查疼痛特征，疼痛对生活质量和日常活动的影响。疼痛强度量表不能比较不同患者的疼痛程度，可以评估同一患者疼痛症状随时间的变化。病史的重要部分包括患者既往的疼痛药物治疗经历和对疼痛缓解的预期值。
- 老人的疼痛评估更具挑战性。评估可能需要包括照料者，以及对不能交流者使用仪器。完整的评估包括用药史、功能和心理评估，以及探讨个人信仰和应对策略。

第五节　老年持续性疼痛的治疗原则和策略

【老年持续性疼痛的治疗原则】

治疗持续性疼痛的最佳措施通常是同时联合多种措施，包含疼痛医疗专家的多学科小组协作。药物应与其他治疗措施协同以达到最佳镇痛目标，同时治疗患者的合并症。治疗的目标是缓解疼痛、改善功能、减少副作用。应遵循 3 个原则：

1.明确诊断，积极对因治疗　许多情况下，疼痛常常是疾病的一种临床表现，如肺癌时可仅表现为不明原因的胸痛。因此，治疗前排除肿瘤和器质性疾病是非常重要和必要的。对继发于肿瘤、糖尿病等疾病所产生的慢性疼痛应以控制原发疾病为主。椎管狭窄或骨性关节炎造成的慢性疼痛，应认识到完全缓解或治愈这些疾病常常不可能。适当药物治疗的同时应加强心理支持治疗，以维持正常的生理状态为目的。某些与神经精神性疾病，如抑郁症或阿尔茨海默病等有关的慢性疼痛，治疗时则必须两方面兼顾。对于多种疼痛混合存在的病人治疗时还应根据实际情况进行调整。

2.病理治疗和心理调节同步进行　老年人与外界联系较少，生理及心理上的痛苦难以得到及时的倾诉和理解，因而许多老年疼痛患者存在着不同程度的心理问题。治疗前应进行适当的心理状况评估，并予以适当的治疗。通过应用理疗、生物反馈、行为调整或其他社会心理学技术等多学科治疗技术可减少或免除药物治疗。

3.多种方法综合治疗　慢性疼痛多病程长、且影响因素多，特别是老年慢性疼痛患者，使用单一方法治疗往往难以奏效，而多种方法的综合治疗则可达到较好的疗效。多重疗法定义为在一名医师指导下，联合使用不同疗法以获得疗效相加或降低不良反应的目的。包括联合神经阻滞和药物治疗、康复治疗（如理疗）与神经调节或药物治疗、不同类型药物的联合治疗。如果某项治疗存在不能耐受的不良反应，应考虑多重疗法。多重治疗还可减少单一疗法随应用频率或药物剂量逐步上升而引起的不良反应。

【美国老年学会的 10 条建议】

美国老年学会对老年慢性疼痛的处理提出 10 条重要建议：

1. 首先考虑缓解疼痛：无论何时，当您感到疼痛时，寻找疼痛缓解的治疗方法和确定其原因一样重要。

2. 请详细向医生描述疼痛，以便让医生评估疼痛的严重程度。

3. 消炎镇痛药物不能作为常规使用：非甾体类消炎镇痛药物，如布洛芬和阿司匹林对老年患者会产生明显的不良反应，如消化道不良反应等。

4. 对轻度至中度的肌肉骨骼疼痛，首先考虑用对乙酰氨基酚（扑热息痛）治疗。

5. 对重度的疼痛，可使用麻醉性镇痛剂。镇痛剂对缓解中度至重度的疼痛，镇痛作用是肯定的。不过，由于患者体质及个体对药物反应的差异，选用此类药物，还必须由医生开处方并判定药物的疗效。

6. 对神经病理性疼痛，医生往往运用某些非镇痛剂类的药物，暂时性导致病痛的消失，这类患者需医生的密切观察。

7. 不能单独依靠药物镇痛，应同时采用非药物治疗：包括对患者的健康教育、康复训练及其他相关的治疗项目，也可以配合药物治疗单独或联合运用。

8. 当疼痛持续存在时，可考虑综合治疗方法，以达到缓解疼痛的目的。

9. 严格控制获得麻醉性镇痛剂的途径。由于麻醉性镇痛剂对患者会形成药物依赖性，因此应该控制该种药物获得的途径。

10.疼痛个体的健康教育：作为患者，必须尽可能多学习疼痛的自我护理。

【要点】

● 老年持续性疼痛的治疗目标是：缓解疼痛、改善功能、减少不良反应。
● 治疗的最佳措施通常是同时联合多种措施，包含疼痛专家的多学科小组协作。药物应与其他治疗措施协同，以达到最佳镇痛目标。
● 治疗原则包括：明确诊断，积极对因治疗；病理治疗和心理调节同步进行；多种方法综合治疗。

第六节　老年持续性疼痛的药物治疗

【镇痛药物种类】

临床常使用的镇痛药包括非阿片类药（nonopioids）、阿片类药（opioids）、镇痛辅助药（adjuvant analgesics）及其他药物共四类。常见药物见表 2-37。

表 2-37　老年人持续性疼痛的推荐药物

药物	推荐的起始剂量*	备注
非阿片镇痛药		
对乙酰氨基酚（扑热息痛）	每 4 h 325 ~ 500 mg，每 6 h 500 ~ 1000 mg	最大剂量一般每日 4 g，肝功能不全或有酗酒史的患者最大剂量减少 50% ~ 75%
塞来昔布（西乐葆）	每日 100 mg	较高剂量与胃肠道和心血管副作用发病率较高相关。心肌保护适应证的患者需要服用阿司匹林补充。因此，老年个体仍需同时进行胃黏膜保护
萘普生钠	220 mg，每日 2 次	研究显示心血管毒性较小
布洛芬	200 mg，每日 3 次	食品和药物管理局指出与阿司匹林同用会抑制后者的抗血小板作用，但该药的真正临床意义仍有待阐明，尚不清楚这是该药的独特作用还是其他 NSAID 的共性
双氯芬酸钠	50 mg，每日 2 次或每日 75 mg 缓释	由于环氧合酶 -2 抑制剂的相对选择性，与其他传统 NSAID 相比，此制剂的心血管风险可能较高
阿片类镇痛药		
氢可酮（Lorcet, Lortab, Norco,Vicodin, Vicoprofen）	每 4 ~ 6 h 2.5 ~ 5 mg	可用于急性反复发作、突发性或爆发性疼痛；每日速释剂量受限于对乙酰氨基酚和 NSAID 的固定剂量组合量。处方者需要考虑这些制剂每种非阿片类药物的量 - 并非都相同 - 以及患者正在服用的其他对乙酰氨基酚或含有 NSAID 的制剂，包括非处方药
羟考酮（OxyIR, Percocet, Percodan, Tylox, Combunox）	每 4 ~ 6 h 2.5 ~ 5 mg	可用于急性反复发作、突发性或爆发性疼痛；每日速释剂量受限于对乙酰氨基酚和 NSAID 的固定剂量组合量。速释羟考酮可以不加联合镇痛药而单独使用。处方医师应特别指出想让患者服用哪一种羟考酮以避免混淆或与其他镇痛药联合使用时产生毒性
吗啡		
速释（MSIR，Roxanol）	每 4 h 2.5 ~ 10 mg	剂型有片剂和浓缩口服液，最常用于突发性或爆发性疼痛，以及无法吞咽的患者
缓释（硫酸吗啡、Kadian、MSContin、Cramorph SR）	每 8 ~ 24 h 15 mg（见每个具体制剂的说明书剂量指南）	初始剂量通常由速释阿片药的反应来确定或作为不同种长效阿片的替代品。吗啡的毒性代谢物可能会限制肾功能不全或需要高剂量治疗的患者使用。连续释放制剂，如果剂末复发经常发生，可能需要更频繁加量。与食物和乙醇毒性相互作用明显

（续表）

药物	推荐的起始剂量*	备注
羟考酮		
速释型 （oxy，Oxycodone， TaiLeNing）	每4～6 h 2.5～5 mg	用于急性反复发作、突发性或爆发性疼痛；通过含对乙酰氨基酚或NSAID复方制剂限定每日剂量
缓释剂 （Oxycontin）	每12 h 10 mg	初始剂量通常由速释阿片药的反应来确定或作为不同种长效阿片的替代品。有些患者仅8 h镇痛效果，而某些虚弱老人镇痛时间可持续12～24 h
二氢吗啡酮 （hydromorphone， methadone）	每3～4 h 1～2 mg	用于爆发性痛或需不断重复给药者 当转换为其他阿片类药物时，半衰期不固定，呈非线性剂量等效关系 不推荐为一线用药
羟吗啡酮		
速释型（Opana IR，Oxymorphone）	每6 h 5 mg	典型阿片类毒副作用 与食物、乙醇有明显相互作用
缓释型 （Opana ER）	每12 h 5 mg	初始剂量通常由速释阿片药的反应来确定或作为不同种长效阿片的替代品
经皮芬太尼 （Durogesic，多瑞吉）	每72 h 12～25 μg/h 贴	初始剂量通常由速释阿片药的反应来确定或作为不同种长效阿片的替代品。目前向需要 < 60 mg 每24 h 口服吗啡当量的患者推荐的最低剂量贴剂。首剂的峰值效应需要18～24 h。疗效持续时间通常3天，但可能波动于48～96 h。达到稳态血浓度前可能需用2～3贴
辅助药物		
三环抗抑郁药		
地昔帕明 （Norpramine）， 去甲替林（Aventyl min，Pamelor）， 阿米替林（Elavil）	睡前10 mg	老年患者有显著的副反应风险。抗胆碱能效应（视觉、尿、胃肠道）；心血管效应（静态平衡位、房室传导阻滞）。老年人较少能耐受每日75～100 mg剂量
其他抗抑郁药		
洛西汀 （Cymbalta）	每日20 mg	监测血压、头晕、认知影响和记忆。有多药物相互作用的情况
文拉法辛（怡诺思）	每日37.5 mg	文拉法辛与剂量相关的血压和心率升高有关
抗惊厥药		
卡马西平 （Carbamazepine）	每日100 mg	监测肝转氨酶（谷草转氨酶、谷丙转氨酶）、全血计数、肌酐、尿素氮、电解质、血清卡马西平水平。多药物相互作用
加巴喷丁 （商品名Neurontin）	睡前100 mg	监测镇静、共济失调、水肿
抗心律失常		
美西律（Mexitil）	150 mg，每日2次	在基线和剂量稳定后监测心电图。传导阻滞、心动过缓的患者避免使用
其他药物		
糖皮质激素（如泼 尼松、Orasone），	每日5 mg泼尼松	尽可能低剂量，以防止类固醇副反应。短期可能出现液体潴留和血糖效果，长期可能出现心血管疾病和骨质脱钙
利多卡因（外用） （5% 利多卡因）	每日12 h 1～3贴	监测皮疹或皮肤刺激

资料来源：American Geriatrics Society Panel on the Pharmacological Management of Persistent Pain in Older Persons. Pharmacological management of persistent pain in older persons. J Am Geriatr Soc, 2009,57(8):1331-1346.

【给药原则】

随着增龄，老化会影响药物的吸收、分布、代谢和排泄，表现在老年人对镇痛药物的疗效和毒性都较敏感。原则上应以缓解疼痛、侵入性最小、最安全的方式给药。慢性或中度疼痛常口服给药，不能耐受口服途径时，可直肠、舌下或透皮途径等非侵入性途径替代。疼痛严重或急性疼痛时才考虑静脉给药。老年人肌肉消瘦、脂肪组织少，更应避免肌内注射途径。对中～重度疼痛、持续或复发性疼痛应 24 h 按时定量给药，适当联合镇痛药可起协同作用，减少每一种药物的剂量，从而减轻相应药物的不良反应。

镇痛药物还应该遵从定时的原则。短效用于突发性、严重疼痛，按需给药。持续性疼痛，药物应提供持续一整天的疗效，推荐长效或缓释制剂。不主张使用安慰剂，不仅效果短暂，更可能导致患者丧失治疗的信心。联合用药和非药物治疗可提高疼痛缓解率。

【镇痛药物应用的具体建议】

1. 非阿片类药   适用于轻至中度疼痛，也可以是阿片类药的辅助用药，包括对乙酰氨基酚和非甾体类抗炎药（nonsteroidal antiinflammatory drug，NSAID），如阿司匹林、萘普生、布洛芬等。

对于慢性轻～中度肌肉骨骼疼痛，美国老年协会推荐首选对乙酰氨基酚。绝对禁忌证为肝功能衰竭，相对禁忌证为肝功能不全和慢性酒精依赖。建议每日最大剂量不超过4 g。而对慢性炎性疼痛，对乙酰氨基酚弱于 NSAID。

NSAID 的不良反应有胃肠道毒性如出血，抑制血小板聚集，肾功能损害，液体潴留和谵妄等。所以老年人用 NSAID 比用阿片类药更不安全，使用 NSAID 时需非常小心。绝对禁忌证为活动性消化道溃疡、慢性肾病和心力衰竭。相对禁忌证：高血压、幽门螺杆菌感染、既往消化道溃疡史、应用皮质激素或选择性 5- 羟色胺再吸收抑制剂（selective serotonin reuptake inhibitor，SSRI）。环氧合酶 -2（COX-2）抑制剂虽然减少了消化道出血风险，但增加了心血管事件风险。对胃肠道风险低者，推荐萘普生或布洛芬较合理，必要时同时给予质子泵抑制剂（PPI）。如胃肠道风险高，但没有心血管风险，可考虑 COX-2 抑制剂，必要时同时给予低剂量阿司匹林。

2. 阿片类药   适用于所有中至重度疼痛，分为 μ 受体激动剂和激动剂拮抗剂两类。μ 受体激动剂又称完全激动剂或吗啡类药物，是治疗急性疼痛和癌痛首选药物。老年人阿片类药首次剂量应比成人推荐剂量低 25%～50%，不断逐步滴定剂量，缓慢增加 25 %至疼痛缓解而没有不能耐受的副反应剂量。治疗过程中不断重新评估治疗效果及副反应。

预防、监测和评估阿片类药物相关副反应并加以处理，以增加耐受性。研究表明，对于老年疼痛患者，阿片类药很少引起成瘾；恶心、呕吐、镇静症状会逐渐消失；便秘比较顽固，但通过调整饮食及使用药物也可纠正。呼吸抑制常由于阿片类药物加量过快或与其他中枢神经抑制剂合用所致。可用阿片受体拮抗剂纳洛酮拮抗（小剂量开始），但可能诱发疼痛危象和急性戒断症状。建议仅用于呼吸频率 <8 次 / 分和氧饱和度 <90% 的患者。

3. 镇痛佐药   镇痛佐药指有特定的适应证，又可有效治疗某些类型疼痛（如持续性疼痛，尤其是神经性疼痛）的药物。可单独使用或与镇痛药及非药物治疗联合使用，合用疗效更明显。包括抗抑郁药、抗惊厥药、局麻药、皮质类固醇等。老年人的神经病理性疼痛非常常见，如带状疱疹神经痛、三叉神经痛等，可使用抗抑郁药、抗惊厥药及抗心律失常药等。应避免使用三环类抗抑郁药，因其副反应发生风险高。5- 羟色胺和选择性去甲肾上腺素再摄取抑制剂（SNRI）（度洛西丁、文拉法辛）治疗纤维肌瘤疼痛有效，副作用较轻。新型抗惊厥药加巴喷丁对糖尿病神经病变和疱疹后神经痛有效，且不良反应少。糖皮质激素可用于疼痛相关的炎性疾病或恶性肿瘤骨转移。利多卡因可用于其他治疗无效的神经病理性疼痛，以及所有局部疼痛的外用治疗。各种原因的骨痛可考虑使用降钙素，对肿瘤转移性骨痛膦酸盐类药物也有镇痛作用。

【镇痛药物选择】

合适的初始药物选择依赖于疼痛原因和类型的准确评价。特别需要鉴别神经病理性疼痛和伤害感受性疼痛。

1. 神经性疼痛 首先去除病因，如解除可能的神经压迫。当需要药物治疗时，首先充分考虑疼痛综合征的病理生理、其他症状和合并症、脏器储备功能、药代学 / 药效学和副反应。

不同疼痛治疗指南间比较一致的观点是，对大多数患者，神经病理性疼痛的初始治疗为抗抑郁剂 5- 羟色胺和去甲肾上腺素再摄取抑制剂（serotonin and noradrenaline reuptake inhibitor，SNRI）或钙通道 α- 2-δ 配体（加巴喷丁和普瑞巴林），当病变局限可同时联合辅助局部治疗（如利多卡因）。阿片类药物应作为第二选择。在特定的患者，应早期考虑，如严重的顽固性疼痛、阵发性加重的剧痛、神经性癌痛。一项纳入 31 个试验 Cochrane 系统评价评估阿片类治疗神经性疼痛，发现与安慰剂比较，短期（<24 小时）阿片类治疗的效果模棱两可，中期（<12 周）阿片类有效（57% 的患者达到 33% 的疼痛缓解率，安慰剂仅 34%），但是试验的偏倚高。

通常需要联合治疗，因为神经性疼痛对单一治疗的反应不到一半。然而，目前关于联合治疗有效性和安全性的证据远远不足。一些药物可推荐于特殊病因的神经性疼痛，如三叉神经痛一线治疗药物为卡马西平或奥卡西平。

目前的试验多关注单一药物治疗某种类型的疼痛。基本没有头对头比较不同药物治疗效果。而且研究周期较短（6 ~ 8 周），这对持续性疼痛不能充分体现治疗反应。

2. 伤害感受性疼痛

伤害感受性疼痛的初始药物治疗应考虑非麻醉和阿片类镇痛药。药物治疗与非药物治疗联合缓解疼痛。

当需要药物治疗时，通常建议将对乙酰氨基酚作为一线选择治疗骨关节炎和慢性后背痛的疼痛。注意：当剂量大于每天 4 g 时有潜在的肝毒性。

替代的一线药物是口服 NSAID，其对轻 ~ 中度慢性腰痛或骨关节炎有效。阿片类治疗持续性疼痛仅用于低药物滥用风险，以及经非阿片类和抗抑郁药治疗仍表现为持续性疼痛者。需要明确的是，长期阿片类治疗缓解疼痛和改善功能的证据有限，而且阿片类药物过量的危险随着调整剂量而增加。

【非药物治疗】

非药物方法单独应用对中、重度疼痛常无效，但作为药物治疗的补充，提高疼痛缓解的效果，包括物理治疗、微创介入治疗及心理治疗等。

1. 物理治疗 包括光疗法、电疗法、磁疗法、超声波疗法、水疗法、按摩等。理疗可与药物治疗相配合。按摩从心理和生理上起安慰和镇痛作用，但必须由专科医生进行，老年人多有骨质疏松，没有专业知识容易造成骨折，出现严重后果。以下介绍几种简单容易操作的物理疗法：

（1）皮肤刺激：皮肤刺激包括热敷、冷敷、按摩、振动按摩法等，刺激部位可在疼痛部位或非疼痛部位（如疼痛的近端、远端或对侧），时间常为 20～30 min（冰敷 10 min 内）。认知功能受损或在所敷部位感觉受损者，注意预防烫伤或组织损伤。冷比热更有效，可冷热交替缓解疼痛。

（2）分散注意力：分散疼痛注意力，将注意力集中于其他刺激上，包括与他人交谈、幽默、听音乐、看电视、唱歌、阅读等患者感兴趣的方法。愉快的心情可使患者对疼痛的敏感度降低，能稳定情绪，解除焦虑。

（3）松弛：简单的松弛技术如深呼吸、腹式呼吸、打哈欠等。音乐、按摩等也是能达到松弛的方法。老年人对非药物措施常常有自己的经验和喜好。在实施前向患者描述缓解疼痛的非药物措施很重要，身体和心理疲劳可能干扰分散注意力和松弛等技术。

2. 微创介入治疗　包括神经阻滞、电刺激治疗、经皮椎体成形术、硬膜外腔镜治疗及吗啡镇痛泵植入术。一般用于药物及物理治疗效果不佳的慢性顽固性疼痛。

3. 心理治疗　包括认知行为治疗、放松治疗、操作行为治疗、生物反馈治疗等。疼痛总是伴随着消极的情绪，通过减轻患者的心理压力，可以帮助提高疼痛阈。患者情绪稳定、环境舒适、精神轻松可以增加对疼痛的耐受能力，有利于缓解疼痛。充分调动患者积极的心理因素，克服消极的心理因素，增强希望和信心。

【要点】

- 轻、中度疼痛可考虑非阿片类镇痛剂，老人优先考虑对乙酰氨基酚，尤其肌肉骨骼疼痛，注意影响肝功能的不良反应。
- 阿片类药物治疗中、重度疼痛有效，应不断滴定剂量以达到满意控制，应预防、监测副反应。短效阿片药治疗急性、爆发性疼痛。持续性疼痛建议使用长效或缓释剂治疗。
- 慢性疼痛患者满意的治疗效果通常源于多种措施（药物、物理治疗、行为治疗、神经调节和介入干预）同时应用，以及围绕疼痛医疗专家的多学科协作小组。
- 恰当的初始治疗策略的选择依赖于对疼痛病因及慢性疼痛综合征类型的准确评估。尤其应该区别神经病理性疼痛和伤害感受性疼痛。神经病理性疼痛的初始治疗为抗抑郁药或钙通道 α- 2-δ 配体；伤害感受性疼痛的初始药物治疗应考虑非麻醉和阿片类镇痛药。

【疼痛治疗临床路径】

见图 2-15。

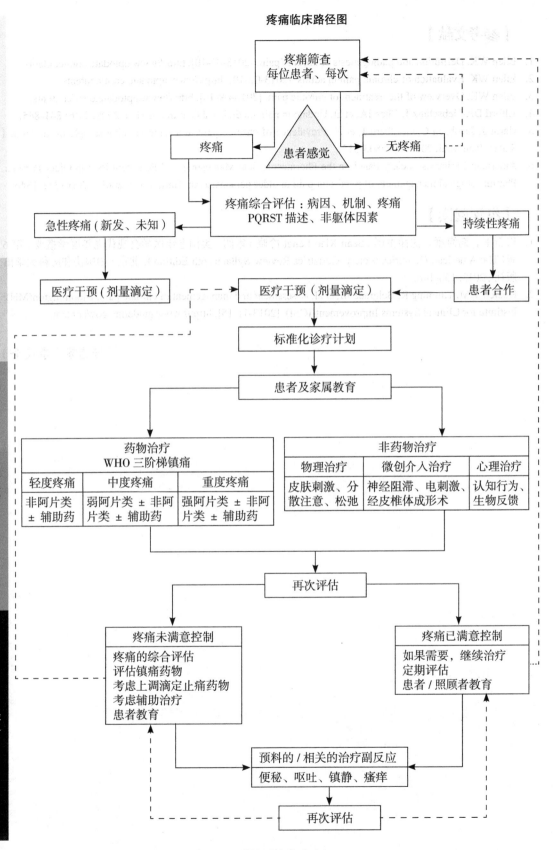

图 2-15　疼痛治疗临床路径

【参考文献】

1. Ellen WK. Definition and pathogenesis of chronic pain. [2013-02-10]. http://www.uptodate.com/contents.
2. Ellen WK. Evaluation of chronic pain in adults. [2013-02-10]. http://www.uptodate.com/contents.
3. Ellen WK. Overview of the treatment of chronic pain. [2013-09-10]. http://www.uptodate.com/contents.
4. Alford DP, Liebschutz J, Chen IA, et al. Update in pain medicine. J Gen Intern Med, 2008, 23(6):841-845.
5. Hardt J, Jacobsen C, Goldberg J, et al. Prevalence of chronic pain in a representative sample in the United States. Pain Med, 2008, 9(7):803-812.
6. American Geriatrics Society Panel on the Pharmacological Management of Persistent Pain in Older Persons. Pharmacological management of persistent pain in older persons. J Am Geriatr Soc, 2009, 57(8):1331-1346.

【纵深阅读】

1. 田新平，谢海雁，沈悌主译. Sean Xiao Leng(冷晓) 审阅. 美国老年医学会现代老年医学概要. 第 6 版(The American Geriatrics society. Geriatrics Review Syllabus.6th Edition). 北京：中国协和医科大学出版社, 2012: 138-146.
2. Hooten WM, Timming R, Belgrade M, et al. Assessment and management of chronic pain. Bloomington(MN): Institute for Clinical Systems Improvement(ICSI). [2013-11-15]. http:// www.guideline.gov/content.

（舒德芬　李茂全）

第十九章 尿失禁

尿失禁（urinary incontinence，UI）是一种多因素相关综合征，以膀胱不能维持其控制排尿的功能、尿液不自主地流出为特征，发病率随着年龄的增长而增加。它是老年人，尤其是高龄老年人的一个普遍问题，尿失禁虽然不直接危及老年人的生命，但可引起许多并发症，严重影响老年人的日常生活和社会功能的实现；给老年人的心理造成极大压力，影响着老年人健康指数的提升和总体生活质量的提高。因此，早期识别、正确诊断和及时防治老年性尿失禁具有重要的临床意义。

【典型病例】

患者，女性，75岁，有慢性阻塞性肺疾病、糖尿病、高血压病史10多年。顺产5次。近3年反复出现尿急、尿频，偶有尿痛，夜间小便次数多达7~8次/晚，睡眠差，很苦恼，且常于咳嗽、弯腰、跳舞时出现尿湿裤子，感到很尴尬。多家医院就诊，查小便常规、肾功能均正常。泌尿系彩超未见双肾、输尿管、膀胱、子宫及附件异常。

【临床问题】

1. 目前困扰患者的主要临床问题是什么？
2. 导致该临床问题可能有哪些原因？该问题影响了生活的哪些方面？
3. 需要进一步安排哪些检查？
4. 治疗原则是什么？

第一节 老年性尿失禁的定义和流行病学特点

【定义】

国际尿控协会（International Continence Society，ICS）的最新定义认为，尿失禁是一种给患者及照料者带来社会及卫生问题的尿液非随意流失。尿失禁是一临床症状、异常体征和临床问题，但尿失禁不能被看作是一种疾病，因为大多数情况下，导致尿失禁的确切病因并不清楚，常常是多因素所致。

【流行病学特点】

尿失禁的流行病学调查多采用问卷方式。调查结果显示，该疾患患病率差异较大，可能与采用的尿失禁定义、测量方法、研究人群特征和调查方法等都有关系。国际上多个流行病学调查报告指出，尿失禁在不同人群中的患病率范围为17%～45%。随着年龄的增长，尿失禁的患病率相应升高。有15%～38%的老年人受尿失禁的困扰，女性高于男性。2008年，美国一项大型非妊娠妇女现况调查显示，中至重度尿失禁（至少每周有一次或每月有多于一次的漏尿）的患病率在20～39岁组为7%，40～59岁组为17%，60～70岁组为23%，80岁及以上组高达32%。2009年，美国一项有关社区男性尿失禁流行病学、危险因素及预防的系统评价显示，过去一年中至少有一次尿失禁的患病率在19～44岁组为4.8%，45～64岁组为11.2%，65岁及以上组增至21.1%。与社区相比，住在养老院（nursing home）的老年人群尿失禁患病率明显增高，为43%～77%。2009年，美国一项现况调查显示，养老院的老年女性尿失禁患病率高达60%～78%；另一项调查显示，养老院老年男性尿失禁患病率也明显高于社区，为45%～72%。在美国因尿失禁入住养老院的比例为6%～10%，认知功能障碍的老年人更易发生尿失禁。研究显示，伴认知功能受损的衰弱老年女性发生尿失禁的风险性是认知功能正常老年女性的1.5～3.5倍。不同种族尿失禁患病情况报道差异较大，目前研究显示，男性尿失禁患病情况并无种族差异，但女性尿失禁患病的种族差异尚不肯定。一些研究显示，非西班牙裔白人女性尿失禁患病率高于非洲裔美国人女性；白种人和墨西哥裔美国女性尿失禁患病率高于黑人女性；但有些研究并未发现女性尿失禁患病情况存在种族差异。2000年，北京地区对18周岁以上的健康人群调查显示，尿失禁总患病率为29.4%，其中女性46.5%，男性12.1%。2004年，武汉市对年龄在11～89岁的社区人群调查提示，尿失禁总患病率为23.5%，女性为30.2%，老年女性高达49.2%。

尿失禁虽然不直接危及患者的生命，但可引起许多并发症，严重降低老年患者的生活质量。尿失禁患者易出现会阴部湿疹、溃疡、泌尿系感染，甚至跌倒和骨折等。心理上，老年尿失禁患者常感到羞耻、压抑等，更易出现抑郁、孤独等精神性改变。尿失禁导致的社会经济负担也非常明显。1993年，美国用于治疗尿失禁的总费用已超过了该年透析治疗加冠状动脉搭桥手术费用的总和，约150亿美元。2000年，美国尿失禁相关的治疗总费用增至约200亿美元，其中用于老年人尿失禁相关治疗费用在过去10年间翻倍增长。我国尚无这方面数据统计发表。随着世界人口老龄化，我国将成为世界上最大的人口老龄化国家，无疑尿失禁亦将成为我国老年医学科、泌尿外科医师面临的主要问题之一。

【要点】

- 尿失禁是一种给患者及照料者带来社会及卫生问题的尿液非随意流失，常常是多因素所致。
- 随着年龄的增长，尿失禁的患病率相应升高；80岁及以上老年女性患病率达32%。
- 男性尿失禁患病情况并无种族差异，但女性尿失禁患病的种族差异目前尚不肯定。
- 尿失禁虽然不直接危及患者的生命，但可引起许多并发症，严重降低了老年患者的生活质量。
- 尿失禁导致的社会经济负担也非常明显。

第二节　老年性尿失禁的分类、病因及临床表现

无论哪一个年龄段，控尿功能不但依赖于下尿路功能和神经支配的完整性，以及盆底肌肉、膀胱颈、后尿道周围筋膜和韧带对尿道的支持，同时也与泌尿系统外的因素如精神状态、四肢的活动能力有关。老年人常伴有行动不便，反应缓慢，年龄相关的下尿路解剖和功能改变，以及易患一些影响神经生理完整性的疾病等，以上种种原因都是老年人发生尿失禁的易发因素。但尿失禁并不是正常衰老的一部分，尿失禁发生在任何年龄都是不正常的。

尿失禁可以根据症状持续时间、临床表现或生理上的异常进行分类。目前临床上倾向把尿失禁分为暂时性和下尿路疾病所致的尿失禁（也称持续性尿失禁，established urinary incontinence），前者主要反映泌尿系统以外的因素。

【暂时性尿失禁】

暂时性尿失禁（reversible urinary incontinence）约占老年性尿失禁的 1/3。引起暂时性尿失禁常见有 4 大类可逆性原因，为便于记忆，人们常将 4 大原因的英文单词的第一个字母排在一起成为"DRIP"（意为"水滴"）。对每位有尿失禁的老年人，临床医师应首先努力寻找其可逆原因，由上述范围的急性疾患引起的尿失禁往往可以恢复正常。如果暂时性尿失禁未得到妥善处理，其症状亦会长期存在，但不能就此判定是下尿路的功能失调所致。

1.谵妄（delirium，D）　由于患者一过性的神志不清，导致尿失禁，一旦患者神志恢复，症状即缓解。这类患者无需特殊处理。

2.活动能力受限（restricted mobility，R）　尿失禁可以是老年患者不能到达厕所的结果。许多可治疗的疾病和许多情况可导致老年患者活动受限，如关节炎、髋部畸形、体力不够、心力衰竭、视力不佳、卒中等问题。导致或加重尿失禁常见疾病见（表 2-38）。

3.感染、炎症和粪嵌塞（infection，inflammation，impaction of stool，I）　老年人常患泌尿系感染，可引起尿频、尿急、尿痛，严重时可出现急迫性尿失禁。一般控制感染后，症状可得到改善。萎缩性尿道炎和阴道炎是老年女性常见的疾病，可出现下尿路症状，表现为尿频、尿急，严重者造成压力性尿失禁。适当的雌激素替代治疗可缓解轻度压力性尿失禁。便秘作为尿失禁的原因在住院的老年患者中可高达 10%，其发病机制涉及阿片类受体刺激剂，以及膀胱或尿道的机械性功能紊乱。患者常出现尿急或充盈性尿失禁的症状，同时典型的患者伴有大便失禁，解除嵌顿的粪便就能恢复正常排尿。

4.尿排出量过多和药物的影响（polyuria，pharmaceuticals，P）　尿排出量过多的原因有摄入液体过多、利尿药、代谢性疾病（如糖尿病、高钙血症）、伴有液体负荷过多的疾病包括心力衰竭、低蛋白血症和药物引起的周围性水肿（如非类固醇抗炎药和一些钙离子拮抗剂）。当尿失禁在夜间发生时，可能与周围性水肿伴有的因素同时存在。同时，药物可影响患者的神经、精神状态以及膀胱的储尿和排尿功能，药物也是老年人暂时性尿失禁的重要原因之一。引起或加重尿失禁的常见药物见表 2-39。

表 2-38　引起或加重尿失禁常见疾病

常见疾病	对尿失禁的影响
心血管疾病	
动脉血管疾病	缺血性心肌病变或神经病变导致膀胱逼尿肌收缩功能低下或无反射
心力衰竭	夜间多尿
胃肠道疾病	大便排空受损；尿失禁与大便失禁常合并存在
失眠	睡眠差导致夜尿次数增多
代谢性疾病	
糖尿病	膀胱过度活动症伴急迫性尿失禁；神经病变性引起膀胱逼尿肌收缩功能低下；高血糖或低血糖导致精神状态改变；便秘
高钙血症	多尿，精神状态改变
维生素 B_{12} 缺乏	周围神经病变致膀胱逼尿肌感觉和收缩功能受损
肌肉骨骼疾病	活动受限；在类风湿关节炎和骨关节炎中，颈脊髓病导致膀胱过度活动症
神经性疾患	
脑血管疾病，脑卒中	由于中枢神经系统对尿急和膀胱感觉控制受损，导致膀胱过度活动症伴急迫性尿失禁；认知功能受损
谵妄	认知功能受损
痴呆（重度）	认知功能受损；急迫性尿失禁
多发性硬化	膀胱过度活动症、无反射、或括约肌协同失调（决定于脊髓损害层面）
颅内压正常的脑积水	额叶抑制中心受压导致膀胱过度活动症；功能和认知受损
帕金森病	功能和认知受损；便秘
不安腿综合征	睡眠差引起夜尿症
脊髓损伤	膀胱过度活动症、无反射、或括约肌协同失调（决定于脊髓损害层面）
椎管狭窄	逼尿肌上运动神经元受损引起膀胱过度活动症（颈椎狭窄）；腰椎狭窄引起膀胱过度活动症或无反射
阻塞性睡眠低通气综合征	夜间多尿和睡眠障碍
周围静脉功能不全	夜间多尿
肺部疾病	慢性咳嗽加重，压力性尿失禁
精神心理疾患	
情绪化和焦虑症	主动性下降；尿失禁与抑郁密切相关；睡眠差导致夜尿症
嗜酒	功能和认知受损，急性中毒导致快速利尿和尿潴留
精神病	功能和认知受损，主动性下降

资料来源：Dubeau CE. Urinary Incontinence. In: Geriatrics Review Syllabus: A Core curriculum in Geriatric Medicine, 7th ed,Pacala JT, Sullivan GM, eds. New York: American Geriatrics Society, 2010.

【持续性尿失禁】

　　纠正暂时性尿失禁的确切原因后，如果尿失禁仍持续存在，应考虑持续性尿失禁，多为下尿路疾病所致。尽管下尿路疾病的发生率随年龄而增长，但下尿路疾病的发病情况老年人与年轻人类似。下尿路因素引起尿失禁包括膀胱过度活动（overactive bladder，OAB）或逼尿肌过度活动（detrusor overactivity，DO）、压力性尿失禁（stress urinary incontinence）、膀胱出口梗阻和逼尿肌活动低下（detrusor underactivity）。临床实践中，根据临床表现，常将持续性尿失禁分型为急迫性尿失禁、压力性尿失禁、充盈性尿失禁和混合性尿失禁。

表 2-39　引起或加重尿失禁的常见药物

药物	对尿失禁的影响
乙醇	尿频、尿急、镇静、谵妄和活动受限
α 肾上腺素受体激动剂	尿道出口梗阻（男性）
α 肾上腺素受体阻滞剂	压力性漏尿（女性）
血管紧张素转化酶抑制剂	在尿道括约肌功能受损的患者，药物相关性咳嗽可能导致压力性尿失禁和急迫性尿失禁
抗胆碱能制剂	膀胱排空受损、尿潴留、谵妄、镇静、便秘和大便困难
抗精神病药物	抗胆碱能制剂样作用以及肌强直和运动受限
钙通道拮抗剂	膀胱逼尿肌收缩功能受损、尿潴留；二氢吡啶类药物引起足水肿，导致夜间多尿
雌激素	可加重女性压力性和混合性漏尿
加巴神经能类（加巴喷丁、普瑞巴林）	足水肿导致夜尿症和白天尿失禁
拉坦前列素（latanoprost）	急迫性尿失禁
袢利尿剂	多尿、尿频、尿急
麻醉性止痛剂	尿潴留、大便嵌塞、镇静、谵妄
非甾体类抗炎药	足水肿导致夜间多尿
口服避孕药	压力、急迫和混合性尿失禁
镇静性催眠药	镇静、谵妄、活动受限
氢氯噻嗪	足水肿导致夜间多尿
三环类抗抑郁药	抗胆碱能作用和镇静作用
胆碱酯酶抑制剂	单用可能增加尿失禁风险；与抗尿失禁的抗毒蕈碱制剂联用加重功能受损
β- 受体阻滞剂	急迫性尿失禁
阿片类镇痛药	镇静，抗胆碱能作用
组胺 -1 受体拮抗剂	精神混乱
锂	多尿

资料来源：Dubeau CE. Urinary Inconinence. In: Pompei P, Murphy JB, eds. Geriatrics Review Syllabus: A Core Curriculum in Geriatric Medicine, 6th ed. New York, NY: American Geriatrics Society, 2006, 185.

1. 膀胱过度活动所致急迫性尿失禁　膀胱过度活动是老年性尿失禁患者最常见的病因。临床表现为急迫性尿失禁（urge urinary incontinence）的症候群：尿频、尿急，尿急感来得很快，夜间多尿和尿失禁常见。排尿后残余尿量一般不多，一般残余尿量 >50ml 提示有出口梗阻。OAB 的病因尚不十分明确，目前认为有以下 4 种：①逼尿肌不稳定：由非神经源性因素所致，储尿期逼尿肌异常收缩引起相应的临床症状；②膀胱感觉过敏：在较小的膀胱容量时即出现排尿欲；③尿道及盆底肌功能异常；④其他原因：如精神行为异常，激素代谢失调等。

根据发病机制膀胱过度活动分为两种类型：①逼尿肌反射亢进（detrusor hyperreflexia）：有明确的神经系统疾病，如脊髓损伤、脑血管疾病、帕金森病和阿尔茨海默病（老年性痴呆）等；②逼尿肌不稳定（detrusor instability）：非神经系统疾病所致，原因多为下尿路梗阻、泌尿系感染、肿瘤和异物刺激等。由于老年人常有中枢神经疾病如脑卒中等，也可因为老龄化或下尿路梗阻出现细胞连接的改变，因此目前尚无可靠方法来鉴别老年性膀胱过度活动的确切类型。

老年性逼尿肌过度活动有两种生理性表现形式：一种是逼尿肌过度活动，但逼尿肌收缩力正常；另一种是逼尿肌过度活动伴逼尿肌收缩力受损（detrusor hyperactivity with impaired contractility，DHIC）。DHIC 是老年逼尿肌过度活动患者最常见的表现形式，临床上常表现为尿急、尿频，尿流率下降，残余尿增多，甚至出现膀胱小梁小室形成，易与前列腺增生混淆。采用抗胆碱能抑制剂治疗 DHIC 常诱发尿潴留。

2. 压力性尿失禁　压力性尿失禁是老年女性中第二位最常见的尿失禁类型。临床表现为在腹压增高时，如喷嚏、咳嗽、大笑、弯腰或者站起时出现不自主的尿液自尿道外口漏出（同时没有膀胱收缩）。主要原因是盆底肌肉松弛所致，其次为固有括约肌缺失（intrinsic sphincter deficiency），这通常是由于操作性创伤或尿道萎缩等所致。研究显示，与女性压力性尿失禁较明确相关的因素有年龄、生育、盆腔脏器脱垂、肥胖、种族和遗传因素；可能相关的危险因素有雌激素水平下降、子宫切除术、吸烟、高强度体育锻炼、便秘、肠道功能紊乱、咖啡因摄入和慢性咳嗽等。男性压力性尿失禁主要见于前列腺术后患者。

3. 膀胱出口梗阻　膀胱出口梗阻是老年男性第二位最常见的尿失禁病因，但是有梗阻的大多数患者并无尿失禁。常见原因为良性前列腺增生、前列腺癌和尿道狭窄。在老年女性，出口梗阻少见，其常见原因是既往因尿失禁手术后或阴道前壁膨出而致的尿道扭曲。因梗阻而有尿失禁的患者临床多表现为排尿后的尿点点滴滴。如果发生继发性逼尿肌过度活动，男女性均可表现为急迫性尿失禁症候群。在此基础上若伴发逼尿肌失代偿，严重时可表现为充盈性尿失禁（overflow urinary incontinence）。

4. 逼尿肌活动低下　逼尿肌活动低下（detrusor underactivity）所致尿失禁在老年性尿失禁中占 5%～10%，可导致尿潴留以及充盈性尿失禁。原因包括支配膀胱的神经受损（如椎间盘压缩或肿瘤累及）、糖尿病自主神经病变、帕金森病等。在有慢性出口梗阻的患者，逼尿肌可发生纤维变性，所以即使当梗阻解除，膀胱仍然不能正常地排空。临床上值得注意的是，严重的逼尿肌活动低下的症状有时与逼尿肌过度活动类似，例如尿频、尿急、夜尿，因此在开始治疗逼尿肌过度活动时，务必先排除尿潴留。

老年人持续性尿失禁常为多因素所致，表现为混合性尿失禁，如老年女性尿失禁多表现为压力性和急迫性尿失禁的综合症状（如尿急、尿频、夜尿增多合并腹压增高漏尿等）；老年男性尿失禁常表现为急迫性和充盈性尿失禁的症状（尿急、尿频、夜尿增多合并排尿困难、尿潴留等）。明确尿失禁类型有助于合理选择有效的治疗方法。

【要点】

- 尿失禁并不是正常衰老的一部分，尿失禁发生在任何年龄都是不正常的。
- 临床实践中，尿失禁常分为暂时性尿失禁和持续性尿失禁。
- 引起暂时性尿失禁常见原因较多，便于记忆总结为"DRIP"。
- 持续性尿失禁分型为急迫性尿失禁、压力性尿失禁、充盈性尿失禁和混合性尿失禁。老年人持续性尿失禁常为多因素所致，表现为混合性尿失禁。

第三节　老年性尿失禁的诊断

正确地诊断老年患者是否存在尿失禁，尿失禁临床类型及其病因有赖于详细地了解患者的病史、排尿记录、特殊的体格检查和相关的实验室及影像学检查。

【病史】

在询问病史时，应重点了解有无引起尿失禁的暂时性病因和膀胱、尿道功能性损害的病因。一般情况应包括患者的日常生活能力及可能产生尿失禁的相关病史。在注意泌尿系统病史的同时，还应注意全身疾病史。3 项尿失禁问题问卷（the 3 incontinence questions，3IQ）可帮助临床医师鉴别急迫性尿失禁和压力性尿失禁（见表 2-40）。

表 2-40　3 项尿失禁问题问卷（3IQ）

1. 在过去 3 个月中，你有漏尿吗？（即使少量漏尿）
　□有　□无（如选择"无"，结束问卷）
2. 在过去 3 个月中，你曾有漏尿（可以多选）
　□当你进行某些体力活动时，如咳嗽、打喷嚏、提重物、或运动
　□当你尿急或想排空膀胱时，你没有足够的时间到达卫生间
　□没有进行体力活动，也无明显尿急感
3. 在过去 3 个月中，你经常漏尿（只选一项）
　□当你进行某些体力活动时，如咳嗽、打喷嚏、提重物、或运动
　□当你尿急或想排空膀胱时，你没有足够的时间到达卫生间
　□没有进行体力活动，也无明显尿急感
　□体力活动和尿急感均会导致漏尿且发生频率相等

根据对以上 3 个问题的回答结果，确定尿失禁的类型

对 3 个问题的回答结果	尿失禁类型
体力活动时经常发生漏尿	单纯压力性尿失禁或以压力性尿失禁为主
经常有尿急感，想排空膀胱	单纯急迫性尿失禁或以急迫性尿失禁为主
不进行体力活动，无尿急感	其他原因或以其他原因为主
体力活动和尿急感均会导致漏尿且发生频率相等	混合性尿失禁

资料来源：Brown JS, Bradley CS, Subak LL, et al. The sensitivity and specificity of a simple test to distinguish between urge and stress urinary incontinence. Ann Intern Med，2006，144:715.

【排尿记录】

排尿记录（voiding record）能客观记录患者的排尿情况，是尿失禁诊断的基础（见表 2-41）。一般需要记录 2~3 天的排尿情况，包括排尿时间，排尿前感觉（如有无尿急和尿失禁等），是否伴有其他症状（如尿痛和下腹痛），是否有诱发尿失禁的因素（如活动、咳嗽等），每次排尿量等。

表 2-41   排尿记录表

姓名：   日期：

排尿时间	尿量	尿急?	漏尿?	备注?	饮水时间、类型和量
早 6：00					
中午 12：00					
下午 6：00					
午夜 12：00					

【体格检查】

体检应重点了解患者有无活动受限制，如步态异常；有无认知功能障碍及情绪性格改变；有无神经系统受损的体征；有无心衰、四肢水肿等。直肠指检了解肛门括约肌的张力，前列腺大小及质地。女性应对外生殖器进行检查，了解有无阴道前后壁的膨出，有无子宫脱垂、萎缩性阴道炎等。压力性检查（Standing Full Bladder Stress Test）有助于鉴别压力性尿失禁和逼尿肌过度活动所致的急迫性尿失禁。当膀胱充盈，患者取接近于直立体位，两腿岔开，嘱患者咳嗽，观察有无尿液漏出。如随着咳嗽尿液漏出而咳嗽停止后漏尿消失者很可能为压力性尿失禁，而咳嗽后出现尿急感觉之后才有尿液漏出者很可能为逼尿肌过度活动。

【实验室及影像学检查】

最基本的实验室检查应有尿常规、尿培养、血糖、肾功能和血清电解质等。影像学检查主要包括超声、内镜（包括膀胱镜和尿道镜）和尿动力学检查（urodynamic testing），此3项检查可评价逼尿肌或括约肌功能，从而判断是急迫性还是压力性尿失禁。此外，可进行残余尿测定（postvoid residual）。用B超或导尿方法测量残余尿，可为诊断及治疗提供依据。如患者经一般检查不能确诊，或经验性保守治疗失败，或准备进行手术治疗前均应进行尿动力学检查，对老年人来说尿动力学检查是安全可靠的。

可见，老年性尿失禁的诊断主要依据主观症状和客观检查，诊断步骤包括确定诊断、程度诊断、分型诊断、病因诊断及合并疾病诊断。

（1）确定诊断：目的是确定有无尿失禁；

（2）程度诊断：目的是确定尿失禁严重程度（可参考国际尿失禁咨询委员会尿失禁问卷表简表，ICI-Q-SF，见表 2-42）；

（3）分型诊断：是确定尿失禁类型：是暂时性尿失禁或持续性尿失禁？若是持续性尿失禁，进一步尚需确定是急迫性、压力性、充盈性或混合性等；

（4）病因诊断：是明确引起该类型尿失禁的可逆因素或潜在可能的病因，如首先筛查有无引起尿失禁的可逆因素：谵妄、活动功能受限、尿路感染、抗精神病药物等；

（5）常见合并疾病诊断：是确定与该类型尿失禁常见的伴随疾患，如女性压力性尿失禁需要确定是否合并有膀胱过度活动症、盆腔脏器脱垂、排尿困难等。

明确以上5方面诊断要点有助于临床医师合理选择治疗不同类型尿失禁的最佳方案。

表 2-42　国际尿失禁咨询委员会尿失禁问卷表简表（ICI-Q-SF）

许多患者时常漏尿，该表将用于调查尿失禁的发生率和尿失禁对患者的影响程度。仔细回想您近 4 周来的症状，尽可能回答以下问题。

1. 您的出生日期：　　　　　　　　　　　　　□□□□ 年 □□ 月 □□ 日

2. 性别（在空格处打√）　　　　　　　　　　　男 □　　　女 □

---

3. 您漏尿的次数？
（在空格内打√）

从来不漏尿	□	0
1 星期大约漏尿 1 次或经常不到 1 次	□	1
1 星期漏尿 2 次或 3 次	□	2
每天大约漏尿 1 次	□	3
1 天漏尿数次	□	4
一直漏尿	□	5

---

4. 我们想知道您认为自己漏尿的量是多少？
在通常情况下，您的漏尿量是多少（不管您是否使用了防护用品）
（在空格内打√）

不漏尿	□	0
少量漏尿	□	2
中等量漏尿	□	4
大量漏尿	□	6

---

5. 总体上看，漏尿对您日常生活影响程度如何？
请在 0（表示没有影响）～10（表示有很大影响）之间的某个数字上画圈

0　1　2　3　4　5　6　7　8　9　10

没有影响　　　　　　　　　　　　　　有很大影响

ICI-Q-SF 评分（把第 3、4、5 个问题的分数相加）：□

---

6. 什么时候发生漏尿？
（请在与您情况相符合的那些空格打√）

从不漏尿	□
未能到达厕所就会有尿液漏出	□
在咳嗽或打喷嚏时漏尿	□
在睡着时漏尿	□
在活动或体育运动时漏尿	□
在小便完和穿好衣服时漏尿	□
在没有明显理由的情况下漏尿	□
在所有时间内漏尿	□

非常感谢您回答以上问题！

【要点】

● 系统全面地问诊、查体及结合必要的辅助检查是评估老年性尿失禁的基本要素。
● 老年性尿失禁诊断步骤包括确定诊断、程度诊断、分型诊断、病因诊断及合并疾病诊断。
● 确定诊断目的是明确有无尿失禁；程度诊断目的是确定尿失禁严重程度；分型诊断是确定尿失禁类型：是暂时性尿失禁或持续性尿失禁；病因诊断是明确引起该类型尿失禁的可逆因素或潜在可能的病因；常见合并疾病诊断是确定与该类型尿失禁常见的伴随疾患。

第四节　老年性尿失禁的防治

【治疗目标及原则】

老年性尿失禁的治疗目标是最大限度地缓解尿失禁症状、降低并发症的发生、提高老年人的日常生活能力和生活质量。治疗原则为去除可逆性或加重尿失禁因素、控制潜在的基础疾病和对症处理尿失禁症状。治疗方案选择应视具体情况而定。暂时性尿失禁患者，如能及时去除病因，尿失禁症状会随之消失。不能及时针对病因治疗的，也能通过改善患者的一般状况，减轻尿失禁症状。持续性尿失禁多与下尿路疾病或其他潜在疾患有关，需分清原因，分别处理，包括非药物治疗和药物治疗，首选非药物疗法。

【膀胱过度活动所致急迫性尿失禁的治疗】

首先应针对病因治疗，如帕金森病、脊髓多发性结节硬化等一些能控制症状的神经系统疾病的治疗能明显改善逼尿肌过度活动所致的急迫性尿失禁。对老年逼尿肌过度活动患者并无明显的病因，可能阿尔茨海默病（老年性痴呆）或年老体弱为仅有的线索，可直接采用对症治疗。包括非药物和药物治疗，以首先采用非药物治疗为治疗原则。

1. 非药物治疗

（1）解除尿失禁暂时性因素：适当调整饮水时间和量（如减少夜间饮水量），以便能在适当时间排尿，以避免环境的影响，或给患者及时提供床旁坐便椅或尿壶。

（2）膀胱行为治疗：2014 年《中国泌尿外科疾病诊断治疗指南》有关膀胱过度活动症推荐膀胱行为训练方法有：

①延迟排尿：延长排尿间隔时间，逐渐使每次排尿量大于 300ml。治疗原理是重新学习和掌握控制排尿的技能；打断精神因素的恶性循环；降低膀胱的敏感性。禁忌证为低顺应性膀胱，充盈期末逼尿肌压 >40 cmH$_2$O 的尿失禁患者。该方法需配合充分的思想工作和排尿日记等。

②定时排尿（timed toileting）：对有认知能力、能够与医师配合的老年人，可根据患者排尿记录，如憋尿超过 3 小时会出现尿失禁，可指导患者 2 小时排尿一次，期间可能会出现数次尿急，嘱患者尽量忍住（如收缩肛门、双腿交叉等方法抑制尿急感），一旦患者在 2 小时内能保持控尿，逐步延长排尿间隔直至达到满意的贮尿时间及控尿状态。该方法

不适合伴有严重尿频的老年人。

（3）提示排尿法：对认知障碍的老年人可采用提示排尿法，如根据排尿记录患者每 3 小时出现尿失禁，即要求患者每 2 小时排尿一次，同时注意改善老人的起居环境，便于老人上厕所。

（4）其他辅助治疗：可为顽固性尿失禁患者提供尿垫、尿裤、避孕套等外部集尿装置，一般不主张留置尿管。

2. 药物治疗

2014 年《中国泌尿外科疾病诊断治疗指南》有关膀胱过度活动症药物治疗原则推荐如下：

（1）一线药物：目前国内常用 M 受体阻滞剂，包括托特罗定（tolterodine，舍尼亭）1~2 mg，每天 2 次；索利那新（solifenacin，商品名：Vesicare，卫喜康）5~10 mg，每日 1 次。其他 M 受体阻滞剂包括奥昔布宁（oxybutynin）和丙哌唯林（propiverine）。

该类药物作用机制为：①通过拮抗 M 抗体，抑制逼尿肌收缩，改善膀胱感觉功能及抑制逼尿肌不稳定收缩可能；②对膀胱具有高选择性作用，这一特性是上述药物能成为一线治疗药物的主要依据，从而使此类药物在保证了疗效的基础上，最大限度减少不良反应。

M 受体阻滞剂主要不良反应为口干、便秘、眼干、视力模糊、尿潴留等。缓释剂型导致口干发生率低于速释型，应首先考虑使用缓释剂。闭角型青光眼的老年患者不能使用 M 受体阻滞剂。

（2）其他可选药物：①镇静、抗焦虑药：如丙咪嗪、多虑平和地西泮（安定）等；②钙通道阻断剂：维拉帕米（异搏定）、硝苯地平（心痛定）等；③前列腺素合成抑制剂：如吲哚美辛（消炎痛）等；④其他：黄酮哌酯（flavoxate）疗效不确切，中草药制剂尚缺乏可信的临床试验报告。

以上非药物和药物治疗方法为 2014 年《中国泌尿外科疾病诊断治疗指南》有关膀胱过度活动症推荐的首选治疗策略。

3. 可选的其他治疗

该《指南》同时指出：出现以下 4 类情况为改变首选治疗的指征，可选择其他治疗方式：①治疗无效；②患者不能坚持治疗或要求更换治疗方法；③出现或可能出现不可耐受的不良反应；④治疗过程中尿流率明显下降或剩余尿量明显增多。

《指南》推荐的其他可选治疗方法及适应证：

（1）A 型肉毒素膀胱逼尿肌多点注射：对 M 受体阻滞剂治疗效果欠佳或不能耐受 M 受体阻滞剂不良反应者，可以使用 A 型肉毒素膀胱逼尿肌多点注射治疗。

（2）膀胱灌注辣椒素或辣椒辣素类似物（Resiniferatoxin，RTX）：以上物质可参与膀胱感觉传入，灌注后降低膀胱感觉传入，对严重的膀胱感觉过敏者可试用。

（3）神经调节：经阴道、肛门、经皮电神经调节治疗，以及磁刺激治疗，对部分患者有效。骶神经电调节治疗，对部分顽固的膀胱过度活动综合征患者有效。

（4）外科手术：应严格掌握手术指征，仅适用于严重低顺应性膀胱、膀胱容量过小，且危害上尿路功能，经其他治疗无效者。手术方法可选自体膀胱扩大术和尿流改道术等。

（5）针灸治疗：有资料显示，针刺足三里、三阴交、气海、关元等穴有助缓解症状。

4. 合并用药指导原则

由于膀胱过度活动病因不明，部分患者治疗效果不佳，在选择治疗方法时建议：

（1）膀胱训练虽可单独施行，但与药物治疗合用更易为患者所接受。

（2）在药物治疗中，在一线药物的基础上，根据患者的情况配合使用其他药物：对有明显神经衰弱、睡眠差及夜间尿频较重者增加镇静、抗焦虑药物；对绝经后患者可试加用雌激素；对合并有轻度膀胱出口梗阻者，可与 α- 受体阻滞剂合用；对症状较重，尤其合并有显著逼尿肌不稳定者可配合使用 1～2 种不同治疗机理的逼尿肌收缩抑制剂；用药剂量可从较小的剂量开始，逐渐加量直到出现疗效或副作用；用药时间不宜过短，一般应持续用药 2 周后评估疗效（出现副作用者除外），直至症状完全控制后逐渐减量。

（3）A 型肉毒毒素、RTX 等可选治疗方法仅在症状重、其他治疗效果不佳时考虑使用。女性和男性压力性尿失禁病因不一样，以下分别叙述其治疗方法。

【女性压力性尿失禁的治疗】

2014 年《中国泌尿外科疾病诊断治疗指南》有关女性压力性尿失禁治疗方法推荐有非手术治疗和手术治疗。

1. 非手术治疗　包括保守治疗和药物治疗。

（1）保守治疗：

1）高度推荐：①控制体重：肥胖是女性压力性尿失禁的明确危险因素，减轻体重可改善尿失禁的症状。②盆底肌训练（pelvic floor muscle training，PFMT）：PFMT 对女性压力性尿失禁的预防和治疗作用已为众多的荟萃分析和随机对照研究所证实。研究提示，对有认知能力的老年女性患者进行盆底肌训练（每天 30～200 次的盆底肌肉收缩），压力性尿失禁症状明显改善，每天漏尿次数明显减少，该治疗效果可持续 3～6 个月。此法方便易行、有效，适用于各种类型的压力性尿失禁。但停止训练后的持续时间尚不明确，目前缺乏长期随机对照试验研究。目前尚无统一的盆底肌训练方法，共识是必须使盆底肌达到相当的训练量才可能有效。可参照如下方法实施：持续收缩盆底肌（提肛运动）2～6 秒，松弛休息 2～6 秒，如此反复 10～15 次为一组。每天训练 3～8 组，持续 8 周以上或更长。PFMT 可结合生物反馈、电刺激治疗进行。

2）推荐：生物反馈是借助置于阴道或直肠内的电子生物反馈治疗仪，监视盆底肌肉的肌电活动，并将这些信息转换成视觉和听觉信号反馈给患者，指导患者进行正确的、自主的盆底肌肉训练，形成条件反射。与单纯盆底肌训练比较，生物反馈更为直观和易于掌握、短期内疗效优于单纯盆底肌训练，但远期疗效尚不明确。

3）可选：①生活方式的调节：目前尚不明确咖啡因摄入、体育运动、饮水量、吸烟与压力性尿失禁的发生相关。②电刺激治疗：是利用置于阴道、直肠内，或可植入袖状线性电极和皮肤表面电极，有规律地对盆底肌肉群或神经进行刺激，增强肛提肌及其他盆底肌肉及尿道周围横纹肌的功能，以增加控尿能力。单独应用电刺激治疗对压力性尿失禁的疗效尚不明确，尚需大样本、长期随访的随机对照研究。会阴完全失神经支配者是其禁忌证。相对禁忌证包括心脏起搏器植入、妊娠、重度盆腔器官脱垂、下尿路感染、萎缩性阴道炎、阴道感染和出血。③磁刺激治疗：是一种完全非侵入式的治疗方式，可有效改善患者的症状，但应用时间较短，有待大样本随机对照研究。

（2）药物治疗：主要作用原理在于增加尿道闭合压，提高尿道关闭功能，目前常用药物有以下几种：

1）推荐：①度洛西汀（duloxetine）：度洛西汀是 5- 羟色胺及去甲肾上腺素再摄取抑制剂，阻断 5- 羟色胺及去甲肾上腺素的再摄取，升高二者的局部浓度，兴奋此处的生殖神经元，提高尿道括约肌的收缩力，增加尿道闭合压，减少漏尿。口服每次 40 mg，每天 2 次，疗效多在 4 周内起效，需维持治疗至少 3 个月。可改善压力性尿失禁症状，结合盆底肌训练可获更好的疗效。常见副作用为恶心、呕吐、口干、便秘、乏力、头晕、失眠等。
②雌激素：雌激素刺激尿道上皮生长，增加尿道黏膜静脉丛血供，影响膀胱尿道旁结缔组织的功能，增加支出盆底结构肌肉的张力；增加 α- 肾上腺素能受体的数量和敏感性，提高 α- 肾上腺素能受体激动剂的治疗效果。口服雌激素不能减少尿失禁，且有诱发和加重尿失禁的风险。对绝经后患者应选择阴道局部使用雌激素，用药剂量和时间仍有待进一步研究。可改善压力性尿失禁症状，配合盆底肌训练、α_1- 肾上腺素受体激动剂可提高疗效。副作用有：长期应用增加子宫内膜癌、卵巢癌、乳腺癌和心血管病的风险。

2）可选：选择性 α_1- 肾上腺素受体激动剂。作用原理为选择性膀胱颈和后尿道的 α_1- 受体，使平滑肌收缩，尿道阻力增加。常用药为盐酸米多君，口服每次 2.5 mg，每天 3 次。可改善压力性尿失禁症状，结合使用雌激素或盆底肌训练可获更好的疗效。不良反应有高血压、恶心、口干、便秘、心悸、头痛、肢端发冷，严重者可发作脑卒中。

2. 手术治疗　当保守治疗或药物治疗压力性尿失禁不满意时，应考虑手术治疗。手术治疗的主要适应证包括：

（1）非手术治疗效果不佳或不能坚持，不能耐受，预期效果不佳的患者。

（2）中重度压力性尿失禁，严重影响生活质量的患者。

（3）生活质量要求较高的患者。

（4）伴有盆腔脏器脱垂等盆底功能病变需行盆底重建者，同时存在压力性尿失禁时。

行手术治疗前应注意：

（1）告知患者压力性尿失禁本身只影响生活质量，并不致命。

（2）征询患者及家属的意愿，在充分沟通的基础上做出是否手术的选择。

（3）注意评估膀胱、尿道功能，必要时应行尿动力学检查。

（4）根据患者的具体情况选择术式。要考虑手术的疗效、并发症及手术费用，并尽量选择创伤小的术式。

（5）尽量考虑到尿失禁的分类及分型。

（6）应嘱咐患者术后坚持盆底肌训练和保持体型的重要性。

【男性压力性尿失禁的治疗】

男性压力性尿失禁大多为前列腺术后，可根据具体情况选择以上保守治疗和药物治疗。考虑男性的特殊性，可选择避孕套等外部集尿装置或和女性一样选择尿垫或尿裤等方法以提高生活质量。

【膀胱出口梗阻所致充盈性尿失禁的治疗】

老年男性膀胱出口梗阻多因良性前列腺增生（benign prostatic hypertrophy，BPH）所致。而由 BPH 引起的尿失禁可为急迫性和充盈性。临床上 BPH 治疗主要包括药物治疗和外科治疗。

1. 药物治疗　目前各国指南推荐用于 BPH 的药物治疗包括 α- 受体阻滞剂和 5α 还原酶抑制剂，适合于轻至中度 BPH 患者。

（1）α- 受体阻滞剂：通过阻滞分布在前列腺和膀胱颈平滑肌表面的肾上腺素能受体，

松弛平滑肌，达到缓解膀胱出口动力性梗阻的作用。各国指南推荐坦索罗辛（tamsulosin）、多沙唑嗪（doxazosin）、阿夫唑嗪和特拉唑嗪（terazosin）用于 BPH 的药物治疗。该类药物常见副作用包括头晕、头痛、无力、困倦、直立性低血压、逆行射精等。直立性低血压更容易发生于老年及高血压患者中。

（2）5α 还原酶抑制剂：通过抑制体内睾酮向双氢睾酮的转变，降低前列腺内双氢睾酮的含量，达到缩小前列腺体积、改善排尿困难的治疗目的。各国指南推荐的 5α 还原酶抑制剂有非那雄胺（finasteride）和依立雄胺（epristeride）。常见副作用包括勃起功能障碍、射精异常、性欲低下和其他，如男性乳房女性化、乳腺痛等。

2. 外科治疗　适合于症状较重者，尤其是药物治疗效果不佳或拒绝药物治疗的患者，可考虑外科治疗。目前经尿道前列腺电切术（transurethral resection of the prostate，TURP）仍是 BPH 治疗的"金标准"。老年男性由于长期膀胱出口梗阻，逼尿肌功能或多或少受到损害，解除梗阻后排尿功能的恢复远不如较年轻者（如小于 70 岁）。对身体极弱的高龄老人行耻骨上膀胱穿刺造瘘也是缓解症状、提高生活质量的有效方法。

【逼尿肌活动低下的治疗】

老年人逼尿肌活动低下往往与膀胱出口长时间梗阻导致逼尿肌受损或糖尿病所致的周围神经系统损害有关。另外，衰老导致的逼尿肌老化亦是原因之一。因此，应尽量进行病因治疗，如不能除去病因，则可选择间歇导尿或膀胱造瘘以提高患者生活质量。

总之，老年性尿失禁病因复杂，必须针对具体情况，选择适当的治疗方法，提高疾病的治愈率，改善患者的生活质量。

【预防】

"上医治未病"，医务人员要有老年性尿失禁的预防理念。加强普及教育，提高公众意识，增加对尿失禁的了解和认识，早期发现，早期处理，将其对患者生活质量的影响降到最低限度。医务人员自身应进一步提高对尿失禁的认识，广泛宣传并提高诊治水平。对于老年人尿失禁患者，还应注意心理辅导，向患者及家属说明本病的发病情况及主要危害，解除其心理压力。熟悉尿失禁的常见危险因素，采取相应的预防措施。如老年女性压力性尿失禁的预防：对于家族中有尿失禁发生史、肥胖、吸烟、高强度体力运动以及多次生育史者，如出现尿失禁，应评估生活习惯与尿失禁发生的可能相关关系，并据此减少对易感因素的接触机会。

【要点】

- 老年性尿失禁的治疗目标就是最大限度地缓解尿失禁症状、降低并发症的发生、提高老年人的日常生活能力和生活质量。
- 老年性尿失禁治疗原则为去除可逆性或加重尿失禁因素、控制潜在的基础疾病和对症处理尿失禁症状。
- 治疗方案包括非药物治疗和药物治疗，首选非药物疗法。
- 医务人员要有老年性尿失禁的预防理念，加强对患者及亲属的健康宣传。

【参考文献】

1. 耿德章主编 . 中国老年医学 . 北京：人民卫生出版社，2002:728-736.

2. 那彦群主编 . 中国泌尿外科疾病诊断治疗指南（2014 年版）. 北京：人民卫生出版社，2014:346-351.

3. 董碧蓉主编 . 老年病学 . 成都：四川大学出版社，2009:141-149.

4. DuBeau CE. Epidemiology, risk factors, and pathogenesis of urinary incontinence. Uptodate. [2014-05-20]. http://www.uptodate.com.

5. Clemens JQ. Urinary incontinence in men. Uptodate. [2014-05-20]. http://www.uptodate.com.

6. Geriatrics at your fingertips. [2014-05-10]. http://www.geriatricsatyourfingertips.org.

7. Thuroff J, Abrams P, Andersson KE, et al. Guidelines on urinary incontinence. European Actas Urol Esp, 2011, 35(7):373-388.

8. Shamliyan TA, Wyman JF, Ping R, et al. Male Urinary Incontinence: Prevalence, Risk Factors, and Preventive Interventions. Reviews in Urology, 2009, 11(3):145-165.

9. Blotz M, capezuti E, Flmer T, et al. Evidence-based geriatric nursing protocols for best practice. 4th ed. New York: Springer Publishing Company, 2012:363-387.

10. Pacala JT, Sullivan GM, eds. Geriatrics Review Syllabus: A Core curriculum in Geriatric Medicine. 7th ed. New York: American Geriatrics Society, 2010.

11. Pompei P, Murphy JB, eds. Geriatrics Review Syllabus: A Core Curriculum in Geriatric Medicine. 6th ed. New York: American Geriatrics Society, 2006:185.

12. Brown JS, Bradley CS, Subak LL, et al. The sensitivity and specificity of a simple test to distinguish between urge and stress urinary incontinence. Ann Intern Med, 2006, 144(10):715-723.

【纵深阅读】

1. DuBeau CE. Approach to women with urinary incontinence. [2014-05-20]. http://www.uptodate.com.

2. DuBeau CE. Treatment and prevention of urinary incontinence in women. [2014-05-20]. http://www.uptodate.com.

（吴红梅　林秀芳）

第二十章 压疮

压疮是临床上一种常见的皮肤损伤，是由于长时间的压力导致的皮下组织损伤。多发生于 70 岁及以上的人群，在养老院患病率高达 20%。一旦发生压疮，患者的住院时间明显延长，医疗负担显著增加，甚至会因并发症导致老年人死亡。有压疮的老人较无压疮的老人，其死亡率增加 4 倍，如压疮经久不愈，死亡率增加 6 倍。在荷兰，压疮的护理费仅次于肿瘤和心血管病，属于第三高的医疗消费。美国每年花费在压疮治疗上的费用高达 110 亿美元。因此，降低压疮发生率是卫生医疗机构一个重要的目标，也是评估医疗安全性的一个重要指标。

【典型病例】

患者，男性，84 岁，因"失语、卧床不起、大小便失禁 1 周"入院。既往有基底节区多发性腔隙性脑梗死，生活尚能自理。入院前 1 周，四肢乏力，卧床不起，吞咽呛咳，不能进食，大小便失禁。体格检查：T：38.4℃，P：112 次 / 分，消瘦，嗜睡，口角歪斜，不能自行翻身；血浆蛋白 32 g/L，右股部有一约 6cm×7cm 皮肤坏死，发黑，有脓性分泌物。诊断为压疮，败血症。

【临床问题】

1. 该患者有哪些压疮危险因素？该压疮的分期？

2. 在众多压疮处理方法中，该患者应采取那种治疗措施？

3. 是否全身使用抗生素的指征？是否要进行细菌培养？

4. 经治疗缓解后，如何预防压疮再发？

第一节 压疮的定义、流行病学及危险因素

【压疮的定义】

压疮（pressure sore）或压力性溃疡（pressure ulcer），过去被称为褥疮（decubitus）、压

力性坏死（pressure necrosis）和缺血性溃疡（ischaemic ulcers），2007 年，美国国家压疮专家咨询组（National Pressure Ulcer Advisory Panel，NPUAP）将压疮的定义更新为：由于压力、剪切力和（或）摩擦力而导致的皮肤、皮下组织和肌肉及骨骼的局限性损伤，常发生于骨隆突处，众多因素与压疮发生与发展有关，但所起作用还有待于探索。2009 年，NPUAP 和欧洲压疮专家咨询组（European Pressure Ulcer Advisory Panel，EPUAP）联合定义压疮为：皮肤和皮下组织的局限性损伤，通常在骨突出部位，一般由压力或压力联合剪切力引起。一些相关或不易区分的因素与压疮有关，而这些因素对压疮发生的重要性仍有待于阐明。

【压疮的流行病学】

据美国的统计资料，71% 的压疮发生于 70 岁以上老年人，不同医疗机构的压疮发生率和患病率不尽相同（见表 2-43）。研究发现，压疮在英国国立健康服务医院发生率为 6%~10%，美国教学医院为 8%，压疮发生率常随医护人员、医疗条件及患者群情况而有所不同。

表 2-43　压疮的发病率和患病率

	发生率	患病率
急性病房	0.4%~38%	10%~18%
长期照护病房	2.2%~23.9%	2.3%~28%
家庭	0~17%	0~29%
ICU	—	8%~50%
住院老年人	10%~25%	—
护理之家老年人	10%~35%	3%~12%

【压疮发生的机制】

压力、剪切力、摩擦力和潮湿是压疮发病机制中四个重要的物理因素。

（1）压力是导致压疮的首要因素，它通过扭曲毛细血管限制血液供应，造成损伤。正常小动脉末梢的平均血压为 32 mmHg，但在组织与骨骼相挤压的地方，处于坐位时血压是平均的 10 倍，卧位时是平均血压的 5 倍。肌肉及皮下组织比表皮更容易受到压力的损害。因此，压疮可以发展至深部组织而表皮却完好。

（2）剪切力作用发生在两层皮肤相向滑动的时候，剪切作用进一步增强毛细血管扭曲，此时，较小的压力便可以将毛细血管阻塞。相对于压力，剪应力对深层组织作用更为明显。

（3）摩擦力作用发生在皮肤与其他物质表面彼此相互摩擦时。

（4）潮湿能使皮肤表面变软，并降低皮肤抵抗力。摩擦力和潮湿对于浅表伤口的发生更为重要。

【压疮的危险因素】

国内外研究者对压疮病因进行了长期、大量研究，但至今仍未明确。压疮的发生与患者个体的全身和局部状况、医疗和物理环境等多种因素有关，各因素的作用不一，其危险因素分为内因和外因（见表 2-44）。

表 2-44　导致压疮的危险因素

内源性因素（intrinsic factor）	外源性因素（extrinsic factor）
活动受限（immobility）	压迫（pressure）
高龄（advanced age）	翻身不及时
营养不良（malnutrition）	石膏绷带、夹板、衬垫使用不当，松紧不适
其他因素（other factor）	剪切力（shearing forces）
心血管疾病	不适当翻动、移位
骨折	摩擦（friction）
糖尿病	衣服不平整
神经系统疾病	床单皱折有碎屑
认知功能障碍	翻身时拖拉
失禁（大小便）	使用脱漆便器
风湿性疾病	潮湿（excessive moisture）
挛缩和痉挛	汗液
	尿液
	血及渗出物

1. 外源性因素

（1）压迫：持续压迫是导致压疮最主要的因素。压迫能造成局部缺血，周边血管扩张反射。人体外周小动脉压为 32 mmHg，四肢微血管静脉压为 12 mmHg。Kosiak 研究发现，皮肤持续压迫达 70 mmHg，就会出现不可逆性改变。

（2）剪切力：是一种相对于骨突出所产生的平行拉力。剪切力可造成表皮牵拉，皮下组织和深层血管受到牵拉，使局部血循环减少，依次造成肌肉层、皮下组织及表皮出现缺血反应。

（3）摩擦力：患者不能自己离开床面，或不自主的肌肉震颤均会引起抗击床单的摩擦，不合身衣裤、皱褶的被褥或不合脚的鞋，也会摩擦皮肤，表皮角质层会因为摩擦力脱去，造成表皮产生水泡和破损，加速压疮产生。

（4）过长时间暴露于潮湿环境：大小便失禁、大量出汗、伤口引流等，可使皮肤过敏和长时间潮湿，造成局部水肿，细菌滋生，皮肤破损，易发压疮和感染。研究显示，失禁患者压疮的发生率是一般患者的 5.5 倍。

2. 内源性因素

（1）不活动和高龄是两个最主要的易感因素。许多因素会导致老年人不活动，如步态异常、衰弱、意识障碍、股骨颈和腰椎或骨盆骨折、卒中等均可导致长期卧床或坐轮椅，这类患者常不能自我改变体位。

（2）皮肤感知功能降低（如身体局部感觉神经障碍、昏迷等）、营养摄入不足、贫血、免疫力低下、维生素 C 或锌缺乏、认知功能障碍、大小便失禁、糖尿病或周围血管疾病等。

（3）造成压疮的内因会因人而不同，不同体质则对这一些因素有不同的反应，如消瘦患者由于缺乏皮下脂肪层，尤其在骨突部位，缺乏缓冲作用，使血管长时间挤压而闭塞，增加压疮发生的风险。

【要点】

● 压疮的发生延长了患者住院时间，增加医疗费用、再入院率、入住护理院概率以及死亡率。

- 住院老年人群中压疮发病率为 6% ~ 10%。
- 压力、剪切力、摩擦力和潮湿是压疮发病机制中四个重要的物理因素，压疮常发生在骨隆突处。
- 压疮发生的病因包括内源性因素和外源性因素。

第二节　压疮的临床表现及分期

【压疮的临床表现】

1.疼痛和瘙痒　大多数压疮患者有不同程度的疼痛和瘙痒，而感觉迟钝者，即使有较严重的深溃疡也可能不会出现疼痛。

2.局部皮损　皮肤充血、水泡、破损或坏死；周围皮肤弹性和营养差；部分患者深层可受累，包括出现肌炎和骨髓炎。

3.并发症　由于感染可以出现脓毒血症、败血症、贫血及坏疽等。

4.合并基础疾病　压疮患者主要见于不能活动或活动受限者，如瘫痪、身体虚弱、神经损伤、脑卒中、糖尿病、营养不良或昏迷等。

5.部位　90% 以上压疮出现在腰部以下，好发部位见于骶骨、髂嵴、股骨大转子、足跟及外踝等处，其他部位也可发生，主要取决于患者的体位（图 2-16）。

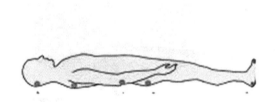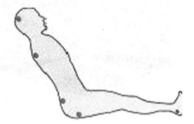

图 2-16　压疮常见发生部位

【压疮的分期】

压疮分期始于 1975 年，Shea 根据局部解剖组织的缺失量将压疮分为 I ~ Ⅳ期。2007年，NPUAP 在此基础上增加了可疑深部组织损伤和难以分期的压疮 2 种特殊情况，并作出了定义说明。2009 年，NPUAP/EPUAP 在联合编写的"压疮预防和治疗临床实践指南"中再次确认了 NPUAP 更新的压疮分期。2012 年，澳大利亚伤口处理协会、新西兰伤口治疗协会、香港造口治疗师协会和新加坡伤口愈合协会联合编写出版"泛太平洋地区预防和处理压力性损伤临床实践指南"，并引用了 NPUAP/EPUAP 确认的压疮分期。由此可见，NPUAP 更新的压疮分期已得到全球公认。

I 期压疮（stage I）　骨隆突处皮肤出现压之不褪色的局限红斑，但皮肤完整。深色皮肤可能无明显苍白改变，但其颜色可能与周围皮肤不同（见图 2-17A）。发红部位有疼痛、变硬、表面变软，与周围组织相比皮肤可能会出现发热或冰凉。I 期压疮对肤色较深的患者可能难以鉴别，如果出现 I 期压疮，表明患者为压疮高危患者，需要加强预防。须注意的是，连续受压后局部发红在解除压力 15 min 后如发红区会褪色渐恢复正常，此现象称之为反应性毛细血管充血，应与Ⅰ期压疮鉴别。

Ⅱ期压疮（stage Ⅱ）　表皮和真皮缺失，可表现为完整或开放/破裂的血清性水疱或表浅溃疡，无腐肉、渗液少量，有时甚至较干燥（见图 2-17B）。此阶段不能描述为皮肤撕裂、胶带损伤、会阴部皮炎、浸渍或表皮脱落。如出现局部组织淤血、肿胀或瘀伤，需考虑可能有深部组织损伤。

Ⅲ期压疮（stage Ⅲ）　全层伤口，全层皮肤组织缺失，可见皮下脂肪，但骨、肌腱或肌肉尚未暴露或不可触及，伤口有坏死组织，可能有潜行和窦道（见图 2-17C）。此期压疮深度随解剖位置的不同而变化。鼻梁、耳朵、枕骨部、足跟和踝部等部位缺乏皮下组织，可表现为表浅溃疡。而脂肪多的区域，如臀部，即使Ⅲ期压疮也可能表现为深部溃疡。须注意的是，坏死组织或腐肉覆盖会影响对分期的准确判断，需在清创后进行分期。

Ⅳ期压疮（stage Ⅳ）　全层伤口，全层皮肤组织缺失伴骨、肌腱或肌肉外露，可看或直接触摸到外露的骨或肌腱，严重时可导致骨髓炎。局部有坏死组织，通常有潜行和窦道（见图 2-17D）。Ⅳ期压疮深度随解剖位置不同而变化。鼻梁、耳朵、枕部、足跟和踝部等

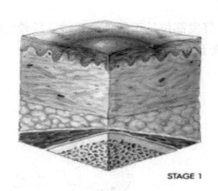

A. Ⅰ期压疮组织结构图

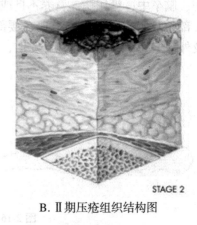

B. Ⅱ期压疮组织结构图

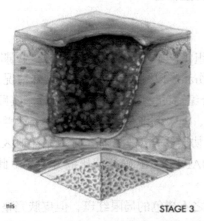

C. Ⅲ期压疮组织结构图

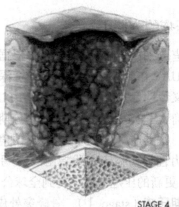

D. Ⅳ期压疮组织结构图

图 2-17　压疮分期

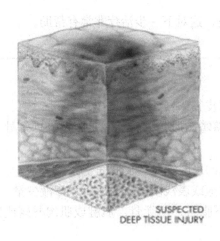
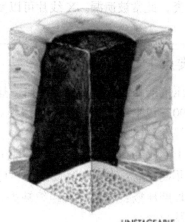

E. 可疑的深部组织损伤结构图　　　　　F. 难以分期压疮的组织结构图

图 2-17　压疮分期（续）

部位缺乏皮下组织，可能表现为表浅溃疡，需要与Ⅲ期压疮鉴别，鉴别点是有无支撑结构的暴露或触及。

可疑深部组织损伤（suspicious deep tissue injury，SDTI）　全层组织损害，局部皮肤完整但出现颜色改变，如紫色或褐红色或充血水疱或瘀伤，与周围组织比较，这些受损区域可能有疼痛、硬块、有黏糊状渗出、潮湿、发热或发冷（见图 2-17E）。肤色较深部位深部组织损伤可能难以发现，厚壁水疱覆盖下的组织损伤更重，可进一步发展形成薄焦痂覆盖，这时即使辅以最适合的治疗，病变仍会迅速发展。须注意如果确定为可疑深部组织损伤，应在完成清创后才能准确分期。

难以分期的压疮　全层组织损害，溃疡底部被腐痂（包括黄色、黄褐色、灰色、绿色和褐色）和（或）痂皮（黄褐色、褐色或黑色）覆盖（见图 2-17F）。清创前通常渗液少甚至较干燥，也可痂下感染溢脓、气味难闻。只有腐痂或痂皮充分去除，才能确定真正的深度和分期。须注意如果踝部或足跟部有稳定的焦痂（干燥、黏附牢固、完整且无发红或波动），可以作为身体自然的（或生物学的）屏障，不应去除。

日本据创面颜色的压疮分期

（1）黑期：全层皮肤受损，局部为黑色坏死组织及渗液。

（2）黄期：发生炎性反应，局部为坏死组织及不良肉芽组织，大量渗出。

（3）红期：创面边缘上皮化，局部表现为肉芽组织增生、渗出液减少。

（4）粉期：局部表现为正在恢复的肉芽组织及新生的上皮组织。

结合"日本压疮颜色分期"，NPUAP 更新的压疮分期中，Ⅲ期压疮和Ⅳ期压疮共分为 5 种亚型：红色期、黄色期、红色期、粉红期、窦道期。

【实验室和辅助检查】

压疮创面细菌培养对选用抗生素帮助不大，由于创面往往有多种细菌生长，最常见病原微生物有葡萄球菌、链球菌、肠球菌、阴沟肠杆菌、变形杆菌及厌氧菌。但是，如果发生菌血症、全身感染或压疮持续不愈，则需要进行细菌培养和药物敏感试验，培养应该选择深层组织标本。未治愈的压疮可引起蜂窝织炎或更深层的感染，尤其应警惕压疮下面的骨髓炎，此常被遗漏。X 线片可以发现骨髓炎，这对下一步治疗非常有帮助。

【要点】

- 压疮的临床表现多为：疼痛、瘙痒和局部皮损。
- 90% 以上压疮出现在腰部以下，骶骨、髂嵴、股骨大转子、足跟及外踝等处为好发部位。
- Ⅰ期压疮：骨隆突处皮肤出现压之不褪色的局限红斑，皮肤完整。
- Ⅱ期压疮：表皮和真皮缺失，可表现为水疱或表浅溃疡，无腐肉、渗液少量。
- Ⅲ期压疮：全层皮肤组织缺失，可见皮下脂肪，但无骨、肌腱或肌肉暴露或触及。
- Ⅳ期压疮：全层皮肤组织缺失伴骨、肌腱或肌肉外露或触及，严重时可导致骨髓炎。
- 可疑深部组织损伤：全层组织损害，局部皮肤完整但出现颜色改变，肤色较深部位深部组织损伤可能难以发现，在清创后才能准确分期。
- 一般的压疮不需要细菌培养，如果发生菌血症、全身感染或压疮持续不愈，则需选择深层组织标本培养。

第三节　压疮的诊断与评估

【压疮的诊断标准】

1. 患者具有压疮高危因素（老人、活动受限、急性严重疾病及神经功能缺陷）。
2. 皮肤破损发生于骨突出部位（主要在骶骨结节、坐骨粗隆及踝跟部）。
3. 皮肤溃疡由承重压迫或摩擦所致，皮肤呈现红斑、水泡、溃疡等三阶段病理改变过程。

临床诊断通常根据外观判断，但其病变的深度和范围却难以确定，细菌常在表面定植，故单纯表面伤口细菌培养，常无法说明具体问题。细菌培养标本应该用生理盐水清洗伤口后在伤口床取，而不是在有结痂，脱落，渗出液或伤口边缘取。压疮伤口局部感染常有局部体征如红、肿、热、痛，脓性分泌物和难闻的气味，但有时压疮延迟愈合是唯一有意义的体征。而全身症状，如发热和白细胞增多往往缺乏。压疮伤口感染的判断通常不是通过表面拭子来判断，而是伤口区域深部组织针吸活检，组织或骨活检细菌培养来判断，并且用药敏实验指导抗生素的运用，通过放射性核素骨扫描和增强磁共振有助于诊断骨髓炎，但这两种诊断方法的敏感度和特异度均较差，有时可能需要骨活检和骨培养，连续性评估是有效治疗的必要保证。

【压疮的评估方法】

虽然目前压疮评估的证据级别均介于 C 级及 B 级，但不同指南均重视对压疮评估。临床医务人员正确评估压疮的危险因素和已发压疮情况，是采取行之有效的治疗护理干预对策、加强监管、防范发生、早期发现，逆转或延缓压疮进展、促进痊愈的关键所在。

1.评估对象 入院即对所有老年患者进行压疮危险评估已成为入院护理的一项常规内容，但不同地区和医疗机构对于住院期间压疮危险评估对象的限定标准各异。从相关指南来看，部分指南建议将卧床或坐轮椅的患者、无法更换体位的患者纳入后续评估范畴，即对移动功能受损、存在摩擦剪切风险、缺乏自我减压能力的患者进行持续的危险监测。

2.评估内容

（1）危险因素：各指南中推荐的危险因素评估内容差异较大，但近年的指南多数除了重视局部摩擦力、剪切力、大小便失禁等局部皮肤危险因素评估外，还重视对老年患者知觉、感觉、活动能力和营养状态等情况进行评估（表2-45）。除英国国民健康保险制度（National Health Service，NHS）、哈特福德老年护理研究所（Hartford institute for Geriatric Nursing，HIGN）、美国医师协会（American Medical Directors Association，AMDA）3项压疮指南未涉及皮肤评估，多数指南均包含并且建议"患者入院时即行从头到脚的皮肤评估"，尤其是骨突部位。有关压疮特定的疾病状态、治疗护理措施和医疗器械、实验室指标等危险因素在不同人群中的分布差异较大，尚需要进一步研究。

表 2-45　近年指南中推荐的危险因素评估内容

指南	发布年份	评估因素
WOCN	2003	移动度、失禁、营养状况、感知觉、摩擦力、剪切力、认知、既往压疮、治疗与手术
RNAO	2005	内在因素（移动度、失禁、营养状况、意识、身心状态、病情、年龄、既往压疮、血管疾病、神经损伤、急慢性疾病、终末疾病） 外在因素（压力、摩擦力、剪切力、个人卫生、居住条件、药物、衣服质地、搬运装置、减压装置） 手术因素（性质、时间、体位、床垫、固定装置、麻醉剂、血液动力学、手术人员）
RNAO	2006	身心状态、病情、神志、年龄、水合状态、神经疾病、外周血管疾病
NPUAP	2007	移动度、活动度、潮湿、失禁、营养状况、神志、器械压迫、摩擦力、剪切力
ANDA	2008	移动度、疾病、药物、既往压疮、身心状态

摘自：王彩凤.压疮危险评估相关国外实践指南比较.中国护理管理，2011，11(3):80-83.

（2）压疮伤口：伤口变化情况、疼痛、组织类型、伤口尺寸、窦道、分泌物、是否发生感染、伤口边缘情况、压疮分期、伤口周围皮肤等情况。

（3）潜在并发症：对局部瘘管形成、溃疡、骨髓炎和蜂窝织炎，全身营养不良、菌血症和癌症等并发症评估；疾病伴随症状或药物使用等是阻碍压疮愈合的因素。

（4）预防及治疗：压疮预防和治疗措施的依从性及效果。

3.评估时间及频率

（1）老年患者入住医疗机构均应该在入院时、病情和治疗变化时随时进行评估。住院期间进行有规律的重新评估。

（2）急性病入院患者48 h内进行再次评估。

（3）高危患者至少每天检查皮肤和骨突处一次，任何皮肤变化都要记录，包括皮肤变化的描述及采取的措施。

（4）住院病情平稳的老年慢性病患者，第1个月每周重新评估一次，然后每季度再评估一次。

（5）已患有压疮的患者，每次更换敷料时进行评估，且至少每周对其进行再次评估。

4. 压疮危险评估工具　压疮危险评估量表是国外研究者为量化和标准化压疮危险，提高高危人群检出率和预测效果而制定的评估工具。自 20 世纪 60 年代 Norton 量表产生以来不断有新量表产生。据 NPUAP 推荐，理想的评估表应具备预测价值高、高灵敏度、高特异度和使用方便等要素。研究显示它可帮助临床工作者更准确地预测患者发生压疮的危险，比临床经验判断更可信。

不同临床科室中的住院患者在压疮危险因素的构成上存在很大差异，因此评估表的选择需要根据人群特点，并在实际运用后进行效果评价，并根据预测研究确立评估表对于特定人群的临界值。Braden 和 Norton 量表是各类机构和指南中普遍推荐的评估表。两表的创建时间较早，也在大量应用研究中进行了效果评价。Braden 量表最高 23 分，最低 6 分，在不同的人群中建立了临界值，并证明具有较好的敏感度度和特异度：临界值为 16 时敏感度为 83%，特异度为 64%；临界值为 18 时敏感度为 70%～75%，特异度为 76%～77%。15～18 分提示轻度危险；13～14 分提示中度危险；10～12 分提示高度危险；9 分以下提示极度危险（表 2-46）。而 Norton 评分量表便于操作，是以 5 个状况对压疮发生的危险作出评估，满分 20 分。若在 12～14 分之间，表示可能发生了压疮；若 <12 分，则表示属于压疮的高危人群（表 2-47）。

5. 结果记录　随着压疮危险评估实践的推广，评估后记录逐渐成为危险评估中的一项重要内容并逐步得到规范。危险评估表得分、皮肤评估结果、采取的压疮预防措施等是结果记录中的主要内容，对于持续观察和监测患者的压疮风险和护理预防措施的效果具有重要意义。

表 2-46　Braden 压疮量表

评分项目	1 分	2 分	3 分	4 分
感觉	完全丧失	严重丧失	轻度丧失	未受损害
潮湿	持久潮湿	十分潮湿	偶尔潮湿	很少潮湿
活动状况	卧床不起	局限于坐	扶助行走	活动自如
行动能力	完全不能	严重限制	轻度限制	不受限制
营养状态	严重不良	不良	中等	良好
摩擦和剪切力	有	有潜在危险	无	

表 2-47　Norton 压疮评分表

记分	一般状况	精神状况	活动能力	运动能力	粪尿失禁
4	好	警觉	自由活动	不受限	无
3	一般	冷淡	帮助下活动	轻度受限	偶尔
2	差	迷惑	依赖轮椅	很大受限	尿
1	很差	昏迷	卧床	不能运动	粪、尿

【要点】

● 皮肤呈现红斑、水泡、溃疡等三阶段病理改变。
● Braden 和 Norton 量表是各类机构和指南中普遍推荐的评估量表。
● 所有患者都应进行压疮危险评估，高危患者需持续进行后续评估。

第四节　压疮的预防和治疗

【预防措施】

适应对象包括高危老年患者及已经患有压疮的老年患者，即使其已经发生压疮，仍应注重压疮的预防，以防止其他部位发生压疮。

1.皮肤护理　对压疮好发人群实施皮肤评估是压疮预防中的一项基本内容。全面检查皮肤；在早晨及晚上睡觉前检查皮肤；大小便失禁应及时清洁并保持皮肤干燥，为其建立相关的大小便排泄方案，必要时皮肤贴膜来保护和保持皮肤的完整性，或者使用简易大便或小便收集装置来避免大小便溢出浸渍局部皮肤，严重尿失禁污染或可能污染到压疮区域时，可考虑短期使用留置导尿管。沐浴时使用温水和中性肥皂；预防皮肤过分干燥，使用乳制剂、油膏或油剂。

2.经常改变体位　经常改变体位以减少骨隆突处的压力，对不能活动的患者要经常帮助变换体位，至少每 2h 翻身一次。变换体位时小心不要摩擦到敏感区域。避免直接压迫在骨隆突处。限制床头抬高，根据患者的身体状况将床头尽可能抬得低一点和时间短一点，避免床头抬高 >30°，过度抬高床头会增加剪切力的发生。权衡疾病和其他限制性条件下，保持床头于最低允许高度，同时限制床头抬高时间。对卧床患者保持 20～70° 的床头抬高时间要加以限制，以减少剪切力的发生。

3.使用设备来减少压力　为高危老年患者的座椅、轮椅和床选择合适的减压设备。高危卧床老年患者有条件者应尽早使用减压床垫，如水垫或气垫床。骨突出部位应用柔软材料如棉花或松软的医用羊毛加以保护。手术的老年患者在手术台上均应该使用相应的减压设备。系统评价（systematic review，SR）显示，不同类型减压床垫对预防压疮的发生是有效的，一个纳入 29 个 RCT 的 SR 分析发现，不同类型泡沫床垫与医院常用普通床垫相比，可减少压疮高危患者压疮的发生。Vghidal 在 1997 年亦比较了 3.3cm 厚的泡沫床垫与泡沫纤维混合型床垫，发现后者使压疮发生率明显减少，相对危险度 RR 0.42，95% CI 18～0.96，可减少 58% 的压疮发生率。使用枕头来避免膝部和足踝的相互压迫。

4.减少摩擦力　保持床单平整。穿的衣服不要有粗大的缝合处。热水袋不要用于没有感觉的身体部分。

5.加强营养　定时评估患者的营养及代谢情况，及时纠正营养不良和代谢紊乱，摄入充足水分。

6.健康教育　对老年患者及其照顾者进行健康教育，包括压疮发生原因、危险因素以及减少压疮发生的方法等相关知识。

【压疮的错误预防措施】

1. 按摩　多年来应用的压疮局部按摩法已经证实有害，不利于局部血液循环，应禁止使用。传统观念认为，按摩可以改善局部皮肤血液循环，从而有助于预防压疮，但目前证据表明，应该避免在骨骼突出部位进行按摩，对皮肤受压后出现的反应性充血，不主张按摩，按摩使局部皮肤温度上升，皮肤持续发红，软组织更容易受损伤，从而加重局部损害。

2. 气圈　即往认为气圈可以减轻皮肤局部压力，常规用于临床压疮的预防，但现有证据显示，橡皮圈因其引起中央组织血流减少，加之不透气，妨碍汗液蒸发，对压疮更加不利，应避免使用。

【压疮的治疗误区】

美国卫生保健政策研究机构（AHCRP）指出，目前压疮治疗还存在4个方面的误区：严禁在压疮危险区内使用：①乙醇擦拭；②油膏涂抹；③冰敷；④热烤。

【压疮治疗方法】

选择恰当的治疗措施可促进压疮的痊愈已经得到广泛认同。治疗主要涉及4个方面：伤口创面局部敷料、缓解局部压力、治疗延迟愈合的并发症状、物理疗法。

1. 敷料　敷料使溃疡创面保持适当的潮湿，但同时使周围皮肤保持干燥。如果创面不保持恰当的湿润，当更换敷料时新组织将被撕脱，影响压疮愈合。Ⅱ期压疮需使用敷料，敷料能保护伤口，预防感染，避免分泌物污染衣物、被单的作用。有研究结果显示，胶原敷料比水胶敷料对促进压疮愈合效果好，可缩短愈合时间，多聚体泡沫敷料较水胶敷料对压疮效果更好，而多层透气敷料促进压疮的愈合效果较单层敷料好。特别是Ⅱ期压疮中，其成本-效益比更好，多层透气敷料愈合率达到100%。中等强度的证据提示，辐射热敷料（4个RCT，160例样本；中度异质性）可促进压疮愈合。敷料一旦使用应维持适当的时间，过度频繁更换敷料可能损及创面的修复，材质要求柔软，过硬会加重压疮损伤。如果局部压力未完全解除，敷料一般需要每日更换一次，以了解创面有无进一步恶化。每次更换敷料时需要对压疮进行再评估，根据伤口愈合或恶化的情况决定是否需要对治疗方案进行调整。

2. 缓减压力　去除局部压力对压疮愈合起着重要作用，目前采用的方法包括解压床、床垫、垫子和及时更换患者体位。系统评价发现，气-液支撑物可以提高压疮的治愈率。目前交替压力支撑物在许多医院用于压疮的预防及治疗，至少每2小时翻身一次，角度小于30°的正确翻身体位，在大多数医院得到良好实施，起到了很好的治疗和预防效果。长期坐轮椅的患者每15分钟变换体位一次，如需要他人协助应每小时一次改变体位。但目前仍然有不少医院使用气垫圈于压疮患者。

3. 治疗并发症

（1）加强营养：压疮的治疗应包括治疗原发疾病，营养不良者改善营养状态，均衡膳食，服用蛋白质和高热量食物改善全身健康状况可加快压疮愈合。每天供给患者总能量35~40 cal/kg体重、蛋白质总量1~1.5 g/kg体重，6个RCT结果显示，营养支持对压疮的预防及愈合是必要的。系统评价显示，中等强度（12个RCT，562例样本，低异质性）的证据表明，补充蛋白质可促进压疮的愈合。Breslow等发现，饮食中摄入足够的蛋白质对压疮愈合有效。营养支持组：能量 1081±595 kcal/d，蛋白质摄入 45.9±27.8 g/d；对照组：能量 957±530 kcal/d，蛋白质摄入 38.3±23.8 g/d。15 天后，营养支持组与对照组压疮发生率分别为 40.6% 和 47.2%（$P<0.05$）。该研究还发现血清蛋白比基础蛋白降低 1g/L 时，压疮发生的 OR 为 1.05（95%CI 1.02~1.07）。小样本对照研究显示，口服补充维生素 C 和锌元素有助于皮肤愈合。但对于无营养缺乏者不主张增加营养补充。

（2）创面清洗：系统评价证据显示，没有任何一种伤口清洁剂或技术效果优于生理盐水，因此，对大多数伤口，用生理盐水清洗创面已经足够。小样本 RCT 提示，使用含有芦荟、氯化银和癸基葡糖苷（vulnopur）盐水喷雾清洗压疮可能改善其预后，脉冲式灌洗方法可能有利于压疮治疗，但需要进一步研究提供证据。切勿用皮肤清洁剂或抗生素局部清洁压疮溃疡面，避免任何防腐剂（碘伏、碘、过氧化氢、冰醋酸等）接触创面，这些防腐剂可以损坏敏感组织，阻碍愈合。

（3）手术清创：早期压疮在消除压迫后，通常可以自愈。未超过Ⅲ期的溃疡需要采取预防措施来防止组织坏死。Ⅳ期压疮溃疡有效的清创和清洁伤口能缩小并促进压疮的愈合。当创口充满脓液和坏死组织碎片时，可使用聚糖酐小珠或新一代亲水聚合物来加速清创过程，而无需手术。压疮进一步发展，累及皮下脂肪和肌肉组织时，需要外科手术清创和封闭治疗。对于受损骨组织需要手术清除，累及关节则需要施行关节离断术。清创后形成的肉芽组织为植皮提供了基础，全层游离皮瓣可用来覆盖创面，尤其较大的骨凸起处（骶骨、坐骨和大转子），瘢痕组织难以承受压力，这时需行植皮手术。目前尚无足够证据表明，其他任何特殊的清创手段更有效，手术清创的效果也无随机对照研究来证实。但有研究显示，无需清除非红斑样的及非化脓的干燥黑痂。

（4）抗生素使用：压疮伤口局部感染，标准取样细菌水平高（1 g 组织中的细菌定量 $>10^5$），应考虑局部使用抗菌剂。如果仅有压疮局部感染，则不需要全身应用抗生素。对清洁压疮伤口经过 2 周局部抗生素治疗未能痊愈者，或 2~4 周的标准治疗（按照压疮护理指南，主要为全面预防和治疗措施）如果有分泌物排出，可以考虑使用有效全身应用抗生素，选用针对革兰阴性、革兰阳性的细菌、厌氧菌，诸如磺胺嘧啶银、三代头孢菌素等，同时通过清洁伤口、换药者洗手防交叉感染、清创等方法，均可提高伤口的治愈率。对合并菌血症、脓毒血症、蜂窝织炎或骨髓炎的患者，应根据培养结果适当地全身抗菌治疗。

4. 物理疗法 目前用于压疮治疗的物理疗法主要包括：电疗法、超声治疗及激光治疗。尚无证据显示该疗法的利与弊，还缺乏针对此类治疗的相关证据。电磁治疗压疮的 SR 中，仅 2 个 RCT 合格而被纳入，由于样本量少，方法学有限，故目前尚无足够证据证实电磁疗法对压疮的治疗效果。

5. 其他治疗 中等强度的证据（9 个 RCT，397 例样本，中度异质性）表明，电刺激促进压疮的愈合。局部负压、超声治疗、生长因子和高压氧治疗尚缺乏高级别证据。但有 RCT 提示，生长因子、局部负压吸引能够促进压疮愈合。中药治疗在我国广泛应用，但多数试验为非盲法、非随机设计，论证强度低，多数研究提出不同的中药有利于压疮伤口的清创、促进压疮的愈合，但目前还缺乏该疗法最高证据级别的系统评价。

健康教育有利于部分压疮的尽快恢复。为老年患者、照顾者进行压疮的预防、治疗和诱发压疮再次发生的因素等相关知识教育。指导患者、照顾者选择营养丰富的饮食、主动活动，减少卧床。鼓励卧床者自己翻身，强调压疮的预防和控制措施要终身坚持、监测并预防压疮再发。

　　每天监控并记录患者的压疮治疗情况，压疮面积及深度等变化评价，敷料的状态，周围皮肤组织情况，疼痛、感染等并发症。加强压疮疼痛管理，特别是在伤口敷料更换和清创术时更应该关注患者的疼痛问题。

　　在压疮的治疗过程中，需要给予患者心理疏导，帮助树立治疗的信心，积极配合治疗。

【治疗好转指标】

　　Ⅱ期压疮局部增厚预示在 1~2 周的时间内可能出现康复的迹象。Ⅲ期和Ⅳ期压疮在治疗 2 周后出现的伤口尺寸减小也预示着康复。如果患者病情恶化或是伤口情况恶化，应对治疗计划进行重新评估，包括评估营养状态：白蛋白或前白蛋白、转铁蛋白水平、淋巴细胞总数，可以作为营养干预有效的指标。

【不同分期压疮的治疗措施】

　　根据压疮评估中不同分期，进行相应的处理（表 2-48）。在每次换药后重新评估压疮的局部情况，并记录伤口愈合情况。同时指导老年患者和照顾者避免影响压疮愈合的因素，加强营养促进压疮愈合。应该根据伤口局部评估情况、患者愿望、费用、照顾者时间和材料的可获性来选择适当的局部敷料。

表 2-48　压疮的处理及敷料的运用

分期	处理建议	敷料选用
Ⅰ期	先局部减压 局部保护，防止受压	透明贴，溃疡贴，渗液吸收贴或皮肤保护膜
Ⅱ期	生理盐水清洗 碘伏消毒周围皮肤 水泡 >5 mm，消毒后于水疱低位剪一小缺口，或空针抽出疱液 选用合适敷料	油纱 感染伤口用清创贴 清洁伤口，特别是真皮层受损、渗液较多时用水胶体敷料 / 泡沫敷料减压
Ⅲ期	评估 清洗伤口 清创 自溶性清创 / 清创胶 外科清创 根据渗液量和颜色选用敷料 调整敷料至愈合	黑期使用刀片、剪刀等机械清创或者使用水胶体、水凝胶等软化痂皮自溶性清创，应防止动作过猛，引起出血不止 黄期用水凝胶自溶性清创配合机械清创去除黄色痂皮后，内层放镁盐或藻酸盐等吸收性敷料，外层纱布或泡沫类敷料 红期新鲜肉芽伤口表浅的，使用水胶体保护；换药不宜过勤。伤口较深或有腔洞的，根据渗液选择藻酸盐或溃疡糊填充创面，外层纱布或封闭敷料覆盖 粉期使用水胶体、水凝胶或透明贴膜促进上皮生长
Ⅳ期	评估测量面积、深度、渗液量、颜色、气味 清洗伤口 选择清创方法 选择合适敷料 改善营养 必要时外科手术	窦道（腔洞、潜行）用藻酸盐或高张盐敷料填塞，填塞不宜过满；外层使用棉垫或泡沫敷料，骨骼、肌腱外露创面使用水凝胶保护外漏组织 感染伤口内层使用银敷料、交互式清创敷料、高张盐敷料或藻酸盐敷料等，外层选用纱布、棉垫等非密闭性敷料
不可分期	生理盐水清洗 外科或自溶性清创 以后治疗同黄色期一致	清创后，根据创面情况选择敷料

【压疮的预后】

大多数压疮经过积极的治疗能够完全愈合，但仍然有部分压疮久治不愈。压疮危险度分期越高，治愈时间越长。Ⅱ期压疮大约75%需要在8周内治愈，Ⅳ期压疮仅62%被治愈，52%在1年内治愈。因此，早期压疮经过数周及时适当的治疗，预后一般较好，但由于压疮的危险因素常常难以根本去除，如果患者的照护方法得不到有效改进，即使短期伤口愈合了，但从长期来看，复发的风险仍较高。

【要点】

- 高危人群的压疮预防措施主要包括皮肤的评估与护理、翻身、用气垫床等减压设备、减少摩擦力及加强营养。
- 压疮最好的治疗是预防，即解除易患部位的持续压迫。大多数压疮都是可以预防的，应该采取必要的措施来预防压疮的发生。
- 压疮的治疗过程中不应用乙醇擦拭、油膏涂抹、冰敷和热烤。
- 压疮的治疗应该根据不同分期，选择适当的敷料，进行有针对性的治疗。

【参考文献】

1. Baranoski S. Raising awareness of pressure ulcer prevention and treatment. Adv Skin Wound Care, 2006, 19(7):398-405.

2. Bergstrom N, Smout R, Horn S, et al. Stage 2 Pressure Ulcer Healing in Nursing Homes. Journal of the American Geriatrics Society, 2008, 56(7):1252-1258.

3. 王彩凤. 压疮危险评估相关国外实践指南比较. 中国护理管理, 2011,11(3):80-83.

4. Bouza C, Saz Z, Munoz A, et al. Efficacy of advanced dressings in the treatment of pressure ulcers: a systematic review. Journal of Wound Care, 2005, 14(5):193-199.

5. Comfort, EH. Reducing Pressure Ulcer Incidence through Braden Scale Risk Assessment and Support Surface. Advances in Skin & Wound Care, 2008, 21(7):330-334.

6. Cullum N, Deeks J, Sheldon TA, et al. Beds mattresses and cushions for pressure sore prevention and treatment. Nurs Times, 2001, 97(19):41.

7. Moore ZE, Webster J. Dressings and topical agents for preventing pressure ulcers. Cochrane Database Syst Rev, 2013, 8:CD009362. Flemming k, cullum N. Electromagnetic therapy for the treatment of pressure sores. The Cochrane Library, Issue, 2013, 4.

8. Heyneman A, Beele H, Vanderwee K, et al. A systematic review of the use of hydrocolloids in the treatment of pressure ulcers. Journal of Clinical Nursing. 2008, 17(9):1164-1173.

9. Imad T, Dan B, Larry MB. Infectious complications of pressure ulcers. [2012-10-02]. http://www.uptodate.com/contents/infectious-complications-of-pressure-ulcers.

10. Gunningberg L, Stotts NA. Tracking quality over time: what do pressure ulcer data show? Int J Qual Health Care, 2008, 20(4):246-253.

11. Reddy M, Gill SS, Rochon PA. Preventing pressure ulcers: a systematic review. JAMA, 2006, 296(8):974-984.

12. McInnes E, Dumville JC, Jammali-Blasi A, et al. Support surfaces for treating pressure ulcers. Cochrane Database Syst Rev, 2011(12):CD009490.

13. McInnes E, Jammali-Blasi A, Bell-Syer SE, et al. Support surfaces for pressure ulcer prevention. Cochrane Database Syst Rev, 2011(4):CD001735.

14. Moore ZE, Cowman S. Wound cleansing for pressure ulcers. Cochrane Database Syst Rev, 2013, 3:CD004983.

15. Moore ZE, Webster J. Dressings and topical agents for preventing pressure ulcers. Cochrane Database Syst Rev, 2013, 8:CD009362.

16. National Pressure Ulcer Advisory Panel.2007 National Pressure Ulcer Staging Definition. Wound Council of Enterostomal Therapists Journal, 2007, 27(3):39.

17. Reddy M, Gill SS, Rochon PA. Preventing pressure ulcers: a systematic review. JAMA. 2006, 296(8):974-984.

18. Stechmiller JK, Cowan L, Whitney JD, et al. Guidelines for the prevention of pressure ulcers. Wound Repair Regen, 2008, 16(2):151-168.

【纵深阅读】

Dan B. Treatment of pressure ulcers. [2014-01-10]. http://www.uptodate.com/contents/treatment-of-pressure-ulcers?source ＝ search_result&search ＝ pressure+ulcer&selectedTitle ＝ 1%7E116. 2014.1.10.

（陈　茜）

第二十一章　睡眠障碍

随着年龄增加，老年人睡眠的质量逐渐下降，有研究表明，有近 60% 的社区老年人 1 周中会出现 1 次或数次睡眠问题。老年人就诊时，常常主诉"花很长时间才能睡着"、"夜间容易醒"、"睡眠质量不高"、"白天容易打盹"等。睡眠障碍常常被认为是衰老的典型表现而误诊误治。然而，睡眠障碍可能引发白天睡眠，警觉性、机敏性降低，意外事件发生增加，以及心境障碍，严重影响老年人的生活质量。因此，正确认识和管理老年睡眠障碍对改善老年人生活质量有着重要意义。

【典型病例】

　　患者，男，65 岁，因睡眠差，白天精神萎靡 4 年就诊。患者 4 年前搬入新家，逐渐出现入睡困难和易醒，上床后辗转难眠，需要 2～3 小时才能入睡。睡着后很容易被外面的声音吵醒，即使老伴一点感觉都没有。醒后又需要花 1～2 小时才能入睡。睡眠变差后，早起晨练的习惯也被打乱，每天早上补眍睡，但效果非常不好。白天精神萎靡，注意力不集中，哈欠连天，但上床又睡不着。自觉健康状况大受影响，尽管没有明确的疾病，但白天日常生活受到严重影响。

【临床问题】

1. 该患者主要临床表现是什么？
2. 该患者的临床诊断是什么？
3. 如何对患者进行评估和治疗？

第一节　睡眠障碍的定义、流行病学和危险因素

【定义】

睡眠障碍（sleep disorder）是指个体由于各种因素的影响而导致睡眠发动和维持障碍、过度睡眠障碍，以及与特定睡眠阶段有关的功能障碍的总和。睡眠障碍作为老年综合征之

一，涵盖如下几种形式：

（1）睡眠发动和维持障碍，即大家熟知的"失眠症"；

（2）过度睡眠障碍；

（3）睡眠-觉醒节律异常；

（4）与睡眠、睡眠各阶段或部分觉醒有关的功能障碍，包括常见的睡眠呼吸窘迫综合征、不宁腿综合征等。

睡眠障碍可以单独作为某类疾病予以诊断，也可以作为某类或某些疾病与睡眠改变相关的一组临床症状群。老年人群睡眠障碍的发生可以由多种原因诱发，表现为一种或多种睡眠障碍，常和其他疾病共存，与呼吸道疾病、失能、认知功能下降、抑郁以及药物使用密切相关。长期反复睡眠障碍会影响老年人其他共存疾病的治疗和康复，加重或诱发其他疾病，是威胁老年人身心健康的重要因素。

【流行病学资料】

随着社会的老龄化，老年人睡眠障碍的发生率不断升高。近60%的社区老年人1周中会出现1次或数次睡眠问题。2002年，国际精神卫生和神经学基金会调查显示，全球有27%的人存在睡眠障碍，我国人群中有45.5%有睡眠问题，其中老年人占56.7%。上海社区居民睡眠质量调查显示：41.5%的居民存在睡眠质量下降，其中老年女性占45.8%，老年男性占35.8%。

在一项关于9 000名年龄>65岁的老年人的研究中，42%的老年人同时存在入睡困难和维持睡眠困难。老年人失眠的发生和死亡率增加明显相关。另一项关于185名健康老人的前瞻性研究显示，入睡时间超过30分钟和睡眠效率（睡眠时间/在床上待的时间）低于80%均是增加老年人死亡率的危险因素。睡眠障碍严重威胁老年人身体健康，损害生活质量。

【老年人睡眠的特点】

相对于青年时期，老年人睡眠结构发生了一些变化，主要特点包括：

1. 有效睡眠时间缩短，睡眠效率低。随着年龄的增加，睡眠效率逐渐下降，尽管就寝时间延长，但入睡困难，实际睡眠时间短。45岁时睡眠效率下降至年轻时的86%，70岁时睡眠效率下降至70%。有资料表明，65岁以上的老人，虽然平均就寝时间为9小时，但实际平均睡眠时间只有约7小时。

2. 夜间易受内外因素的干扰，睡眠中可有多次短暂的觉醒，睡眠变得断断续续。

3. 浅睡眠期增多，而深睡眠期减少。65岁左右的老年人深睡眠期占睡眠时间的10%以下，75岁左右的老年人深睡眠基本消失。年龄越大，睡眠越浅。

4. 睡眠趋向早睡早起，睡眠时相提前。

5. 白天容易打盹，以补充晚上的睡眠不足。

6. 对睡眠-觉醒各阶段转变的耐受力较差，调整时差需要花较长的时间。

【危险因素】

睡眠障碍在老年人群中非常常见，其发生非单纯一个因素造成，往往是多种因素共同作用的结果。常见的睡眠障碍危险因素包括如下几方面：

1.年龄因素　随着年龄的增大，睡眠结构发生很多变化，老年人昼夜节律生理变化是增龄本身的一个基本特征。年龄越大，其伴随的器官系统的生理储备下降越明显，抵抗和忍受外界影响睡眠应激源的能力下降。

2. 不良的睡眠习惯 老年人白天活动量减少，很容易在沙发或床上打盹，造成白天睡眠过多，而夜间难以入睡。此外，睡前吸烟、饮酒等习惯也会影响睡眠质量。

3. 不良的睡眠环境 老年人睡眠较浅，容易惊醒，环境中噪声太大，光照过亮，都会影响老年人的睡眠。

4. 躯体疾病的影响 老年人常合并各种躯体疾病，这些疾病引起夜间的咳嗽、气喘、疼痛、尿急、尿频等都会影响睡眠。因病重或瘫痪而长期卧床的老年人，睡眠时间不规律，导致睡眠节律异常。

5. 精神疾病的影响 除躯体疾病外，心理因素也是导致睡眠障碍发生的一个常见因素。其中抑郁与睡眠障碍的关系最为密切。此外，焦虑也和睡眠障碍存在相关性。

6. 药物或饮食的影响 老年人因合并疾病较多，存在多种药物共用，导致药物不良反应的发生率增高，其中很多药物经常引起睡眠障碍：如糖皮质激素、甲状腺素、某些抗抑郁药物等。另外，老年人临睡前大量饮茶、吸烟也会影响睡眠质量。

7. 原发睡眠障碍 阻塞性睡眠呼吸暂停低通气综合征、不宁腿综合征等也是导致睡眠障碍的重要疾病。

【要点】

- 睡眠障碍是指个体由于各种因素的影响而导致睡眠发动和维持障碍、过度睡眠障碍以及与特定睡眠阶段有关的功能障碍的总和，是老年综合征之一。
- 老年人睡眠特点包括有效睡眠时间缩短，睡眠效率低，浅睡眠多，睡眠间歇，可多次觉醒，睡眠趋向早睡早起，白天容易打盹，对睡眠 - 觉醒各阶段转变的耐受力较差。
- 老年人睡眠障碍的危险因素包括增龄导致的睡眠结构改变、不良的睡眠习惯和睡眠环境、躯体和精神疾病影响、食物和药物等影响以及原发睡眠障碍。

第二节 老年睡眠障碍的临床表现和临床类型

【临床表现】

老年睡眠障碍常表现为早醒，入睡困难，入睡时间延长，夜间易醒，醒后难以入睡，夜间睡眠断断续续，白天容易打盹。其中白天打盹是老年时期最常见的睡眠问题。一项研究显示，老年人每天在上床睡觉前已经累计比年轻人多睡了 2 小时。另外，老年男性较老年女性更容易出现白天过度睡眠（发生率分别为 12.0% 和 6.0%）。有研究发现，白天过度睡眠与慢性疾病、早醒、夜间打鼾、严重抑郁相关。

睡眠障碍不仅会导致老年人生活质量下降，还会引起心境障碍、增加意外事件。与对照组相比，存在睡眠问题的老年人生活质量下降，抑郁或焦虑症状增多。白天打盹或夜间睡眠时间 <7 小时增加老年人跌倒的风险（OR 1.32，95% CI 1.03 ~ 1.69）。认知功能下降、

注意力不集中、平衡力下降也与睡眠质量差有关。

老年人睡眠障碍主要特点是常合并其他老年疾病和问题。老年人睡眠障碍多与精神疾病合并，抑郁就是其中最常见的疾病，同时抑郁情绪也可以预测睡眠问题的发生。已有很多研究证实，未治疗的睡眠障碍是新发抑郁或抑郁复发的危险因素。此外，存在躯体疾病的老年人也容易主诉睡眠困难。在 2003 年，美国睡眠基金关于 65 岁以上人群的调查研究中，躯体疾病越多的老年人有更多关于睡眠困难的主诉，以合并心血管和肺部疾病为主。此外，关节炎带来的疼痛、癌症、糖尿病、慢性阻塞性肺疾病导致的呼吸困难、前列腺增生伴随的夜尿增多、脑血管疾病所致的认知功能下降以及帕金森病都常常合并睡眠障碍。

【临床类型】

临床上，老年人睡眠障碍主要包括如下几种类型：①失眠症：包括原发失眠和伴发失眠；②阻塞性睡眠呼吸暂停低通气综合征；③睡眠运动障碍；④昼夜节律睡眠障碍。

1. 失眠症 根据 2012 年《中国成人失眠诊断与治疗指南》，失眠（insomnia）是指患者对睡眠时间和（或）质量不满足并影响日间社会功能的一种主观体验。常表现为入睡困难（入睡时间超过 30 分钟）、维持睡眠困难（整夜觉醒次数≥2 次）、早醒、睡眠质量下降和总睡眠时间减少（通常少于 6 小时），同时伴有日间功能障碍。因睡眠问题影响日间生活功能是诊断失眠的必要条件。

老年人群的失眠可划分为原发性失眠（primary insomnia）和伴发性失眠（comorbid insomnia）。原发性失眠是指无明确病因，或在排除了其他可以引起失眠的病因后仍遗留失眠症状。伴发性失眠是指伴发于躯体疾病（如心肺疾病、认知功能下降、疼痛）、精神疾病（抑郁、焦虑）、药物使用，以及其他睡眠障碍（阻塞性睡眠呼吸暂停低通气综合征、不宁腿综合征）的失眠。伴发性失眠在老年人群中更为常见，伴发性失眠并不是指其他合并疾病"导致"失眠发生，而是失眠和这些疾病同时存在，并且都需要临床医生关注和治疗。

2. 睡眠运动障碍 睡眠运动障碍为睡眠疾病的一大类别，包括睡眠周期性肢体运动、不宁腿综合征、夜间发作性肌张力障碍、睡眠磨牙等。最常见的睡眠运动障碍为周期性肢体运动和不宁腿综合征。

（1）睡眠周期性肢体运动（periodic limb movement，PLM）：是指睡眠中发生的一种反复周期性异常肢体运动，主要在下肢，多发生在快速动眼相睡眠期，表现为单侧或双侧腿部刻板、重复的快速屈曲或伸展运动。其病因尚不清楚，可能与脑多巴系统功能障碍以及下肢血流量减少有关。PLM 在 30 岁以下很少见，50 岁以上的发生率为 29%。

（2）不宁腿综合征（restless legs syndrome，RLS）：是指在休息或夜间睡眠时，双下肢出现一种自发的、难以忍受的异常痛苦的感觉，运动、按摩双下肢可暂时缓解这种感觉的一种综合征。其发病机制尚不清楚，但推测脑黑质多巴胺转运体减少，导致细胞内铁缺乏可能在其中起着关键致病作用。我国 RLS 患病率为 1.2% ~5%，年龄增加发病率逐渐增加，尤其在 70~80 岁年龄段发病率明显增加。

RLS 可分为原发性和继发性两种。原发性（或特发性）RLS 一般在较早年龄发病，发病原因不清楚，部分具有家族遗传性。遗传是 RLS 的主要危险因素之一。若一级亲属患 RLS，其本人患 RLS 的风险增加 3.3 倍；65% 患者有家族史，多为常染色体显性遗传。法国和意大利报道，RLS 与染色体 12q 和 14q 基因突变有关。冰岛队列研究报道了其与染色体 6p21.2 基因突变有关。继发性 RLS 常由合并铁缺乏的疾病导致，常见疾病包括缺铁性贫血、终末期肾病以及妊娠。

不宁腿综合征患者通常主诉休息或夜间睡觉时双下肢感觉异常，引发双下肢活动，这种不适感可以是蠕动感、蚁走感、瘙痒、触电感、烧灼感，甚至是疼痛感。最终导致失眠，白天睡眠增多。感觉异常位于肢体深部，以累及下肢为主，部分患者可累及上肢甚至躯干。症状存在昼夜节律，夜间加重，白天减轻。异常感觉在休息时会加重，持续活动如来回踱步、摩擦双下肢、伸展肢体等可使症状部分或全部缓解。如果出现以下情况，将支持 RLS 诊断：①阳性家族史；②合并睡眠周期性肢体运动；③多巴胺能药物治疗有效。

3. 昼夜节律睡眠障碍 昼夜节律睡眠障碍（circadian rhythm sleep disorder，CRSD）是指个体睡眠与觉醒的生物节律与所处的环境模式不协调而引起的睡眠障碍。在老年人群中常见的昼夜节律睡眠障碍类型为睡眠相位提前障碍（advanced sleep phase disorder，ASPD），睡眠 - 觉醒周期比常规睡眠 - 觉醒周期提前数小时，但睡眠周期本身正常。

ASPD 在临床上表现为夜晚睡得早，清晨醒得早。其特征是以习惯性和不自觉睡眠 - 觉醒周期比常规周期提前数小时，但睡眠本身正常。患者在晚上 6 点 ~9 点入睡，凌晨 2 点 ~5 点醒来，常常合并清醒时期过度睡眠和睡眠维持困难。患者常抱怨在下午或傍晚出现持续和难以抑制的嗜睡，从而影响其整个下午的活动。由于早醒后影响他人休息，和周围环境不合时宜的睡眠习惯，常常造成老年患者的社会功能下降。ASPD 作为老年人群最常见的昼夜节律睡眠障碍类型，患病率为 1%~7%，且随着年龄增长，发病率增加。

【要点】

- 老年睡眠障碍表现为早醒，入睡困难，入睡时间延长，夜间易醒，夜间睡眠断断续续，白天容易打盹。
- 老年睡眠障碍的主要特点是合并多种疾病。
- 老年人睡眠障碍主要类型包括：失眠症、阻塞性睡眠呼吸暂停低通气综合征、睡眠运动障碍、昼夜节律睡眠障碍。

第三节 老年睡眠障碍的评估

睡眠障碍作为老年综合征之一，对于不同机构的所有老年人都推荐常规进行睡眠状态的评估。同时，睡眠状态评估也是老年综合评估重要部分之一。

【初步筛查】

对于老年人睡眠障碍的评估应该重视主诉，比如：入睡困难、夜间容易醒、醒后不能重新入睡、白天容易打盹、白天工作无法集中精力等。很多老年人虽然存在睡眠问题，但认为年龄增加睡眠质量就应该下降，很少以睡眠问题为主诉就医。因此，需要以问卷形式主动了解老年人睡眠状态，同时应调查与老年人同屋睡觉的人以及其照顾对象。图 2-18 展示了初始调查使用的 12 个问题。如果调查对象在初始调查中存在睡眠问题，可进行进一步的询问症状表现（见图 2-19）。

1. 您一般在夜间什么时候上床睡觉？早上什么时候醒来？
2. 您是否经常夜间入睡困难？
3. 您在夜间要醒来几次？
4. 如果您在夜间醒来，再次入睡是否很困难？
5. 跟您同屋睡觉的人是否曾说过您睡觉时有打鼾、喘息或有呼吸暂停？
6. 跟您同屋睡觉的人是否曾说过您睡觉时有踢腿、下肢划水等动作？
7. 您是否知道自己睡觉时有梦游、进食、撞击它物、踢腿或尖叫？
8. 您在白天是否会睡觉或者感到很累？
9. 您在白天是否会打盹一次或多次？
10. 您在白天是否经常不经意就打盹？
11. 您需要睡多长时间，白天才能维持正常生活功能和保持警觉？
12. 您是否服用任何药物或采取任何措施帮助自己夜间入睡？

图 2-18　睡眠状态初始调查问卷

1. 您在休息或睡觉时总有双腿不舒服的感觉或者总是双腿来回摩擦？
2. 您是否经常起夜上厕所？
3. 如果您有白天打盹现象，每天打盹几次，每次持续多长时间？
4. 您每日白天体力活动量有多少？
5. 您白天是否大部分时间都受到自然阳光的照射？
6. 您每天服用什么药物？这些药物都在什么时候服用？
7. 您服用药物后有什么不适吗？
8. 您每天白天和晚上分别服用多少咖啡因（包括咖啡、茶、可乐）和酒精？
9. 您是否经常感到悲伤或焦虑？
10. 您最近是否遭受了巨大的创伤？

图 2-19　睡眠状态进一步调查问卷

【一般医学评估】

1. 病史　回顾调查对象：

（1）是否存在躯体疾病，如高血压、糖尿病、脑卒中、冠心病、肿瘤、骨质疏松、慢性疼痛、胃食管反流、慢性肺部疾病、充血性心力衰竭、慢性肾病、前列腺增生等。

（2）是否存在精神疾病如焦虑、抑郁等，以及认知功能下降。

（3）用药情况以及有无药物依赖。

2. 体格检查　严格的体格检查可以帮助判断老年人是否其他合并疾病，同时可以帮助评估睡眠障碍对老年人日常健康的影响。包括：

（1）一般状态：精神状态、敏感程度、身体协调性及对事物的认知能力；

（2）生命体征：呼吸、血压、脉搏；

（3）颈部检查：是否有甲状腺肿大；

（4）眼和耳鼻喉科检查；

（5）疼痛评估。

3. 实验室检查　血、尿、便常规，肝、肾、电解质、血糖、血脂、甲状腺功能等。

4. 影像学检查　X 线胸片、CT 和 MRI 检查。

【睡眠相关辅助检查】

1. 多导睡眠图（polysomnography，PSG）　这是目前最能详细准确地记录睡眠状态的方式，包括心电图、脑电图、眼动电图、肌电图、腿动、体位、鼾声指数、口鼻气流、胸腹运动、血氧饱和度、心率和血压等。通过脑电图、眼动电图和肌电图数据对睡眠进行分期，获得夜间睡眠参数以及呼吸暂停及低通气时间等。PSG 不作为常规检查，在初始睡眠评估和常规体格检查后发现有下列情况考虑行 PSG 检查：

（1）主要标准：习惯性打鼾 / 干扰性打鼾，睡眠期呼吸停止或有窒息感，原因不明的白天嗜睡或缺乏熟睡感，原因不明的睡眠期心律失常，原因不明的血氧饱和度降低。

（2）次要标准中的危险因素：肥胖，40 岁以上男性，闭经后女性，甲状腺功能减退，脑血管疾病，神经肌肉疾病，鼻咽喉结构异常发现（鼻塞、扁桃体肥大、巨舌、软腭过长、咽部气道狭窄）等。

PSG 主要用于睡眠障碍的评估和鉴别诊断。

2. 睡眠体动记录仪（actigraphy）　睡眠体动仪通常戴在手腕、踝部或躯干以记录睡眠时身体运动情况，记录的数据可以通过软件处理，获得夜间睡眠参数，如睡眠潜伏期、觉醒的次数和时间、总睡眠时间、睡眠效率等。体动记录仪使用相对便捷、成本低，可以在家记录睡眠情况，睡眠情况更接近于自然睡眠模式。因此，2005 年睡眠障碍国际分类标准第 2 版（ICSD-2）中推荐体动记录仪作为睡眠疾病的一种辅助检查手段。体动记录仪可以在无 PSG 的监测条件时作为替代手段评估患者夜间总睡眠时间和睡眠模式，但相对 PSG，体动记录仪对睡眠测定精确性差。

【精神心理评估】

睡眠障碍患者的精神心理评估主要包括焦虑、抑郁、心理障碍，以上疾病可以引起睡眠障碍或以睡眠障碍为首发症状。这些疾病的评估主要是通过功能性量表测试。焦虑自评量表（Self-Rating Anxiety Scale，SAS）能够比较准确地反映有焦虑倾向患者的主观感受，评估受试者焦虑程度。老年抑郁量表（the Geriatric Depression Scale，GDS）是常用的老年抑郁筛查量表，通过自评问卷回答，初步定性分析老年人情绪状态，以了解患者是否存在睡眠问题所致抑郁。

【社会功能评估】

睡眠障碍老人生活能力和质量均有所下降，造成社会功能损害，可以通过生活质量量表进行简单评估。

【睡眠环境评估】

睡眠质量直接受到睡眠环境的影响，良好的睡眠环境可以提高睡眠质量。舒适的睡眠环境包括安静、整洁、光线幽暗、空气清新、通风良好、温度与湿度适宜，以及寝具舒适等。不良的睡眠环境是指周围嘈杂、光线过亮等导致睡眠舒适感下降，睡眠质量受影响。

【睡眠卫生习惯和行为评估】

老年人睡眠障碍常常与某些不良生活行为和习惯有关，比如在床上看电视、看书，担心不能入睡，睡前聊天等。临床医生必须认识到许多老年人对这些行为已经习以为常，在介绍自己病史时不会主动提供这些生活习惯和行为的情况，除非特意询问他们。所以在进行睡眠评估时，常规询问睡眠卫生习惯和行为情况。常见的影响睡眠的习惯和行为见图 2-20。

【常用的睡眠障碍评估量表】

1.睡眠日记　常用的睡眠日记记录格式见附录表 13。睡眠日记可以了解患者 2~4 周前睡眠情况。对于初次就诊的患者可教会患者怎么记录睡眠日记，2~4 周后再根据日记进行睡眠质量评估。

2.阿森斯睡眠障碍量表　如果睡眠问题一周出现 3 次，就需要采用阿森斯睡眠障碍量表进行评测。本量表为自评量表，可用于睡眠障碍的筛查、评价睡眠质量（见表 2-49）。

3.匹兹堡睡眠指数量表　匹兹堡睡眠指数量表（表 2-50）是目前应用最广的睡眠质量评估量表，可以用于一般人群、精神障碍患者、睡眠障碍患者睡眠质量调查，也可以应用于睡眠治疗疗效观察，以及作为睡眠质量和心身健康、社会功能等相关性研究的评定工具。

匹兹堡睡眠指数量表了解患者最近 1 个月的睡眠情况，可以初步了解睡眠潜伏期、睡眠效率、睡眠总时间，以及夜间睡眠对白天功能的影响。

4.爱泼沃思睡量表　爱泼沃思睡量表于 1990 年应用于临床，主要评估在日常生活中不同情况下白天的思睡程度。对于每个试评者个体，该量表的评估在数月内有很好的重复性。由于任何原因引起的总睡眠时间不足，会影响该量表的评分结果。

---

1. 白天频繁打盹
2. 花太多时间在床上
3. 白天活动不够
4. 深夜运动
5. 白天光照不足
6. 过度摄入咖啡因
7. 晚上饮酒
8. 晚上吸烟
9. 较晚进食大量食物
10. 看电视或深夜进行刺激性活动
11. 焦虑或担心睡眠不佳
12. 总是看表或钟
13. 环境不适合睡觉：如房间太热或太冷、太吵、太亮，有宠物在房间里，或同房间睡眠的人太吵

图 2-20　影响睡眠的习惯和行为

表 2-49　阿森斯睡眠障碍量表

编号	项目	选项	评分
1	入睡时间（关灯后到睡着的时间）	A：没问题	0
		B：轻微延迟	1
		C：显著延迟	2
		D：延迟严重或没有睡觉	3
2	夜间苏醒	A：没问题	0
		B：轻微影响	1
		C：显著影响	2
		D：严重影响或醒后未再睡觉	3
3	比期望的时间早醒	A：没问题	0
		B：轻微提早	1
		C：显著提早	2
		D：严重提早或没有睡觉	3
4	总睡眠时间	A：足够	0
		B：轻微不足	1
		C：显著不足	2
		D：严重不足或没有睡觉	3
5	总睡眠质量	A：满意	0
		B：轻微不满意	1
		C：显著不满意	2
		D：严重不满意或没有睡觉	3
6	白天情绪	A：正常	0
		B：轻微低落	1
		C：显著低落	2
		D：严重低落	3
7	白天功能情况（如记忆力、注意力等）	A：没问题	0
		B：轻微影响	1
		C：显著影响	2
		D：严重影响	3
8	白天思睡	A：无思睡	0
		B：轻微思睡	1
		C：显著思睡	2
		D：严重思睡	3

分值说明：总分范围 0~24 分，得分越高表示睡眠质量越差。总分 <4：无睡眠障碍；4~6 分：可疑睡眠障碍；>6分：存在睡眠障碍

【要点】

- 老年睡眠障碍的评估包括初始评估、一般医学评估、睡眠辅助检查评估、精神心理评估、社会功能评估、睡眠环境评估、睡眠卫生习惯和行为评估。
- 老年睡眠障碍常采用量表进行评估。
- 睡眠障碍常用量表包括：睡眠日记、阿森斯睡眠障碍量表、匹兹堡睡眠指数量表、爱泼沃思睡量表。

表 2-50 匹兹堡睡眠质量指数量表

备注：如果回答 30 ~ 60 min，填入平均值 45（30 ~ 60）min

条目	项目	评分			
		0 分	1 分	2 分	3 分
1	近 1 个月，晚上上床睡觉通常在 _____ 点钟				
2	近 1 个月，从上床到入睡通常需要 ____（　）min	□ ≤ 15 min	□ 16 ~ 30 min	□ 31 ~ 60 min	□ > 60 min
3	近 1 个月，通常早上 _____ 点起床				
4	近 1 个月，每夜通常实际睡眠 _____（　）小时（不等于卧床时间）				
5	近 1 个月，因下列情况影响睡眠而烦恼				
	a. 入睡困难（30 min 内不能入睡）	□无	□ < 1 次 / 周	□ 1 ~ 2 次 / 周	□ ≥ 3 次 / 周
	b. 夜间易醒或早醒	□无	□ < 1 次 / 周	□ 1 ~ 2 次 / 周	□ ≥ 3 次 / 周
	c. 夜间去厕所	□无	□ < 1 次 / 周	□ 1 ~ 2 次 / 周	□ ≥ 3 次 / 周
	d. 呼吸不畅	□无	□ < 1 次 / 周	□ 1 ~ 2 次 / 周	□ ≥ 3 次 / 周
	e. 咳嗽或鼾声高	□无	□ < 1 次 / 周	□ 1 ~ 2 次 / 周	□ ≥ 3 次 / 周
	f. 感觉冷	□无	□ < 1 次 / 周	□ 1 ~ 2 次 / 周	□ ≥ 3 次 / 周
	g. 感觉热	□无	□ < 1 次 / 周	□ 1 ~ 2 次 / 周	□ ≥ 3 次 / 周
	h. 做噩梦	□无	□ < 1 次 / 周	□ 1 ~ 2 次 / 周	□ ≥ 3 次 / 周
	i. 疼痛不适	□无	□ < 1 次 / 周	□ 1 ~ 2 次 / 周	□ ≥ 3 次 / 周
	j. 其他影响睡眠的事情 如有，请说明：	□无	□ < 1 次 / 周	□ 1 ~ 2 次 / 周	□ ≥ 3 次 / 周
6	近 1 个月，总的来说，您认为您的睡眠质量：	□很好	□较好	□较差	□很差
7	近 1 个月，您用药物催眠的情况：	□无	□ < 1 次 / 周	□ 1 ~ 2 次 / 周	□ ≥ 3 次 / 周
8	近 1 个月，您常感到困倦吗？	□无	□ < 1 次 / 周	□ 1 ~ 2 次 / 周	□ ≥ 3 次 / 周
9	近 1 个月您感到做事情精力不足吗？	□没有	□偶尔有	□有时有	□经常有

总分：_____

计分方法：

成分	内容	评分			
		0 分	1 分	2 分	3 分
A. 睡眠质量	条目 6 计分	□很好	□较好	□较差	□很差
B. 入睡时间	条目 2 和 5a 计分累计	□ 0 分	□ 1 ~ 2 分	□ 3 ~ 4 分	□ 5 ~ 6 分
C. 睡眠时间	条目 4 计分	□ ≥ 7h	□ 6 ~ 7h（含 6h）	□ 5 ~ 6h（含 5h）	□ < 5h
D. 睡眠效率	以条目 1、3、4 的应答计算睡眠效率 *	□ ≥ 85%	□ 75 ~ 84%	□ 65 ~ 74%	□ < 65%
E. 睡眠障碍	条目 5b ~ 5j 计分累计	□ 0 分	□ 1 ~ 9 分	□ 10 ~ 18 分	□ 19 ~ 27 分
F. 催眠药物	条目 7 计分	□无	□ < 1 次 / 周	□ 1 ~ 2 次 / 周	□ ≥ 3 次 / 周
G. 日间功能障碍	条目 8 和 9 的计分累计	□ 0 分	□ 1 ~ 2 分	□ 3 ~ 4 分	□ 5 ~ 6 分

* 睡眠效率计算方法：

$$睡眠效率 = \frac{条目4（睡眠时间）}{条目3（起床时间）- 条目1（上床时间）} \times 100\%$$

总分范围为 0 ~ 21，得分越高，表示睡眠质量越差。被试者完成问卷需要 5 min

第四节　老年睡眠障碍的治疗

老年人睡眠障碍治疗的总体目标是尽可能改善患者睡眠质量，缓解症状，保持正常睡眠结构，维持和恢复社会功能，提高老年人生活质量。睡眠障碍的治疗首先明确睡眠障碍的伴发疾病，治疗和控制伴发疾病。同时，采用多种方式增加有效睡眠时间，避免药物干预带来的负面影响。睡眠障碍的治疗主要包括非药物治疗和药物治疗。

【非药物治疗】

老年睡眠障碍的非药物治疗是除治疗伴发疾病以外的首选方法，包括认知行为治疗、睡眠限制—睡眠压缩治疗、睡眠卫生健康教育、光照疗法、中医药治疗、有氧锻炼和综合疗法等。非药物治疗与药物治疗相比更为安全，并且可以有效改善睡眠。因此在国际、国内睡眠治疗指南中，针对老年人的治疗都推荐首选非药物治疗。

1.认知行为治疗　认知行为治疗是一大类合并认知治疗和行为治疗的心理治疗方法，是在睡眠卫生习惯指导、睡眠刺激控制和（或）睡眠限制等行为治疗基础上，同时进行认知干预的治疗。认知行为治疗在老年睡眠治疗中有着重要地位，能明显减少药物治疗的概率以及药物剂量。在一项包括 78 名平均年龄为 65 岁老年人的随机对照试验中，比较了认知行为治疗、药物治疗和认知行为治疗联合药物治疗，以及安慰剂的疗效。短期随访发现，这三种治疗均可以改善睡眠，但认知行为治疗的满意度更高，其治疗效果持续时间更长（可达 2 年）。

2.睡眠限制治疗　睡眠限制治疗是指通过限制患者在床上的时间来巩固实际睡眠时间。医生根据患者前 2 周的睡眠日记推荐患者呆在床上的时间。限制患者睡眠前卧床时间，适当活动，至有足够睡意才上床入睡，直到睡眠改善。例如，一名患者上周记录每天花 8 个小时在床上，而实际睡眠时间只有 4 个小时，他的睡眠效率为 50%。本周他在床上的时间应该被限制在 4～4.5 个小时。如果再次评估本周平均每晚的睡眠效率达到 90% 以上，则下周可提早 15～30 分钟上床；如果睡眠效率在 80%～90% 间，则下周维持原来时间；如睡眠效率低于 80%，则下周上床时间要推迟 15～30 分钟。如此调整，直到到达适合的睡眠效率。大量研究支持睡眠限制 - 睡眠压缩治疗能有效的缓解老年慢性睡眠障碍。

3.睡眠卫生习惯指导和睡眠教育　睡眠卫生习惯指导、睡眠教育可以同其他治疗措施同时进行，但其本身通常不能够治疗严重的睡眠障碍。了解患者睡眠习惯、是否存在可能影响睡眠的行为和环境因素。治疗者可以传授给患者一些关于睡眠习惯的知识，教育其避免或改掉影响睡眠的习惯和行为。首先，改善睡眠环境，保持卧室安静、昏暗、清洁、温度适宜、空气清新，为加速睡眠创造一个最佳环境。其次，改善不良的睡眠习惯。图 2-21 提供了有效的改进这些睡眠不良习惯的方案。

4.光照治疗　昼夜睡眠 - 觉醒节律异常参与老年睡眠障碍的发病，而光线是调节睡眠 - 觉醒节律的重要调节因素。光照法可帮助重新调整生物钟，对治疗睡眠 - 觉醒节律障碍有较好的疗效。对睡眠时相提前者，连续每天晚上 7 点 ~9 点给予 2 小时 4 000 勒克斯的光照，对于睡眠时相延迟的患者，清晨给予 4 000 勒克斯的光照 2 小时，不仅能延迟睡眠节律，还能改善睡眠结构和睡眠质量。给予对于老年人可能无法耐受较长的光照时间，导致光照疗法的依从性和治疗效果降低。在初始治疗时，可以根据老年人的治疗反应调整光照时间和强度。已有研究报道光照疗法的副作用，包括轻躁狂、轻度头痛、恶心和呕吐等。对于患有视网膜疾病、偏头痛、有躁狂倾向的患者慎用光照疗法。

---

1. 制定一个良好的睡前习惯，如保持睡前 30 分钟的放松期，睡前 90 分钟洗热水澡。
2. 保证卧室宁静和舒适。
3. 只有困倦时才上床。
4. 睡前 2 小时避免剧烈运动。
5. 睡前避免服用咖啡因、尼古丁、酒精等。
6. 避免在卧室运动，让卧室仅用于睡觉，不要在床上看电视或工作。
7. 只在卧室睡觉。
8. 如果睡不着就离开卧室，只在疲倦时返回。
9. 保持稳定的上床时间和起床时间。
10. 避免白天打盹，如果需要在打盹，限制在 30 分钟内，下午 2 点后。

图 2-21　睡眠卫生习惯的改进措施

【药物治疗】

临床治疗睡眠障碍的药物主要包括苯二氮䓬类、新型非苯二氮䓬类、褪黑素受体激动剂和具有催眠效果的其他药物。《2012 年中国成人失眠诊断与治疗指南》列出了我国临床上常用的治疗失眠的苯二氮䓬类药物和非苯二氮䓬类药物（见表 2-51）。

1. 苯二氮䓬类　传统苯二氮䓬类药物（benzodiazepine drug，BZD）是临床上常用的治疗睡眠障碍的药物。欧洲的研究报道，老年人每天使用苯二氮䓬类药物的比率是 5%，老年女性较男性更高。BZD 根据药物效力可分为：①短效制剂：包括咪达唑仑、三唑仑；②中效制剂：包括艾司唑仑、阿普唑仑、劳拉西泮；③长效制剂：包括地西泮、硝西泮、氯硝西泮、氟西泮。苯二氮䓬类药物可以缩短睡眠潜伏期、增加总睡眠时间。但在老年人中不良反应明显，包括日间困倦、头晕、跌倒、认知功能减退等。对有入睡困难患者推荐使用短效制剂，对睡眠维持困难的患者推荐使用中效制剂。长效制剂可能增加老年人髋骨骨折风险，不推荐在老年人群中使用。

2. 新型非苯二氮䓬类药物（non-benzodiazepine drug，non-BZD）　Non-BZD 在结构上与 BZD 无关，它们与 BZD 有相同的作用，可与中枢神经系统的 γ - 氨基丁酸（GABA）受体复合体在苯二氮䓬类（GABA-BZ）受体上发生相互作用。该类药物包括唑吡坦、唑吡坦控释剂、佐匹克隆、扎来普隆。由于此类药物半衰期短，次日残余效应被最大程度的降低，一般不产生日间困倦，治疗失眠较传统的苯二氮䓬类药物更安全，但有可能会在突然停药后发生一过性的失眠反弹。

3. 褪黑素

褪黑素（melatonin）参与调解睡眠 - 觉醒周期，可以改善时差变化引起的症状、睡眠时相延迟综合征和昼夜节律失调性睡眠障碍。褪黑素受体激动剂包括雷美尔通、特斯美尔通、阿戈美拉汀等。雷美尔通是目前临床使用的褪黑素受体 MT1 和 MT2 激动剂，可缩短睡眠潜伏期、提高睡眠效率、增加总睡眠时间，可以用于治疗以入睡难为主诉的睡眠困难。一些证据表明，失眠老年人服用褪黑素可减少入睡所需时间和睡眠开始后的清醒时间，提高睡眠效率。迄今为止，暂未发现该类药物可能损害运动和认知功能。

表 2-51　常用苯二氮䓬类和非苯二氮䓬类抗失眠药物

药物	宿醉效果	失眠反跳	耐受性	成瘾性	备注
苯二氮䓬类					
三唑仑	0	+++	+++	++	不良反应和成瘾性严重，慎用
咪达唑仑	0	+++	+++	++	慎用
阿普唑仑		+	+	+	
艾司唑仑		+	+	+	
劳拉西泮	0	+	+	+	
氯硝西泮	+~++	++~+++	++~+++	++	长效制剂，老年人慎用
氟西泮	+++	0	+	++	老年人慎用，以防跌倒
硝西泮	+++	0	+	++	老年人慎用
地西泮	++	++	++	++	老年人慎用
新型非苯二氮䓬类药物					
唑吡坦	0	+	0	0	长期和（或）大量使用出现宿醉效果和耐受性增加
佐匹克隆	++	++	++	+	剂量 >7.5 mg 疗效不增加而不良反应明显
扎来普隆		0	±，5 周产生		午夜服用 10 mg，5~6.5 小时后无过度镇静作用，对精神运动无明显影响

资料来源：中华医学会神经病学分会睡眠障碍学组 . 中国成人失眠诊断与治疗指南 . 中华神经科杂志 ,2012,45(7):534-540.

4. 其他药物

（1）多巴胺能药物：是治疗睡眠运动障碍的首选药物。复方左旋多巴制剂（多巴丝肼、卡左双多巴控释片）和多巴胺受体激动剂，尤其是新型多巴胺受体激动剂如普拉克索、罗皮尼罗、吡贝地尔等，均是睡眠运动障碍的一线治疗药物。

（2）抗组胺类药物（H_1 受体拮抗剂）：也有一定的催眠作用，但这些药物可引起不良反应，包括日间残留镇静作用、认知功能下降、谵妄等，不推荐使用或慎重应用。

（3）抗抑郁药物：对于合并抑郁症的老年睡眠障碍患者，可使用小剂量的具有镇静作用的抗抑郁药物如米氮平或曲拉唑酮，但不能作为睡眠障碍患者的首选药物。

【要点】

- 老年人睡眠障碍治疗的总体目标是尽可能改善患者睡眠质量，维持和恢复社会功能，提高老年人生活质量。
- 老年睡眠障碍的治疗以非药物治疗为主，其中认知行为治疗和睡眠限制 - 睡眠压缩治疗有循证医学证据，可以改善老年人的睡眠障碍。
- 治疗老年睡眠障碍的主要药物为苯二氮䓬类和新型非苯二氮䓬类。

第五节 特殊老年人群的睡眠障碍

【睡眠障碍合并痴呆】

痴呆是老年人常见的神经系统退行性疾病，也是导致老年人失能的常见原因之一。痴呆老年人中有 60%～70% 为阿尔茨海默病（Alzheimer's disease，AD）患者。目前研究发现，痴呆老年人群中睡眠障碍的发生率高达 40%。AD 患者夜间失眠，活动增多，给其照顾者带来明显的生理和心理负担。

AD 患者睡眠结构改变和正常老年人睡眠结构改变类似。造成 AD 患者睡眠障碍的原因是多方面的，包括：

（1）睡眠调节中枢损害导致睡眠节律紊乱，夜间维持睡眠困难，白天嗜睡。这与 AD 患者褪黑素早期时相分泌受损有关。

（2）许多环境因素也可以造成睡眠质量下降，如夜间噪声。

（3）不良的睡眠卫生习惯。由于认知功能下降，痴呆患者容易呆在床上，白天缺乏体力和社会活动，白天光照减少，白天睡眠增多，夜间睡眠缺乏。

（4）药物的使用。某些 AD 的治疗药物，如特别是多奈哌齐可以影响睡眠。

（5）合并抑郁等其他疾病。

研究发现，AD 患者褪黑素早期时相分泌受损，不仅与睡眠障碍有关，还参与了 AD 患者的"日落现象"、谵妄和易激惹。最近研究证明，光照疗法合并补充褪黑素能有效减少 AD 患者的激惹表现，减少睡眠潜伏期，增加睡眠总时间。

失眠是 AD 患者最常见的睡眠障碍类型，表现为入睡时间延长，夜间片段睡眠，白天打盹。在一项社区居民横断面调查中，34% 的 AD 患者存在睡眠中断。白天睡眠增加，夜间睡眠减少，夜间活动增多，导致睡眠 - 觉醒节律失调，睡眠时相提前。AD 患者失眠的治疗首选认知行为治疗，药物治疗主要选择苯二氮䓬类，但 AD 患者使用此类药物容易出现跌倒、激惹、白天困倦。另一大类药物为抗精神病药物，主要用于控制 AD 患者精神症状和夜间激惹。

不宁腿综合征（restless leg syndrome，RLS）在 AD 患者中的发病率为 4%。由于痴呆患者无法表达自己的不适，只能通过过激的动作展示。因此，一些特殊的表现可以帮助判断 AD 患者是否合并 RLS（图 2-22）。目前尚无指南或文献推荐 AD 合并 RLS 的药物治疗，多巴胺能药物可能有效。

---

1. 有下肢不舒服的表现，比如摩擦或揉捏腿部或握着下肢呻吟。
2. 下肢的过度活动，如坐立不安，重复踢腿，在床上辗转反侧，拍打床垫，反复搓双脚。
3. 有下肢不适的表现，这种表现在静息时加重。
4. 有下肢不适的表现，这种表现在活动时减少。
5. 1 和 2 中的表现仅在夜间出现，或者夜间表现比白天更严重。

图 2-22 痴呆患者合并不宁腿综合征的症状评估

AD 患者睡眠呼吸障碍的患病率为 33% ~ 70%。载脂蛋白 E（APOE）基因是 AD 发病的主要遗传因素之一，而现有研究发现，APOE 4 基因和 AD 患者睡眠呼吸暂停有关。此外，临床研究发现，睡眠呼吸障碍和 AD 患者白天躁动、认知功能进一步下降、死亡率增加有关。AD 患者睡眠呼吸障碍主要是采用持续气道正压通气（continuous positive airway pressure，CPAP）治疗。一项研究表明，多奈哌齐能降低阻塞性睡眠呼吸暂停 AD 患者的呼吸暂停 / 低通气指数，并改善患者的氧饱和度。

睡眠障碍不仅会加重 AD 患者认知功能损害，同时也是造成正常老年人认知功能下降的危险因素之一。一项包括 1282 名认知正常女性的前瞻性队列研究表明，夜间活动频繁的女性，其未来发展为轻度认知功能障碍或痴呆的风险更高。另一项观察时间为 4 年的前瞻性研究中，患有睡眠呼吸暂停的老年女性更容易发展为轻度认知功能损害或痴呆（OR 1.85，95% CI 1.11 ~ 3.08）。在台湾人群的研究中，对于 50 岁以上人群，长期失眠的人更容易发展为痴呆（HR 2.34，95%CI 1.90 ~ 2.88）

【护理院老人的睡眠情况】

睡眠障碍是老人护理院（nursing home）的常见问题。一方面是因为入住这些机构的老年人本身存在较多影响睡眠的疾病，另一方面是因为护理院的睡眠环境和条件不适宜。一项研究发现，65% 的老人护理院的老人反映有睡眠问题，使用催眠药物很常见，但在随后的 6 个月随访中催眠药的使用与睡眠异常或睡眠改变无关。

在护理院的老人睡眠问题比较严重，入睡时间延长、睡眠效率下降、夜间睡眠中断和频繁的夜间觉醒，以及白天过度睡眠都是护理院老人睡眠问题的常见表现。研究发现，3/4 的护理院老人存在白天过度睡眠，这部分老人往往日常生活需要他人帮助，户外活动、社会活动较少。护理院老人的睡眠问题往往预示结局不良。白天过度睡眠降低老年人生活质量，加速日常生活能力的下降。睡眠障碍是护理院老人死亡的预测指标之一。

许多研究证实，日间活动和锻炼能改善护理院老人的睡眠。打太极拳和骑自行车也被证明能改善睡眠质量。改善护理院睡眠环境，如降低夜间噪声和光照，也能改善夜间睡眠。有研究发现，结合多种非药物方式治疗护理院老人睡眠障碍，虽然不能直接改善夜间睡眠质量，但是能减少白天打盹。目前关于护理院老人睡眠障碍的药物治疗的研究较少。一项在护理院实施的替马西泮、苯海拉明和安慰剂的随机对照研究报道，相对安慰剂，苯海拉明能缩短睡眠潜伏期，替马西泮能延长睡眠时间。但这些药物更容易出现白天嗜睡，以及认知功能损害。

【要点】
- 睡眠障碍在痴呆老年人群中患病率较高，睡眠障碍不仅会加重 AD 患者认知功能损害，同时也是造成正常老年人认知功能下降的危险因素之一。
- 失眠是痴呆老年人最常见的睡眠障碍类型。
- 睡眠障碍在老人护理院中发生率也很高，其表现主要为白天过度睡眠，夜间睡眠质量下降。

【参考文献】

1. Bloom HG, Ahmed I, Alessi CA, et al. Evidence-based recommendations for the assessment and management of sleep disorders in older persons. J Am Geriatr Soc, 2009, 57(5):761-789.
2. Bombois S, Derambure P, Pasquier F, et al. Sleep disorders in aging and dementia. J Nutr Health Aging, 2010, 14(3):212-217.
3. Neikrug AB, Ancoli-Israel S. Sleep disturbances in nursing homes. J Nutr Health Aging, 2010, 14(3):207-211.
4. Cochen V, Arbus C, Soto ME, et al. Sleep disorders and their impacts on healthy, dependent, and frail older adults. J Nutr Health Aging, 2009, 13(4):322-329.
5. Gooneratne NS. Complementary and alternative medicine for sleep disturbances in older adults. Clin Geriatr Med, 2008, 24(1):121-138.
6. Misra S, Malow BA. Evaluation of sleep disturbances in older adults. Clin Geriatr Med, 2008, 24(1):15-26.
7. 中华医学会神经病学分会睡眠障碍学组 . 中国成人失眠诊断与治疗指南 . 中华神经科杂志 , 2012, 45(7):534-540.
8. Ancoli-Israel S, Ayalon L. Diagnosis and treatment of sleep disorders in older adults. Am J Geriatr Psychiatry, 2006, 14(2):95-103.
9. Crowley K. Sleep and Sleep Disorders in Older Adults. Neuropsychol Rev, 2011, 21(1):41-53.
10. Halter, Jeffrey B. Hazzard's Geriatric Medicine and Gerontology, 6th ed. NewYork: McGraw-Hill Professional, 2009:671-683.

【纵深阅读】

1. Bloom HG, Ahmed I, Alessi CA, et al. Evidence-based recommendations for the assessment and management of sleep disorders in older persons. J Am Geriatr Soc, 2009, 57(5):761-789.
2. Halter, Jeffrey B. Hazzard's Geriatric Medicine and Gerontology, 6th ed. NewYork: McGraw-Hill Professional, 2009:671-683.
3. Cochen V, Arbus C, Soto ME, et al. Sleep disorders and their impacts on healthy, dependent, and frail older adults. J Nutr Health Aging, 2009, 13(4):322-329.

（李 颖 周 焱）

第二十二章　便秘

便秘（constipation）在正常人群的各个年龄组均可发生，但在老年人群中更为常见，且随着年龄的增加，便秘的程度逐渐加重，严重影响患者的生活质量。慢性便秘严重者可导致一系列并发症：如急性认知功能障碍、尿潴留、尿失禁；大约40%的老年慢性便秘患者会合并粪嵌塞，并导致肠梗阻、溃疡，增加肠道肿瘤的发生概率，甚至对心、脑及周围循环产生不利影响；在急性心肌梗死、脑血管意外等病时便秘可导致生命意外。因此，早期预防和合理治疗便秘将会大大减轻便秘带来的严重后果和社会负担。

【典型病例】

患者，男性，70岁，既往有高血压、糖尿病病史。便秘20多年，每5~8日大便一次，大便多干结，排便非常困难，经常服用麻仁丸、大黄、果导等药帮助通便，有时需要用手法帮助通便。近几年来便秘逐渐加重，近1周不能排便，并出现腹痛、腹胀，血压进一步升高，急诊入院。

【临床问题】

1.该患者的诊断是什么？怎样进行诊断和评估？

2.该患者慢性便秘要考虑哪些原因？

3.对该患者应当怎样进行处理？对该患者应当给予什么建议？

第一节　便秘的定义及流行病学

【定义】

根据《世界胃肠组织便秘指南》（2010年），便秘是指以持续性排便困难或排便不尽感和（或）排便次数减少（每3~4日1次或更少）为特征的病症。

根据《中国慢性便秘诊治指南》（2013年），便秘表现为排便次数减少、粪便干硬和（或）排便困难。排便次数减少是指每周排便次数少于3次。排便困难包括排便费力、排出困难、排便不尽感、排便费时及需手法辅助排便。慢性便秘的病程至少为 6 个月。

不同的人对便秘有不同的理解，在医生与患者之间，在不同的文化和地域之间，便秘的定义不同。一般正常的排便频率在每周 3 次到每天 3 次之间。对老年人便秘的诊断应当考虑以下因素：自我报告便秘症状、与肠功能相关的特异症状、每日泻剂使用情况。对于认知功能障碍的老年人，医生通常依靠照护者的观察。

【流行病学】

由于对便秘定义的不一致，以及报告症状的差异，因此很难得到准确的流行病学资料。而由于定义、取样和人口统计学因素的不同，便秘的患病率统计有所差异。

在西方人群中，老年人便秘患病率为 24% ~ 50%，至少 20% 的社区老人报告有便秘症状，居住在养老机构的老人有 50% 报告有便秘症状；大约有 10% 的社区老人每日使用泻剂通便，居住在养老院的老人中有 75% 需要每日使用泻剂通便。

我国调查发现，各地老年人便秘的患病率差异很大，在 3% ~ 25% 之间，甚至有研究报告老年人患病率在 70% 左右。总的趋势是：乡村 > 城市，北方 > 南方，女性 > 男性，且随着年龄增加，便秘的患病率明显增加（见表 2-52）。

表 2-52 我国慢性便秘的流行病学调查资料

年份	抽样方法	样本量（例）	患病率（%）	男：女	老年人患病率（%）
2001	整群分层随机	2 892	3.00	1：1.64	4.90
2001	整群分层随机	8 252（老人）	11.50	1：1.21	11.50
2002	整群分层随机	2 486	6.07	1：4.56	6.48
2003	整群分层随机	5 107	11.60	1：1.48	22.11（70 ~ 80 岁）
2004	整群分层随机	3 951	4.00	1：1.22	5.70
2004	整群分层随机	7 220	11.60	1：1.47	17.60
2005	整群分层随机	3 745	3.30	1：1.80	8.30
2007	随机抽样	545（社区老人）	67.87	1：1.36	67.87

来自：柯美云，王英凯.老年人慢性便秘的流行病学研究进展.实用老年医学，2010,24(2):92-94.

便秘给社会带来沉重的经济负担。在美国，每年因便秘就诊的人次达 700 万，用于便秘的检查费用达到 69 亿美元，用于泻剂的花费 4 亿 ~ 5 亿美元，约 9 万人死亡与便秘有关。在英国，2006 年仅泻剂的处方次数就超过 1300 万。

【要点】

- 不同人对便秘的理解不同。便秘在临床上主要表现为排便次数减少、粪便干硬和（或）排便困难。
- 便秘在老年人群中患病率高，且随着年龄增加，患病率逐渐增加。
- 便秘带来沉重的社会经济负担。

第二节　老年便秘的发病机制、病因及分类

【发病机制】

1. 老年人的脏器功能生理性衰退，肠道蠕动能力下降，蠕动频率降低，肠蠕动缓慢，肠道中的水分相对减少，易导致粪便干燥，滞留在肠道内而排泄不出。

2. 老年人的直肠肌和腹肌已发生萎缩，肌张力低下，致使排便无力。

3. 老年人肛门周围肌肉过度紧张收缩，很难产生便意，使粪便长时间滞留在肠道内引起便秘。

4. 老年人口渴感觉功能下降，在体内缺水时也不感到口渴，这使得老年人肠道中水分减少，导致大便干燥。

5. 老年人牙齿松动、脱落，咀嚼功能障碍，在饮食选择上往往倾向于选择缺少纤维素的食物，尤其不喜欢选择粗粮和水果，导致大肠内水分减少和菌群失调，摄食过少及纤维素摄入不足，使食物残渣减少，导致便秘。

6. 老年人由于机能下降，活动量减少，也是产生便秘的重要原因。

7. 老年人是抑郁高发人群，具有抑郁、焦虑、强迫观念及行为等心理障碍的老人，很可能通过抑制外周自主神经对大肠的支配而引起便秘。

【病因和危险因素】

便秘可由多种原因和疾病引起，增加便秘发生的危险因素包括增龄、性别（女性）、不活动、受教育程度低、收入低、多药共用、抑郁、躯体或性虐待等。有研究表明，进食少和摄入热量少的老人更容易发生便秘。滥用泻药可加重便秘，不少药物和膳食因素也可引起便秘（表 2-53）。在慢性便秘的病因中，大部分都是功能性疾病，包括功能性便秘（functional constipation）、功能性排便障碍（functional defecation disorder）和便秘型肠易激综合征（irritable bowel syndrome with constipation，IBS-C）。

表 2-53　便秘常见病因及相关因素

病因	相关因素
功能性疾病	功能性便秘、功能性排便障碍、便秘型肠易激综合征
器质性疾病	肠道疾病：结肠肿瘤、憩室、肠腔狭窄或梗阻、巨结肠、结直肠术后、肠扭转、直肠膨出、直肠脱垂、痔、肛裂、肛周脓肿和瘘管、肛提肌综合征、痉挛性肛门直肠痛 内分泌和代谢性疾病：严重脱水、糖尿病、甲状腺功能减退、甲状旁腺功能亢进、多发内分泌腺瘤、重金属中毒、高钙血症、高或低镁血症、低钾血症、卟啉病、慢性肾病、尿毒症 神经系统疾病：自主神经病变、脑血管疾病、认知障碍或痴呆、多发性硬化、帕金森病、脊髓损伤 肌肉疾病：淀粉样变性、皮肌炎、硬皮病、系统性硬化
药物	抗抑郁药、抗癫痫药、抗组胺药、抗震颤麻痹药、抗精神病药、解痉药、钙拮抗剂、利尿剂、单胺氧化酶抑制剂、阿片类药、拟交感神经药、含铝或钙的抗酸药、钙剂、铁剂、止泻药、非甾体抗炎药
膳食	节食、脱水、低纤维、厌食

来自：中国慢性便秘诊治指南（2013 年）和世界胃肠组织便秘指南（2010 年）

【分类】

1. 按病程分为急性便秘和慢性便秘，慢性便秘病程至少为 6 个月以上，是临床重点关注的对象。

2. 按病因分为原发性（原因不明）和继发性便秘（症状性）。继发性便秘包括各种肠道疾病、内分泌代谢性疾病、神经源性病变及药物引起的便秘。

3. 依据粪块滞留的部位可分为结肠和直肠便秘，结肠便秘是指食物残渣在结肠运行过于迟缓，直肠便秘是指粪便已经抵达直肠，但滞留过久而未能被排出，故又被称为排便困难。

4. 按病理分为功能性便秘和器质性便秘。功能性便秘是指缺乏器质性病因，没有结构异常或代谢障碍，又排除了肠易激综合征的慢性便秘。功能性便秘的病理生理学机制尚未完全阐明，可能与结肠传输及排便功能紊乱有关。在 2013 年《中国慢性便秘诊治指南》中，根据不同的病理生理学机制，又将功能性便秘分为四种类型：慢传输型便秘（slow transit constipation，STC）、排便障碍型便秘（defecatory disorder）、混合型便秘、正常传输型便秘（normal transit constipation，NTC）。

（1）慢传输型便秘：特点为结肠传输时间延长，进食后结肠高振幅推进性收缩减少。主要症状为排便次数减少、粪便干硬、排便费力；肛门直肠指检时无粪便或触及坚硬粪便。

（2）排便障碍型便秘：即功能性排便障碍，既往也被称为出口梗阻型便秘。排便障碍型便秘患者在排便过程中腹肌、直肠、肛门括约肌和盆底肌肉不能有效地协调运动，直肠推进力不足，感觉功能下降，从而导致直肠排空障碍。临床上主要表现为排便费力、排便不尽感、排便时肛门直肠堵塞感、排便费时、需要用手法辅助排便等。诊断应在符合功能性便秘的基础上有肛门直肠排便功能异常的客观证据（表 2-54），又分为不协调性排便和直肠推进力不足 2 个亚型。

（3）混合型便秘：患者存在结肠传输延缓和肛门直肠排便障碍的证据。

（4）正常传输型便秘：IBS-C 多属于这一型，其发病与精神心理异常等有关，患者的腹痛、腹部不适与便秘相关。

表 2-54　罗马Ⅲ标准中功能性排便障碍的诊断标准

疾病名称	诊断标准
功能性排便障碍	1. 必须符合功能性便秘的诊断标准； 2. 在反复尝试排便过程中，至少包括以下 3 项中的 2 项： ①球囊逼出试验或影像学检查证实有排出功能减弱； ②压力测定、影像学或肌电图检查证实盆底肌肉（如肛门括约肌或耻骨直肠肌）不协调性收缩或括约肌基础静息压松弛率 <20%； ③压力测定或影像学检查证实排便时直肠推进力不足。

注：诊断前症状出现至少 6 个月，近 3 个月符合以上诊断标准

第三节　便秘的临床特征及并发症

【临床特征】

便秘本身不是一种独立的疾病，而是一个包括多种临床特征的综合征，在临床上表现为：排便不畅、排便次数减少、排便困难。在老年人群中，便秘可能与粪嵌塞及大便失禁密切相关。粪便嵌塞可导致粪性溃疡、出血以及贫血。

便秘患者除了有导致便秘的原发病的相应表现外，还会有排便障碍的表现及相应的伴发症状。如大肠癌引起的便秘可能会伴有黏液血便；肛裂患者会出现排便疼痛及鲜血便；甲状腺功能减退症的患者则伴随有怕冷、黏液性水肿等。排便障碍表现为：大便干球粪或硬粪、排便次数减少、排便用力、排便不尽感、直肠内梗阻或堵塞感、腹胀/胀气以及需用手法辅助排便。伴发症状包括腹痛、腹胀，部分患者还有心情烦躁、焦虑等精神心理异常。

【并发症】

在衰弱的老年患者，过度用力排便可能会导致晕厥以及冠状动脉缺血或脑供血不足。慢性便秘最严重的并发症是粪嵌塞及失禁。粪嵌塞（fecal impaction）是指干硬粪便在直肠结肠内不能排出，主要表现为腹胀、腹痛、发热、呕吐、厌食等。在衰弱老人，粪嵌塞可能表现为非特异性症状加重，甚至出现谵妄、心律失常、呼吸急促。粪嵌塞发生的原因很多，部分老人由于痴呆或沟通问题无法准确报告肠道症状；或慢性疾病、神经功能障碍使直肠感觉功能受损不能察觉粪嵌塞；或者由药物不良反应引起；容易引起漏诊或误诊。

在老年患者中，粪嵌塞是引起多病共存的重要原因，增加了入院及致命性并发症的风险。粪嵌塞与老年人对直肠内粪便的感知能力下降、不易产生便意以及肠道运动减慢有关。粪嵌塞可发生在近端直肠，也可发生在乙状结肠。发生在直肠内者，通过直肠指检可以明确诊断，诊断的关键是在直肠内触及大量粪便，大便性状不一定是干硬的。若粪嵌塞发生在乙状结肠，直肠指检往往不能触及，难以诊断，可通过腹部 X 线片进行诊断。

粪嵌塞患者若无穿孔或大出血，可在手法帮助下将大块粪便细化成小块粪便，然后用温水及矿物油灌肠，软化大便，使其易于排空；当肠道被部分排空后，再给予聚乙二醇等药物口服通便。若无效，可给予局麻松弛肛管及盆底肌肉，同时进行腹部按摩帮助通便。若以上措施无效，或患者有明显压痛则提示患者可能存在肠穿孔或缺血，必要时可进行手术治疗。

除此而外，对粪嵌塞患者还应当进一步搜索并去除可能导致便秘的因素，包括停止服用可能导致或加重便秘的药物。建议老年患者规律使用通便药物保持大便通畅，以防粪嵌塞。

【要点】

● 便秘本身不是一种独立的疾病，而是一个包括多种临床特征的综合征，在临床上主要表现为：排便不畅、排便次数减少、排便困难。

- 粪嵌塞指的是干硬粪便在直肠、结肠内不能排出，主要表现为腹胀、腹痛、发热、呕吐、厌食等。可发生在近端直肠，也可发生在乙状结肠。直肠指检或腹部 X 线片有助于诊断。
- 粪嵌塞处理包括细化粪便、软化大便、排空大便、保持大便通畅。无效者可局麻松弛肛管及盆底肌肉、腹部按摩帮助通便。肠穿孔或缺血患者可进行手术治疗。

第四节　便秘的评估及诊断

【评估】

详细的病史采集和体格检查是便秘诊断的基础，应着力于找出可能的病因及报警症状。在询问病史时应收集以下情况：

1. 患者的排便次数、便意情况、排便困难或不畅的特点及大便性状。大便性状多用 Bristol 大便性状分类来描述（图 2-23），研究认为，大便性状比大便频次更能反映结肠传输功能状况。

2. 便秘发生的时间过程，是慢性的，还是近期刚出现的？是否存在外科急症需要处理？老年患者近期初发的便秘进行性加重，往往提示需要排除结肠癌等引起的机械性梗阻。此外，肠粘连或绞窄通常也是急性的。

3. 是否伴随相关的症状，如腹痛、腹胀、体重下降、呕吐、便血等，有无相关的报警症状。需注意溢出性大便失禁（假性腹泻），即粪便从阻塞粪块周围溢出而出现排便失禁，容易与腹泻相混淆。

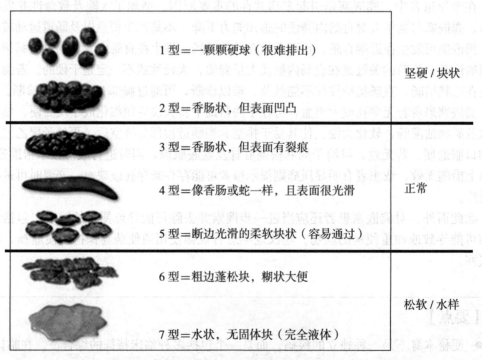

图 2-23　Bristol 大便性状分类

4. 注意查找便秘的诱因：患者的饮食习惯和饮食结构如何，膳食纤维及水分摄入情况；有无导致便秘的药物服用史、近期手术史，有无可能导致便秘的疾病史。

5. 泻剂使用情况：过去及现在是否使用泻剂，使用频率及剂量、心理状态。全面的体格检查包括全身检查、腹部检查和肛门直肠指检。通过体格检查可以发现引起便秘的全身性疾病的各种临床表现。体格检查时要特别注意有无腹部压痛、腹部包块，有无粪嵌塞、直肠脱垂、直肠前突、直肠肿块、耻骨直肠肌不协调收缩等。

并非所有患者都要进行进一步的检查，是否需要进行其他诊断性检查取决于病史和体检的结果。患者的年龄也是重要的因素。大多数患者的便秘是由于饮食中纤维素和水分摄取不够或热量摄入减少所致，因此是功能性的，而且不严重。急性便秘常常是体力活动突然减少所造成的，一般通过增加纤维素和水分的摄入、对症和临时应用泻药，以及增加体力活动可以缓解便秘。对以上简单措施无效的便秘应当进行进一步的检查，至少要进行钡剂灌肠或乙状结肠镜检查，必要时进行全结肠镜检查；具有报警症状的便秘患者，推荐进行全结肠镜检查。对难治性的慢性便秘患者，可以酌情选择胃肠传输试验、肛门直肠测压、排粪造影、肛门直肠肌电图、会阴神经传导试验等特殊检查。

【检查方法】

便秘的检查方法包括一般检查方法、特殊检查方法以及精神心理评估。

1. 一般检查方法

（1）肛门直肠指检简便、易行，通过指检可了解有无肛门狭窄、直肠脱垂、直肠肿块等器质性疾病，了解肛门括约肌和耻骨直肠肌的功能状态及有无粪嵌塞。

（2）粪便常规、粪便隐血试验是排除结肠、直肠、肛门器质性病变的重要而又简易的检查方法，应作为慢性便秘患者的常规检查和定期随访项目。

（3）对可疑肛门、直肠、结肠疾病患者，直肠镜、乙状结肠镜、结肠镜检查或钡剂灌肠能直视观察肠道或显示影像学资料，可以选用。

（4）其他检查包括血常规、生化、电解质、肿瘤标志物、血糖、甲状腺功能等检查。

2. 特殊检查方法　肠道动力和肛门直肠功能检测有助于对肠道和肛门直肠功能进行科学的评估，在便秘分型、治疗方法选择及疗效评估上也是有帮助的。不推荐对所有患者进行这些检查，但难治性的慢性便秘患者应当进行相关检查。

（1）结肠传输试验：常用不透 X 线的标记物，含有 20 个标记物的早餐随试验餐吞服，相隔一定时间后（如在服标记物后 24、48、72 小时）拍摄腹部 X 线平片 1 张，计算排出率。

（2）测压法：常用灌注式测压，分别检测肛门括约肌静息压、肛门外括约肌收缩压和用力排便时松弛压、直肠内注气后有无肛门直肠抑制反射，还可以测定直肠感知功能和直肠壁顺应性等。

（3）球囊逼出试验：在直肠内放置球囊，充气或充水，并令受试者将其排出，可以反映肛门直肠对球囊（水囊或气囊）的排出能力，健康人可在 60 秒内排出球囊。

（4）排粪造影：通常采用 X 线法，即将一定剂量的钡糊注入直肠，模拟生理性排便活动，在 X 线下动态观察排便过程中肛门直肠的功能和解剖结构变化。

（5）其他检查：肛门测压结合腔内超声检查能显示肛门括约肌有无局部张力缺陷和解剖异常，为手术定位提供线索。应用盆底肌电图，能帮助明确病变是否为肌源性。阴部神经潜伏期测定能显示有无神经传导异常。活检可进行直肠壁的肌间神经丛病理检查。

3. 精神心理评估　慢性便秘患者常常伴有睡眠障碍、焦虑或抑郁情绪，临床上常采用焦虑自评量表（SAS）和抑郁自评量表（SDS）来评价患者的焦虑、抑郁情况（见附录表15和附录表16）。

【诊断标准】

目前国际上公认的便秘诊断标准是借鉴罗马Ⅲ标准中功能性便秘的诊断标准（表2-55），功能性便秘的诊断还必须排除器质性疾病和药物等因素所导致的便秘。IBS-C也是属于功能性疾病引起的便秘，其诊断必须符合IBS的诊断标准，粪便性状符合以下2点：（1）至少25%的排便为硬粪或干球粪；（2）松散（糊状）粪或水样粪<25%。

表 2-55　罗马Ⅲ标准中功能性便秘的诊断标准

1. 必须包括下列2项或2项以上：
- 至少25%的排便感到费力；
- 至少25%的排便为干球粪或硬粪；
- 至少25%的排便有不尽感；
- 至少25%的排便有肛门直肠梗阻感和（或）堵塞感；
- 至少25%的排便需手法辅助（如用手指协助排便、盆底支持）；
- 每周排便少于3次。

2. 不用泻药时很少出现松散便。

3. 不符合肠易激综合征的诊断标准。

注：诊断前症状出现至少6个月，且近3个月症状符合以上诊断标准

慢性便秘的诊断也是借鉴罗马Ⅲ标准中关于功能性便秘诊断标准所述的症状和病程，部分慢性便秘患者常常还表现出便意减少或缺乏便意、想排便而排不出（空排）、排便费时、每日排便量少的症状，有时会伴腹痛、腹胀、肛门直肠疼痛等症状。IBS-C患者的腹痛、腹部不适等症状常在排便后获得改善。

【鉴别诊断】

对近期内出现便秘、或便秘伴随症状发生变化的患者，鉴别诊断尤为重要。对年龄>40岁、有报警征象者，应当进行必要的实验室、影像学和结肠镜检查，以便明确便秘是否为器质性疾病所致、是否伴有结直肠的形态学改变。

报警症状包括：结直肠肿瘤家族史；结直肠息肉或炎症性肠病史；便血或大便潜血阳性；贫血；消瘦或体重减轻；大便粗细改变；明显腹痛、腹部包块；有梗阻性症状；严重或持续存在的便秘，治疗效果不佳；老年人近期新出现的便秘，不好用便秘的常见原因进行解释。

【严重程度分级】

根据便秘和相关症状轻重及其对生活的影响程度将便秘分为轻度、中度、重度三级。轻度指症状较轻，不影响日常生活，通过整体调整、短时间用药即可恢复正常排便。重度指便秘症状重且持续，严重影响工作、生活，需要用药物治疗，不能停药或药物治疗无效，故又称顽固性便秘。中度则介于二者之间。

【级联化检查流程】

在《世界胃肠组织便秘指南》（2010 年）中，推荐对重症和难治性便秘患者根据不同的医疗资源进行级联化检查（cascade options）。所谓级联化流程是一组用于处理疾病和风险的分等级的诊断、治疗和处理选择，分级的依据是可获得的资源。

第一级：资源有限

　　A.病史和全身体格检查

　　B.肛门直肠检查，1 周排便习惯日记卡

　　C.不透射线标记物的传输试验

　　D.气囊排出试验

第二级：资源中等

　　A.病史和全身的体格检查

　　B.肛门直肠检查，1 周排便习惯日记卡

　　C.不透射线标记物的传输试验

　　D.气囊排出试验或排便造影

第三级：资源充足

　　A.病史和全身的体格检查

　　B.肛门直肠检查，1 周排便习惯日记卡

　　C.不透射线标记物的传输试验

　　D.排便造影或磁共振直肠排粪造影

　　E.肛门直肠测压

　　F.括约肌肌电图（EMG）

【要点】

- 目前国际上公认的便秘诊断标准是罗马Ⅲ标准。
- 详细的病史采集和体格检查是便秘诊断的基础，应着力于找出可能的病因及报警症状。
- 便秘的检查方法包括一般检查方法、特殊检查方法以及精神心理评估。
- 根据便秘和相关症状轻重及其对生活的影响程度将便秘分为轻度、中度、重度三级。
- 对重症和难治性便秘，根据不同的医疗资源进行级联化检查。

第五节　便秘的预防和治疗

【预防】

两项前瞻性随机对照试验研究了饮食中添加麦麸能否预防住院患者便秘的发生，一项研究纳入 16 名骨科手术后患者，另一项研究纳入 200 名普通内科患者，均未发现可以减少便秘发生。由此可见，仅依靠饮食预防便秘效果不佳。由于便秘由多因素引起，因此针对便秘病因的多角度干预措施，例如改善生活方式、多饮水、适度运动、合理膳食、建立良好的排便习惯、保持乐观豁达的情绪，以及减少可能导致便秘的不必要用药等才能有效预防便秘。

1. 合理膳食　增加纤维素和水分的摄入，推荐每日摄入膳食纤维 25 ~ 35 g，每日至少饮水 1.5 ~ 2.0 L。

2. 适度运动　研究表明，增加体育活动会降低出现便秘的概率，长时间不进行体育运动（特别是老年人）可使得结肠运输变得缓慢。适度的体育运动可以帮助轻度便秘患者缓解症状，但是不能对严重便秘患者产生重要作用。因此运动对于那些久病卧床、运动少的老年患者更为有益。

3. 建立良好的排便习惯　由于结肠活动在晨醒和餐后最为活跃，因此建议患者在晨起或餐后 2h 内尝试排便；并且排便时应当集中注意力，减少外界因素的干扰，特别是对认知功能障碍的患者，应定时提醒排便。

【治疗目标】

便秘治疗目标是缓解症状，恢复正常的肠道动力和排便生理功能。便秘的治疗原则是根据便秘轻重、病因和类型采取个体化综合治疗。具体措施包括：

（1）推荐合理的膳食结构，建立正确的排便习惯，调整患者的精神心理状态。

（2）对有明确病因者要进行病因治疗。

（3）需长期应用通便药维持治疗者，应当避免滥用泻药。

（4）外科手术要严格掌握适应证，并应对手术疗效作出客观预测。

【非药物治疗】

1. 生活方式干预　包括养成良好的排便习惯、添加膳食纤维、增加水分的摄入、锻炼等。具体请参见便秘的预防。

2. 生物反馈治疗　生物反馈治疗是根据操作性条件反射的原理建立起来的一种心理治疗方法。通过仪器将人体内正常情况下意识不到的与心理生理过程相关的某些生物信息（如肌电活动、脑电图、心率、血压等）予以描记，并转换成可以觉察到的声、光等反馈信号，使受试者根据反馈信号来学会有意识地控制自身的心理生理活动，以达到调整机体功能、防治疾病的目的。生物反馈治疗是盆底肌功能障碍所致便秘的有效治疗方法；STC 不是生物反馈治疗的反指征，有条件的患者可以试用；对于混合型便秘患者可以先进行生物反馈治疗，无效时再考虑加用泻剂。生物反馈治疗能持续改善患者的便秘症状、生活质量和心理状况。

3. 心理治疗　部分患者合并精神心理障碍、睡眠障碍等，对这部分患者应当进行心理指导，使患者充分认识到良好的心理状态和睡眠对缓解便秘症状的重要性。当患者合并明显心理障碍时，需要加用抗抑郁、焦虑的药物进行治疗。若患者存在严重精神心理异常，应将其转至精神心理专科接受专科治疗。

4. 其他　有文献报道益生菌能改善慢性便秘的症状，针灸、按摩推拿等对慢性便秘有一定治疗效果，可能会改善便秘症状及焦虑、抑郁情绪，但尚需更多循证医学证据支持。

【药物治疗】

药物治疗的目的是恢复肠动力、软化粪便、促进排空。治疗便秘的药物通常包括缓泻剂、促肠动力药、促分泌药、灌肠药和栓剂。常用便秘治疗方案及推荐水平见表 2-56。

表 2-56　常用便秘治疗方案的循证医学证据

	常用治疗方案	推荐水平和证据级别	
膨松剂	欧车前	Ⅱ级	B级
	甲基纤维素	Ⅲ级	C级
	麦麸	Ⅲ级	C级
渗透性泻药	聚乙二醇	Ⅰ级	A级
	乳果糖	Ⅱ级	B级
刺激性泻药	比沙可啶	Ⅱ级	B级
	番泻叶	Ⅲ级	C级
其他	普芦卡必利	Ⅰ级	A级
	鲁比前列酮	Ⅰ级	A级
	生物反馈治疗	Ⅰ级	A级
	利那洛肽	Ⅱ级	B级
	严重的结肠无力手术	Ⅱ级	B级

注：循证医学证据分级：Ⅰ级：基于设计良好的随机对照试验、Meta 分析或系统评价；Ⅱ级：基于设计良好的队列研究或病例对照研究；Ⅲ级：基于非对照研究或共识的建议
推荐级别：A 级：直接基于Ⅰ级证据的推荐；B 级：直接基于Ⅱ级证据或由Ⅰ级证据外推的推荐；C 级：直接基于Ⅲ级证据的或由Ⅲ级证据外推的推荐。来自：1996 年英格兰北部循证指南制定项目（North of England Evidence Based Guidelines Development Project, NEEBGDP）证据等级
资料来源：Lindberg G, Hamid SS, Malfertheiner P, et al. World Gastroenterology Organisation global guideline: constipation–a global perspective. Journal of clinical gastroenterology, 2011, 45(6): 483-487.

1. 促肠动力药　主要针对慢传输型便秘有效，包括拟副交感药（如氨甲酰甲胆碱、新斯的明）、与 5-HT$_4$ 受体有关的制剂、胃动素激动剂红霉素、胆囊收缩素（CCK）受体阻滞剂氯谷胺，以及动力 / 促分泌剂（米索前列醇）、秋水仙碱及神经营养因子（NT-3）等。这些药物可从不同环节通过促进肠动力从而治疗便秘。

2. 缓泻剂　按照其作用机制，可以分为四种类型：

（1）容积性泻剂：又称膨松剂，主要为含有纤维素和欧车前的各种制剂，如小麦麸皮、玉米麸皮、魔芋、甲基纤维素和车前子制剂等。该类药服用后不能被人体消化和吸收，因吸水而增加容积，轻度刺激肠道蠕动；抵达结肠后会被肠道内细菌酵解，增加肠内渗透压并阻止肠内水分被吸收，从而增强了导泻作用。服后一天至数天起作用，无全身作用，可以长期使用，尤其是在低膳食纤维、妊娠期及撤退刺激性泻剂时应用为宜。服用时注意要多饮水。肠道狭窄及梗阻者应当慎用。

（2）润滑性泻剂：主要是不被吸收的矿物油类，其作用是软化大便，润滑肠道，易于排便。包括液状石蜡、甘油和多库酯钠等。液状石蜡有软化粪便的作用，适用于避免排便用力的患者，例如年老体弱，或伴有高血压、心力衰竭、动脉瘤以及痔疮、疝气、肛瘘等疾病的患者，但容易发生脂质吸入性肺炎和肛周渗漏。长期使用液状石蜡会导致脂溶性维生素缺乏，影响胡萝卜素、钙和磷的吸收。甘油制剂如开塞露对于通便疗效是基于其刺激肠道和软化粪便，尤其对感觉阈值增高的出口梗阻性便秘有效。

（3）刺激性泻剂：这类药物能直接刺激肠上皮细胞、神经和平滑肌细胞而促进分泌，包括以下几种：

①二苯甲烷衍生物：包括酚酞、比沙可啶和匹可硫酸钠，药物本身或其体内代谢产物能够刺激肠壁，引起肠道蠕动而排便。酚酞是这类药物最早的代表，口服后在肠内形成可溶性钠盐，刺激结肠黏膜，促进肠道蠕动，还能阻止肠液被肠壁吸收而起导泻作用。由于存在致癌可能和毒性反应，目前已经退出市场。

②蓖麻油：口服后在十二指肠被分解成蓖麻油酸刺激小肠，改变小肠内水分的吸收和小肠运动功能。不良反应包括腹部痉挛和养分吸收障碍等。

③蒽醌类植物性泻剂：包括芦荟、番泻叶和大黄等。药物中含有的蒽醌苷类在肠道内被细菌分解为蒽醌。蒽醌能增加肠道蠕动，起效时间为 6 ~ 12 小时。蒽酮有很强的细胞毒性，可能会导致泻剂性结肠炎，并损害肠壁神经丛，导致电解质紊乱和结肠黑变病。

长期服用刺激性泻剂可造成肠道对药物的依赖性，尤其是脏器功能减弱的老年人。建议短期、间断使用刺激性泻剂。

（4）渗透性泻剂：该类泻剂使用后能在肠内形成高渗环境，吸收大量水分，迅速增加粪便容积，加强对肠黏膜的刺激，增强肠管蠕动，促进排便。药物包括聚乙二醇、不被吸收的糖类（如乳果糖）和盐类泻药（如硫酸镁）。高渗性泻盐主要有镁盐和磷酸盐，以硫酸镁最为常用，常见副作用是电解质紊乱，可以引起高镁血症、高磷血症等。乳果糖与乳糖醇均为合成性双糖，不被小肠吸收，但可在结肠内发酵产生乳糖、醋酸、氢气及二氧化碳，从而降低粪便 pH。聚乙二醇（PEG）由氧化乙烯聚合而成，不被酵解或细菌分解，当其相对分子量增至 3 000 以上时，在肠道内的吸收量几乎为零；通过氢键结合固定肠腔内固有的水分子，增加容积并软化粪便。研究表明：PEG 能增加排便次数，降低大便硬度和排便费力程度，口服泻剂和灌肠次数均少于安慰剂组。由于它不被胃肠道吸收，毒副作用小，对老年人比较安全。

3. 促分泌药　促分泌药能刺激肠液分泌，促进排便，包括鲁比前列酮、利那洛肽。

4. 灌肠药和栓剂　通过肛门给予灌肠药和栓剂，能润滑并刺激肠壁，软化粪便，使其易于排出。该类药物适用于粪便干结、粪嵌塞者临时使用。

【通便药的选择及注意事项】

选用通便药时应当根据患者便秘的特点，结合药物的循证医学证据、安全性、药物依赖性及价效比进行综合考虑和选择。

由于缺少运动、多药共用是老年人发生便秘的重要原因。因此，应当尽量停用导致老年人便秘的药物，并注意改良生活方式，增加活动量，多饮水，食用粗纤维含量高的饮食。老年人便秘在药物治疗上首选容积性泻剂和渗透性泻剂，对严重便秘的患者，也可短期使用适量的刺激性泻剂，但应当避免长期使用刺激性泻剂。容积性泻剂通过滞留粪便中的水分，增加粪便含水量和粪便体积从而起到通便作用，主要适用于轻度便秘患者，服药时应当补充足够的水分。渗透性泻剂能在肠内形成高渗状态，吸收水分，增加粪便体积，刺激肠道蠕动，适用于轻、中度便秘患者。聚乙二醇及乳果糖为国际、国内多个指南推荐用药。盐类泻剂过量应用可引起电解质紊乱，老年人和肾功能不全的患者应当慎用。刺激性泻剂中的比沙可啶按需服用是安全有效的。长期使用蒽醌类泻剂可致结肠黑变病，但后者与肿瘤的关系尚存争议。刺激性泻剂仅建议短期、间断使用。

促动力药主要作用于肠神经末梢，释放运动性神经递质、拮抗抑制性神经递质或直接作用于平滑肌，从而增加肠道动力，对 STC 有较好的效果。研究表明，高选择性 5-HT$_4$ 受体激动剂普芦卡必利能缩短结肠传输时间，安全性和耐受性良好。

【手术治疗】

手术治疗适用于那些症状严重影响工作和生活，经过严格的非手术治疗无效或疗效不佳，有明确的导致慢性便秘症状的疾病证据的严重便秘患者。一般认为手术治疗的适应证有：①有确切的结肠无张力的证据；②无出口处梗阻；③肛管有足够的张力；④便秘与焦虑、抑郁及精神障碍无关；⑤无弥漫性肠道运动失调的临床证据。

【分级诊治】

由于我国大多数慢性便秘患者是在基层医疗机构接受诊治，因此，2013 年《中国慢性便秘诊治指南》推荐根据患者的病情严重程度进行分级诊断、分层治疗，这样不但能做到正确诊断、合理有效治疗，又可以减少不必要的检查、降低诊治费用（图 2-24）。

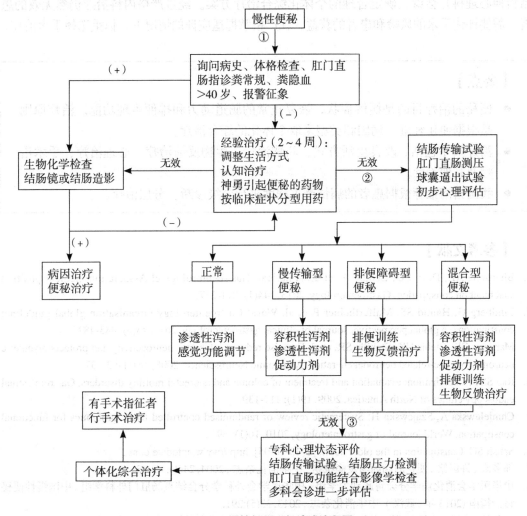

图 2-24 慢性便秘三级诊治流程图

资料来源：中国慢性便秘诊治指南（2013 年），具体描述见参考文献 8，其中①②③分别代表一级、二级、三级诊治

1.一级诊治　适用于多数轻～中度慢性便秘患者。首先详细了解患者的病史（特别是用药史），进行体格检查包括肛门直肠指检，行粪便常规检查（包括隐血试验）。若患者系年龄 >40 岁、有报警征象、对疾病过度担心者，可进行相关辅助检查以明确是否存在器质性疾病，并进行相应处理，否则可以选择经验治疗。经验性治疗疗程为 2～4 周，主要强调改良生活方式和行为认知治疗，慎用引起便秘的药物，根据患者便秘的特点选用容积性泻药、渗透性泻药、促动力药。当治疗无效时，可考虑加大剂量或联合用药。

2.二级诊治　对经验性治疗无效的患者，可以酌情进行肠道动力和压力的检测[结肠传输试验、肛门直肠测压和（或）球囊逼出试验]，并初步评估患者的心理状况，确定便秘类型后再选择治疗方案。混合型便秘患者推荐先进行生物反馈治疗，无效时才考虑加用泻剂。

3.三级诊治　当二级诊治无效时，应当重新对患者进行评估，特别注意患者是否已经根据医嘱改变了其不合理的生活方式和排便习惯、有无引起便秘的特殊原因（尤其是和便秘密切相关的结肠、肛门、直肠形态异常），注意患者的依从性、治疗是否规范、有无精神心理障碍等。由于这些患者大多是经过多种治疗而疗效不满意的难治性便秘患者，所以应当对他们进行进一步的结肠和肛门、直肠形态学和功能学的检查，必要时还要进行多学科（包括精神心理科）会诊，确定合理的个体化综合治疗方案。经过严格内科治疗仍然无效的患者，需要评估手术的风险和患者的获益，在严格掌握适应证的情况下，慎重选择手术治疗。

【要点】

- 便秘的治疗目的是缓解症状，恢复正常的肠道动力和排便生理功能。治疗原则是根据便秘轻重、病因和类型采取个体化的综合治疗。
- 治疗策略包括：改良生活方式、药物治疗、生物反馈治疗、心理治疗、手术治疗及其他治疗。
- 我国指南推荐根据患者的病情严重程度进行分级诊断、分层治疗。

【参考文献】

1. Bharucha AE, Dorn SD, Lembo A, et al. American Gastroenterological Association medical position statement on constipation. Gastroenterology, 2013, 144(1): 211-217.

2. Lindberg G, Hamid SS, Malfertheiner P, et al. World Gastroenterology Organisation global guideline: constipation—a global perspective. Journal of clinical gastroenterology, 2011, 45(6): 483-487.

3. Martinez GK, Clebis NK, Stabile SR, et al. Exercise reduces inhibitory neuroactivity and protects myenteric neurons from age-related neurodegeneration. Autonomic Neuroscience, 2008, 141(1): 31-37.

4. Rao SSC. Constipation: evaluation and treatment of colonic and anorectal motility disorders. Gastrointestinal endoscopy clinics of North America, 2009, 19(1): 117-139.

5. Chmielewska A, Szajewska H. Systematic review of randomised controlled trials: probiotics for functional constipation. World journal of gastroenterology, 2010, 16(1): 69.

6. Satish SC. Constipation in the older adult. [2013-10-05]. http://www.uptodate.com/.

7. 邹多武，许国铭 . 便秘的病因与发病机制 . 中华消化杂志 , 2004, 24(1): 42-43.

8. 中华医学会消化病学分会胃肠动力学组，中华医学会外科学分会结直肠肛门外科学组 . 中国慢性便秘诊治指南 (2013 年，武汉). 中华消化杂志 , 2013, 33(5):291.

9. 于普林，李增金，郑宏，等 . 老年人便秘流行病学特点的初步分析 . 中华老年医学杂志 , 2001, 20(2): 1-32.

【纵深阅读】

1. Bharucha AE, Dorn SD, Lembo A, et al. American Gastroenterological Association medical position statement on constipation. Gastroenterology, 2013, 144(1): 211-217.
2. Lindberg G, Hamid SS, Malfertheiner P, et al. World Gastroenterology Organisation global guideline: constipation－a global perspective. Journal of clinical gastroenterology, 2011, 45(6): 483-487.
3. Satish SC. Constipation in the older adult. [2013-10-05]. http://www.uptodate.com/.
4. 中华医学会消化病学分会胃肠动力学组，中华医学会外科学分会结直肠肛门外科学组．中国慢性便秘诊治指南（2013 年，武汉）．中华消化杂志，2013, 33(5):291.

（黄晓丽　杨　昆）

第二十三章　晕厥

【学习目的】

- 掌握晕厥的分类以及评估流程。
- 熟悉晕厥诊断性试验。
- 了解晕厥的治疗。

晕厥（syncope）是一种常见的临床复杂综合征，以短暂的意识丧失为表现，常常伴随跌倒并可以自发缓解，具有致残甚至致死的危险。晕厥随着年龄增长，发病率随之上升，尤其好发于70岁以上老人，是造成老人跌倒的重要原因之一。及时识别和干预晕厥的危险因素，减少晕厥的反复发作是减少老年人致残和死亡的重要手段。

【典型病例】

患者，男，83岁，因"发现血压增高30年、血糖升高12年、头皮外伤"入院。入院前一年患者于院外无诱因反复发作短暂性意识障碍数次并发生跌倒，每次意识障碍时间持续数分钟后自行恢复，此次入院因意识丧失跌倒造成头皮外伤。

【临床问题】

1. 该患者意识障碍可能的原因是什么？
2. 如何评估该患者的意识障碍？
3. 如何治疗？

第一节　老年晕厥的定义、流行病学和预后

【晕厥的定义】

晕厥是各种原因导致的一过性脑血流灌注不足，进而突然发生短暂性意识丧失，伴全身肌肉无力，姿势张力丧失。发病迅速、持续时间短、无任何医疗干预可自行完全恢复，通常认为是短暂性意识丧失（transient loss of consciousness，T-LOC）的一种。晕厥即可能是一个良性过程，亦可能严重威胁生命。

【老年晕厥的流行病学】

晕厥在老年人中，每年发病率为 6%～10%，2 年间的复发率为 30%。在老年人集中的疗养院或敬老院可高达 23%。随着增龄，其发病率逐年上升。70～79 岁和 80～89 岁占发患者数的 25% 和 22%，是年轻人群的 3～4 倍。因晕厥住院的患者中，约 80% 年龄在 65 岁以上。晕厥是临床工作中常见的症状之一，占入院患者总数的 1%～6%，急诊处理的 3%。

【老年晕厥的预后】

晕厥的发作常常十分迅速，一般持续几十秒，至多数分钟。恢复期患者一般表现为正常体位、方向感的恢复，偶伴有逆行性遗忘。在老年患者中，常常以疲劳为恢复期的主要表现。对老年人来讲，晕厥的发作更易导致患者对生活丧失信心、抑郁、对跌倒的恐惧。

1. 严重事件　严重事件包括了死亡及关键医疗操作，例如：心肺脑复苏、起搏器植入术、急性抗心律失常的治疗及重症监护病区的治疗等。在 Framingham 研究中，晕厥患者与一般人群比较，死亡的发生率高出 1.31 倍，其中非致死性心肌梗死或冠状动脉疾病致死的发生率高出 1.27 倍，脑卒中的发生率高出 1.06 倍。在各种原因导致的晕厥中，心源性病患的死亡和心血管事件发生率为最高。一系列的多中心研究表明，心源性晕厥患者的 1 年病死率（18%～23%）较非心源性晕厥（0～12%）和不明原因性晕厥（6%）要高。大量研究表明，心源性疾病的存在是一个独立的预后判断因素，心血管疾病是晕厥患者发生猝死和最终死亡的主要危险因素。Costantino 等的研究显示，晕厥在以下人群中发生严重事件的概率较高：年龄 >65 岁，男性，存在结构性心脏疾病、心力衰竭、慢性阻塞性肺疾病等基础疾病；异常心电图；先兆症状的缺如。

2. 晕厥的复发　在晕厥首次发作后 3 年内，约有 35% 患者有晕厥的反复发作，其中 85% 是在首发后 2 年内发生。晕厥的发生频率可以作为一个十分重要的判断晕厥复发的因素。在不明原因的晕厥患者中，1～2 次发作史提示在 1～2 年内晕厥复发的概率为 15%～20%，若发作病史为 3 次或以上，1～2 年内晕厥复发率为 36%～42%。若已发作了 5 次以上，晕厥反复发作率可较其他晕厥患者高出 50%。Sheldon 等研究显示，超过 6 次发作病史的倾斜试验阳性的晕厥患者，2 年内晕厥再次发生的概率 >50%。

3. 机体损伤　由于晕厥而导致患者发生机体损伤，在一般人群中为 24%，在年龄 >65 岁的老年亚组中为 33.9%。神经源性晕厥，因其在发生前有较长的前驱症状期，给予机体足够的时间来启动自我保护机制，其创伤发生率在所有晕厥中最低。心源性晕厥因前驱症状较少，其发生创伤的概率较其他各种晕厥高。

【要点】

● 晕厥是一短暂性意识丧失，其特点为发病迅速、持续时间短、无任何医疗干预可自行完全恢复。
● 老年晕厥发病率及复发率均高于青年人的 3～4 倍。晕厥的发生频率可作为晕厥复发率的预测因素。

第二节　老年晕厥的病理生理和病因

【老年晕厥的病理生理】

晕厥主要由于大脑反映意识部分的区域突然血流供应减少所致。老年人常常有多种疾病并存和年龄相关的生理学改变。当某些轻度急性过程叠加时，可引起急性的脑血流减少，如患有高血压和动脉粥样硬化的老年患者，本身就有脑血流减少，在某些情况下，如体位突然变化时，可进一步减少脑血流。此外，老年患者往往服用多种药物，有些药物通过血管张力和容量改变也可进一步减少脑血流。75% 晕厥发生在站立位时，5.7% 发生在卧位时。

1. 年龄相关的心血管改变　压力感受器敏感性随增龄而降低，表现为对低血压刺激的血管反应降低。这可能是由于对 β 肾上腺能介导的血管扩张反应迟钝，再加上血浆去甲肾上腺素水平增加障碍和老年人对急性低血压的去甲肾上腺素反应受损。压力感受器反射敏感性减退，老年人在低血压情况下可能无法通过增加心率和血管张力来维持脑血流。这样，老年人对血管扩张剂的作用和降血压药更敏感，在容量丧失、出血、直立位情况下更加重低血压。

2. 维持细胞外液能力降低　随着年龄增长，当限制钠摄入时，肾保钠的能力受损，血浆基础肾素和醛固酮水平也降低。这些改变可能增加老年人患直立性低血压和晕厥的风险，并且使用利尿剂、限盐、直立位也容易使老年人发生上述问题。

【老年晕厥的病因】

晕厥的原因很多，可能涉及心血管内科、神经内科、神经外科、精神科等多个领域，尤其老年患者多病共存，晕厥亦可能是并存疾病共同导致的结果。因此，临床医生以单一疾病来解释这一症状，常常不适用于老年人，因为老年人：

（1）多种慢性疾病并存，如糖尿病、充血性心力衰竭、冠状动脉疾病或脑血管疾病，这些慢性病可能引发晕厥。

（2）常常口服很多药物，如镇静药、利尿剂、血管扩张剂、β- 受体阻滞剂、降糖药、降压药等，这些药物也可能诱发晕厥。

（3）多方面与年龄相关的生理改变，如衰老使脑血流易受损等，也有可能发生晕厥。此外，老年人晕厥的致残性如骨折、颅脑硬膜下血肿、软组织损伤、吸入性肺炎等比年轻人更严重（见表 2-57）。

【要点】

- 老年晕厥的病理生理改变主要包括压力感受器敏感性降低以及体液调节能力下降，导致老年人易患直立性低血压和晕厥。
- 老年晕厥常常是多病因共同导致，药物因素不容忽略。

表 2-57　晕厥的分类

1. 反射（神经介导性）晕厥

迷走神经介导

情绪异常（恐惧、疼痛、医疗器械检查以及晕血）

立位

情景性

咳嗽、喷嚏

胃肠道刺激（吞咽、排便、内脏痛）

小便后

运动后

餐后

其他（如大笑、嘈杂的音乐，提重物）

颈动脉窦性晕厥

非典型形式（没有明显的诱因和／或非典型表现）

2. 直立性低血压

原发性自主神经异常性晕厥

单纯自主神经衰竭，多系统萎缩，帕金森病合并自主神经衰竭，路易体痴呆等

继发性自主神经异常性晕厥

糖尿病，淀粉样变性，尿毒症，脊髓损伤

药物所致的直立性低血压

乙醇，血管扩张剂，利尿剂，抗抑郁药

容量不足

出血，腹泻，呕吐等

3. 心源性晕厥

心律失常

心动过缓

窦房结功能障碍（包括病窦综合征）

房室传导阻滞

置入装置故障

心动过速

室上性心动过速

室性心动过速

药物所致的心动过缓或心动过速

器质性病变

心脏疾病：心血管疾病、急性心肌梗死、肥厚性心肌病、心房黏液瘤、心包疾病／填塞、先天性冠状动脉疾病、人工心脏瓣膜功能障碍

4. 其他

肺栓塞、急性主动脉夹层、肺动脉高压

第三节　老年晕厥的评估与诊断

【老年晕厥的评估】

1. 病史评估　晕厥是一种重要的临床表现，其背后的原因可能是多因素的，因此临床上评估非常困难。对于发生一过性意识丧失的患者做初始评估应包括：详细的病史；体格检查，包括测量站立位血压及心电图。除此之外，如果存在以下情况还应做其他相关检查：①年龄 >40 岁者，应做颈动脉窦按摩；②已确诊有心脏病或继发于心血管事件的晕厥患者，应行超声心动图检查；③怀疑有心律失常所致的晕厥者，应立即行心电图检查；④与体位有关或疑有反射性晕厥者，应行仰卧站立位试验和（或）直立倾斜试验；⑤疑有非晕厥性一过性意识丧失时，可做神经或血液系统检查。

病史评估来自患者或目击者，首先应明确患者是否为真正的晕厥发作，需要与平衡障碍和头晕相鉴别。病史评估的关键点见表 2-58。

（1）有无诱因？　患者在晕厥发生前有无诱发因素？如进食、排尿、咳嗽、用药以及精神紧张。转头后出现晕厥要考虑颈动脉窦超敏可能，体力活动后出现晕厥需要怀疑主动脉瓣狭窄或心肌缺血。

（2）有无前驱症状？　胸闷、心悸或气短提示心源性或肺源性因素。出汗、恶心等可能伴随血管迷走性晕厥。伴有持续时间 <5s 的先兆症状通常是心律失常性晕厥的特征。

表 2-58　晕厥发作重要的病史特征

发作之前

● 体位（卧位、坐位或直立位）

● 活动状态（静息、体位改变、锻炼中或锻炼后，或者排尿中或排尿后立即发生，大便，咳嗽或吞咽）

● 诱因 (如拥挤或不通风的地方、长时间站立、餐后) 以及情景性事件（如恐惧、剧烈疼痛、颈部运动）

发作当时

● 恶心、呕吐、腹部不适、畏寒、出汗、颈部或肩部疼痛、视物模糊、头晕

● 心悸

发作当时目击者

● 跌倒方式（猛然倒下或呈跪姿），皮肤颜色（苍白，发绀，潮红），意识丧失持续时间，呼吸情况（打鼾），肌肉活动（强直，阵挛，强直 - 阵挛，细小肌阵挛，或者自动症），与跌倒相关的肌肉异常活动，咬舌

发作结束

● 有无恶心、呕吐、出汗、畏寒、意识模糊、肌肉痛、皮肤颜色、有无外伤、胸痛、心悸、大小便失禁

患者背景

● 猝死家族史、先天性心律失常心脏病或昏倒

● 既往心脏病史

● 神经系统病史（帕金森病、癫痫、嗜睡症）

● 代谢性疾病（糖尿病等）

● 药物（降压药、抗心绞痛药、抗抑郁药、抗心律失常药、利尿剂，以及延长 Q-T 间期药物）或者其他药物（包括乙醇）

● 对于晕厥反复发作的病例，应搜集反复发作的信息，诸如从第一次发作的时间以及发作的频率

（3）正在使用哪些药物？ 明确患者近期用药以及用药和进食等其他活动的关系。了解用药剂量、调整方案的细节。

（4）目击者看到的情况？ 询问目击者患者晕厥的细节和情况，例如持续时间、患者晕厥时表现，例如有无抽搐、大小便失禁等。

（5）有无重要的共病？ 如冠心病，约5%的心肌梗死首发症状为晕厥；糖尿病者患冠心病及自主神经功能障碍的风险增加，这些都加重了晕厥的发生。

2. 实验检查评估 诊断晕厥首先要根据病史确定患者是否晕厥，因为癫痫、昏迷、疲乏摔倒可与晕厥混淆。当确定为晕厥后，再根据病史、体检资料，进一步做各项检查。

（1）如怀疑为心源性晕厥，应做心电图和24 h甚至48 h或72 h Holter监测、超声心电图、运动试验，必要时还要作电生理检查。

（2）怀疑冠心病时，应作冠状动脉造影。

（3）考虑直立性低血压时，应分别测量卧位或坐位及立即站立位的血压，必要时站立位血压应延长至3~5 min，并检查24 h动态血压。

（4）当怀疑为自主神经介导性晕厥时，需要作倾斜试验，但老年人应持慎重态度。

（5）当怀疑为神经系统疾病时，应作头颈部CT或MRI扫描和颈动脉多普勒。

（6）怀疑颈动脉窦过敏时，可作颈动脉窦按摩，按摩时间为5~40 s，大多数阳性反应在起初20 s。但老年人绝不能同时作两侧颈动脉窦按摩，一侧按压也不能时间太长，允许30 s左右，且必须按操作程序进行，以免引起意外，并发症包括较长时间的心脏停搏、心室颤动、短暂或永久性脑血管意外、猝死。Ungar等在一组患者中运用倾斜试验和颈动脉窦按摩诊断工具，使不明原因晕厥从既往45.3%下降到10.4%，该组患者中老年人神经介导性晕厥诊断率高正是由于应用了这两项诊断工具。

【老年晕厥的诊断】

1. 首先确定是否为晕厥 大多数晕厥和非晕厥性的意识丧失都可以通过详细地询问病史进行鉴别诊断，但有时会出现比较复杂的情况，需要弄清楚下列问题：

（1）意识是否完全丧失？

（2）暂时性的意识丧失是否发作快且在短时间内恢复？

（3）患者意识是否是完全、自发的恢复且没有后遗症？

（4）患者是否存在肌紧张消失？

如果以上问题均为阳性，则说明晕厥发作的可能性较大。如果1个或1个以上问题为阴性，在做晕厥评估之前需排除其他形式的一过性意识丧失。

2. 晕厥的病因学诊断 有23%~50%的病因可以通过初始评估发现。在病史采集、体格检查或者做心电图的过程中往往有重要发现。在采集病史时不应忽略了一些重要的问题。

【晕厥的分类】

晕厥主要分为反射（神经介导性）晕厥、直立性低血压、心源性晕厥3类。

【晕厥诊断的流程】

晕厥的诊断流程见图2-25。

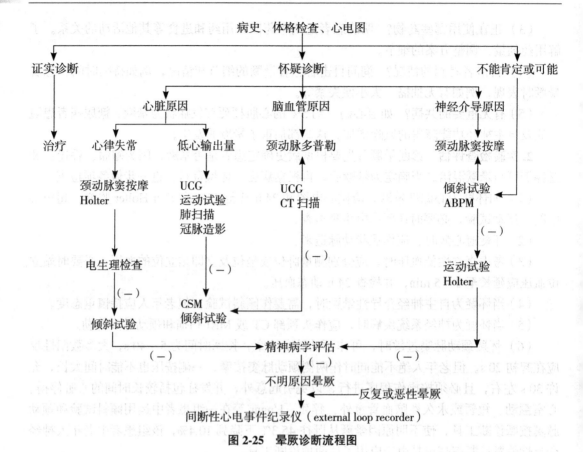

图 2-25 晕厥诊断流程图

【老年晕厥危险分层】

以下 4 个因素可用于危险分层：①年龄 >45 岁；②心力衰竭病史；③室性心律失常史；④心电图异常。

有研究表明，无危险因素者病死率为 4%~7%，而有 3~4 项危险因素者达 58%~80%。有基础心脏病伴晕厥患者预后不良。

【要点】

- 对于存在短暂性意识丧失的老年患者，首先应判断是否存在晕厥。
- 老年晕厥常见病因分为三类：反射性晕厥、直立性低血压和心源性晕厥。
- 老年晕厥危险分层的因素包括：年龄 >45 岁，心力衰竭病史，室性心律失常，心电图异常。器质性心脏病伴晕厥提示预后不良。

第四节 老年晕厥的治疗

【治疗目的和原则】

治疗晕厥患者目的在于延长寿命,限制损伤,避免复发。不同病因的晕厥,治疗目的不同。例如:室性心动过速所致的晕厥,死亡风险显然是主要的,而对于反射性晕厥患者则是预防复发和(或)限制损伤。总的来说,针对病因治疗是晕厥最理想的治疗,但是,在一定程度上部分晕厥缺乏病因学诊断或对其病因没有相应的治疗措施(如对于退行性房室传导阻滞就缺乏特别的治疗手段),治疗则应针对导致大脑灌注不足的机制。原则上,晕厥的治疗框架尽可能地以危险分层为基础。

【按病因治疗措施】

1. 反射性晕厥的治疗 主要治疗目的是防止复发和相关的外伤,以及提高生活质量,而不是延长寿命。反射性晕厥非药物治疗的基础是进行患者教育,确保患者了解这类情况的良性性质,尽可能地避免触发因素(例如,热闹拥挤的环境,血容量减少)。

(1)物理抗压治疗:非药物(物理)治疗是反射性晕厥的一线治疗方案。两个临床研究发现,物理抗压力训练如交叉腿或握力训练能显著升高先兆晕厥者的血压,从而能在多数情况下避免或延迟晕厥发生。

(2)药物治疗:尽管已有较多药物被用于测试对反射性晕厥的治疗作用,包括β-受体阻滞剂、丙吡胺、莨菪碱、茶碱、麻黄碱、米多君及可乐宁及 5-羟色胺再摄取抑制剂,然而到目前为止,反射性晕厥尚缺乏满意的治疗药物。因反射性晕厥患者的周围血管不能适时适度收缩,故有学者认为可用 α_2-受体激动剂(依替福林和米多君)。但有研究证实,依替福林并不能降低晕厥发作的频率与次数。而米多君能显著降低晕厥的发生率,据此不推荐应用依替福林,但米多君对尿量有不利影响,老年男性患者应慎用。另有研究显示,反射性晕厥单用 α_2-受体激动剂疗效不理想,偶有晕厥者不推荐长期应用。β_2-受体阻滞剂对血管迷走神经性晕厥的治疗在于其负性肌力作用,降低静脉回流血量突然减少时压力感受器的敏感性,但该理论尚未得到临床证实。β_2-受体阻滞剂还可能会加重颈动脉窦综合征(carotid sinus syndrome,CSS)患者的心动过缓,5 项长期随访研究显示,该类药物对神经反射性晕厥无效。故目前不推荐使用 β_2 受体阻滞剂(Ⅲ类,A 级)。

(3)心脏起搏:心脏起搏对于反射性晕厥的治疗作用不大,除非是在延长时间的心电监护中观察到严重自发性心动过缓。

2. 直立性低血压和体位性晕厥的治疗

(1)非药物治疗:动态血压监测有助于了解白天不同环境的血压变化,了解高血压患者服用的药物对卧位或夜间血压的影响。首先应停用任何引起低血压的药物;无高血压者可采取扩充血容量如摄取足够的盐和水(每天摄入 2~3 L 水和 10 g NaCl);快速摄入冷开水对运动中或餐后低血压者有明显疗效。睡眠时适当抬高头部(抬高 10°)可防止夜间多尿,维持适量的体液量及改善夜间高血压。老年患者可佩带腹带或加压弹力袜以减轻下肢血液蓄积;有先兆晕厥时可采取交叉腿和蹲位姿势等预防措施。从床上或椅子上起立时慢一点，避免长时间站立，穿弹力袜以增加静脉回流。对餐后低血压者可采用少量多餐，避免大量饱餐。

（2）药物选择：可能有效的药物有米多君（midodrine）、麻黄碱和盐酸苯福林。米多君（α_2-受体激动剂）是慢性自主神经异常者的首选药物。氟氢可的松（$0.1 \sim 0.3$ mg qd）可促进钠水潴留及扩张血容量，改善晕厥症状。其他治疗如去氨加压素用于伴夜尿增多者；奥曲肽用于餐后低血压；促红细胞生成素用于贫血者等。

3. 心律失常所致的晕厥的治疗

（1）窦房结功能不全：窦房结功能不全伴缓慢心律失常、或窦房结恢复时间（SNRT）异常引起的晕厥，起搏治疗效果显著。永久起搏可明显缓解症状，但对生存率无影响。预防晕厥复发的另一主要措施是停用加重或诱发心动过缓的药物，如无合适的替代药物应行心脏起搏。

（2）房室传导系统疾病：房室传导阻滞引起的晕厥需起搏治疗，永久右室心尖部起搏的危害已获证实，但其替代起搏位点仍有争议。房室传导阻滞伴左心射血分数（LVEF）下降、心力衰竭及 QRS 间期延长所致者可考虑双腔起搏。

阵发性室上性和室性心动过速：阵发性室上性和室性心动过速或典型心房扑动引起的晕厥，应首选导管消融术。尖端扭转型室性心动过速所致的晕厥主因是应用引起 QT 间期延长的药物所致，应立即停药。心功能正常或轻度受损者，如出现室性心动过速伴晕厥，可考虑导管消融或药物治疗。心功能不全、室性心动过速或心室颤动伴晕厥且病因无法去除者应植入埋藏式心脏复律除颤器（ICD）。ICD 虽不能有效预防晕厥复发，但可降低猝死风险。

4. 继发于器质性心脏病或心血管疾病性晕厥的治疗　严重主动脉狭窄或心房黏液瘤所致的晕厥可考虑手术治疗；继发于急性心血管事件如肺栓塞、心肌梗死或心包压塞者主要针对病因治疗；大多数心肌缺血所致者可采用药物和（或）血管重建；由原发性肺动脉高压或限制性心肌病引起者，一般不易纠正原发病。

5. 猝死高危因素伴原因不明性晕厥的治疗

（1）缺血或非缺血性心肌病：急、慢性冠状动脉疾病或 LVEF 下降均可增加死亡风险，故需评估缺血的严重程度，且如果有适应证应考虑血运重建。但血运重建并不能改善恶性心律失常引起的不良后果，因此该类患者应行电生理检查以评估有无心律失常。心衰且符合最新指南制定的 ICD 适应证者，无论晕厥发生机制是否明确，均应植入 ICD。有研究显示，植入 ICD 的晕厥患者生存率明显增加；不明原因晕厥的缺血性或非缺血性心肌病伴心衰或 LVEF 严重下降者应植入 ICD（Ⅰ类，A 级）；LVEF 正常和电生理检查阴性者不建议植入 ICD。

（2）其他类型心脏病：

①肥厚性心肌病伴不明原因晕厥，尤其是发作间期短（＜6 个月）、相对危险度＞5 的患者，其猝死风险较高，植入 ICD 效果明显。

②约 1/3 致心律失常性右室心肌病（ARVC）者会发生晕厥。年轻、严重右室发育不全、左室功能障碍、多形性室性心动过速、心室晚电位、epsilon 波及有猝死家族史者，如无其他病因应考虑植入 ICD。

[注：Epsilon 波（Epsilon Wave）是 Fontaine G 在致心律失常性右室发育不良患者的心电图中发现并命名的一个波。该波位于 QRS 波之后，波幅很低，但能持续几十毫秒，是部分右室心肌细胞除极较晚而形成的。]

③遗传性离子通道异常性心脏病常以晕厥为先兆表现，但该类患者是否应植入 ICD 仍有争议。

【要点】
- 不同病因的老年晕厥治疗目的不同，针对病因的治疗是最理想的治疗。
- 反射性晕厥主要治疗目的是防止复发和相关的外伤，以及提高生活质量。主要的治疗方案包括：物理抗压治疗（一线治疗方案）；药物治疗（到目前为止尚没有满意的药物）；心脏起搏器（仅对自发性心动过缓有效）。
- 直立性低血压和体位性晕厥的治疗包括：非药物治疗（高血压患者首先应考虑有无药物的影响，必要时需停用降压药）；目前可选用的药物主要为米多君、麻黄碱和盐酸苯福林。
- 心源性晕厥需治疗原发疾病，减少猝死风险。

【参考文献】

1. Moya A, Sutton R, Ammirati F, et al. Guidelines for the diagnosis and management of syncope (version 2009). Eur Heart J, 2009, 30(21):2631-2671.
2. 宗文纳，卢新政 . 2009 年欧洲晕厥诊治指南解读 . 心血管病学进展，2010, 31(1):23-26.
3. Brignole M, Alboni P, Benditt DG, et al. Guidelines on management (diagnosis and treatment) of syncope-update 2004. Europace, 2004, 6(6):467-537.
4. Puppala VK, Dickinson O, Benditt DG. Syncope: classification and risk stratification. J Cardiol, 2014, 63(3):171-177.
5. 郑秋甫 . 老年晕厥的诊治 . 中华保健医学杂志，2008，10(3):161-164.
6. 肖雷，陈庆伟 . 老年晕厥的预后评估 . 心血管病学进展，2011，32(4):531-533.

【纵深阅读】

1. Rose MS, Koshman ML, Spreng S, et al. The relationship between health-related quality of life and frequency of spells in patients with syncope. J Clin Epidemiol, 2000, 53(12):1209-1216.
2. Soteriades ES, Evans JC, Laon MG, et al. Incidence and prognosis of syncope. N Eng J Med, 2002, 347(12):878-885.
3. Alboni P, Brignole M, Menozzi C, et al. Diagnostic value of history in patients with syncope with or without heart disease. J Am Coll Cardiol, 2001, 37(7):1921-1928.

（葛　宁）

第二十四章　受虐与忽视

【学习目的】

- 掌握老年人受虐待与被忽视的评估知识及医护人员促进该问题解决的手段。
- 熟悉老年人受虐待和被忽视的基本概念、临床表现、角色与类型。
- 了解国内外老年人受虐问题的现状、医护人员的角色和作用。

随着社会进入老龄化，我国的家庭结构、社会结构、价值观念也在经历急剧的转型和变迁，围绕着老年人这一弱势群体的社会问题也在不断发生，其中最为突出的就是老年人受虐待问题。老年人受虐待问题已经成为全世界普遍关注的话题，它不是简单的医学问题，而且是需要全社会共同关注、应该汇集社会各方力量予以解决的系统问题。

【典型病例】

患者，女，75岁，身体多处受伤、昏厥被送入院。入院诊断：左侧额头外部伤，头发脱落，右臂外侧有烟头烫伤痕迹，大腿有瘀青痕迹。患者苏醒后，不敢与儿子有眼神接触，始终保持一定距离，神情紧张，患者儿子不断替患者回答问题。会同社会工作者诊断，决定让患者留院住院观察，患者儿子勉强同意。早上医生查房时询问患者，患者说晚上睡眠很好，但希望不要尽早出院。

【临床问题】

1. 该患者是否为老年受虐待者？
2. 如何评估其受虐待的详细情况？
3. 关于治疗期间及治疗后的老人受虐问题的解决，该同哪些部门取得联系，听取哪些其他专家的意见？
4. 作为医务工作者，如何追踪和服务于老年人受虐待和被忽视问题的解决？

第一节　老年人受虐的定义和流行病学

【老年受虐的定义】

联合国经济及社会理事会对虐待老人定义为："在本应充满信任的任何关系中，发生一次或多次致使老年人受到伤害或处境困难的行为，或以不采取适当行动的方式致使老年人受到伤害或处境困难的行为。"美国医学会发表的《老年人受虐和忽视的诊断和治疗指南》中把老年人受虐描述为：一种对老年人的忽视或对老年人的伤害或威胁到老年人健康或福利的行为。

【老年受虐的流行病学】

研究显示，美国老年人受虐发生率约为 45 万人次 / 年，存在率为每 120 万老年人中70 万人次，占 65 岁以上老年人总数的近 4%。在我国，不同类型对老年人的虐待情形也均有不同比例发生。一项对 2010 年中国妇女地位调查显示了城市与农村、不同区域老年人受虐发生率（参见表 2-59）。我国老年人受虐发生率在 2010 年已达 13.3%，其中精神虐待和忽视最常见，分别达 4.9% 和 4.0%，次之是经济虐待（2.8%）和身体虐待（1.6%）。

表 2-59　城乡及不同区域老年人受虐待发生率（%）

	身体虐待	精神虐待	经济虐待（财产侵占）	忽视（疏于照料）	虐待发生率
城市	1.1	3.5	1.9	2.8	9.3
农村	2.0	5.9	3.4	4.9	16.2
京津沪	–	1.8	1.8	1.8	5.4
东部	1.5	4.1	2.2	3.1	10.9
中部	1.3	5.0	3.2	4.4	13.9
西部	2.9	8.0	4.0	6.9	21.8
合计	1.6	4.9	2.8	4.0	13.3

* 虐待发生率以每百人受虐例数来表示
* 资料来源：伍小兰、李晶 . 中国虐待老人问题现状及原因探析 . 人口与发展，2013(3) : 85-91.

老年人受虐也存在城乡和区域间的不同。首先，我国农村老年人受虐比例（16.2%）明显高于城市（9.3%）。农村受虐中精神虐待为 5.9%，忽视为 4.9%，经济虐待（财产侵占）为 3.4%，身体虐待为 2.0% ；而城老人受虐比例最高的是精神受虐，发生率为 3.5%，忽视为 2.8%，经济受虐为 1.9%，身体虐待为 1.1%。其次，我国老人受虐发生率依东、中、西部逐渐增高。东部老年人受虐发生率为 10.9%，中部为 13.9%，西部高达 21.8%。即越是欠发达地区，虐老事件发生率越高，数目难以确定。在一定区域内，相对于虐待儿童较易通过托儿所、学校、社区等部门获取信息，而较为真实地统计其数量信息，老年人的受虐往往没有渠道获取信息。美国国家老人行政局估计，向机构举报的老人受虐待个案只有 16%，其余的 84% 都是隐藏个案。

事实上，老年人受虐举证困难。在美国，举报的个案中有少于一半的个案有足够的证据支持老人受虐待或受疏忽照顾的检控。因为老年人受虐待的个案不符合虐待老人的法律规定条件，人证物证无法支持检控虐老者的虐待行为，而无法立案。

【要点】

- 老年受虐是一种对老年人的忽视或对老年人的伤害或威胁到老年人健康或福利的行为。
- 老年受虐并非少见，美国老年人受虐发生率约为 45 万人次 / 年。我国老年人受虐发生率在 2010 年已达 13.3%，其中精神虐待和忽视最常见，分别达 4.9% 和4.0%，次之是经济虐待（2.8%）和身体虐待（1.6%）。

第二节 老年人受虐的类型

【老年受虐依性质划分】

老年人受虐是一种有多种表现形式的综合征，可以是身体上或情感上的受虐，也可表现为对老年人有意或无意的忽视，对老年人的财产剥夺以及对老人的遗弃行为，是老年人受虐的综合表现。美国及国际老年学及老年医学协会依受虐性质进一步划分了该概念的内涵，将老年人受虐进一步明确分为身体虐待、精神虐待、财产侵占及忽略等四个方面。

1. 身体虐待 是指虐老者对老人施加暴力，令老年人身体遭受疼痛，甚至创伤和损害。一般包含对被虐者身体上的故意侵害，以及对被虐者造成的无意伤害两种。前一类，如打、推、捆、刺、烧、挤以及各种体罚；后一类，如不恰当用药、忘记给需要照料的老人喂饭、强行灌食或强迫老人做不愿意做的事情。遭受身体虐待后，受虐者往往表现出有人为造成的损伤，或非寻常部位或处于不同恢复阶段的瘀斑和伤痕，性虐待和性侵犯也属此范围。

2. 精神虐待 也称心理虐待，通常指虐老者以非暴力或非身体接触的方式（语言暴力、挖苦、挑衅、威胁、恐吓、骚扰，以及控制老人令其同外界隔离等）对老人实施的精神伤害。相对于身体虐待，精神虐待因无外在可见的伤痕，需要专业人士（专业社会工作者、心理工作者）运用专业技巧进行评估，一般难以被发现，隐蔽性很强。

3. 财产侵占 又称为经济虐待，是指在未经本人许可情况下，老年人的个人养老金、存款、个人物业及其他财产被施虐者使用、侵占，或在胁迫、欺诈情况下，迫使老人签署与个人财产转让、授权等有关的法律文件。财产侵占常与其他虐待方式共同发生，交互对老年人产生影响。由于外人不能轻易触及老人的财务事宜，因此，财产侵占者往往是老人身边家人、亲属或亲近的朋友等。

4 忽视 可被定义为因主动或被动原因而未完成照顾老人生理及心理需要的责任。对虐老者而言，忽视并没有明确的施虐行为，通常表现为两种类型：

（1）被老人的家人或护理老人者疏于照料：如果护理老人者、家人或其他有关人士没有提供给所照顾老人的吃、穿、住及医疗必需品，就可看成是忽视。

（2）自我忽视：自我忽视是指老人不愿意或没有能力充分照顾自己，且无其他人可以负担起基本生活，满足其生理及心理需要。自我忽视和被疏忽照顾的征象十分相似，只是后者源于他人而非老年人本身的照顾不足。

通常情况下，不论主动还是被动被忽略，老年人都有较为明显的外部特征，如身体肮脏、衣物及床铺染有排泄物污迹、在没有监护下到处游荡；或显示出没有医务服务工作者照顾其身体的状况；或老人着装等情况同其家人或护理老人者的状况反差较大，如老年人身处较差的环境中，而他的家人或护老者则非常正常。

【老年受虐按环境分类】

依受虐环境、场域不同，老年人受虐还可划分为家庭中发生的受虐和机构中发生的受虐。通常情况下，老年人在家里受到虐待为人们关注较多，而在机构中受虐待的情形人们关注较少，但这个场域中的受虐现象由于同老年人的切身利益紧密挂钩，虐待和忽略现象有可能更加肆虐，但因为更加隐蔽，所以更不容忽视。如已达退休年龄，但迫于生计仍在工作的老年人，相对于年轻群体，老年人处于明显弱势地位，工作条件差、工资低、工作环境危险、社会保障弱等一系列问题司空见惯。在敬老机构中，主动或被动的忽视甚至虐待行为，甚至老人之间的虐待行为都很可能发生。

【要点】

- 老年人受虐分为身体受虐、精神受虐、财产侵占和忽视四类。
- 老年受虐发生率城市低于农村，西部 > 中部 > 东部。
- 依受虐场所可分为家庭受虐和机构受虐。

第三节 老年人受虐的评估和筛查

【老年受虐评估的挑战性和重要性】

受虐老人往往性格孤僻，不善于更不愿意参与社会交往，如果不是通过定期参加社交活动，其被虐待的蛛丝马迹很难被发觉。同时受虐老人及虐待者往往包括不同性别、背景及社会阶层的人士，具有一定复杂性，常难以准确统计身边有多少老年人正经受虐待或被忽略。因此，当医务人员接诊老年人有身体创伤时，需要对老人是否受虐进行评估。

目前为止，尚缺乏虐待评估明确的量化工具。由于虐待性质及类型的多样化，除了身体虐待有明显的身体伤害外，其他虐待形式都较难做到明确量化。比如什么样的心理体验才能算作是精神或心理上被虐待？什么样的行为才算精神或心理上的施虐？也许奚落和恐吓只是家人之间习惯的交往方式；而或大部分人觉得正常的稍微大声的交流，在某个特定的案主那里，就成了精神上的折磨。总之，确认虐待是一个专业判断的过程，需要尽量全面而谨慎地系统评估。

【临床评估】

1.病史采集 对可能受虐老年人的临床评估，一方面需要结合老人既往病史，观察评估其躯体表现，从那些既往病史不相符的躯体表现中发现受虐待证据；另一方面有赖于相关工作者细心地做出综合性观察和从老人受虐待情况的细微线索中产生的专业直觉。由于受虐老人对问题的敏感性，因此，病史采集应私下进行，方便患者以及照护人可以如实反映情况。询问问题时应注意措辞，例如："您有没有什么不好的事情想告诉我？"如果答案是肯定的，可以接着询问"有人打您或试图伤害您吗？""有人强迫您做您不愿意的事情吗？"

2.体格检查 受虐评估除了询问病史外，还要进行详细的体格检查。当发现患者出现基础疾病和病史不能解释的躯体体征时（伤痕、瘀斑、头发脱落、面部或眼部擦伤），必要时要进行妇科检查和直肠检查排除性虐待可能。

2012 年，Terry T Fulmer 整理了老年人受虐临床评估筛查的主要指标，共包括总体情况、受虐、忽视、财产剥夺及遗弃等 5 个一级指标，和 34 个相对应的二级指标（参见表 2-60），临床可以参考这个指标体系，当患者就医出现以下症状时，临床医护人员需要十分警惕。尤其急诊过程中，对可能是受虐老人的目标个体，不能简单地进行治疗就让护老者将其领走，而应该在有条件的情况下，立即会同院内社会工作者、心理工作者一道进行受虐筛查与评估。对未配备社工和心理评估人员的医院，也可以多位医护人员进行相应筛查评估工作。

表 2-60　老年人临床受虐筛查主要指标

一级指标	二级指标
总体情况	● 衣着：衣着不合适，破烂、肮脏 ● 卫生情况 ● 营养情况 ● 皮肤的完整性
受虐	● 焦虑、紧张，尤其对看护人员 ● 处于不同愈合阶段的瘀伤，尤其是双侧，或者位于手臂或大腿内侧 ● 骨折，尤其是处于不同愈合阶段的骨折 ● 皮肤擦伤 ● 反复去急诊室 ● 反复跌倒 ● 性虐待的迹象 ● 患者声称受到虐待
忽视	● 肌肉痉挛 ● 脱水 ● 抑郁 ● 腹泻 ● 没有对一些非常明显的疾病采取相应的措施 ● 粪便嵌塞 ● 营养不良 ● 用药不足或用药过多或不恰当用药 ● 卫生状况差 ● 压疮 ● 重复跌倒 ● 反复住院 ● 尿淹导致的皮肤发红 ● 患者声称被忽视
财产剥夺	● 不正当使用患者资产的证据 ● 患者不能支付钱或财产，或者不能支付基本的医疗花费 ● 诉说曾要求以钱或物换取看护或服务 ● 无法解释的丧失社会安全保障金或退休金支票丢失 ● 患者声称受到财产剥削
遗弃	● 患者被不安全的单独留在家里的证据 ● 有证据显示看护人员突然停止了对患者的照顾 ● 患者声称被抛弃

资料来源：田新平，谢海雁，沈悌主编．现代老年医学概要．北京：中国协和医科大学出版社，2012:86.

【心理评估】

　　除了生理上对老年人实施的虐待之外。更多时候，诋毁性批评、谩骂嘲讽、言语中伤、对老人日常行为攻击性的语言阻止等精神虐待，对老人的伤害更加深刻。尤其对那些生活照顾需要依赖的老年人，心理虐待与生理虐待同样危险，损害极大。这类心理受虐可转化为患者的行为及生理反应。具体评估如表 2-61 所示，从总体情况、情绪失常、抑郁与自卫等 3 个一级指标和对应的 16 个具体二级指标进行精神虐待方面的筛查。

表 2-61　老年人精神受虐（心理受虐）筛查指标

一级指标	二级指标
总体情况	● 不明原因的显著消瘦或肥胖 ● 不明原因的高血压 ● 睡眠问题 ● 抑郁或情绪失落
情绪失常	● 对看护人员表现出矛盾情绪 ● 高度的焦虑、恐惧或愤怒 ● 长期感到悲伤 ● 与家人相处极易情绪失控 ● 任何社交接触都极易引发情绪波动
抑郁与自卫	● 长期抑郁 ● 意料之外的抑郁 ● 非性格上的社会行为退缩 ● 性格孤僻 ● 交流中习惯性地采取敌意的语调 ● 自卫性反击性行为，如吐口水 ● 口头挑衅

【经济状况评估】

由于经济状况涉及个人隐私，因此，有关经济受虐评估相对较难，但医务工作者依然需要对如下情况特别警惕：

（1）由陌生人或不知名的亲人陪同老人去提取现金。

（2）老人突然改变银行提款方式、更改遗嘱或其他财务及财产的文件。

（3）出现患者的生活条件或外表与其资产明显不符。

（4）突然不能支付医药费或其他基本需求。

（5）看护人员对老年患者的资产表现出超乎寻常的关切。

【要点】

● 评估受虐老人具有一定的复杂性，需要从临床、心理及经济多个层面综合评估。

● 临床评估可从总体情况、受虐、忽视、财产剥夺和遗弃等 5 个一级指标和 34 个二级指标来筛查。

● 心理评估可从总体情况、情绪失常、抑郁与自卫等 3 个一级指标和 16 个二级指标来筛查。

● 经济状况评估通过 5 个警惕去发现。

第四节 老年人受虐不同角色的特征

【受虐待者】

通常容易受到虐待的老年人都具有脆弱特征：如功能上有一定的依赖性，常失去一定程度的自主权（失智、残疾），贫困、无子女、独自生活、与世隔绝和流离失所；国外研究还发现，那些身体和精神都处于病态的老年人，或由于滥用药品或酗酒或滥用毒品而造成精神不健康的老人受虐危险都极高。

老年受虐待者可以从以下几个维度加以识别：

1. 性别 老年女性比老年男性更容易受到虐待。一方面是因为女性平均预期寿命长于男性，女性占老年总人口相对较多；另一方面同老年女性抵御护老者身体虐待的能力相对老年男性更加弱势。

2. 年龄 年纪越大，老人愈加脆弱，受虐待概率越高。当老年人年龄高于 75 岁后，受虐待人数比例显著上升。

3. 城乡差别 由于农村社会保障水平低，农村老人较城市老人更容易受到虐待。

4. 身体健康状况 身体受损程度越高，越无法独自自理者，越容易受到护老者生理和心理方面的虐待。

【虐老者】

一般虐老者有以下几类：

1. 对老人采取暴力行为 联合国 2002 年统计显示，对老人采取暴力行为和虐待者往往是家庭成员、朋友和熟人。其中以老人的成年子女最为普遍。不分性别的成年子女都可能成为虐待老人的主体。医护人员需要关注那些护老者或与老人同住负有照护老人责任的家庭成员的不良行为（酗酒、赌博、吸食毒品）。

2. 骗取老年人钱财 施虐者也可能包括骗取老年人钱财的陌生人、欺骗老年客户的商业性组织以及虐待或负有老年人"照顾职责"的个人。

3. 精神虐待 特别要关注那些与受害者之间有精神上或经济上依赖关系的虐老者。有精神上依赖关系，如老年人的成年子女患有精神疾病。美国研究表明，38% 的虐老人员曾有精神问题记录；有经济上依赖关系，如缺乏生存技能、酗酒、吸毒的成年子女，与老年人有经济依存关系，可能将自己在社会中失败的沮丧以施虐方式发泄至老人身上。这类虐老者同受虐老人一样均需要得到关注和治疗。

当受虐待老人和可疑虐老者同时在场时，受虐老人和虐老者往往都会出现一定异样表现。受虐老人会避免与施虐者眼神接触，或不断用眼睛瞟施虐者，或坐在距施虐者一定距离的地方，较容易产生畏缩、退缩或惊恐等行为。虐老者可能会表现出紧张和恐惧，或者安静和被动，同时总会替患者回答问题等。

【老年受虐中角色的复杂性】

老年人同其看护者之间的关系有可能较为复杂，除了单纯的受虐及施虐关系外，还存在一种异常的角色关系，主要表现在两个方面：

1. 弱势方的相对性 老年人和照护者之间的关系并非总是老年人处于弱势位次，老人也可能利用社会中对虐待老人的道德舆论和法律、法规，造成受虐待的假象，进而向看护者施加压力。

2. 受虐老人的报复性自虐行为 可能有些受虐老人在遭受精神虐待或持续性轻微身体虐待后，故意造成自己受更重虐待的假象，以获取外界关注，其与看护者之间演变成为从纯粹受虐，到故意自虐的相互受虐关系。而不论上述哪一种情形，都会对医务人员的干预行动产生干扰。因此，在推测受虐待过程中，医务人员者应同社会工作者、心理工作者、精神科医生一同进行商议判断。

【要点】

- 老年受虐待者常具有独特的群体特征，女性、高龄者、农村老者、身体状况较差的脆弱老年被虐概率较高。
- 虐老者以老人的成年子女和朋友常见。看护者及同老人有精神和经济依存关系者也易成为虐老者。
- 有时，被虐者和虐待者关系更为复杂，有可能受虐成为老人使用的"报复性工具"。

第五节　老年人受虐的预防和干预

【老年人受虐的预防】

面向公众的法制及专业知识教育可以帮助减少老年人受虐待和被忽视问题，跨专业的培训团队（医生、护士、律师、社工及心理工作者）的紧密合作至关重要。医务人员，尤其老年科的医护人员，应该将向社区老人服务、教育老人回避被虐待风险作为自身的社会责任，配合民政部门、司法部门、社会组织、社区组织、社会工作者等政府部门、组织与个人，从医学专业角度，对老人、家人、护老者、邻居、朋友、社会公众对有关虐老的情况进行普及性教育，通过宣传教育，预防和避免老年人受虐待及被忽视的风险，令更多的老人能够安享晚年。

需要参与到社会或社区有关老年人的帮扶行动或教育项目中去，包括如下方面：

1. 配合司法部门进行相应法律宣传，将受虐的行为、危害与巨大的影响等知识深入浅出地传播给公众，增强公众的法律与道德意识。

2. 建议社区民众当发现周围的老年朋友和亲人中有滥用药物、酗酒、抑郁等问题时，立即寻找专业社会工作者协助，必要时要促使家庭成员或老人自身寻求专业医疗机构对可能受虐老人进行全面评估检查。

3. 建议老人积极参加社区活动，避免老人社交孤立。定期定点赴医疗机构进行健康检查，并与医务人员保持联系，确保老人在受到虐待时能及时同医疗部门取得联系，并获得治疗与帮助。

4. 鼓励老人留意自己或其他老人受虐待的情况，当发现时，采取必要的措施对其他老人进行帮助。

5. 动员老人在社区中发展自助支持小组或老年人互助社区团体。一方面鼓励团队老人互相照顾各自身体健康、预防疾病；另一方面，当团体成员出现受虐时，明确自己的权利，主动预防虐待老人的问题；再一方面，以团体方式教育老人本人、家庭以及其他社区民众，懂得有关照护老人的基本常识。

6. 教导老人学会在生理、心理、情绪和社交等方面的自我照护，通过增能的方式，增强老年人的生活自信心和处理问题的能力。

【老年受虐干预】

医务工作者在临床遇到可疑受虐老人时，可通过询问以下问题来指导干预：

（1）如果我把患者送回到目前的环境中，他（她）的安全情况如何？是否需要把患者转移到相对安全的环境？

（2）当地有哪些服务机构或资源可以为照顾这个老人提供帮助？

（3）这里有没有看护人员自身需要治疗的健康问题？

（4）这种情况是否需要其他方面的专家提供意见？（社会工作者、心理工作者、药剂方面、护理方面等）

【医务人员与社会工作者的对接】

老年人受虐及被忽视患者在得到了临床医务工作的治疗外，更需要社会工作机构或社会工作者的介入，对受虐者及虐老者实施行为干预和追踪治疗。一般来说，当医务人员怀疑患者有被虐经历时，就应该邀请社会工作者介入，一同参与诊治。当患者身体获得康复后，医务人员还应配合社会工作者指定受虐待老人的个案工作介入计划，通过辅导及支援服务去帮助老人、帮助虐老的看护者行为改变、改变老人的居住环境、增强老人的自顾能力，帮助受虐待老人摆脱受虐待境遇。

【医务人员与法律的对接】

1996 年 8 月 29 日八届全国人大常委会通过并颁布，2012 年 12 月 28 日十一届全国人大常委会第 2 次修订，自 2013 年 7 月 1 日起施行的《中华人民共和国老年人权益保障法》，对老年人实施虐待行为作了多项明确规定，并明确了相应的法律追责。医务人员在保护老年人权益、评估和上报可疑老人受虐案件问题上身处前线阵地，可发挥非常关键的作用，当超出医护和社会工作者能力解决范围，或已构成犯罪，需要对虐老者或机构追求刑事或民事责任时，医务人员应及时向公安部门或民政等政府部门报告，由政府及公安、法庭介入解决。医务人员应该特别注意保存好照片、病例、体检报告等资料，作为公安部门的立案证据。

【要点】

- 系统解决老人受虐问题，需要医务人员同社会工作者和司法部门对接，协助社会工作者和司法部门实现对老人的法律保护和解决受虐问题。
- 老年科医务人员应配合社区的老年人帮扶工作，将老人受虐教育作为自身的社会责任。

【参考文献】

1. United Nations. Abuse of older persons: recognizing and responding to abuse of older persons in a global context. [2002-05-10]. https: //www.un.org/swaa2002/ecn52002pc2eng.pdf.

2. NCEA, National Center on Elder Abuse.(2007). The United State Statistics, Research & Resources. Retrieved. [2007-07-04]. http://www.elderabusecenter.org/.

3. 2013 年中国统计年鉴 . [2014-01-01]. http://www.stats.gov.cn/tjsj/ndsj/2013/indexch.htm.

4. 梅陈玉婵，齐铱，徐永德著 . 老年社会工作 . 上海：上海人民出版社，2009:135-159.

5. 伍小兰，李晶 . 中国虐待老人问题现状及原因探析 . 人口与发展，2013(3):85-91.

6. 武丽，胡洋，张涛等 . 农村地区老年人抑郁与虐待关系的现况研究 . 中华疾病控制杂志，2012(10):853-856.

7. 田新平，谢海雁，沈悌主编 . 现代老年医学概要 . 北京：中国协和医科大学出版社，2012:85-90.

【纵深阅读】

1. United Nations. Abuse of older persons: recognizing and responding to abuse of older persons in a global context. [2002-05-10]. https: //www.un.org/swaa2002/ecn52002pc2eng.pdf.

2. NCEA, National Center on Elder Abuse.(2007). The United State Statistics, Research & Resources. Retrieved. [2007-07-04]. http://www.elderabusecenter.org/.

3. Fulmer T, Guadagno L, Bitondo Dyer C, et al. Progress in elder abuse screening and assessment instruments. J Am Geriatr Soc, 2004, 52(2):297-304.

（刘　伟）

【参考文献】

1. United Nations. Abuse of older persons: recognizing and responding to abuse of older persons in a global context. [2002-05-10]. https://www.un.org/esa/socdev/ageing/documents/...

2. NCEA, National Center on Elder Abuse. (2007). The United State Statistics, Research & Resources. Retrieved [2009-07-04]. http://www.elderabusecenter.org/.

3. 2012 中国老龄事业发展统计公报. [2014-01-01]. http://www.mca.gov.cn/article/zwgk/mzyw/201306/...

4. 陈雪萍, 王先益, 陈三妹, 等. 养老护理人员现状与老年人虐待. 中华护理杂志, 2010, 45: 1-56.

5. 田金洲. 痴呆与阿尔茨海默病的诊治及研究进展. 北京: 人民卫生出版社, 2010: 25-91.

6. 刘敏, 唐牟尼, 黄悦勤, 等. 中国部分地区痴呆患病率的系统性回顾. 中华精神科杂志, 2012, 45: 83-86.

7. 田金洲. 痴呆分类诊断与治疗学. 北京: 中国协和医科大学出版社, 2012, 51-90.

【拓展阅读】

1. United Nations. Abuse of older persons: recognizing and responding to abuse of older persons in a global context. [2002-05-10]. https://www.un.org/esa/socdev/ageing/documents/...

2. NCEA, National Center on Elder Abuse. (2007). The United State Statistics, Research & Resources. Retrieved [2009-07-04]. http://www.elderabusecenter.org/.

3. Fulmer T, Guadagno L, Bitondo Dyer C, et al. Progress in elder abuse screening and assessment instruments. J Am Geriatr Soc, 2004, 52(2): 297-304.

附录　老年相关评估量表

表1　简易老年病学筛查评估表

问题	评估方式	异常	处理方式
视力	1.您从事日常活动（看电视、看书、开车）时，会因为视力不佳而受影响吗？	回答：是	专科检查
	2.视力量表检查（Snellen chart 或 jaeger card）	>20/40	
听力	1.在患者侧方距耳朵 15～30 cm 处轻声说话	听不到	耳垢积塞否，若清除后仍听不到
	2.听力测量仪设定在 40 dB，测定 1 000 及 2 000 Hz 时的听力	任一耳听不到其中的频率	需专科检查
上肢功能	1.双手举起放于头部后方	无法完成	进一步关节检查
	2.拿起笔		考虑康复
下肢功能	要求患者执行下述动作并计时：从椅子起身，尽快往前走 3 m，再转身走回椅子，然后坐下	动作过程出现问题无法于 15 秒内完成跌倒	平衡及步态评估考虑康复
尿失禁	1.在过去一年中，您是否有不自主漏尿而弄湿裤子的情形？	回答：是	尿失禁评估
	2.不自主漏尿的总天数是否超过 6 天以上？		
营养	1.过去半年间，您的体重是否有减轻 >5%？	回答：是	营养评估
	2.测量体重、身高、计算体质指数（BMI）	BMI<18.5 kg/m^2	
记忆	请患者记住 3 个名词，1 分钟后再询问	无法说出 3 个名词	简易智能量表
抑郁症	您是否常觉得难过或忧郁？	回答：是	老年抑郁量表
活动功能	您执行下述活动是否有困难：费力活动（快走、骑脚踏车）、粗重的家务（如擦窗户或地板）、购物、洗澡或穿衣	回答：是	功能性评估康复评估环境评估

表 2　简易智力状态检查量表（MMSE）

分数	项 目
5（ ）	1. 时间定向力 问：今年是哪一年？＿＿＿＿＿（1），现在是什么季节？＿＿＿＿＿（1），现在是哪一个月？＿＿＿＿（1），今天星期几？＿＿＿＿（1），今天几号？＿＿＿＿（1）
5（ ）	2. 地点定向力 问：我们现在在哪个国家＿＿＿（1），哪个城市＿＿＿＿（1），城市的哪个区＿＿＿（1），您住在哪条街＿＿＿（1），第几层楼＿＿＿＿（1）
3（ ）	3. 记忆（即刻回忆）记录 3 个词 说：仔细听，我要说 3 个词，请在我说完以后重复。准备好了吗？三个词是："球"（停一秒钟），"钥匙"（停一秒钟），"树"（停一秒钟）。请马上重复这三个词 ＿＿＿＿＿＿＿＿＿＿（1） ＿＿＿＿＿＿＿＿＿＿（1） ＿＿＿＿＿＿＿＿＿＿（1）
5（ ）	4. 注意力和计算力 问：从 100 减去 7，顺序往下减，直至我让您停止。100 减 7 等于？＿＿＿＿＿（1） 继续＿＿＿＿＿（1）＿＿＿＿＿（1）＿＿＿＿＿（1）＿＿＿＿＿（1）(93/86/79/72/65)
3（ ）	5. 回忆 问：我刚才让您记住的三个词是什么？ 每个正确一分。＿＿＿＿＿＿（1），＿＿＿＿＿＿（1），＿＿＿＿＿＿（1）
2（ ）	6. 命名 问：这是什么？（出示铅笔）＿＿＿＿＿（1），（展示手表）＿＿＿＿＿（1）
1（ ）	7. 语言重复 说：我现在让您重复我说的话。准备好了吗？瑞雪兆丰年 您说一遍＿＿＿＿＿＿（1）
3（ ）	8. 理解力 说：仔细听并按照我说的做。 请用左手拿这张纸（1），把它对折（1），把它放在您的右腿上（1）
1（ ）	9. 阅读（准备一张单独的纸上面写上"闭上您的眼睛"） 说 读下面的句子，并按照做。 "闭上您的眼睛"(1)
1（ ）	10. 写 说：写一个句子（不要指导／必须要在没有提示的情况下完成） ＿＿＿＿＿＿＿＿＿＿＿＿＿＿＿＿＿＿＿＿＿＿＿＿＿＿＿＿＿＿（1）
1（ ）	11. 复制（构图练习） 说：照下图画。

总分 ＿＿＿＿＿＿＿＿

表3 Tinetti 步态评估量表

患者需完成的任务	步态的描述	得分
1. 起始步态"开始"后立即开始	0: 有些犹豫或多次尝试后开始 1: 毫不犹豫	
2. 步伐的长度或高度	0: 右足迈出的距离没超过左足 1: 右足迈出的距离超过左足	
	0: 右足不能完全离开地板 1: 右足能完全离开地板	
	0: 左足迈出的距离没超过右足 1: 左足迈出的距离超过右足	
	0: 左足不能完全离开地板 1: 左足能完全离开地板	
3. 步态均匀	0: 左右步幅不相等（估计） 1: 左右步幅几乎相等	
4. 步态的连续性	0: 迈步停顿或不连续 1: 迈步基本是连续的	
5. 路径（用宽度为30 cm的地板砖进行估计，在患者连续走3 m以上后观察其路径情况）	0: 明显的偏离 1: 中度偏离或使用步行辅助器 2: 直线无需步行辅助器	
6. 躯干	0: 明显摇晃或使用步行辅助器 1: 不摇晃，但行走时膝盖或背部弯曲，或张开双臂； 2: 不摇晃，不弯曲，不使用胳膊，不使用步行辅助器	
7. 步行距离	0: 行走时双足跟几乎相碰 1: 双足跟分离	
步态测试得分		

表 4　Tinetti 平衡评估量表

患者需完成的任务	对平衡的描述	得分
1.坐平衡	0：在椅子上倾斜或滑动 1：稳定，安全	
2.起立	0：必须有帮助 1：能，用胳膊辅助 2：不用胳膊辅助即能立起	
3.试图起立	0：必须有帮助 1：能，需要 >1 次的尝试 2：能起立，1 次成功	
4.即刻站立平衡（开始的 5 秒）	0：不稳（摆架子、移动足、身体摇晃） 1：稳，但使用拐杖或其他支持 2：稳，不需拐杖或其他支持	
5.站立平衡	0：不稳 1：稳，但两足距离增宽 (两足跟间距 >10 cm)，使用拐 　　杖或其他支持 2：两足间距窄，不需要支持	
6.用肘推（受试者双足尽可能靠紧,测试者用手掌轻推受试者）	0：开始即跌倒 1：摇摆、抓物体和人来保持平衡 2：稳定	
7.闭眼（双足站立要求同 6）	0：不稳 1：稳	
8.旋转 360°	0：步伐不连续 1：步伐连续 0：不稳（摇摆、抓物） 1：稳定	
9.坐下	0：不安全（距离判断失误，跌进椅子） 1：用胳膊或移动不顺畅 2：安全，移动顺畅	
平衡测试得分		
步态测试 + 平衡测试总分		

表 5 老年抑郁量表（GDS-15）

指导语：请选择最切合您最近一周来的感受的答案。

	是	否
1. 您对您的生活基本上满意吗？ *	☐	☐
2. 您的很多活动都减少，兴趣爱好都下降了吗？	☐	☐
3. 您是否感到生活空虚？	☐	☐
4. 您是否经常心生厌倦？	☐	☐
5. 您是否感觉大多数时间您都充满活力？ *	☐	☐
6. 您是否常有不祥的预感？	☐	☐
7. 您是否在大多数时间都感到幸福快乐？ *	☐	☐
8. 您经常觉得无助吗？	☐	☐
9. 与外出干些新鲜事相比，您更愿意呆在家里吗？	☐	☐
10. 您是否在记忆方面存在很多问题？	☐	☐
11. 您是否认为现在还活着真是棒极了？ *	☐	☐
12. 您是否觉得像您现在的生活状态毫无意义？	☐	☐
13. 您觉得自己精力充沛吗？ *	☐	☐
14. 您觉得您目前的状况毫无希望吗？	☐	☐
15. 您觉得大多数人比您过得好吗？	☐	☐

得分：＿＿＿＿＿＿

1，5，7，11 答"否"者记 1 分，其他题答"是"者记 1 分

表 6 患者抑郁自评工具（9 条目患者健康问卷）（PHQ-9）

问题	选项			
1.做事时提不起劲或没有兴趣	①完全不会	②好几天	③一半以上的天数	④几乎每天
2.感到心情低落、沮丧或绝望	①完全不会	②好几天	③一半以上的天数	④几乎每天
3.入睡困难、睡不安或睡眠过多	①完全不会	②好几天	③一半以上的天数	④几乎每天
4.感觉疲倦或没有活力	①完全不会	②好几天	③一半以上的天数	④几乎每天
5.食欲缺乏或吃得太多	①完全不会	②好几天	③一半以上的天数	④几乎每天
6.觉得自己很糟或觉得自己很失败，或让自己或家人失望	①完全不会	②好几天	③一半以上的天数	④几乎每天
7.对事物专注有困难，例如阅读报纸或看电视时	①完全不会	②好几天	③一半以上的天数	④几乎每天
8.动作或说话速度缓慢到别人已经觉察？或正好相反—烦躁或坐立不安、动来动去的情况更胜于平常	①完全不会	②好几天	③一半以上的天数	④几乎每天
9.有不如死掉或用某种方式伤害自己的念头	①完全不会	②好几天	③一半以上的天数	④几乎每天

评分规则：①完全不会 = 0 分；②好几天 = 1 分；③一半以上的天数 = 2 分；④几乎每天 = 3 分。总分 0～27 分

表7　照顾者负荷量表（caregiver burden inventory, CBI）

为了照顾患者，您有这样的感觉
（选项注释：A：非常同意；B：有些同意；C：中立态度；D：有些不同意；E：非常不同意）

	A	B	C	D	E
1. 我觉得我没有足够的睡眠	4	3	2	1	0
2. 我觉得身体相当疲惫	4	3	2	1	0
3. 我觉得照顾患者让我生病	4	3	2	1	0
4. 我觉得我的健康受到影响	4	3	2	1	0
5. 我和我的家人相处得没有像以前一样融洽	4	3	2	1	0
6. 我以患者为耻	4	3	2	1	0
7. 我觉得我的婚姻出了问题（已婚者回答） 　我觉得我的终身大事受到影响（未婚者回答）	4	3	2	1	0
8. 我对患者的行为感到不好意思	4	3	2	1	0
9. 我觉得我家务活工作做得没像以前那么好	4	3	2	1	0
10. 我为照顾患者所做的努力并没有得到其他家人的欣赏与肯定	4	3	2	1	0
11. 我觉得那些能帮忙但又不肯帮忙的亲人让我生气	4	3	2	1	0
12. 我对自己与患者的互动感到生气	4	3	2	1	0
13. 当朋友来访见到患者，我觉得不自在	4	3	2	1	0
14. 我讨厌患者	4	3	2	1	0
15. 患者需要我协助他处理许多日常生活事物	4	3	2	1	0
16. 患者依赖我	4	3	2	1	0
17. 我必须一直注意患者，以防他出现危险情况	4	3	2	1	0
18. 我必须协助他做许多最基本的照顾事项	4	3	2	1	0
19. 我忙于照顾患者而没有时间休息	4	3	2	1	0
20. 因照顾患者，我觉得人生有许多事情我没有经历过	4	3	2	1	0
21. 我希望我能逃离这情境	4	3	2	1	0
22. 照顾患者的工作影响了我的社交生活	4	3	2	1	0
23. 我觉得照顾患者让我心力交瘁	4	3	2	1	0
24. 我期盼在此时事情会变得不一样了	4	3	2	1	0

表 8　居家环境安全评估量表

一、整体	分数				备注
	0	1	2	3	0：没有　　1：不好 2：普通　　3：良好
1. 照度够明亮，方便老人可以看清屋内物品及家具、通道等位置					1. 白天需要开灯才够明亮，但通常则不开灯 2. 白天需要开灯光才够明亮，但通常则不开灯 3. 白天不需要开灯，照度就够明亮
2. 屋内的电灯开关都有明显的特殊设计（例如，有开关外环显示橙色或萤黄贴条）					1：无明显特殊设计 3：有明显特殊设计
3. 光线强度不会让老人感到眩晕或看不清物品位置					1：光线较弱，看不清物品 2：光线较强，使人感到眩晕 3：光线强度适中，使人眼睛舒适且能看清楚物品
4. 若有小地毯，小地毯内有牢固的防滑底垫					1：无牢固的防滑底垫 3：有牢固的防滑底垫
5. 若有小地毯，固定地毯边缘					1：无固定地毯边缘 3：有固定地毯边缘
6. 地板铺设不反光且防滑的材质					1：铺设反光且不防滑的材质 2：铺设不反光或防滑的材质 3：铺设不反光且防滑的材质
7. 走道装设有护手或安全绳可协助老人行动					1：未设有护手或安全绳 3：设有护手或安全绳
8. 交通重线保持 80～90 cm。（大约为胸口至手指指尖之距离）					1：80 cm 以下 2：等于 80 cm 3：80～90 cm 之间 注：此交通重线为房屋大门进出口
9. 家具（椅子、茶几等）足够坚固，可在倚靠它，协助行动时可以提供支持					1：不够坚固且不能提供支持 3：足够坚固且能提供支持
10. 家具（椅子、茶几等）边缘或转角处光滑无直角突出（圆弧形），不易绊倒人					1：尖锐直角，易绊倒人 3：圆弧形，不易绊倒人
11. 家中老人常使用的椅子高度（质地较硬）可使其容易起身及坐下，并配有护手以协助移动					1：椅子高度不适合老人起身坐下且无护手 3：椅子高度适合老人起身坐下并配有护手
12. 老人所需使用之设备（如轮椅、拐杖、半拐杖、助行器等）都放在固定位置方便使用					1：未放在固定位置 3：放在固定位置
13. 以上这些设备（如轮椅、拐杖、半拐杖、助行器等）都能被老人在所有场所安全使用					
14. 运用对比的素色（非花色、波浪或斜纹）区分门内、楼梯及高度的变化（黄色和白色不易分辨，应避免）					1：未做对比区分 3：有对比区分
15. 无高度与地面落差太大的门槛					1：落差超过 10 cm 以上 2：落差在 10 cm 以内 3：无落差（0 cm，平的）

（续表）

16. 固定延长线与电线	1：无固定且易绊倒人 3：固定且不易绊倒人
17. 门距够宽，可让老人容易进出	1：宽度在 90 cm 以下 2：宽度在 90～100 cm 之间 3：宽度在 100 cm 以上
18. 门把采用 T 形把手	1：不采用 T 形把手 3：采用 T 形把手
19. 走道宽度维持在 150 cm 以上，并维持畅通（方便轮椅在走道上有回转空间）	1：宽度在 150 cm 以下 2：宽度等于 150 cm 3：宽度在 150 cm 以上

二、浴室	分数	备注
□浴室与厕所分开 □厕所设置在外面 □到浴室的通道能无障碍行动	0　1　2　3	0：没有　1：不好 2：普通　3：良好

1. 门槛与地面落差不大，不会让人绊倒	1：门槛超过 20 cm 以上 2：门槛在 15～20 cm 之间 3：门槛在 10～15 cm 之间
2. 地板经常保持干燥	1：经常潮湿 2：偶尔潮湿 3：地板干燥
3. 浴室地板铺设防滑排水垫	1：未铺设防滑排水垫 3：有铺设防滑排水垫
4. 浴缸或淋浴间有防滑条或防滑垫	1：无防滑条或防滑垫 3：有防滑条或防滑垫
5. 浴缸高度低于膝盖	1：高度＞膝盖 2：高度＝膝盖 3：高度＜膝盖
6. 浴缸旁有防滑椅以坐着休息	1：无防滑椅 2：有其他东西可以坐着休息 3：有防滑椅
7. 浴缸旁设有抓握的固定扶手可用，且扶手高度 80～85cm，与墙壁间隔 5～6cm	1：未设有护手 2：设有护手，但高度不适当 3：护手高度在 80～85 cm，与墙壁间隔 5～6 cm
8. 马桶旁设有抓握的固定扶手可用，且扶手高度 42～45cm	1：未设有扶手且高度不适当 2：设有扶手但高度不适当 3：高度 42～45 cm
9. 洗手台旁设有抓握的固定扶手可使用	1：未设有扶手 3：设有扶手可使用
10. 使用坐式马桶且高度适当，可方便老人起身及坐下	1：非坐式马桶 2：坐式马桶但高度不适当 3：高度适当约 80 cm
11. 采用上下开关式水龙头	1：未采用上下开关式水龙头 3：采用上下开关式水龙头
12. 燃气热水器应设置于户外通风的地方	1：设置室内 2：设置户外但不通风的地方 3：设置户外且通风的地方 注：此户外为房屋的外面
13. 加装夜间照明装置，例如感应式或触控式小灯	1：未装有夜间小灯 3：装有夜间小灯

（续表）

三、卧室	分数				备注
	0	1	2	3	0：没有　1：不好 2：普通　3：良好
1. 夜灯或床侧灯光足够提供夜晚行动					1：没有留夜灯 2：留有夜灯但光度不足够 3：光度足够
2. 从床到浴室的通道能无障碍行动（尤其是晚上） ＊卧室放有尿桶					1：通道有障碍且影响行走 2：通道有障碍不影响行走 3：通道无障碍
3. 床的高度合适（膝盖高度，45～50 cm）上下床能安全移动					1：膝盖高度低于45 cm或高于50 cm 2：膝盖高度45～50 cm
4. 床垫边缘能防止下跌，床垫的质地较硬（以提供良好的坐式支持）					1：两者均未符合 2：能防止下跌或床垫较硬 3：能防止下跌且床垫较硬
5. 地板不滑且平整无突出，不会被绊倒					1：两者均未符合 2：地板不滑或平整无突出 3：地板不滑且平整无突出
6. 老人能从橱柜架上拿取物品，而不需垫脚尖或椅子					1：需要椅子 2：需要垫脚尖 3：不需垫脚尖或椅子
7. 家具及墙壁有特殊防护设计（如铺设软布、转角处有装上保护装置）					1：无特殊防护设计 3：有特殊防护设计
8. 床边放置手电筒与电话（手机）					1：尚未放置两种东西 2：放置手电筒或电话 3：放置手电筒与电话

四、厨房	分数				备注
	0	1	2	3	0：没有　1：不好 2：普通　3：良好
1. 老人能够拿到储藏室的东西，不需垫脚尖或椅子					1：需要椅子 2：需要垫脚尖 3：不需垫脚尖或椅子
2. 地板保持干燥、不油腻					1：潮湿且油腻 2：潮湿或油腻 3：干燥不油腻
3. 有布制的防滑垫在地上，以吸收溅出的水及油类					1：无布制的防滑垫 2：其他材质防滑垫 3：布制的防滑垫
4. 厨房设计符合人体工程学，操作台的高度不超过79 cm					1：高度超过79 cm 3：高度不超过79 cm
5. 如果要拿较高的东西，踏脚凳的高度适当					1：高度超过25 cm 2：高度20～25 cm 3：高度15～20 cm
6. 踏脚凳的踏板无损坏且能防滑					1：踏板已损坏 2：踏板无防滑 3：踏板无损坏且能防滑
7. 踏脚凳的脚架够坚固而无磨损					1：脚架已损坏 2：脚架不够坚固 3：脚架够坚固且无磨损
8. 照明充足，尤其是在夜间留有一盏小灯					1：照明不足且未留小灯 2：照明不足或未留小灯 3：照明充足且留有小灯

表9　脆弱老人的筛查（VES-13）

项目	内容	评分
年龄（岁）	75~85	1
	>85	3
健康自评	好、很好或优秀	0
	一般或差	1
ADL 和 IADL 需要帮助	洗澡或淋浴	1
	购物	1
	理财	1
	交通	1
	轻的家务	1
具体的活动困难	下蹲、弯腰	1
	家务劳动，如擦地	1
	胳膊前伸和上举不过肩	1
	提起和搬动 4.5 kg 重物	1
	走 400 m	1
	写字或拿捏小物品	1

表10　跌倒评估量表（适用于社区老人）

项目	是	否
1.是否每天服用 4 种以上药物？		
2.自己或朋友是否察觉您最近（听力）不如从前？		
3.自己或朋友是否察觉您最近（视力）不如从前？		
4.过去 6 个月内，是否曾经跌倒 2 次或 2 次以上？		
5.是否经常穿着过松的拖鞋，或者过长的睡袍？		
6.需费力才能拿取高于你头部的物品吗？		
7.需费力才能捡取地上的物品吗？		
8.需费力才能进出浴缸？		
9.需费力才能从椅上站起或坐下？		
10.需扶靠物品行走？		
11.家里有未固定好的小地毯？		
12.家里楼梯两侧未装扶手？		
13.是否将杂物堆放在走道上？		
14.家里是否有昏暗的楼梯间？		

表 11　微型营养评估量表（MNA）

筛查项目（按不同程度给予量化评分）

1. 过去 3 个月内是否由于食欲下降、消化系统问题、咀嚼或吞咽困难而摄食减少？　　（　　）
   - 0= 严重的食物摄入减少（食欲完全丧失）
   - 1= 中度的食物摄入减少
   - 2= 食物摄入无改变
2. 最近 3 个月内有体重下降　　（　　）
   - 0= 体重减轻>3 kg
   - 1= 不知道
   - 2= 体重减轻在 1～3 kg
   - 3= 无体重减轻
3. 活动能力　　（　　）
   - 0= 只能在床或椅子上活动
   - 1= 能离开床或椅子，但不能外出
   - 2= 能独立外出
4. 在最近 3 个月中，遭受心理压力或急性疾病　　（　　）
   - 0= 是
   - 1= 否
5. 神经心理问题　　（　　）
   - 0= 严重的神经紊乱或抑郁
   - 1= 中等程度的精神紊乱
   - 2= 无神经心理问题
6. 体质指数（BMI）（kg/m^2）　　（　　）
   - 0=BMI < 19
   - 1= 19 ≤ BMI <21
   - 2= 21 ≤ BMI <23
   - 3=BMI ≥23

筛选分数（各分项总分：14 分）

≥12 分，正常，不需要进一步评估

≤11 分，可能有营养不良，继续进行评估

评价项目

7. 独立生活（不住在护理院或医院）　　（　　）
   - 0= 否　　　　1= 是
8. 每日服用 3 种以上处方药　　（　　）
   - 0= 是　　　　1= 否
9. 压疮或皮肤溃疡　　（　　）
   - 0= 是　　　　1= 否
10. 每日进几餐（指 1 日 3 餐）　　（　　）
    - 0=1 餐　　　　1=2 餐　　　　2=3 餐
11. 蛋白质摄入情况　　（　　）
    - 每日至少进食（牛奶、酸奶）中的一种（是　否）
    - 每周进食两种以上的豆类或蛋类（是　否）
    - 每日进食肉、鱼或禽类（是　否）
    - 0.0= 选择 0 或 1 个"是"
    - 0.5= 选择 2 个"是"
    - 1.0= 选择 3 个"是"
12. 每日食用 2 种以上水果或蔬菜　　（　　）
    - 0= 否　　　　1= 是
13. 每日饮水量（水、果汁、咖啡、茶、奶等）　　（　　）
    - 0.0= 至少 3 杯
    - 0.5=3～5 杯
    - 1.0= >5 杯
14. 进食的方式　　（　　）
    - 0= 无法独立进食　　　　1= 独立进食稍有困难　　　　2= 完全独立进食

15. 对自己营养状况的认识   (   )
        0= 认为自己有营养不良
        1= 对自己的营养状况不能确定
        2= 认为自己没有营养问题
16. 受试者与其他同龄人相比，认为自己自己的健康状况如何   (   )
        0.0= 不好
        0.5= 不知道
        1.0= 一样好
        2.0= 更好
17. 上臂围 MAC (cm) ：   (   )
        0.0=MAC ≤21
        0.5=21 ≤MAC <22
        1.0= MAC ≥22
18. 小腿围 CC (cm)   (   )
        0=CC <31
        1=CC ≥31
19. 白蛋白 ALB (g/L)
        0.0=ALB <21   严重缺乏
        0.5=21 ≤ALB <28   重度缺乏
        1.0=28 ≤ALB <35   轻度缺乏
        2.0=ALB ≥35   正常
20. 三头肌皮褶厚度 (mm) 男性 8.3 mm ；女性 15.3 mm
        0.0   <60%   严重亏损
        0.5   60% ~ 80%   重度亏损
        1.0   80% ~ 90%   轻度亏损
        2.0   >90%   正常

评价总分（最高分 34 分）
MNA 分级标准：
总分（30）≥23.5 分：无营养不良
          17 ~ 23.5 分：存在营养不良的危险
          <17 分：明确为营养不良

表 12　社区居民生活质量问卷（SF-36）

以下问题是询问您对自己健康状况的看法，您自己觉得做日常活动的能力怎么样，在每一问题下选择一个答案。如果您不知道如何回答，就请您尽量给出最好的答案。谢谢您的合作！

1. 总体来讲，您的健康状况是：

非常好	很好	好	一般	差
□1	□2	□3	□4	□5

2. 与一年前相比较，总的来讲您的健康状况是？

比一年前好很多	比一年前好一些	跟一年前差不多	比一年前差一些	比一年前差多了
□1	□2	□3	□4	□5

3. 以下问题都与日常活动有关，请您想一想，您现在的健康状况是否限制了这些活动？如果限制，程度如何？在相应描述框内达"√"

	明显受限制	轻度受限制	毫无限制
(1) 重体力活动，如跑步、举重物、参加剧烈活动	□1	□2	□3
(2 适度的活动，如扫地、移动桌子	□1	□2	□3
(3) 手提日用品，如卖菜、购物等	□1	□2	□3
(4) 上几层楼梯	□1	□2	□3
(5) 上一层台阶	□1	□2	□3
(6) 弯腰、屈膝、下蹲	□1	□2	□3
(7) 步行 1600 米以上的路程	□1	□2	□3
(8) 步行 800 米路程	□1	□2	□3
(9) 步行 100 米路程	□1	□2	□3
(10) 自己洗澡、穿衣服	□1	□2	□3

4. 在过去 4 个星期里，由于您的健康原因，是否有以下困难在工作和日常活动中？

	是	不是
(1) 减少了工作或其他活动的时间	□1	□2
(2) 本来想做的事情只能完成一部分	□1	□2
(3) 工作或其他活动受到限制	□1	□2
(4) 很困难从事工作或其他活动	□1	□2

5. 在过去 4 个星期里面，由于您的情绪原因（如感到压抑或焦虑），在工作和日常活动中是否有以下困难？

	是	不是
(1) 减少了工作或活动的时间	□1	□2
(2) 完不成自己想干的事情	□1	□2
(3) 不如以前干工作或其他活动仔细	□1	□2

6. 过去 4 个星期里面，您的健康或情绪在多大程度上影响了您与家人、朋友、邻居或集体的正常社会交往？

完全没有	有一点影响	中等影响	影响很大	影响非常大
□1	□2	□3	□4	□5

7. 过去 4 个星期里面，您身体的疼痛程度如何？

完全没有	稍微有一点	轻度	中度	严重	非常严重
□1	□2	□3	□4	□5	□6

8. 过去 4 个星期里，身上疼痛影响您的工作和做家务吗？

完全没有	有一点影响	中度度影响	影响很大	影响非常大
□1	□2	□3	□4	□5

9. 下面是关于过去 1 个月里，您自己的感觉，对每一个问题请选择一个和您感受最接近的答案，即过去 1 个月里多长时间处于下列状态？

	一直是	绝大部分时间	大部分时间	部分时间	少部分时间	从来没有
(1) 您感到生活充实吗？	□1	□2	□3	□4	□5	□6
(2) 您是一个敏感的人吗？	□1	□2	□3	□4	□5	□6
(3) 您感到情绪不好和任何事情都不能让自己高兴？	□1	□2	□3	□4	□5	□6
(4) 您心里很平静？	□1	□2	□3	□4	□5	□6
(5) 您做事情精力充沛吗？	□1	□2	□3	□4	□5	□6
(6) 您的情绪低落吗？	□1	□2	□3	□4	□5	□6
(7) 您觉得精疲力尽？	□1	□2	□3	□4	□5	□6
(8) 您是一个快乐的人？	□1	□2	□3	□4	□5	□6
(9) 您感到厌烦吗？	□1	□2	□3	□4	□5	□6

10. 过去 1 个月中，有多少时间由于您的身体和情绪原因干扰了您的社会活动（如拜访朋友、亲戚等）？

所有时间	大部分时间	部分时间	少数时间	从来没有
□1	□2	□3	□4	□5

11. 下列是关于您的陈述，正确或错误的程度如何？

	绝对正确	大部分正确	不知道	大部分错误	绝对错误
(1) 我好像比别人容易生病	□1	□2	□3	□4	□5
(2) 我跟周围人一样健康	□1	□2	□3	□4	□5
(3) 我认为我的健康在变坏	□1	□2	□3	□4	□5
(4) 我的健康状况非常好	□1	□2	□3	□4	□5

表 13 Hanchinski 缺血指数（有脑血管疾病者使用）

项目	是	否	病人得分
1. 急性起病	2	0	
2. 阶梯式恶化	1	0	
3. 波动性病程	2	0	
4. 夜间意识模糊	1	0	
5. 人格相对保持完整	1	0	
6. 情绪低落	1	0	
7. 躯体诉述	1	0	
8. 情感失禁	1	0	
9. 有高血压或高血压史	1	0	
10. 脑卒中史	2	0	
11. 动脉硬化	1	0	
12. 局灶神经系症状	2	0	
13. 局灶性神经系体征	2	0	

全部 13 项的总分，满分为 18 分。
- 得分＜4 分：阿尔茨海默病（老年性痴呆）
- 得分≥7 分：血管性痴呆

表 14 睡眠日记

星期	一	二	三	四	五	六	日
早上起床后 2 小时内填写							
昨晚关灯上床的时间							
昨晚入睡（睡着）的时间							
中间醒了几次							
早上醒来时间							
早上起床时间							
昨晚一共睡着几个小时							
昨晚一共在床上躺了几个小时							
睡眠效率（前两者相除）							
起床后感觉：轻松、一般、不解乏							
晚饭后睡觉前填写							
今天白天觉得困么？							
白天打盹了么？多长时间？							
锻炼身体了么？多长时间？							
下午 6 点后吸烟、饮酒了么？							
白天服药了么？什么药？							
有没有进食太饱？							

表 15 焦虑自评量表（SAS）

指导语：下面有 20 条文字，请仔细阅读每一条，把意思弄明白，然后根据您近一星期的实际情况在适当的方格里划"√"，每一条文字后有四个格，分别表示：A：没有或很少时间；B：小部分时间；C：相当多时间；D：绝大部分或全部时间。

	A	B	C	D
1. 我觉得比平时容易紧张或着急				
2. 我无缘无故在感到害怕				
3. 我容易心里烦乱或感到惊恐				
4. 我觉得我可能将要发疯				
5. 我觉得一切都很好				
6. 我手脚发抖打颤				
7. 我因为头疼、颈痛或背痛而苦恼				
8. 我觉得容易衰弱或疲乏				
9. 我觉得心平气和，并且容易安静坐着				
10. 我觉得心跳的很快				
11. 我因为一阵阵头晕而苦恼				
12. 我有晕倒发作，或觉得要晕倒似的				
13. 我吸气呼气都感到很容易				
14. 我的手脚麻木和刺痛				
15. 我因为胃痛和消化不良而苦恼				
16. 我常常要小便				
17. 我的手脚常常是干燥温暖的				
18. 我脸红发热				
19. 我容易入睡并且一夜睡得很好				
20. 我做噩梦				

计分：正向计分题 A、B、C、D 按 1、2、3、4 分计；反向计分题按 4、3、2、1 计分。反向计分题号：5、9、13、17、19。评定采用 1～4 制记分，评定时间为过去一周内。统计方法是把各题的得分相加为粗分，粗分乘以 1.25，四舍五入取整数即得到标准分。分值越小越好，临界值为 50 分，分值越高，焦虑倾向越明显。其中 50～59 分为轻度焦虑，60～69 分为中度焦虑，70 分以上为重度焦虑

表 16 抑郁自评量表（SDS）

下面有 20 条题目，请仔细阅读每一条，把意思弄明白，每一条文字后有四个格，分别表示：A：没有或很少时间（过去一周内，出现这类情况的日子不超过一天）；B：小部分时间（过去一周内，有 1～2 天有过这类情况）；C：相当多时间（过去一周内，3～4 天有过这类情况）；D：绝大部分或全部时间（过去一周内，有 5～7 天有过这类情况），根据您最近一个星期的实际情况在适当的方格里面进行选择。

	A	B	C	D
1. 我觉得闷闷不乐，情绪低沉				
2. 我觉得一天之中早晨最好				
3. 我一阵阵地哭出来或是想哭				
4. 我晚上睡眠不好				
5. 我吃的和平时一样多				
6. 我与异性接触时和以往一样感到愉快				
7. 我发觉我的体重在下降				
8. 我有便秘的苦恼				
9. 我心跳比平时快				
10. 我无缘无故感到疲乏				
11. 我的头脑和平时一样清楚				
12. 我觉得经常做的事情并没有困难				
13. 我觉得不安而平静不下来				
14. 我对将来抱有希望				
15. 我比平常容易激动				
16. 我觉得做出决定是容易的				
17. 我觉得自己是个有用的人，有人需要我				
18. 我的生活过得很有意思				
19. 我认为如果我死了别人会生活的更好些				
20. 平常感兴趣的事我仍然照样感兴趣				

- 计分：2、5、6、11、12、14、16、17、18、20 反向记分，按 4～1 记分，其余的按 1～4 记分
- 总分：所有项目得分相加即为总分。总分超过 41 分可考虑筛查阳性，即可能有抑郁存在
- 抑郁严重指数：= 总分 /180，指数范围 0.25～1.0，指数越高，反映抑郁程度越严重

中英对照词汇与缩写

3 incontinence questions	3IQ	3 项尿失禁问题问卷
3-question Screen Depression Instrument		3 个问题的抑郁筛查量表
abdominal aortic aneurysm	AAA	腹主动脉瘤
actigraphy		睡眠体动记录仪
active life expectancy		健康期望寿命
activities of daily living	ADL	日常生活能力
adjuvant analgesics		镇痛辅助药
advanced activity of daily living	AADL	高级生活活动能力
advanced care planning / advanced directives / ads living wills	ACP Ad	生前预嘱
advanced sleep phase disorder	ASPD	睡眠相位提前障碍
adverse drug reaction	ADR	药物不良反应
age-standardized death rate	ASDR	标准化死亡率
aging		老化
American Academy of Family Physicians		美国家庭医生协会
American Academy of Ophthalmology		美国眼科协会
American Association Clinic and Health Plan		美国医学会与健康计划
American Board of Medical Specialties	ABMS	美国医学专业委员会
American Cancer Society	ACS	美国癌症协会
American College of Chest Physicians	ACCP	美国胸科医师协会
American College of Physicians	ACP	美国内科医师学会
American College of Physicians Journal Club		美国内科医师学会杂志俱乐部
American Geriatric Society	AGS	美国老年协会
American Medical Association		美国医学协会
American Urological Society	AUS	美国泌尿协会
angiotensin converting enzyme inhibitor	ACEI	血管紧张素转化酶抑制剂
antipsychotic drug		抗精神病药
appendicular skeletal muscle index	ASMI	四肢肌容积指数
appendicular skeletal muscle mass	ASM	四肢肌容积
Barthel Index of Activities of Daily Living	BI	巴氏指数
benzodiazepine drug	BZD	苯二氮䓬类药物
biologic age		生物年龄
body mass index	BMI	体质指数
bone mineral density	BMD	骨密度
benign prostatic hyperplasia	BPH	良性前列腺增生症

ceiling effect		天花板效应
centenarian		百岁老人
Charlson comorbidity index		共病指数
chronological age		实足年龄
circadian rhythm sleep disorder	CRSD	昼夜节律睡眠障碍
comorbid insomnia		伴发性失眠
comorbidity		共病
complications		并发症
comprehensive geriatric assessment	CGA	老年综合评估
constipation		便秘
defecatory disorder		排便障碍型便秘
delirium		谵妄
destabilization		去稳定化
detrusor hyperreflexia		逼尿肌反射亢进
detrusor underactivity		逼尿肌活动低下
detrusor instability		逼尿肌不稳定
detrusor overactivity	DO	逼尿肌过度活动
disability		失能
disease clustering		疾病群
drug interaction		药物相互作用
European Pressure Ulcer Advisory Panel	EPUAP	欧洲压疮专家咨询组
European working group on sarcopenia in older people	EWGSOP	欧洲肌少症工作组
Facial Scale		面部表情量表
fall		跌倒
fecal impaction		粪嵌塞
fecal occult blood test	FOBT	便潜血试验
first pass effect		首过效应
floor effect		地板效应
frailty		衰弱
functional constipation		功能性便秘
functional defecation disorder		功能性排便障碍
functional impairment		功能受损
functional Independence Measure	FIM	功能独立量表
functional reach test		前伸功能试验
Geriatric Depression Scale	GDS	老年人精神抑郁量表
Geriatric Evaluation and Management Unit	GEMU	老年评估和管理单元
Geriatric Research Education and Clinical Center	GRECC	老年医学科研教育临床中心
geriatrics		老年医学
get up and go		起立行走试验
global burden of disease	GBD	全球疾病负担
Groningen Activity Restriction Scale	GARS	GARS 量表
health related quality of life	HR-QOL	健康相关生活质量

healthy aging successful aging		健康老龄化
home care		居家照护
human papillomavirus	HPV	人乳头瘤病毒
hyperactive		活动亢进型
hypoactive		活动抑制型
Identification of Seniors at Risk	ISAR	高危老人鉴定量表
impaction of stool		粪嵌塞
inpatient rehabilitation facility	IRF	康复医疗病房
insomnia		失眠
instrumental Activities of Daily Living	IADL	工具性日常生活能力
intensive care unit	ICU	重症监护室
interdisciplinary team/ multidisciplinary team		多学科团队
International Agency for Research on Cancer	IARC	国际癌症研究机构
International Classification of Impairment Disabilities and Handicaps	ICIDH	国际功能受损失能和残障分类
International Continence Society	ICS	国际尿控协会
international working group on sarcopenia	IWGS	国际肌少症工作组
intrinsic sphincter deficiency		固有括约肌缺失
invasive pneumococcal disease	IPD	侵袭性肺炎链球菌疾病
irritable bowel syndrome with constipation	IBS-C	便秘型肠易激综合征
Katz' index of activities of daily living	KI	Katz 指数
Late Life Function and Disability Instrument	LLFDI	LLFDI 量表
Lawton and Brody Instrumental Activities of Daily Living Scale	LB-IADL	LB-IADL 量表
long-term acute care hospital	LTACH	长期急性照护医院
long-term care		长期照护
low molecular weight heparin	LMWH	低分子量肝素
maintaining continence		控制大小便
malnutrition		营养不良
median survival		生存时间
mental age		心理年龄
mini nutrition assessment	MNA	微型营养评估
mini nutritional assessment short form	MNA-SF	简易微型营养评定法
mini-cognitive assessment	Mini-Cog	迷你认知评估
Mini-Mental Status Examination	MMSE	简易智能状况评估量表
mixed pain		混合性疼痛
mobility disability		运动失能
motor unit number estimation	MUNE	运动单元数量测量技术
multicomponent intervention		综合干预
multimorbidity/ multiple comorbidity		共患疾病
multiple chronic conditions		多重慢病

multiple organ dysfunction syndrome in the elderly	MODSE	老年人多脏器功能障碍综合征
Multi-Society Task Force	MSTF	美国多学科任务组
myostatin		肌肉生长抑制蛋白
National Pressure Ulcer Advisory Panel	NPUAP	美国国家压疮专家咨询组
neuropathic pain		神经病理性疼痛
nociceptive pain		伤害感受性疼痛
non-benzodiazepine drug		非苯二氮䓬类药物
non-opioid		非阿片类药
nonsteroidal antiinflammatory drug	NSAID	非甾体类抗炎药
selective noradrenaline reuptake inhibitor	SNRI	选择性去甲肾上腺素再摄取抑制剂
normal transit constipation	NTC	正常传输型便秘
Numeric Rating Scale	NRS	数字评价量表
nursing home		养老院
nutrition assessment		营养评估
oldest old		高龄老人
opioid		阿片类药
oral nutrition support	ONS	口服营养支持
over active bladder	OAB	膀胱过度活动
overflow urinary incontinence		充盈性尿失禁
overnutrition		营养过度
palliative care		姑息关怀
palliative medicine		姑息医学
parental nutrition	PN	肠外营养
Patient Health Questionnaire-9	PHQ-9	患者健康问卷-9
pelvic floor muscle training	PFMT	盆底肌训练
percutaneous endoscopic gastrostomy	PEG	经皮内镜下空肠造口术
periodic limb movement	PLM	睡眠周期性肢体运动
persistent pain		持续性疼痛
pharmaceutical		药物
pharmacodynamics	PD	药效学
pharmacokinetics	PK	药动学
physical frailty		躯体衰弱
Physical Performance Test		躯体功能量表
polypathia		多病同发型
polypharmacy		多药共用
polysomnography	PSG	多导睡眠图
polyuria		尿排出量过多
postvoid residual		残余尿测定
potential Inappropriate Medication	PIM	不恰当用药
precipitating factor		诱发因素
predisposing factor		易患因素
pressure sore		压疮

prevalence		患病率
primary disease		主要疾病
primary insomnia		原发性失眠
Program of All-Inclusive Care of the Elderly	PACE	老人全程照料计划
prospective payment system		医疗费用预付制
prostate specific antigen	PSA	前列腺特异性抗原
protein-energy malnutrition	PEM	蛋白质 - 能量营养不良
protein-energy malnutrition		营养不良
quality of life		生命质量
randomized control trial	RCT	随机对照试验
transurethral resection of the prostate	TUR	尿道前列腺电切术
restless legs syndrome	RLS	不宁腿综合征
restricted mobility		活动能力受限
rival diseases		对等主病
sarcopenia		骨骼肌减少症
sarcopenic obesity	SO	肌少性肥胖
secondary disease		继发疾病
selective androgen receptor molecule	SARM	选择性雄激素受体分子
Self-Rating Anxiety Scale	SAS	焦虑自评量表
senescence		衰老
Short Physical Performance Battery	SPPB	简易躯体功能量表
Six Items Screener	SIS	六项目筛查量表
skeletal muscle index	SMI	肌容积指数
skilled nursing facility	SNF	专业护理机构
sleep disorder		睡眠障碍
slow transit constipation	STC	慢传输型便秘
Society for Academic Emergency Medicine	SAEM	急救医学协会
Society for Vascular Surgery		美国血管外科协会
Society of Sarcopenia Cachexia and Wasting Disorders	SSCWD	国际肌少症恶病质和消耗疾病协会
stair climbing power test		登梯试验
standing full bladder stress test		压力性检查
stress urinary incontinence		压力性尿失禁
subacute care		亚急性照护
subjective global assessment	SGA	主观全面评价法
supportive care		支持关怀
survival curve		生存曲线
selective serotonin reuptake inhibitor	SSRI	5- 羟色胺再吸收抑制剂
suspicious deep tissue injury	SDTI	可疑深部组织损伤
syncope		晕厥
systematic review	SR	系统评价
tetanus diphtheria and acellular pertussis	TDAP	百白破疫苗
the Advisory Committee on Immunization Practice	ACIP	美国免疫实践顾问委员会

The American Thyroid Association		美国甲状腺协会
The Health Care Administration	HCFA	美国保健管理机构
The International Association for Hospice and Palliative Care	IAHPC	美国国际生命末期与姑息关怀学会
the longevous elderly		长寿老人
the Society for Vascular Medicine and Biology		血管医学和生物学协会
time to benefit	TTB	获益时间
timed toileting		定时排尿
timed up and go	TUG	起立行走试验计时测试
total parental nutrition	TPN	全胃肠道外营养
transient loss of consciousness	T-LOC	短暂性意识丧失
Triage Risk Screening Tool	TRST	危险筛查分类量表
Two-question Depression Screen		2个问题的抑郁筛查量表
U.S. Preventive Services Task Force	USPSTF	美国预防服务工作组
under nutrition		营养不足
urge urinary incontinence		急迫性尿失禁
urinary incontinence	UI	尿失禁
urodynamic testing		尿动力学检查
using the telephone		打电话
Verbal Descriptor Scale	VDS	词语描述量表
Visual Analogue Scale	VAS	视觉模拟量表
voiding record		排尿记录
World Health Organization	WHO	世界卫生组织